AF453746

RÉFORME MÉDICALE

DU DIX-NEUVIÈME SIÈCLE

PAR LA

DOCTRINE DES IMPONDÉRABLES

OU

NOUVEAUX PRINCIPES

DE

MÉDECINE CHIMIQUE

APPLIQUÉS

A LA PATHOLOGIE ET A LA THÉRAPEUTIQUE.

Vita est ignis. PARACELSE.
Anima e sanguine alitur,
sicut lumen ex oleo. LACTANCE.

Par C.-A. CHRISTOPHE.

PARIS

CHEZ G. BAILLIÈRE, LIBRAIRE,

17, RUE DE L'ÉCOLE-DE-MÉDECINE.

1856

OUVRAGES DE L'AUTEUR.

1. *Le Sécrétisme animal*, nouvelle Philosophie médicale :
   1 vol. in-8°. Paris et Strasbourg, 1836.
2. *L'Évangile médical*, ou Traité des Causes premières de
   l'Homme : Prolégomènes de la Doctrine des Impondérables ;
   2 vol. in-8°. Paris, 1843.
3. *Appréciation du Vitalisme, de l'Humorisme et du Solidisme :* Thèse de concours pour la chaire de Pathologie et
   de Thérapeutique générales ; in-4°. Strasbourg, 1845.
4. *Exposition de la Doctrine des Impondérables*, ou nouveaux Principes de Médecine transcendante et analytique :
   1 vol. in-8°. Paris, 1852.
5. *Traité théorique et pratique des Maladies nerveuses*,
   avec leur traitement par la Médecine chimique ; in-18.
   Paris, 1854.

St-Nicolas près Nancy, imp. P. Trenel.

RÉFORME MÉDICALE

DU DIX-NEUVIÈME SIÈCLE

PAR LA

DOCTRINE DES IMPONDÉRABLES.

RÉFORME MÉDICALE

DU DIX-NEUVIÈME SIÈCLE

PAR LA

DOCTRINE DES IMPONDÉRABLES

OU

NOUVEAUX PRINCIPES

DE

MÉDECINE CHIMIQUE

APPLIQUÉS

A LA PATHOLOGIE ET A LA THÉRAPEUTIQUE.

Vita est ignis. PARACELSE.
Anima e sanguine alitur,
sicut lumen ex oleo. LACTANCE.

Par C.-A. CHRISTOPHE.

PARIS

CHEZ G. BAILLIÈRE, LIBRAIRE,

17, RUE DE L'ÉCOLE-DE-MÉDECINE.

1856

SAINT-NICOLAS (MEURTHE). IMPRIMERIE DE P. TRENEL.

PROFESSION DE FOI.

J'ai entrepris la pénible tâche de renverser trente siècles d'erreur scientifique. Tout, jusqu'aujourd'hui, a été faussé en Phylosophie, en Histoire naturelle et surtout en Médecine. Une fois qu'un mauvais principe domine comme synthèse générale, il entraîne infailliblement dans son vice tous les éléments des sciences accessoires qui se rattachent à son essence. C'est ce qui est arrivé pour l'ensemble des connaissances qui ont présidé jusqu'à présent au triste sort de l'humanité. Et ce qu'il y a de plus extraordinaire, c'est que ce sont les plus grands génies qui ont apporté les erreurs les plus contraires à la raison, et les plus funestes au développement moral des nations. L'erreur est tellement enracinée sur toute la surface de la terre, même dans les Religions et dans les Législations, que les Réformateurs les plus loyaux et les plus désintéressés se heurtent à chaque pas contre les préjugés et les lois de leur pays, qui enchaînent l'essor de leur pensée et compriment leurs révélations savantes, inspirées cependant par la Nature et peut-être par la Divinité! Aussi d'après les institutions qui partout étouffent la voix des Ecrivains indépendants, ne dirait-on pas que la Vérité réside dans l'Enfer de Pluton, qu'elle y est plongée dans un antre obscur, et qu'on ne peut arriver jusqu'à elle que par un labyrinthe tortueux, dont l'entrée est gardée par un Cerbère indomptable, monstre toujours gonflé de haine et d'envie, et toujours prêt à fondre sur l'audacieux qui se dévouerait à enlever l'auguste victime dont il est le féroce geolier. Jetons donc à ce Cerbère maudit le gâteau mythologique qui doit le calmer et l'endormir, pour franchir la première passe dangereuse qui conduit à la Vérité.

Ma Profession de Foi roulera sur trois chefs principaux :

1° sur la Religion ; 2° sur la Philosophie ; 3° sur la Médecine.

Quant à la Religion, je déclare être sincèrement Théiste. Dans ma jeunesse, des lectures séduisantes et spécieuses avaient égaré mon esprit jusqu'au doute et même jusqu'à l'incrédulité; c'est pourquoi mes premiers écrits se ressentirent fâcheusement de cette aberration de mes premières études. Mais une observation plus sérieuse des lois de la Nature, la conception des grands phénomènes qui dirigent les mondes, la connaissance des agents qui animent tous les êtres, la concordance intelligente de toutes les parties de l'Univers, leur prédestination respective à une utilité commune et à un but unique : tout cela a élevé mon âme au sentiment de Dieu, à l'idée de son ineffable Providence, à la pensée de sa présence éternelle et de son activité incessante au sein de la Nature. Oui! si notre sensibilité, qui se répand du cerveau dans tous nos membres et jusqu'à l'extrémité de nos doigts, a sa propre source dans le foyer même de l'encéphale, comment douter que l'Intelligence et l'Ordre, qui se manifestent si merveilleusement dans les astres et dans les planètes, dans les végétaux et dans les animaux, n'aient pas leur origine divine au centre même de l'Univers? Et de plus, comment se refuser à croire que le *Sentiment*, qui germe dans les polypes et les mollusques pour se renforcer dans la chaîne zoologique, et que la *Conscience*, qui commence à éclore chez les Sauvages primitifs, pour tant se perfectionner chez les Civilisés les plus avancés, ne soient pas des émanations centrales de Dieu même, consubstantialisées avec nos éléments corporels, et individualisées dans nos personnalités? Mais l'Apôtre saint Paul n'avait-il pas déjà pressenti ces grands mystères, en disant : *Deus amplectitur orbem, et vivimus in illo?* Oh! combien ces révélations sublimes de la Nature ont fait de bien à mon cœur; combien elles ont agrandi mon esprit et fortifié mon âme! La certitude d'un Dieu, dans cette vie de persécution et de malheur, a fait ma consolation et mon espérance; elle doit faire aussi, sinon le bonheur présent, du moins la félicité en perspective du genre humain. O pauvres opprimés par l'injustice, l'envie et l'égoïsme des méchants, supportez vos peines avec patience : une merveilleuse compensation vous attend; la joie et la béatitude dans un séjour céleste vous dédommageront amplement de vos souffrances actuelles! Car notre âme est d'essence divine; car elle est d'une nature immortelle; car elle quittera son enveloppe corporelle, pour s'exhaler comme un fluide électrique vers sa source centrale, où son affinité élémentaire la fera converger comme vers un aimant surnaturel. Alors les Bons

seront élus par homogénéité ; les Méchants seront écartés par hétérogénéité ; et la providence et la justice du Très-Haut présideront
désormais aux rapports inaltérables de la Vie nouvelle !!!

Ainsi, nous reconnaissons une Ame immortelle et un Dieu rému-
nérateur. Il faut donc une Religion pour diriger l'âme vers sa destinée providentielle. Tous les peuples en ont une, relative à leurs
institutions, à leurs mœurs, au degré de leur civilisation ; et c'est
aux mêmes titres que nous avons la nôtre. Notre Religion nous dit
que notre âme est spirituelle, est immatérielle. Telle est l'idée de
l'*âme théologique ;* et cette idée fait la base principale des dogmes.
Comme nous ne sommes pas Théologiens, et comme nous ne voulons pas nous ingérer dans les mystères de la religion, nous ne
parlerons pas de l'*âme théologique*, qui, étant incorporelle, non
altérable, non morbifiable et non périssable, n'a pas besoin,
et n'est d'ailleurs pas susceptible de soins temporels, matériels
et curatifs : car *nil, nisi corpus, vel tangi, vel tangere potest.*
Mais comme nous sommes médecin, et comme le but de notre
ouvrage est exclusivement médical, nous ne traiterons que des
âmes physiques, altérables et périssables, dont l'activité chimique,
dont le concours physiologique et dont les mouvements mécaniques organisent, vivifient et entretiennent notre corps, tantôt
sainement et tantôt morbidement. Mais la science de ces *âmes physiques* fait partie de la Philosophie, et sera le sujet du deuxième
article de notre Profession de Foi.

Tout ce qui est en dehors du domaine religieux de l'immatérialité,
est Matière, et la Matière constitue la Nature, ou tous les Etres
particuliers qui composent son ensemble. La Nature est la somme
des astres et des planètes, dont la disposition harmonique forme
son immense Organisation. Mais la Nature n'est pas seulement
organisée, elle est encore vivante : or, le principal problème de la
Philosophie est de rechercher les Causes immédiates et physiques
de son Organisation et de sa Vie. Mais ces Causes ne peuvent se
trouver que dans ses propres Eléments. En effet, les découvertes
expérimentales démontrent avec évidence : 1° que la Matière est
de deux sortes ; 2° qu'une partie est inerte sous le nom de *pondérable ;* 3° que l'autre partie est seule active sous le nom d'*impondérable ;* 4° conséquemment que la Matière impondérable est la
seule puissance vivifiante et organisante de la Matière pondérable.
La Matière pondérable est la base passive, malléable et corporelle
de tous les Etres, qu'ils soient des astres, des végétaux ou des

animaux. Cette Matière pesante et inerte est susceptible, sous l'influx dominateur et combinateur de la Matière impondérable, de prendre les trois formes des *Gaz*, des *Liquides* et des *Solides*, dont elle constitue le *substratum* toujours servile et obéissant. Mais la Matière impondérable est la cause incessamment active, qui, sous les trois formes congénères du *Calorique*, de l'*Electricité* et de la *Lumière*, meut, organise et anime la Matière pondérable, et lui fait subir chimiquement ses trois formes *gazeuse*, *liquide* et *solide*, pour composer les astres, les plantes et les animaux. Les Agents impondérables, dits Caloriques, Electriques et Lumineux, sont donc les principes organisateurs et animateurs de tous les Etres; ils constituent donc les *âmes physiques* et *chimiques* des sphères célestes, et de notre Terre, et de ses végétaux et de ses animaux. Tout Etre qui a un corps, Tout Etre qui est nanti d'une enveloppe de Matière pondérable, doit donc l'agrégation physique, l'organisation anatomique, la vivification chimico-physiologique de ses molécules corporelles et pesantes, à l'action combinée de ses Agents impondérables constitutifs. Certes, on ne peut pas dire qu'un principe immatériel anime un soleil, une plante, un chien; puisqu'on les voit s'affaiblir, dépérir et s'éteindre, à mesure qu'ils perdent leurs Impondérables caloriques, électriques et lumineux.

Nous sommes donc arrivé à cette idée capitale, à ce grand principe philosophique : que, pour qu'un germe végétal ou animal se forme, il faut nécessairement l'action première et chimique d'atómes impondérables sur des atómes pondérables. Et c'est ainsi que le Calorique, l'Electricité et la Lumière, par leur influx modifiant sur le *substratum* passif de l'oxigène et de l'hydrogène, de l'azote et du carbone, de l'air et de l'eau, des acides et des alcalis, des sels et des bases terreuses, etc., ont organisé et animé les premiers embryons des races végétales et animales, dont les individus, une fois complétés et doués des organes de la reproduction, se sont élevés et perfectionnés ensuite progressivement, jusqu'aux sommets actuels de la double série botanique et zoologique. Nous tirerons donc cette conséquence importante : que les âmes physiques des plantes et des animaux ne sont constituées que par des Agents impondérables, caloriques, électriques et lumineux. Ce seront donc ces Agents qui seuls, par leurs proportions, leur nature, leur subtilité et leurs altérations, présideront, non seulement à leur genre de vie, de facultés et de fonctions, mais encore à leur force ou à leur faiblesse, à leur santé ou à leurs maladies, à leur persistance ou à.

leur mort. Cette vérité est tellement frappante, que plus on s'élève vers les pôles, où les Impondérables sont si insuffisants, plus on voit les organisations décroître, se rabougrir, se détériorer et s'anéantir, par l'impossibilité d'absorber assez de Calorique, d'Electricité et de Lumière pour s'entretenir en vigueur et en résistance. Dans les régions glaciales, la vie des végétaux et des animaux éprouve la plus grande difficulté pour s'établir, se fortifier et se maintenir. Les existences y sont plus courtes et les facultés bien plus bornées. Les fleurs y sont rares et sans parfums ; les fruits y sont amoindris et sans saveurs ; les animaux dégénérés y sont engourdis et somnolents ; on dirait que la motilité, la sensibilité et l'intelligence ne peuvent germer, éclore, s'activer longtemps et surtout se multiplier, dans des climats couverts de neiges et de glaces presque continuelles : du moins ces facultés physiologiques, résultant des Impondérables chimiquement combinés, ne s'y développent-elles que dans la mesure, et ne s'y soutiennent-elles qu'autant de temps, que les éléments meurtriers de ces contrées le leur permettent ; car la nature polaire est avare d'aliments ; car l'influence solaire y est faible, oblique et longtemps nulle ; car le froid resserre, engourdit, gèle et mortifie tout. Mais quel contraste en descendant vers l'équateur ! C'est là que surabondent le Calorique, l'Electricité et la Lumière, ou les Agents directs et uniques de la vie, du mouvement, du sentiment, des instincts et des passions. Voyez le règne végétal : quelles formes colossales il présente, et quelles existences multiséculaires ! Les fleurs y sont éblouissantes de beauté, et leurs parfums ardents embaument l'atmosphère. Les fruits ont des chairs savoureuses et des sucs pénétrants, qui fortifient la vie, qui enivrent les sens, qui excitent l'imgination, qui aiguisent les désirs sexuels et portent à la propagation. Aussi les espèces y sont-elles d'une fécondité prodigieuse. Et les individus, vivaces dans leur constitution, agiles dans leurs mouvements, exubérants de sensibilité, aussi ingénieux que passionnés dans leurs instincts, aussi violents dans leurs amours que dans leur haine, démontrent-ils, avec une frappante évidence, la puissance organisatrice et animante des Impondérables qui embrasent l'air, qui saturent les eaux, qui pénètrent les plantes, qui surexcitent les animaux, et qui forment et activent leurs nerfs et leur sang. Si, à l'extrême Nord et en hiver, tout est inerte, mort et glacé ; à l'Equateur et en été, tout est mouvement, vie et ardeur. En faut-il plus pour convaincre de l'omnipotence formative et vivifiante des Impondérables caloriques, électriques et lumineux, sur tous les Organismes de la Nature? De ces considérations si probantes, nous conclurons donc : 1° que ce sont les fluides *impondérables* qui sont les Causes premières et directes de l'*organisation* et de la *vie* des plantes et des animaux, ainsi que de leur motilité et de leur sensibilité, de leurs instincts, de leur intelligence et de leurs passions, de leur santé et de leurs maladies ; et 2° que par les influences physiques et chimiques, hygiéniques et médicinales des *Impondérables*, on peut modifier à volonté et les Végétaux et les Animaux, qui n'ont de facultés que par eux, et qui ne s'entretiennent et ne durent que par leur secours, ou que par leur stimulation et leur assimilation. Mais cette conclusion philosophique, si juste et si grave, nous conduit au chapitre de la Médecine, ou au troisième article de notre Profession de Foi.

L'erreur a été le partage incessant de l'art de guérir, depuis les temps les plus reculés jusqu'à nos jours, parce que les Philosophes-Médecins ont toujours fondé leurs théories, ou sur des principes faux, ou sur des effets secondaires. C'est ainsi que leurs systèmes successifs se sont appuyés, tantôt sur des abstractions, tantôt sur les gaz, les liquides et les solides, ou sur les trois formes passives de la matière pondérable. Voilà pourquoi nous avons eu les quatre utopies qui ont tour à tour régné souverainement en Médecine ; et ces utopies mensongères sont : 1° la Métaphysique médicale ou le *Vitalisme*, 2° le *Gazisme*, 3° l'*Humorisme*, 4° le *Solidisme*. Mais la Métaphysique, en invoquant des principes immatériels pour expliquer la vie, la chaleur, le mouvement et le sentiment des animaux, s'est fourvoyée d'une manière grossière ; parce que toutes ces fonctions physiologiques ne peuvent se former, s'exercer et s'entretenir dans les animaux, qu'avec des agents physiques et qu'avec des fluides impondérables. Et le Gazisme, l'Humorisme et le Solidisme, en synthétisant les lois des gaz, des liquides et des solides, n'ont théorisé que des effets subordonnés à l'activité omnipotente et aux combinaisons chimiques et contingentes des Agents impondérables, appelés *Calorique, Electricité* et *Lumière*. Nous rejetons donc, comme faux et désastreux, les quatre systèmes médicaux qui nous ont précédé ; et nous les soumettons à la supériorité de la Doctrine de l'*Impondéralisme*, qui est la synthèse exacte du Positivisme, qui est la théorisation des lois de la *Matière impondérable*, qui est le système des véritables *Causes* de l'organisation et de la vie, de toutes les fonctions physiologiques et de toutes les maladies. Ainsi, quoique la *Réforme* que nous apportons en Médecine soit immense, elle ne roule en réalité que sur une différence d'*Eléments*. Avant nous, on considérait tantôt les *Solides*, tantôt les *Liquides*, tantôt les *Gaz*, tantôt les *Abstractions*, comme les Causes originelles de l'activité de nos fonctions, et comme les Dépositaires primitifs des maladies : eh bien ! nous, nous soutenons, au contraire, que les Solides, les Liquides, les Gaz, les Abstractions, et leurs troubles divers, ne sont que des effets physiques et chimiques, physiologiques et pathologiques, tout à fait secondaires ; et qu'on doit rapporter leur existence, leurs fonctions, leurs maladies et leur guérison, à la causalité primordiale, à l'action incessante et à la suprématie absolue des *Agents impondérables*, qui seuls nous vivifient et nous animent. Voilà toute la question de l'*Impondéralisme :* à ce titre, il constituera donc nécessairement une Doctrine de plus dans l'histoire de la Médecine. Ainsi, aux quatre Systèmes antérieurs du *Solidisme*, de l'*Humorisme*, du *Gazisme* et du *Vitalisme*, viendra se superposer l'*Impondéralisme*, non-seulement comme la synthèse la plus rationnelle de la Science, mais encore comme son indispensable complément. Voilà notre Profession de Foi médicale. L'Impondéralisme est la base de notre Réforme. Il est sorti, comme une déduction logique, de l'étude pratique de la Nature et de l'examen critique de l'Histoire. Je le soumets à l'attention de mes Contemporains, mais sans prétendre, par la polémique, l'asseoir et l'accréditer de mon vivant. Je connais trop le sort des innovations capitales, qui choquent les idées reçues, qui offusquent les positions faites, qui ébranlent les intérêts et soulèvent les tempêtes des puissants. Qu'est-il résulté de ce tourbillon d'opposants et d'ennemis, qui gravitaient naguère avec tant d'acharnement, sur l'utopie et sur la célébrité de Broussais ? Bien ! L'oubli a enseveli les uns ; et la Postérité, qui commence pour l'Auteur de l'*irritation*, le rémunérera selon son œuvre. Ainsi passent les nuages, les éclairs et les foudres de l'opinion. Comme je n'ai jamais été ambitieux des biens temporels ; comme je ne désire, ni les places ni les honneurs de personne ; comme je mets mon bonheur dans l'espérance d'avoir été utile aux générations futures, et dans la perspective qu'elles m'en seront reconnaissantes ; je ne ferai pas la guerre à mon siècle pour y échafauder ma Doctrine et pour y amplifier mon nom. Je laisse ce soin à mes partisans et à mes continuateurs. D'ailleurs, si mes idées sont vraies et fructueuses, rien ne pourra empêcher leur succès :

ni l'opposition, ni la persécution ; si elles sont fausses et nuisibles, rien ne pourra suspendre leur chute : ni la vigueur de mes écrits, ni l'ardeur de mes discours. Conséquemment, il est plus sage de s'en référer au cours naturel des événements et au jugement définitif de l'Histoire, qui sait aussi bien dissoudre et anéantir les illustrations factices et vantardes, qu'évoquer les mérites modestes et consolider les vraies gloires.

AVANT-PROPOS.

Le but de notre ouvrage est de fonder une nouvelle Doctrine sur les *Lois des Agents impondérables*. Cette Doctrine, nous l'appuierons sur les bases positives de la chimie, et nous nous efforcerons de la rendre accessible à toutes les intelligences médicales, afin que tout praticien puisse en tirer parti, pour conserver la santé et guérir les maladies. Dans notre travail, nous exposerons les *Principes théoriques* propres à constituer définitivement la science. Sans doute, dans un siècle d'indifférence, de scepticisme et d'industrialisme comme le nôtre, la généralité des médecins sera peu disposée à s'initier aux Causes, aux Lois et aux raisonnements que nous invoquerons pour créer l'*Impondéralisme*, et cette synthèse ne sourira probablement qu'à un petit nombre d'esprits élevés, désintéressés et impartiaux, qui sentent le prix du savoir et qui éprouvent l'amour du vrai. Aussi est-ce principalement à ces hommes de mérite que je m'adresse, parce que je les considère comme les organes précurseurs de l'opinion de la postérité, et parce que je les regarde comme les seuls juges qui puissent confirmer et consacrer légitimement une Doctrine. — Dans cet ouvrage, nous ne nous contenterons pas seulement d'exposer les *Principes théoriques* de l'*Impondéralisme*, mais nous nous proposons encore de les corroborer par des *Applications pratiques* qui fassent saisir facilement l'esprit du *diagnostic* et du *traitement* de toutes les maladies. Nous espérons que cette mesure sera propre à mieux inculquer nos découvertes médicales, et à bien faire profiter des avantages de notre thérapeutique.

INTRODUCTION.

Il est certain qu'une science ne peut se passer de **Principes** constituants, et la Médecine encore moins que toute autre ; parce que, s'il n'existe pas de base commune d'appui, de conviction et de pratique, l'art de guérir s'exercera sans règle, et sera toujours livré aux conjectures, au hasard, aux tâtonnements de l'empirisme. Aussi me parait-il indispensable d'admettre des **Préceptes** fixes, qui rendent l'enseignement et l'exercice de la médecine uniformes, disciplinés et légalement discutables. Car, si la médecine n'était pas réglée dans ses motifs et dans ses obligations, chaque praticien pourrait suivre les fantaisies de son imagination, et donner les remèdes que lui suggéreraient, ou sa cupide ambition, ou son ardeur pour la célébrité ; et il n'y aurait plus de contrôle possible pour juger sa culpabilité. Dès lors, la vie des citoyens serait à la merci des intrigants et des audacieux qui, ordinairement, ne ménagent rien pour arriver à la fortune ou à la gloire. Ces considérations nous prouvent donc la nécessité d'établir des **Principes** certains, pour l'exercice de la médecine. C'est sur la théorisation des *Lois des Agents impondérables*, c'est-à-dire, c'est sur la Doctrine de l'*Impondéralisme* que ces Principes nous ont paru devoir être le plus sûrement établis ; c'est pourquoi nous allons tenter d'édifier cette Doctrine et de consolider par elle les garanties les plus positives de la santé publique.

Les *Principes théoriques* que nous déroulerons brièvement, se rapporteront : 1° à l'Esprit de l'Impondéralisme ; 2° à la composi-

tion physique et chimique du corps de l'homme ; 3° à sa construction anatomique ; 4° aux lois de la vie ; 5° aux agents de l'hygiène ;
6° aux explications de la pathologie ; 7° aux propriétés des médicaments ; 8° aux préceptes et aux applications de la thérapeutique.
Mais avant de fonder sur nos dogmes personnels ces diverses
sciences constitutives de la médecine , nous devons combattre et
rejeter les utopies erronées de nos devanciers. C'est pourquoi nous
allons commencer notre travail par l'examen critique des systèmes
qui ont tour à tour dominé notre art.

PRÉLIMINAIRES HISTORIQUES.

Philosophia veritatem quærit.
Pic de la Mirandole.

Rien n'est plus instructif que l'étude des progrès des sciences et des spéculations imaginées pour les perfectionner. Nous allons appliquer nos investigations à la *Philosophie médicale*, et passer en revue les différents systèmes sur lesquels elle a progressivement fondé la *Théorie* et la *Pratique* de l'art de guérir. La philosophie médicale fut toujours intimement liée à la philosophie de la Nature; presque toujours c'est d'elle qu'elle a reçu ses diverses impulsions : c'est pourquoi nous parlerons des diverses utopies philosophiques qui se rattacheront à la médecine, en même temps que nous décrirons les doctrines des plus fameux médecins. Mais, dans l'examen des élucubrations des esprits les plus transcendants, nous verrons qu'on ne peut rapporter qu'à un petit nombre de systèmes tout l'échafaudage de leurs conceptions : ce qui prouve que la nature universelle est bien bornée, et que la raison de l'homme ne peut s'exercer que sur un cercle d'idées fort restreint. En effet, tout ce qui a été dit dans le passé sur la philosophie et sur la médecine, et tout ce qui se dira à leur sujet dans l'avenir, ne pourra jamais sortir que des cinq chefs dogmatiques suivants : 1° soit de la *Métaphysique* qui a produit le Vitalisme; 2° soit de l'*Impondéralisme* que nous créons, et qui a toujours été vague et méconnu jusqu'à nos travaux; 5° soit du *Gazisme* qui n'a jamais été appliqué d'une manière pratique; 4° soit de l'*Humorisme* qui a régné dixhuit siècles; 5° soit du *Solidisme* qui domine aujourd'hui. Nous déclarons donc que les sectaires et les réformateurs, philosophes ou médecins, n'ont jamais pu invoquer, pour l'édifice de leurs doctrines, que des principes tirés soit des abstractions creuses et chimériques de la *métaphysique*, soit de l'activité des agents *impondérables* de la nature et de l'organisme animal, soit de l'activité des *gaz*, soit de l'action des *liquides*, soit de celle des *solides*. Nous démontrerons très-amplement cette vérité dans l'énumération que nous allons faire des principaux systèmes philosophiques et médicaux. Mais, avant de commencer notre travail, faisons observer d'abord que la *métaphysique*, comme son nom l'indique, est une invention hors de la nature ; qu'elle ne parle que d'êtres sans corps, que de choses illusoires, que de principes fantastiques et imaginés par un effort maladif de l'esprit, puisque ses créations ne sont ni réelles, ni tangibles, ni modifiables, ni même saisissables par l'entendement qui les suppose sans les comprendre. Disons ensuite que s'il y a jamais quelque chose de positif dans la science, que si l'on peut un jour arriver à du vrai, à du certain, à du confirmé pour les sens et pour notre raison, ce résultat heureux ne sera évidemment obtenu que par les seules connaissances que l'on acquerrera sur la nature et les lois, soit des agents *impondérables*, soit des *gaz*, soit des *liquides*, soit des *solides*. La Métaphysique, pour les esprits rigides et positifs, sera donc déjà hors de cause pour les explications expérimentales et rationnelles de la science. Et le conflit de prééminence et de priorité doctrinales ne pourra plus s'élever qu'entre l'Impondéralisme, le Gazisme, l'Humorisme et le Solidisme. Mais, entre ces quatre systèmes, la victoire ne peut pas rester un instant douteuse ; car la chimie et la physique nous démontrent clairement que la matière ne peut jamais prendre les formes, ou *gazeuse*, ou *liquide*, ou *solide*, sans l'intervention primordiale des *agents impondérables*. L'*Impondéralisme* sera donc la doctrine par excellence, celle qui pourra expliquer le plus raisonnablement et le plus positivement les plus grands mystères de la nature, c'est-à-dire, le système du *Monde* et le système de l'*Homme*. Mais l'*Impondéralisme* n'a pourtant jamais été théorisé comme le *Gazisme*, comme l'*Humorisme*, comme le *Solidisme*. C'est nous qui, le premier, voulons lui faire la plus large place dans l'histoire des Doctrines ; et, à ce titre, nous pensons qu'on ne nous refusera pas l'initiative du novateur. Car ce serait en vain qu'on nous la disputerait, parce que quelques auteurs ont parlé du feu, du pneuma, du spiritus, de l'esprit sydérique, etc. Quels rapports ces inventions isolées et avortées peuvent-elles avoir avec l'englobation totale des principes de la science universelle et médicale dans les dogmes de l'*Impondéralisme*, comme nous prétendons le faire ? Comme, dans l'explication de la nature et de l'homme, on ne peut appuyer ses principes et ses raisonnements que sur l'activité des impondérables, des gaz, des liquides et des solides, il serait bien surprenant que, depuis vingt-cinq siècles, on n'eût jamais parlé du calorique, de l'électricité et de la lumière, quand les yeux en sont tant éblouis par le spectacle du monde. Mais entre quelques invocations vagues, faites au feu et aux esprits animaux pour l'érection de quelques utopies restreintes, et notre systématisation générale et universelle de tous les *Impondérables*, il y a une différence immense : car jusqu'à présent l'*Impondéralisme* pur, exclusif et absolu n'a jamais régné au même titre que l'*Humorisme* et que le *Solidisme*. Mais nous ne craignons pas de prédire que, dès à présent, il n'y a plus de possible que l'*Impondéralisme;* que la domination de la *métaphysique*, sous le nom de *vitalisme*, est finie ; et que celle, soit de l'*humorisme*, soit du *solidisme*, va s'éteindre pour toujours, sous les découvertes expérimentales et irrécusables de la chimie moderne. Quel physicien croira désormais qu'une entité métaphysique puisse exercer une action ? Quel chimiste osera soutenir qu'un gaz, qu'un liquide et qu'un solide puissent avoir une activité qui ne soit empruntée et due à des impondérables intégrants. Toutes ces vérités si simples tombent sous le sens commun. Eh bien ! ce sont elles qui doivent désormais servir de bases à la science : aussi cette dernière ne peut-elle être définitivement fondée que sur l'*Impondéralisme*.

Après ce préambule, nous allons dérouler analytiquement les utopies qui ont successivement modifié la philosophie médicale ; et, dans leur description, nous nous confirmerons facilement que leurs principes dogmatiques n'ont pu surgir que des inspirations fournies par les cinq *causes systématiques*, que nous avons citées comme seules possibles, et qui sont : 1° la métaphysique ; 2° les impondérables ; 3° les gaz ; 4° les liquides ; 5° les solides. Nous défions les esprits les plus pénétrants de rapporter à d'autres chefs les *éléments* de doctrines des Réformateurs.

Philosophie antique. — Thalès, le fondateur de l'Ecole d'Ionie, en considérant l'*eau* comme le principe élémentaire du monde, fut le premier liquidiste ou *humoriste*. — Phérécide regardait le *Temps* et la *Terre* comme les principes éternels des choses : il fut donc à la fois *métaphysicien* et *solidiste*. — Anaximène, en soutenant que c'est l'*air*, et non l'eau, qui est l'origine de tout, fut le premier *gaziste*. — Pythagore, qui fonda l'Ecole d'Italie, envisageait les *nombres* comme les Principes des Choses, disant que les Êtres n'en sont que des imitations : il est évident que, sous ce rapport, il fut un *abstracteur* renforcé. Cependant, sans le savoir, il fut aussi *impondéraliste*, puisqu'il admettait que le *feu* solaire est le principe de la vie et pénètre tout ; et puisqu'il pensait que l'âme, comme émanation du feu central, était susceptible de traverser une certaine série de corps. C'est sur ce dernier principe qu'il appuya sa métempsycose, dont il fit l'emprunt aux Sages de l'Egypte et de l'Inde. Il disait aussi que la raison et l'intelligence résident dans le cerveau, tandis que les appétits et la volonté siégent dans le cœur : c'est l'origine de la localisation des fonctions physiologiques dans les organes et dans les *solides*. En disant que le droit est la rétribution égale et réciproque, et en reconnaissant le bien et le mal moraux, il inaugura le *principe chrétien*, qu'il s'efforça d'appliquer à la pratique sociale et à la religion. — Xénophane enseignait que rien ne provient de rien, conséquemment que rien ne peut s'anéantir. Tout est éternel et immuable. C'est l'*eau* et la *terre* qui ont tout formé, et le monde est *sphérique*. — Parmenide voulait qu'on ne crût pas toujours aux sens, parce qu'ils ne donnent qu'une apparence trompeuse ; mais qu'on s'attachât surtout à la raison, qui seule reconnait la vérité et la réalité. En rapportant tout à deux principes, au *feu éthéré* et au froid ténébreux, il fut, comme tant d'autres, *impondéraliste* sans le savoir. — Héraclite regardait le *feu* comme l'*élément* de toutes choses et comme l'agent universel. Le monde, disait-il, n'est l'ouvrage ni des dieux ni des hommes ; c'est un feu toujours vivant, s'allumant et s'éteignant selon un certain ordre. On doit concevoir la perpétuité des choses, par une formation et une destruction successives à l'aide du *feu*, et par des lois fixes et immuables de *concorde*, de *discorde* et d'*évaporation*. — Leucippe attribuait l'origine de tout au mélange et à l'arrangement des *atômes*. Tout naît et se détruit par leur combinaison et leur séparation. L'âme elle-même n'est qu'une agrégation d'atômes, d'où résultent la *chaleur*, la *pensée* et le *mouvement*. — Démocrite assurait que la nature et le monde proviennent des atômes, qui sont éternels et impénétrables, et dont les uns sont *actifs* et les autres *passifs*. L'âme est formée par les atômes de *feu* qui meuvent le corps, et les idées résultent des émanations des objets, qui s'impriment dans les sens pour produire la sensation, et qui se gravent dans le cerveau pour causer la pensée. L'admission des dieux n'est que l'effet de notre incapacité à comprendre les phénomènes naturels. — Anaxagore fut un des plus grands *métaphysiciens* de l'antiquité et le précurseur de Platon : il imagina qu'un *Esprit intelligent* (νὖς) avait disposé la *matière* et formé le monde. Mais l'Intelligence et la Matière, telles que la philosophie les a toujours entendues jusqu'aujourd'hui, n'ont jamais été que des *abstractions*. — Empédocle admettait à la fois l'eau, l'air, le feu et la terre comme les principes de la nature. Cependant le feu était l'agent principal des productions et de la vie. Il attribuait la plupart des opérations du monde à la *concorde* et à la *discorde* des quatre éléments, ainsi qu'au *hasard*. — Socrate fut publiquement jugé et condamné à boire la ciguë, pour avoir professé qu'un seul *Dieu* était l'auteur et la providence de l'Univers. Il disait que cet être *rationnel*, invisible, immortel, était prouvé par l'ordre et l'harmonie de la nature. Notre âme était de la même essence que lui. — Platon fut le rêveur le plus creux, le plus insensé et le plus funeste de l'antiquité. C'est lui qui imagina le système de la *spiritualité* et de l'*immatérialité*; avant lui, on n'avait aucune idée d'êtres sans corps, d'essences sans parties élémentaires, d'activité sans une condition moléculaire. Ses spéculations sur la divinité, sur la formation du monde, sur les idées innées, sont romanesques et chimériques; elles dénotent un cerveau malade, sujet aux visions et à la mélancolie : aussi ses écrits philosophiques sont-ils empreints de la métaphysique la plus bizarre et la plus subtilisée. Dieu est l'auteur du monde et l'a soumis à l'ordre et à l'harmonie au moyen de l'âme universelle qui le pénètre, l'organise et l'anime. Notre âme est une force active et spontanée, composée d'une partie animale et d'une partie raisonnable, unies ensemble par une *faculté* intermédiaire. Les principaux êtres qui composent le monde se réduisent à deux classes : les astres sont dans la première, et les *génies* bons et mauvais sont dans la seconde. L'Être suprême, qui préside à ces derniers, est *incorporel*, unique, parfait, tout-puissant, juste, etc.; il prépare aux gens de bien des récompenses dans une autre *vie*, et aux méchants des peines et des supplices. Platon admettait aussi plusieurs âmes : 1° une organique siégeant dans la moëlle épinière; 2° une raisonnable résidant au cerveau; 5° une âme expansive logeant dans le cœur; 4° une âme appétante placée dans les hypochondres. Il avait donc déjà saisi les manifestations fonctionnelles des principaux viscères. — Aristote assurait que le monde est éternel, même dans sa forme, et non l'ouvrage d'une Providence. Ce monde est sphérique, immuable, limité par le ciel, et sans commencement ni fin. Les étoiles sont des êtres animés. C'est l'*élément des astres* qui est le principe de toute vie, de toute action et de toute pensée. — Epicure croyait que l'âme est matérielle, mais d'une nature plus délicate que le corps qu'elle anime : car elle est composée de *chaleur*, d'*air* et d'éléments *subtils*. Elle naît avec le corps et se dissout avec lui. — Zénon, l'illustre fondateur du stoïcisme, déclarait, en opposition avec Platon, que les êtres *immatériels* sont des chimères. Il existe deux principes éternels, l'un *passif* ou la matière, et l'autre *actif* qui est Dieu ; ce dernier est l'agent *plastique* et la loi première de la Nature, avec laquelle il ne fait qu'un. C'est un feu vivant, un *pneuma*, un *éther*, qui engendre et pénètre tout suivant certaines lois. Aussi le monde est un être vivant et divin. La Providence, ou le Destin, n'est autre chose que la concordance nécessaire des causes et des effets dans le monde. De même que le feu a organisé l'Univers, de même il le détruira. L'âme de l'homme est un *air ardent,* qui fait partie intégrante de celle du monde, quoique possédant son individualité réelle, matérielle et périssable.

NATURISME D'HIPPOCRATE. — Hippocrate prit les idées d'Héraclite sur la chaleur, et celles d'Empédocle sur les éléments ; et avec leur aide, il forma son système sur le monde et sur l'homme. C'est le *feu* qui a disposé toutes choses dans le corps comme dans l'Univers. Il admettait une puissance *abstraite*, nommée *nature*, qui était le grand principe de l'organisme ; elle était servie par des *facultés* attractive et répulsive, par des esprits et la chaleur. Les esprits, ou éléments de l'air, opéraient dans le corps une certaine impétuosité (*faciens impetum, enormôn*), et une certaine ardeur. Les esprits étaient les causes de la santé et des maladies, par leur équilibre et par leur désaccord. Les maladies naissaient surtout du mélange et de la séparation des diverses *humeurs*, dont les principales sont la chaude, l'humide, la froide, la sèche, et dont les secondaires sont la douce, l'aigre, l'amère, la salée, etc. La maladie est un désordre de la nature, qui le juge ordinairement par une *crise*, après un temps de *crudité* et une période de *coction*. La crudité est l'état primitif des humeurs congestées ou viciées ; et la coction est un effort de maîtrisation de ces humeurs, pour les rendre moins nuisibles, assimilables et facilement éliminables. Au moyen de la crise, la nature veut ramener les humeurs à leur état ordinaire, par rapport à leurs qualités, à leur quantité, à leur mélange, à leurs mouvements, aux lieux qu'elles occupent, et à toutes les choses dont elles pèchent. — Voilà bien du pur humorisme. — Comme Hippocrate croyait à l'autocratie de la nature, qu'il jugeait presque toujours assez forte pour se délivrer, il faisait une médecine

d'observation et d'expectation. C'est pourquoi il avait remarqué :
1° que toute maladie commençait par un temps de crudité, ou laps
nécessaire à cuire les humeurs abandonnées aux seuls efforts de la
nature ; 2° que toute maladie se résolvait par une coction, dont
l'action changeait les humeurs *peccantes* en éléments liquides et
gazeux, propres à être évacués par les voies d'excrétion et d'exhal-
lation ; 5° que la crise ou l'évacuation par laquelle la maladie se
jugeait et se terminait, s'opérait assez régulièrement dans les
mêmes affections, et à certains *jours* qu'il nommait *critiques*. Mais
l'expectation d'Hippocrate est un fait d'ignorance et une pratique
coupable. Il faut toujours agir, autant dans les maladies aiguës que
dans les chroniques. On doit s'efforcer d'empêcher la crudité, en
se hâtant de dégorger les fluides vicieusement accumulés. On doit
éviter la coction par les émissions sanguines générales et locales, et
par les antiphlogistiques internes et externes. Il ne faut pas attendre
la crise ou la mort, mais tout tenter pour rétablir les voies d'expansion du calorique vital, du sang et de la lymphe ; ce que l'on fait
aisément, en apaisant la caloricité locale surexcitée, et en diminuant les liquides de la partie phlogosée. Par cette médecine active,
si supérieure à celle d'Hippocrate, vous ne distinguerez pour ainsi
dire plus de crudité, ou de temps de concentration inflammatoire ;
vous ne verrez plus de coction, ou de temps de saturation calorique
et de maîtrisation humorale ; vous ne remarquerez plus guère de
crise, ou de temps de délivrance avec évacuation abondante ; et
vous n'observerez plus de jours critiques, ou d'époques fixes pour
les résolutions des maladies non livrées à elles-mêmes. — Quoique
l'expectation fût sa méthode dominante, cependant Hippocrate
n'était pas toujours inerte ; et quand il pouvait aider la nature, il
le faisait selon les principes suivants. Il faut opposer les *contraires*
aux *contraires*, et parfois les *semblables* aux *semblables*. On guérit
la réplétion par l'évacuation, et les maladies d'évacuation par les
moyens de réplétion ; mais on ajoutera ou l'on retranchera graduellement, parce que la nature est ennemie de l'excès. Pour
ajouter ou retrancher, on resserrera ou l'on dilatera les passages
par où les humeurs se vident, afin qu'il en reste ou qu'il en sorte
selon le besoin. A cet effet, il faudra endurcir ou amollir, amincir
ou épaissir, *exciter* ou *engourdir*. Dans les fièvres, Hippocrate ra-
fraîchissait et humectait à l'aide de la tisane, de la diète ou de la
purée ; et dans les maladies chroniques, il employait le petit lait,
le lait, les bains, un régime léger, la saignée, les ventouses et la

purgation. Il reconnaissait une *tension phlegmasique* pendant laquelle il ne fallait pas purger, mais attendre que la crudité fût passée, c'est-à-dire, que l'*humeur* fût cuite et dominée, pour l'expulser. Dans les cas de fièvre violente, d'inflammation et de grandes douleurs des principaux viscères, tels que le poumon et le foie, il saignait jusqu'à la syncope, ou jusqu'à ce que la couleur du sang changeât du rouge au livide ou inversement. Son but, en saignant, était de donner un libre cours au sang et aux esprits, pour évacuer le superflu des vaisseaux, et pour détourner les humeurs vicieusement accumulées. — Telle est la doctrine d'Hippocrate. Sans doute, elle est marquée au coin de l'observation la plus exacte ; mais elle n'est pas assez savante et elle fut toujours trop inactive. Le médecin de Cos, en admettant pour principes la *nature* et les *facultés*, ne fut en théorie qu'un *vitaliste métaphysicien* ; mais comme il saignait et rafraichissait dans les fièvres et les inflammations, il fit de l'*Impondéralisme* aveugle ; et l'on peut conclure que sa pratique fut exclusivement *humoriste*.

Après Hippocrate, Dioclès se rendit célèbre. Il connut les inflammations aiguës et chroniques, ainsi que leurs symptômes de chaleur, de douleur, de tension et de gonflement. Il rapportait leurs causes à l'excès de *chaleur* et de sang dans les petits vaisseaux, et conséquemment à la stagnation et au défaut de circulation des humeurs ; et il avait déjà observé que ces phénomènes pathologiques se calmaient par les *rafraichissants*.

Erasistrate et son émule Hérophile fondèrent et illustrèrent l'Ecole d'Alexandrie. Ils mirent l'anatomie en honneur et firent des découvertes importantes dans cette branche de la médecine. Ils trouvèrent les vaisseaux chyleux et reconnurent des nerfs pour le sentiment et d'autres pour le mouvement. Erasistrate disait que les veines étaient le réservoir du sang, et les artères celui de l'air et de l'esprit. Les maladies lui semblaient provenir de la trop grande abondance du sang, et de son passage des veines dans les artères : voilà ce qui s'opposait au cours et au mouvement de l'*esprit* qui vient du cœur. Quand l'opposition était trop considérable, il en naissait la *fièvre ;* mais quand elle n'était que locale, il en résultait l'*inflammation.* Erasistrate, en admettant l'inflammation, sous le nom de plénitude, comme la cause la plus générale des maladies, fut le précurseur de Broussais, qui lui rapportait toutes les affections aiguës et chroniques. Mais l'inflammation et la fièvre supposent une cause élémentaire, un agent *impondérable* qui en-

flamme et enfièvre : or, cet agent ne peut être que le *calorique*.
On ne pourra donc jamais parler de l'*inflammation* ni de la *fièvre*,
et encore moins les traiter, sans faire de l'*Impondéralisme*. Pour
diminuer la plénitude, la phlegmasie et la fièvre, Erasistrate ne
recourait qu'à l'abstinence, aux tisanes, aux bains, aux lavements,
aux cataplasmes, aux fomentations, parfois à de légers vomitifs ;
mais il condamnait la saignée dont il méconnut l'effet antiphlogistique, et il blâmait les purgatifs.—Hérophile découvrit l'arachnoïde,
le point de jonction des sinus de la dure-mère, l'artère veineuse et
les veines artérieuses. Il logeait l'âme raisonnable dans les ventricules du cerveau.

Sous Théophraste, la médecine fut divisée en trois professions
distinctes : 1° en médecine proprement dite ; 2° en pharmacie ;
5° en chirurgie. Théophraste disait que l'*Esprit* est l'auteur de la
chaleur et du mouvement ; et que les membres se refroidissent
et s'engourdissent quand on intercepte son cours.

Ecole empirique. — Philinus de Cos et Sérapion d'Alexandrie
rejetèrent toute théorie et tout raisonnement comme inutiles et
dangereux. Ils n'admirent que l'expérience, dont ils connaissaient
trois sources : 1° la nature ou le hasard ; 2° l'expérimentation ou
l'essai ; 5° l'imitation des moyens qui ont déjà réussi. Ils considéraient l'*observation*, l'*histoire* et la *substitution* des remèdes équi-
valents, comme le trépied de la médecine. Comme les *Empiriques*
étaient ennemis de toute idée spéculative, et comme ils ne s'atta-
chaient qu'aux phénomènes sensibles, ce sont eux qui ont le mieux
caractérisé les maladies, et qui ont fait le plus fructifier la partie
positive et pratique de la médecine. — Une innovation aussi originale et aussi hardie excita une vive controverse de la part des
Dogmatiques, qui, à l'exemple d'Hippocrate, voulaient fonder la
médecine sur des principes de doctrine. C'est pourquoi ils décla-
raient, contrairement à leurs adversaires, que l'art doit s'appuyer
à la fois sur l'expérience et sur le raisonnement, ainsi que sur l'étio-
logie, l'anatomie et la physiologie que les Empiriques méprisaient,
et sans lesquelles on ne peut faire une médecine ni logique, ni heureuse. Il est certain qu'une théorie, qui serait fondée sur la véritable connaissance des *lois* premières de l'organisme, en même temps
que sur l'exacte appréciation des phénomènes d'observation, ren-
drait la médecine certaine et rationnelle, et faciliterait singulièrement son exercice. Mais nous devons faire remarquer que l'Empirisme n'a jamais souri qu'aux esprits fort bornés, puisque les plus

grands génies de notre art se sont efforcés d'arriver à une doctrine qui puisse éclairer et justifier la pratique. Ils ont probablement senti qu'il y aurait trop de danger pour les malades, si le vulgaire des médecins était abandonné à l'imperfection et aux illusions des sens, ainsi qu'aux inspirations fort insuffisantes de l'histoire et de l'imitation.

MÉDECINE CORPUSCULAIRE. — Hippocrate avait déclaré que la matière était une, mais altérable ; et que c'était avec elle que la *nature* avait composé les plantes et les animaux, à l'aide de *facultés intelligentes, attractives et répulsives*. C'était aussi par l'*attraction* et la *répulsion*, que cette même nature abstraite combattait les maladies, et surtout aux jours critiques. Asclépiade, contrairement à ces idées, soutenait que la matière est inaltérable ; qu'elle est composée d'atòmes ou de *corpuscules* ; que ces corpuscules sont séparés par des *pores* ; que ces corpuscules et ces pores composent à eux seuls tout l'ensemble des *Êtres* ; et que la différence qui existe dans leurs qualités, ne tient qu'à l'ordre, à la figure et au nombre si variables des atòmes et de leurs interstices. Ces principes nouveaux prouvent qu'il appliqua à la médecine, la philosophie atomistique de Démocrite et d'Epicure. Rien, disait-il, n'est produit sans cause, mais par une certaine nécessité ; et ce qu'on appelle la *nature* n'est que la *matière* et son *mouvement*. Il n'existe ni àme, ni facultés, ni intelligence. Les animaux sont conduits passivement par des *simulacres* et par une certaine mémoire ; et tout en eux, comme dans le monde, est produit par le concours des *corpuscules* et la disposition des *pores*. C'est le mouvement des corpuscules et leur passage incessant au travers des pores qui constituent la vie. Les plus petits corpuscules sont formés de chaleur ou d'*esprit* ; et les plus grands sont composés de sang et d'humeur. La vie et la santé se maintiennent, tant qu'il existe de justes proportions et de l'harmonie entre les corpuscules et les pores. Mais la maladie et la mort surviennent, quand le cours des corpuscules est entravé ; ce qui résulte de leurs disproportions avec leurs interstices : alors il s'est formé un embarras, un obstacle, soit par la grandeur, le nombre, la vitesse ou la lenteur des corpuscules, soit par la petitesse, l'obliquité, le rétrécissement ou le trop grand élargissement des pores eux-mêmes. L'hydropisie est causée par la trop grande ouverture des pores ; et l'inflammation provient de leur excessive fermeture. Asclépiade critiquait la méthode d'expectation d'Hippocrate, et l'appelait une *étude de la mort*. Il avait pour maxime qu'il faut guérir sûrement, promptement et agréablement, *tutò, celeriter et jucundè*. A cet effet, il recourait à l'abstinence de vin et de viande , à l'eau fraîche, aux lavements, aux onctions , à l'exercice. Il blâmait les vomitifs et les purgatifs comme trop irritants ; et comme il ne leur recon-naissait pas d'autre vertu que de diminuer la *plénitude* , il leur préférait la *saignée* : c'est elle qu'il employait pour désobstruer les pores et dégager les corpuscules , surtout dans les phlegmasies et les douleurs. — Nous conclurons sur Asclépiade : 1° qu'en admet-tant pour principes deux abstractions , la *matière* et le *mouvement*. il fut un vitaliste métaphysicien ; 2° qu'en reconnaissant l'existence de la *chaleur* ou de *l'esprit* , et en sentant le besoin de combattre *l'inflammation* par l'eau fraîche, l'abstinence et la saignée , il fut impondéraliste sans le savoir ; 5° qu'en rattachant les maladies aux dispositions et à l'embarras des corpuscules, ainsi qu'au relâche-ment et au rétrécissement des pores, il fut par dessus tout un *médecin physicien* : c'est pourquoi on doit le considérer comme le précurseur de Borelli , et comme l'inspirateur de la doctrine iatromathématique.

SECTE MÉTHODIQUE.—Thémison prétendait qu'il était inutile de con-naître la cause, la nature et le siége des maladies ; qu'on ne devait s'attacher qu'à ce qu'elles ont de commun. C'est pourquoi il les rapportait toutes à deux genres principaux , le resserré et le relâché , ou le *strictum* et le *laxum*, et à un genre secondaire , le mêlé ou le *mixtum* qui participait des deux autres. Mais il faisait une très-grande attention aux trois périodes de naissance, de plus grande intensité et de déclin des maladies. C'est sur ces pricipes qu'il fonda la médecine, qu'il appela *méthode* basée sur l'évidence et qui conduit à distinguer ce que les maladies ont de commun. On doit considérer Thémison comme le disciple et l'imitateur d'Asclépia-de, qu'il surpassa cependant en célébrité, car il fit secte, et son système dura longtemps. Mais sa thérapeutique ressembla tout à fait à celle de son maître. Pourtant, c'est lui qui divisa les médica-ments en *relâchants* et en *resserrants*, qu'il opposait aux maladies selon le principe des contraires. Les relâchants consistaient dans la saignée, les sangsues, les ventouses, les lavements et les topiques émollients; et les resserrants comprenaient l'eau froide , l'oxicrat, les décoctions et les solutions astringentes. Une théorie aussi tran-chée et une pratique aussi facile séduisirent les esprits. Il suffisait de savoir qu'il existât une inflammation ou un *strictum* morbide, pour *recourir au laxum* thérapeutique , ou à la méthode et aux mé-dicaments qui conviennent à toutes les inflammations. Et dans ce cas, on relâchait tout le corps en général, quelque fût l'endroit du resserrement. Et pour les cas de relâchement et de faiblesse ou de *laxum* morbide, on employait le *strictum* thérapeutique, ou la méthode et les médicaments propres au genre resserré. Cette doctrine rejetait les vomitifs, les purgatifs, les cautères et les spécifiques, dont l'action douteuse ne s'accordait pas avec son dichotomisme. La clarté de cette méthode et la facilité de sa pratique valurent à son auteur un succès prodigieux qui retentit jusqu'à nous. Cependant au total, Thémison ne fut qu'un médecin phy-sicien, qui ignora complètement les lois physiologiques et les fonctions des tissus, puisqu'il n'envisagea le corps que comme un vaste cuir dont il fallait ouvrir et dilater les pores. Mais son *laxum* et son *strictum* devaient inspirer plus tard la possibilité de fortifier et d'affaiblir la totalité de l'organisme ou l'activité entière de la vie : et c'est à cette pensée précieuse et féconde que l'on doit attribuer le système de Brown, son imitateur. — Thessalus, un des méthodistes les plus distingués, soutenait que pour guérir, et surtout dans les maladies chroniques, il fallait changer entièrement la nature des pores de la partie malade et la *régénérer*. Cette opération, qui s'appelait *métasyncritique* ou récorporative, consistait à employer le raifort, la moutarde, les cantharides, les révulsifs et les dérivatifs externes, dans le but d'attirer les causes morbides du fond du corps, et de reconstituer les pores malades.

Eclectisme. — Potamon venait d'imaginer une philosophie bâtarde, qui consistait à rejeter toute méthode générale et exclusive, et à choisir dans tous les systèmes les opinions les plus raisonnables. Ce principe est beau en théorie, mais inapplicable en pratique : car si chacun fait son choix par son propre discernement et ses seules inspirations, on ne verra jamais deux hommes de la même opinion et partager la même synthèse : alors la science s'annulera dans le doute et la confusion. C'est pourquoi l'éclectisme a toujours abruti les nations où on l'a professé ; et en causant l'irrésolution des esprits, l'incertitude des principes, il a énervé les courages, corrompu les mœurs et préparé la servitude. C'est Agathée de Sparte qui appliqua cette fausse doctrine à notre art ; mais c'est Archimède d'Apamée qui l'illustra le plus. Cette philosophie médicale n'a laissé dans la science que son nom.

Secte pneumatique. — Athénée s'empara du *Pneuma* des Stoïciens et l'introduisit dans la médecine, pour en faire la cause de la santé et des maladies par ses diverses proportions. Ce pneuma était un cinquième élément appelé *esprit*, qui pénètre tous les corps et les conserve dans leur état naturel. Les uns croyaient que cet *esprit* était immatériel ; d'autres le considéraient comme l'air, le vent, l'éther. Si le pneuma représentait l'*air*, Athénée aurait été le premier médecin gaziste ; s'il avait signifié le *feu*, il aurait été le premier médecin impondéraliste. Mais loin de là, car il admettait le principe d'Alcmæon pour base fondamentale de sa doctrine, savoir : que ce n'est point le feu, l'air, l'eau et la terre, qui sont les véritables éléments, mais bien leurs quatre qualités respectives, le chaud, le froid, l'humide et le sec. Athénée regardait le pouls comme produit dans le cœur et dans les artères par la dilatation naturelle de l'esprit ; et il croyait que les maladies survenaient quand cet esprit souffrait ou recevait quelque atteinte. On voit que cet esprit n'était que celui d'Erasistrate sous le nouveau nom de *Pneuma*. — La doctrine d'Athénée devint célèbre et fut partagée par Arétée, médecin profond et grand observateur, à qui nous devons les principes les plus saillants du Pneumatisme, et entre autres les suivants. Si le Pneuma n'est pas empêché de suivre sa ligne droite, il anime, il nourrit, il conserve la machine entière ; mais s'il est trop comprimé, l'homme ne peut pas vivre longtemps. S'il éprouve des *altérations* ou s'il rencontre des *obstacles*, il en résultera diverses maladies. Enfin l'homme succombera si son esprit vital est totalement empêché de circuler. Cependant les pneumatiques attribuaient toutes les maladies à la froideur, à l'humidité, à la sécheresse ou à l'épaississement, soit de l'esprit lui-même, soit le plus souvent des humeurs : c'est pourquoi leur pratique tenait plutôt de l'humorisme.

Dioscoride, sous Vespasien, traita de la matière médicale avec beaucoup de succès : compilateur de ses devanciers, il fit une science compacte qui comprenait la description physique et pharmaceutique de tous les minéraux, les végétaux et les animaux susceptibles d'être employés en médecine.

Humorisme de Galien. — Enthousiaste des idées d'Aristote et de Platon, Galien s'efforça de les allier à la médecine hippocratique, dont il reconnut l'excellence. Le corps a pour éléments le feu, l'air, l'eau et la terre (Empédocle), dont les qualités premières sont le chaud, le froid, l'humide et le sec (Alcmæon). Leur harmonie constitue la santé ou une bonne *tempérie*, un juste mélange. Mais leur excès ou leur défaut produisent l'*intempérie*, le désordre des fonctions et les maladies. Pour guérir, il ne faut qu'entretenir la tempérie et corriger l'intempérie : ce qui s'obtient en opposant le chaud au froid, le sec à l'humide, etc. Il en est de même en chirurgie, il ne faut qu'augmenter ou diminuer, unir ou séparer (Celse). Il y a quatre tempéraments principaux : le chaud, le froid, l'humide et le sec, et plusieurs secondaires, qui tiennent à la combinaison de ces qualités élémentaires. Un tempérament est formé : 1° de solides ; 2° d'humeurs ; 3° d'esprits. Les *Solides* sont les parties simples et composées. Les *Humeurs* sont le sang, la pituite, la bile et l'atrabile (Hippocrate). Quant aux *Esprits*, ils sont de trois sortes, les naturels, les vitaux et les animaux. Les esprits naturels, qui ne sont autre chose que la vapeur subtile du sang hépatique, forment les esprits vitaux en se combinant dans le cœur avec l'air de la respiration ; et les esprits vitaux se changent dans l'encéphale en esprits animaux. Ces esprits sont les instruments de trois *Facultés*, dont le foie, le cœur et le cerveau sont les différents siéges (Platon). La faculté naturelle préside à la nutrition et à la génération. La faculté vitale répand par les artères la chaleur et la vie. La faculté animale, qui communique avec la raison ou faculté régente, distribue par les nerfs le sentiment et le mouvement. Ce sont ces facultés qui président à toutes les actions internes et externes des trois grands appareils. De plus, il existe aussi des facultés particulières ou locales, comme celles d'attraction, de coction, de rétention, d'expulsion. Mais toutes ces facultés abstraites dépendaient d'une cause métaphysique, la *Nature*. — Les causes morbifiques sont la plénitude des humeurs (Erasistrate), ou la cacochymie. La plénitude est générale ou locale ; elle est aussi simple ou complexe. La cacochymie résultait de la *dégénération* des humeurs. L'imtempérie, ou le mélange vicieux des humeurs, était la cause la plus générale des maladies. Cette intempérie était avec matière ou sans excrétions ; elle était aussi simple, comme lorsque le chaud domine seul ; ou composée, comme lorsque le froid et l'humide s'unissent ensemblent avec excès. Ce sont les symptômes qui font reconnaitre les maladies. Il y a les périodes de crudité, de coction et de crise. Les signes sont diagnostics et pronostics. Le pouls est un mouvement du cœur et des artères propre à entretenir la chaleur, à attirer l'air, à chasser les excrétions fuligineuses du sang. — La maladie se guérit par les *contraires*, mais appliqués par degrés, parce que la nature ne supporte pas les changements subits. On oppose une intempérie chaude à une froide, une sèche à une humide, et inversement. On proportionnera toujours les médicaments à la

force des malades. On guérit par la diète, par la pharmacie, par la
chirurgie. Les propriétés médicinales dépendent du chaud, du
froid, du sec et de l'humide, et de leurs diverses combinaisons qui
forment l'aigre, le doux, le salé, l'amer. La vertu de certains remèdes peut s'élever jusqu'à la quatrième puissance : ainsi la chico-
rée est froide au premier degré, et le poivre est chaud au quatrième.
De plus, la force des médicaments était ou *actuelle*, ou en *puissance*,
ou *spécifique* : ainsi, la glace est froide et le feu est chaud actuellement ; tandis que la ciguë est froide et la badiane est chaude en puissance. Les spécifiques, comme les antidotes et les poisons, agissent
par toutes leurs substances. — Quant à la pratique de Galien, elle
était tout à fait conforme à celle d'Hippocrate. — Nous conclurons
que si nous avons considéré Hippocrate comme le chef du *Vitalisme*
et le préparateur de l'*Humorisme*, Galien doit être regardé comme
le chef et le plus grand propagateur de ce dernier système. Cependant, malgré ses principes métaphysiques, ou sa nature et ses
facultés, et malgré ses applications humorales, ou ses intempéries
et ses cacochymies, son génie sagace effleura l'*impondéralisme* ;
puisqu'il ne put se passer des esprits naturels, vitaux et animaux,
pour fonder sa physiologie ; et puisqu'il ne pût s'empêcher de combattre les maladies *chaudes* et froides, par des médicaments contraires froids et *chauds* : tant il est vrai que l'*Impondéralisme* est
indispensable pour les explications et pour les applications médicales.

Après Galien, la médecine fut plongée dans les ténèbres avec
toutes les autres sciences, ce qu'on doit attribuer au règne de Ti-
bère, aux irruptions des hordes du nord, à la barbarie, à la superstition, à la crédulité et à l'obscurantisme du moyen-âge. Quatre
compilateurs distingués, Oribas, Aétius, Alexandre de Tralles et
Paul d'Egine, sauvèrent de ce grand cataclysme social les précieux
écrits de l'antiquité, quoique plus ou moins altérés par leurs interprétations particulières. Mais la médecine se releva enfin par les
travaux des Arabes, qui la firent refleurir du x⁰ au xii⁰ siècles,
sous Mésué, Rhazès, Averrhoès et Avicenne. — Tophaël disait
que l'esprit réside dans les ventricules du cœur, où il fermente avec
la chaleur intégrante de cet organe, auquel il communique une
forme pyramidale à cause de la flamme qui s'y développe. —Rhazès
avança que la fièvre ne constitue pas une véritable crise, mais qu'elle
indique seulement que la nature travaille à opérer la solution de
la maladie. —Avicenne préluda au solidisme par la localisation des
maladies. — En somme, la théorie des Arabes ne fut qu'une imi-

tation de la médecine grecque. Ils ne firent que modifier légèrement la pratique, en substituant aux drastiques des anciens des moyens plus doux, tels que les tamarins, la casse et le séné, et en introduisant dans la thérapeutique les sirops, les eaux distillées, les alcoolats, les essences et les préparations chimiques. — Mais après la prise de Constantinople, en 1453, lorsque les savants orientaux, qui avaient fui dans l'Occident, y apportèrent les doctrines et les livres des anciens, les moines et les studieux en firent des traductions qui furent propagées par l'imprimerie; et les sciences et la médecine commencèrent à renaître; l'autorité des Arabes s'éclipsa, et l'on en revint aux systèmes de Platon et d'Aristote, d'Hippocrate et de Galien. Les xvie et xviie siècles furent célèbres par leurs grands anatomistes, Fallope, Vésale, etc. Mondini inspira le système de Gall, en soutenant qu'il existait dans le cerveau des cellules, dont chacune était le siége d'une des facultés de l'âme. On vit aussi d'illustres pathologistes, Fernel, Mercurialis, Forestus; et de savants chirurgiens, Lanfranc et Vigo, les précurseurs d'Ambroise Paré. Cardan précéda aussi Hahnemann, par son opposition à l'ancienne indication galénique *cantraria contrariis opponenda*, et par sa préférence pour le principe *similia similibus curantur*. Les anciens lui avaient appris qu'on peut guérir la diarrhée par les purgatifs, et certains vomissements par les vomitifs. — Plater donna une première ébauche d'une classification nosographique. Michel Servet décrivit la circulation pulmonaire. Botal fit un usage exagéré de la saignée.

Système de Paracelse. — Les sciences occultes astrologiques et cabalistiques avaient déjà retenti dans la médecine, mais Paracelse les y introduisit plus étroitement et les y allia à l'alchimie. Tout dérive du grand *mystère*, qui a produit successivement les étoiles, la matière et les formes des créatures. Les semences de tout sont éternelles et se propagent seulement par la voie de la génération. Les quatre éléments sont chimériques; il n'existe que du *mercure*, du *soufre* et du *sel*, dont les propriétés sont dues aux constellations. Il tirait leur idée du bois qui brûle: ce qui s'enflamme est du soufre; ce qui s'élève en fumée est du mercure; et ce qui se réduit en cendres est du sel. Il existe de plus une *quintessence* pure, immortelle et sydérique ou d'origine céleste. C'est le concours et la combinaison des lois de ces quatre substances qui président à la conservation de l'Univers, ainsi qu'à notre organisation. L'homme ou microcosme est en petit, ce que la Nature ou macrocosme est

en grand : on découvre en lui les constellations, les mouvements
des astres, l'essence de la terre, l'eau, l'air, les minéraux, les végétaux, les animaux. Chaque partie du microcosme a des sympathies magiques avec les planètes. Chaque être a deux corps, l'un
sydérique et invisible, et l'autre substantiel et apparent. Le corps
sydérique sert à discerner les *signatures* ou les caractères physiques
qui font apprécier l'essence et les qualités des choses. Il peupla le
monde de nouveaux génies mythologiques, et imagina les Sylphes
de l'air, les Nymphes des eaux, les Gnômes de la terre, les Sala-
mandres du feu. Le corps sydérique de l'homme *attire* à lui, par la
force de l'imagination, tout ce qui l'entoure. Tantôt il prétend que
la force vitale est une émanation des astres, un feu qui dérive de
l'air ; et tantôt il invoque une puissance occulte, qu'il appelle *Archée* ou la Nature. Cet Archée, l'esprit de la vie, est l'architecte du
corps : c'est lui qui est l'agent sydérique, disposant chaque chose à
sa place, séparant le principe nutritif et le pur de l'impur, et pouvant seul guérir les maladies. Le tempérament, la santé et la maladie dépendent du soufre, du mercure et du sel, et non des humeurs
ni de leurs qualités : car le froid ou le chaud d'une affection n'en
sont pas la *cause,* ils n'en sont que les signes. Le mercure produit
la manie, la paralysie et les maladies nerveuses. Le soufre détermine la fièvre et les inflammations. Le sel engendre les dartres,
les ulcères, les cancers, la pierre et la goutte. La matière peccante,
dans la fièvre, n'est que du soufre et du nitre enflammés. Le tartre
est la cause générale des maladies par épaississement des humeurs,
par rigidité des solides, par accumulation de la matière terreuse.
Paracelse prétendait guérir les maladies avec des médicaments qui
avaient des rapports cabalistiques avec les organes malades. Mais
excepté quelques préparations chimiques qui le rendirent célèbre,
comme sa quintessence, son élixir, son laudanum, ses mercuriaux,
il ne fut guère qu'un illuminé et un empirique ; ce qui ne l'empê-
cha pas de faire des cures extraordinaires. Nous conclurons sur ce
génie original, qu'il expliqua le premier, par la chimie, le *Panthéisme* des anciens, et qu'il fut peut-être l'inspirateur du métaphysicien Spinosa. Son esprit sydérique n'est sans doute qu'une
imitation du Pneuma des Stoïciens, à moins qu'il n'ait entrevu
l'électricité dans ses expériences ; mais rien ne motive cette assertion. Quant à sa médecine, elle ne fut ni impondéraliste, ni gaziste,
ni humoriste, ni solidiste ; mais elle fut chimique, c'est-à-dire,
fondée sur des forces élémentaires très-vagues : aussi est-ce l'igno-

rance de leurs causes, jointe à une imagination fougueuse et romanesque, qui suggéra à Paracelse ses explications astrologiques et cabalistiques, et son empirisme pratique.

ARCHÉISME DE VAN HELMONT. — Tout dérive de l'archée, qui tire tous les corps de la matière, à l'aide du *ferment*. L'eau, origine de toutes choses, a donné naissance à la terre et a produit le sel, le soufre et le mercure. Toute activité, toute force ne préexiste pas comme telle dans les corps, mais provient du feu. Cependant le feu n'est pas un élément, il est composé et diffère de la lumière. Le ferment n'est ni une substance ni un accident; il préexiste aux semences, et son odeur attire l'esprit générateur de l'archée. Cet esprit qui crée tous les corps, est le fondement de la vie et des fonctions : il disparaît à la mort, mais c'est pour créer d'autres corps en entrant de nouveau en *fermentation*. Il suffit que l'archée agisse sur un ferment convenable, pour faire naître les êtres, les végétaux et les animaux. La fermentation de l'eau produit un *gaz,* qui s'exhale sous l'impulsion de l'archée. Analogue à la cause du mouvement des étoiles et intermédiaire entre l'esprit et la matière, ce *gaz* est le principe de la vie et de la génération de tous les corps. Dans l'homme, l'archée est l'âme, qui agit par l'intermédiaire des esprits vitaux. Il siége dans l'estomac; et de là, en souverain qui domine plusieurs archées secondaires et ses vassaux, il préside et commande à toutes les fonctions. Il y a six sortes de digestions vitales, depuis la chimification jusqu'à la conversion du sang artériel en esprit, et jusqu'à l'élaboration du principe nutritif dans chaque partie. La maladie résulte de la souffrance, de la colère et de la frayeur de l'archée qui, de l'estomac, envoie par erreur son ferment sur d'autres organes : voilà comment sont produites la folie, l'épilepsie, la goutte. La pierre provient, nom du *tartre,* mais du sel de l'urine qui se précipite pour former un calcul. La fièvre siége toujours dans le duumvirat de l'estomac et de la rate ; et ses causes sont plus propres à offenser l'archée, qu'à altérer la structure des parties ou le mélange des liquides. Les quatre éléments et les quatre humeurs ne causent pas les maladies, ni le froid ni le chaud : le froid naît de la frayeur de l'archée, et le chaud est l'effet de ses ébranlements désordonnés. Toute phlegmasie tient à *l'irritation* qui altère le sang et qui développe *l'épine de l'inflammation.* La dyssenterie ne diffère de la pleurésie que par le siége de l'irritation locale. Les maladies par faiblesse résultent de la lenteur et de l'inertie de l'archée. Le but de la thérapeutique est de le calmer dans sa fureur,

de le stimuler dans sa paresse, de le régulariser dans ses égare-
ments : alors les *acides* et les *âcretés* se dissipent d'eux-mêmes. Cet
auteur était ennemi de la saignée et des purgatifs, parce qu'ils
affaiblissent trop l'esprit vital du sang et qu'ils épuisent les forces.
Il se servait fréquemment du vin, de l'opium, des mercuriaux et
des antimoniaux. — Ce système est romanesque. L'archée est une
abstraction qui figurait la puissance de la nature. L'*esprit* était spirituel. Le ferment signifiait l'activité chimique des corps. De tels
principes s'écroulent faute d'explications expérimentales. Mais si
l'archéisme ne fut qu'une utopie *métaphysique* et impraticable ; si
son auteur a ignoré l'Impondéralisme ; s'il a rejeté le solidisme et
l'humorisme, il a eu la gloire de préparer le gazisme et la chimiatrie.

L'illustre Descartes adopta les idées de Van Helmont, et croyait
que la circulation était due à l'effervescence et à la fermentation
du sang dans le cœur. Il a reconnu que le sang rouge avait deux
degrés de chaleur de plus que le sang noir. Il pensait que la digestion s'opérait aussi en vertu d'une fermentation avec développement d'un acide très-âcre. Pour expliquer les sécrétions, il com-
parait les organes à des cribles, qui laissent passer les parties
déliées et similaires des humeurs, et qui retiennent les parties
grossières et hétérogènes. Ces idées théoriques conduisirent rapidement la médecine aux explications mécaniques et mathématiques.

Chimiatrie. — Inspiré par les idées de Van Helmont et de Descartes, Sylvius appliqua la chimie à la médecine. Il expliquait
toutes les opérations du corps par un ferment primitif, par une
fermentation indispensable, par l'effervescence des *acides* ou des
alcalis, par le dégagement de gaz et d'esprit volatil. Les esprits
vitaux, qui sont analogues à l'esprit de vin, sont distillés dans
l'encéphale et conduits dans les parties pour les rendre sensibles.
Les maladies sont causées par l'*âcreté*, c'est-à-dire, par la prédominance des éléments chimiques des humeurs. Comme tout ce
qui est âcre peut se rapporter à deux genres, l'acide et l'alcali, il
s'ensuit qu'il n'y a que deux classes de maladies : 1° celles dues
à une âcreté *acide*, et 2° celles produites par une âcreté *alcaline*.
Il y a aussi une âcreté *spécifique*, qui provient du mélange vicieux
des humeurs avec le sang. On doit encore chercher la cause des maladies dans les esprits vitaux, qui sont souvent trop aqueux, ou en
trop grande fermentation, ou qui manquent totalement ; néanmoins les affections que leur altération provoque, dérivent toujours des *vapeurs* âcres, *acides* ou *alcalines*, qui les troublent et les

offusquent. — On voit que cette doctrine faisait abstraction des *solides*, pour ne considérer que l'altération *chimique* et que le mélange vicieux des *humeurs*, sans remonter à une cause plus directe ou à une explication pathologique. — La thérapeutique de Sylvius consistait à combattre l'acidité ou l'alcalinité âcres des affections, par les alcalis ou par les acides employés selon le principe des *contraires*. Il abusa des purgatifs pour s'opposer à l'effervescence de la bile, et des agents volatils pour corriger la lymphe et pour remédier à la paresse des esprits vitaux. On conçoit que sa pratique ne put être que très-pernicieuse, puisqu'il rejeta l'indication des causes, du siége, de la nature, des périodes et des signes des maladies, pour ne voir dans le laboratoire animal qu'éléments fermentescibles et qu'opérations chimiques. — Paracelse, Van Helmont et Sylvius avaient raison de fonder les causes des maladies sur les éléments chimiques du corps ; mais ils ne pouvaient le faire avec succès, qu'après avoir expliqué comment ces éléments chimiques produisaient la physiologie et devenaient malades eux-mêmes, soit dans l'exécution des fonctions, soit dans le mélange des humeurs, soit dans l'essence des solides ; car telle est la question capitale qui ne sera tranchée que par l'Impondéralisme, puisque les Impondérables, par leur activité inhérente, sont les premières causes de toutes choses, et de tout acte chimique, et de toute opération physiologique, et de tout dérangement morbide. Mais au lieu de remonter aux *Impondérables*, Sylvius ne s'est attaché qu'à des causes éloignées, à la fermentation, à l'effervescence, à l'acidité et à l'alcalinité des humeurs : comme si ces phénomènes et les humeurs elles-mêmes pouvaient exister sans des impondérables fermentatifs, efficients et morbifiants. La base de ce système est donc fausse, et son auteur ne fut qu'un funeste humoriste, qui prodigua les poisons minéraux, les acides, les alcalis, les sudorifiques et tous les échauffants. — Willis, l'imitateur de Sylvius, contribua beaucoup, par ses travaux, à la propagation de la chimiatrie.

Galilée avait créé le physique expérimentale et découvert la rotation de la terre. Ses immortels écrits donnèrent l'impulsion aux sciences mathématiques, mécaniques et astronomiques. — Newton, inspiré par les calculs de Descartes et par les hautes spéculations de Képler, fonda le système du monde sur l'*attraction*. Il soutenait qu'il n'y a point d'impulsion continue dans les cieux pour perpétuer les mouvements qui s'y exécutent. Mais c'est une erreur : car depuis le globe central et immense, qui sert de pivot ou de soutien à tous les astres, il y a une impulsion prodigieuse et incessante d'impondérables qui repousse tous les astres, qui les fait tourbillonner, et qui les équilibre jusqu'aux plus petites sphères placées aux confins de l'Univers. Newton croyait que les corps célestes nagent dans le vide, sous l'empire d'une attraction qui agit en raison directe des *masses* et inverse des carrés des distances. Ces idées sont encore des erreurs, car l'*attraction* est une expression métaphysique qui indique seulement un phénomène. L'attraction ne peut exister par elle-même, sans être l'attribut élémentaire d'une substance qui est attirante. Cette substance primordiale était inconnue de Newton, ainsi que des chimistes et des physiciens de son temps. L'attraction, qui n'est qu'un acte, ne peut dériver que de la puissance atomistique des Impondérables. Les pondérables par eux-mêmes ne sont pas attractifs, ne jouissent pas de l'attraction. Aussi Newton a avancé la plus grande absurdité en déclarant que l'attraction était en raison des masses. Il ne savait pas que le mot *matière* est abstrait, et qu'il est conséquemment un principe d'erreur. Il y a dans la Nature deux sortes de substances, qui sont le *phlox* et l'*aphlox*, les atômes actifs et les atômes passifs, les *impondérables* et les *pondérables*. La matière *phloxique* ou impondérable est la seule qui soit active, et elle révèle son activité : 1° par des actes *attractifs*; 2° par des actes *sécréteurs* et *transformateurs*; 5° par des actes rayonnants et *répulsifs*. Voilà l'explication originelle de toutes les forces *chimiques et physiques*, lesquelles deviennent physiologiques dans les corps qu'elles organisent et rendent vivants. Mais la matière *aphloxique* ou pondérable est complètement inerte, elle n'est pas attractive ; et voilà ce qui renverse tout l'échafaudage du système newtonien. Si vous supposez un bloc de pierre de 100 mètres cubes : bien certainement ce bloc de matière aphloxique attirera moins, dans une année, qu'une bougie allumée attirera et consumera de gaz en un jour; qu'un chêne attirera de fluides terrestres et aériens en une semaine ; qu'un tigre attirera de substances alimentaires en un mois. La cause de cette différence réside dans la nature pondérable tout à fait passive de la pierre, et dans la nature impondérable et essentiellement active des éléments qui président à la combustion de la bougie, à la végétalité du chêne, a l'animalité du tigre. Tant que les philosophes et les naturalistes voudront expliquer l'Univers par des abstractions, ils ne feront que s'égarer dans des spéculations creuses : la vérité ne pourra surgir que des actes chimiques et physiques des *Impondérables*, et que de l'application de leurs lois à la théorie générale de la Nature. Rousseau disait : « Newton a trouvé la loi de l'attraction ; mais l'attraction seule réduirait bientôt l'Univers en une masse immobile. » En effet, avec cette loi unique, tout devrait être compact, conjoint, adhérent. Il n'est donc plus permis aujourd'hui d'expliquer le monde par une force attractive proportionnelle aux densités. Ce mot de densité ne suppose pas et ne nécessite pas une force : car toute force ne peut être qu'une condition, soit atomistique et simple, soit moléculaire et composée, d'une substance. De plus, une force n'étant qu'un attribut élémentaire, ne peut se révéler que par des *actes*, que par des phénomènes. Mais la chimie et la physique nous démontrent tous les jours qu'il n'y a que les *Impondérables* qui possèdent des forces, qui produisent de l'activité, qui causent des transformations, qui déterminent des phénomènes. Ce sera donc uniquement aux Impondérables qu'il faudra rattacher les causes actives, primordiales et incessantes de la Nature. Pour conclusion, nous déclarerons que Newton ne fut qu'un philosophe métaphysicien. Sans doute, il édifia son système sur l'*attraction*, qui est une des forces générales du monde. Mais il se trompa en en faisant l'attribut de toute la matière, puisqu'elle n'appartient qu'aux seuls *Impondérables*, calorique, électrique et lumineux, dont l'ensemble forme le *Phlox*, la flamme ou l'âme plastique de la Nature. Quant aux *Pondérables*, dont la somme constitue l'*Aphlox*, ou la matière brûlée et vitrifiée de l'Univers, ils sont tout à fait inertes et passifs des Impondérables. De plus, nous ajouterons que Newton a ignoré les deux autres forces générales du monde, qui sont : 1° le *sécrétisme* ou le pouvoir comburant et transformateur des Impondérables ; et 2° l'*expansion* ou le rayonnement de ces Impondérables eux-mêmes, dont la répulsion maintient les rapports réciproques des êtres. Nous pensons donc qu'on ne parviendra à bien expliquer la Nature qu'avec l'aide des *trois lois* élémentaires et chimiques des *Impondérables* ; et ces lois sont : 1° l'*attraction* ; 2° le *sécrétisme* ou l'action de sécréter ; et 3° l'*expansion* ou l'action d'irradier et de repousser.

Harvey, disciple de Fabrice d'Aquapendente qui avait découvert les valvules des veines, décrivit la circulation générale en 1619. Le sang, chassé par le ventricule gauche dans les artères et dans les plus petites artérioles, passe, toujours sous la seule impulsion du cœur, dans les capillaires des veines, et de là se rend par leurs

branches et leurs troncs dans les cavités droites, qui le transportent
aux poumons pour être ramené au ventricule gauche, après avoir
subi l'action de l'air atmosphérique. Cette découverte de la circulation opéra une influence immense sur la médecine, et provoqua
les recherches expérimentales qui conduisirent les esprits vers le
dynamisme et vers le mécanisme. Harvey considérait le sang comme
la cause première qui excite le cœur à se contracter. Mais Lower
faisait dériver la force du cœur de l'influence des nerfs : « car la
section et la ligature de la paire vague affaiblissent et bientôt annulent ses mouvements. » — Wren imagina la transfusion du sang :
mais cette méthode, d'abord prônée comme toutes les nouveautés,
fut considérée comme pernicieuse et défendue par un arrêt du
parlement. — Sanctorius s'était efforcé de calculer la transpiration
insensible, et de montrer l'influence qu'elle exerce sur la santé.
Comme il crut entrevoir que la généralité des maladies dérivait de
sa diminution, il abusa des sudorifiques.

ÉCOLE MÉCANIQUE. — Inspiré sans doute par les travaux de ses
devanciers, Borelli eut l'idée de soumettre les opérations de l'économie aux lois de la mécanique, sans avoir égard aux forces vitales.
Il appliqua la théorie des leviers aux mouvements des membres.
Le cœur, comme tous les autres muscles, ne devait son action
qu'au gonflement et au raccourcissement de ses fibres. La force
avec laquelle il surmonte la réaction du système artériel, était esti-
mée à 180,000 livres. Borelli expliquait les sécrétions par le dia-
mètre des vaisseaux. — Parmi ses imitateurs, on peut citer Bellini,
l'excellent pathologiste Baglivi, le nosologiste Sauvages. Ces mécaniciens distingués expliquaient toutes les opérations du corps et
les maladies, par les lois du mouvement, par la forme, le volume
et la densité des viscères, par la courbure et les angles des vaisseaux, par le choc et le frottement des liquides, par la capillarité,
par la grosseur des globules, par des calculs algébriques et la théorie des probabilités. — Le célèbre Boerhaave rendait compte des
propriétés et des fonctions du corps vivant, par les lois de la physique, par les opérations de la chimie et avec le secours des mathématiques : mais sa pratique était tout à fait hippocratique. Il plaçait
la cause de la vie dans le mouvement. Il croyait que l'*énormôn* des
anciens était une substance intermédiaire entre l'âme spirituelle et
la matière ; comme si un tel intermédiaire pouvait exister. Il s'efforça de prouver l'existence des esprits animaux, qu'on supposait
être le fluide nerveux. La fièvre est un effort de la vie pour écarter

la mort. L'inflammation est produite par l'obstruction, ou la stagnation du sang dans les petits vaisseaux, à la suite de leur rétrécissement. On voit que ce grand médecin ne pensait pas qu'on pût
expliquer la vie par des causes immatérielles : c'est pourquoi il en
cherchait les auteurs dans les esprits animaux qu'il croyait être de
nature nerveuse : mais il ne songea pas du tout à l'existence des
impondérables. Quant à son *obstruction*, elle n'est qu'une imitation
de la plénitude morbide d'Erasistrate et de l'obstacle mécanique
d'Asclépiade. — Pour conclure sur cette école, nous dirons que,
si les Chimiâtres considéraient le corps de l'homme comme un
creuset, où les acides en effervescence réagissaient sur les alcalis
et réciproquement, les Iatromathématiciens, à leur tour, regar-
daient l'organisme comme une machine, dont les rouages inertes
étaient soumis aux lois calculables de la statique et de l'hydrau-
lique. Cependant cette doctrine, si fausse en elle-même, conduisit
la médecine au Solidisme, puisqu'on attribua tous les désordres
morbides et toutes les altérations humorales à des causes purement
mécaniques. Tous ces auteurs ne furent donc pas des Impondéralistes, mais seulement des médecins physiciens.

Animisme de Stahl. — La chimie et la mécanique sont impropres
à expliquer les lois de l'organisme : tout dans notre corps est soumis au principe immatériel de la vie, et ce principe est l'âme.
Quant à la matière, elle ne jouit d'aucune force inhérente, parce
qu'on ne peut pas dire que cette force occupe un point dans l'espace.
— Mais ces principes de Stahl sont faux, parce qu'une force n'est
que la manifestation d'activité des éléments, et parce qu'on ne peut
pas supposer une force en dehors d'une condition élémentaire, et
notamment d'une cause impondérable. — C'est l'âme qui produit
l'activité du corps, qui le nourrit, qui régénère toutes ses parties et
qui répare ses pertes. Elle agit sans instruction et sans conscience.
Elle représente le ψυχη des anciens. Comme les esprits vitaux ne
sont pas de la matière, on ne peut concevoir leur action : aussi
sont-ils chimériques. — Si les opinions philosophiques de Stahl
sont aussi erronnées que contradictoires, il n'en est pas de même
de la *tonicité*, dont la découverte fut l'aurore des spéculations
physiologiques futures. Ce grand médecin appelait tonicité, ou
mouvement tonique, un état de *tension* et de *relâchement* des parties molles, qui chasse le sang et les humeurs, qui les dirige vers
certains organes, et qui opère la sécrétion des fluides. Glisson
avait déjà reconnu auparavant que la fibre organique était irri-

table ; mais Stahl agrandit cette idée et l'appliqua à tous les phénomènes du corps : puisque sa *tonicité,* qui supposait la force motrice
de l'âme, était considérée par lui comme la cause de tous les
phénomènes, soit physiologiques, soit pathologiques. Cette tonicité
résidait dans les solides ; elle était l'effet de la réaction de l'âme
contre les causes morbifiques, et c'est elle qui produisait les congestions, les spasmes, les fièvres, les hémorrhagies et les évacuations. L'âme était la source de tous les mouvements et de tous les
changements du corps, et la maladie dérivait d'un trouble ou d'une
irrégularité dans le *gouvernement* de l'économie animale, c'est-à-
dire, résultait des *obstacles* aux mouvements de l'âme. La pléthore
est la cause la plus ordinaire des maladies : par elle, l'enfance est
plus exposée aux affections de la tête, la jeunesse à celles de la
poitrine, l'âge mûr à celles du bas-ventre. L'engorgement de la
veine porte, *porta malorum,* est la cause la plus fréquente des maladies chroniques. C'est encore la pléthore qui produit tous les
genres d'accumulation passive et de congestion active du sang.
Cette dernière produit un obstacle ou une obstruction qui engendre
des mouvements vitaux violents, d'où résulte une *inflammation,* qui
se termine par résolution ou par la formation du pus. Les mouve-
vements toniques suffisent pour guérir les maladies : c'est pourquoi
l'on doit moins dominer la nature que lui obéir, qu'*observer* sa tendance et favoriser ses effets. Stahl était partisan d'une sage expectation, comme Hippocrate ; il croyait aussi à l'autocratie de la
nature : c'est pourquoi sa pratique, généralement adoucissante,
proscrivait les moyens trop actifs. Mais s'il regarda la saignée comme
un excellent moyen de combattre la pléthore et de seconder les
crises fébriles, il fit cependant un fréquent usage de l'émétique et
des purgatifs dans les maladies chroniques. Nous conclurons que
cet auteur de l'animisme ne fut en théorie que l'imitateur de Van
Helmont : conséquemment, il ne fut qu'un *vitaliste,* qu'un médecin
métaphysicien, qui fonda sa doctrine sur une abstraction inacces-
sible à l'esprit, inapplicable à la pathologie et sans prise pour les
médicaments. Malgré cette erreur fondamentale, sa pratique fut
assez exacte, parce qu'elle était basée sur l'observation ; pourtant
elle fut dominée par l'humorisme, puisqu'il s'attachait principale-
lement à combattre la pléthore, la congestion et l'obstruction. Mais
il ne put traiter la *fièvre* et l'*inflammation* qu'en impondéraliste
empirique, puisqu'il méconnut l'agent *calorique,* qui les détermine
par son entrave et son accumulation générales et locales.

Après Stahl, la médecine marcha à grands pas vers le physiologisme. — Sauvages admettait le fluide nerveux comme l'agent intermédiaire par lequel l'âme agit sur le corps. La maladie résultait de la réaction du principe vital contre les causes morbifiques, et cette réaction s'opérait tantôt par les forces ordinaires de la nature, tantôt par ses forces extraordinaires, qui accéléraient la circulation et enlevaient les obstacles au cours du sang. — Le Cat, en disant que les mouvements vitaux ne sont point soumis à la volonté, parce que les ganglions s'opposent à son influence, et parce qu'on n'a pas la conscience des opérations vitales, inspira sans doute la distinction des deux vies organique et animale. — Platner donnait le nom de *goût* à la faculté que chaque organe possède de désirer les impressions agréables, et de repousser celles qui l'affectent désagréablement.

Nous ne quitterons pas le sujet de l'animisme, sans rappeler que le chinois Fôt édifia un système physiologique qui lui était entièrement opposé. En voici la substance. La vérité est que tout se réduit au néant ; que tout est illusion et songe ; que la métempsycose morale n'est que le sens figuré de la métempsycose physique, ou de la transmigration des principes impérissables des êtres dans leur formation successive. L'âme n'est que le principe vital, qui résulte des propriétés de la matière et du jeu des *éléments* dans les corps, où ils créent un mouvement spontané. Dieu lui-même n'est que l'âme de la nature, le principe moteur ou la force occulte répandue dans les êtres, et la somme de leurs lois et de leurs propriétés ; cette force, en raison de la variété infinie de ses rapports et de ses opérations, a été considérée, tantôt comme simple et tantôt comme multiple, tantôt comme active et tantôt comme passive ; mais c'est une énigme insoluble pour l'esprit humain. Tout ce qu'on peut comprendre, c'est que la matière ne périt point, et qu'elle possède essentiellement des propriétés et suit des lois, par lesquelles le monde est régi comme un être vivant et organisé. La connaissance de ces lois constitue la sagesse ; la vertu et le mérite résident dans leur observation ; le mal et le vice proviennent de leur ignorance et de leur infraction ; et le bonheur et le malheur n'en sont que des conséquences naturelles. — On voit que ce système remarquable diffère peu du panthéisme des stoïciens.

Dynamisme d'Hoffmann. — Aristote avait dit que toutes les choses naturelles renferment en elles la *raison suffisante* de leur mouvement et de leur repos. Mais l'idéalisme de Platon fit croire, jusqu'à l'époque de Descartes et de Stahl, que toutes les forces manifestées par la matière dérivaient de puissances spirituelles. C'est pourquoi les Iatromathématiciens, pénétrés de cette erreur, ne cherchèrent qu'à déterminer les effets mécaniques secondaires. Mais Leibnitz, Kant et les chimistes démontrèrent que la force est inhérente à la matière. Le célèbre panthéiste Spinosa alla même jusqu'à donner à la *substance*, la vie, le sentiment et la pensée. C'est ainsi que la science inclina vers le *Dynamisme* des éléments, et s'appuya bientôt sur l'*activité* de la *matière* organisée et vivante. — Glisson croyait la matière active et animée. Il disait que toute substance doit renfermer une nature énergétique, constitutive de la vie, principe de mouvement, et jouissant de la faculté de sentir et de désirer. La fibre animale elle-même est douée de l'*irritabilité* avec perception et appétit ; et cette irritabilité est la source des sympathies, par ses relations avec les esprits vitaux et par ses communications nerveuses.— F. Hoffmann professait que le corps de l'homme, comme tous ceux de la nature, possède des forces matérielles à l'aide desquelles il opère ses mouvements. Les forces générales du corps sont celles de cohésion et de résistance ; et les forces particulières agissent par le nombre, la mesure et l'équilibre : aussi peut-on les expliquer mécaniquement et mathématiquement. Il existe dans la nature entière une *âme sensitive*, matérielle et volatile, espèce d'éther, dont l'influence imprime l'activité aux êtres, produit la germination et les sécrétions des végétaux, et cause les actions organiques et locomotives des animaux. L'éther animal est séparé dans le cerveau et distribué par la moelle dans tous les nerfs et dans toutes les parties. Son existence est prouvée par la cessation des mouvements d'un muscle, quand la force nerveuse y est épuisée. C'est le mouvement du cœur qui constitue la vie, et la circulation du sang est la cause de la chaleur, de la nutrition, de l'accroissement et de toutes les actions vitales. Le mélange des humeurs dépend beaucoup du mouvement des solides. Les agents extérieurs agissent moins sur les liquides que sur les solides, qu'ils contractent, tandis que leur *fluide nerveux* les dilate. Toutes les maladies tiennent aux vices du *mouvement*. Quand il est trop fort, il en résulte le *spasme ;* mais s'il est trop faible, il en naît l'*atonie*. Le spasme est la source des fièvres, des inflammations, des hémorrhagies, des convulsions. L'atonie engendre les maladies chroniques et les cachexies. Ce sont les affections de l'estomac et du duodénum qui sont les plus fréquentes ; mais elles se déguisent sous un aspect bilieux qui les fait méconnaitre. Hoffmann s'efforçait de guérir en affaiblissant le spasme et en excitant l'atonie : c'est pourquoi il fondait sa thérapeutique, dichotomique comme celle de Thémison, sur les calmants et sur les fortifiants, sur les évacuants et sur les altérants. Il combattait le spasme par la saignée, les bains chauds, l'opium, sa liqueur anodine, le nitre, l'exercice, la diète et l'eau ; et il opposait à l'atonie le vin, le camphre, le quinquina et les ferrugineux. Quoique ce grand médecin fût partisan de la méthode d'Hippocrate, cependant sa pratique fut plus active et moins entachée d'expectation.— Nous conclurons que le célèbre F. Hoffmann fut avant tout un *mécanicien* ; mais comme il voulut expliquer la vie et les fonctions par le mouvement et par les forces qu'il croyait essentiels à la matière, son *mécanisme* s'allia au *dynamisme ;* ce qui donna un cachet spécial et nouveau à sa doctrine. De plus, il effleura l'*Impondéralisme*, en admettant une âme matérielle sensitive, un fluide nerveux et les esprits animaux. Il ne lui manqua donc que de rattacher ces principes actifs, qu'il croyait primordiaux, à des causes chimiques et élémentaires, c'est-à-dire, aux agents *impondérables*, qui sont les seuls moteurs de la nature.

Stahl et Hoffmann imprimèrent une impulsion puissante à la théorie médicale, qui tendit dès lors au *Solidisme* et au **Physiologisme**. — Fléming disait que les esprits vitaux constituent la quintessence des humeurs, et ne sont que des exhalaisons du sang. — Gorter déclarait que ce n'est point la congestion, comme le soutenait Boerhaave, qui produit l'inflammation, mais l'*irritation* des vaisseaux doués de l'esprit vital. — Gaubius assurait que la force des parties vivantes est indépendante de l'âme et réside uniquement dans les solides. — L'érudit Haller, s'emparant des idées de Glisson, soutint que toutes les parties du corps jouissent de l'*irritabilité*, de la *force nerveuse* et d'un certain degré de *sensibilité*. Cependant, il localisa surtout l'irritabilité dans la fibre musculaire, et défendit de la confondre avec l'élasticité des tissus. Il distingua aussi les muscles volontaires des involontaires, et les fonctions constantes des alternatives : c'est pourquoi il prépara aussi la distinction célèbre des deux *vies organique et animale*. Les substances relâchantes, l'opium et une extension trop forte détruisent l'irritabilité. Cette dernière est permanente; aussi diffère-t-elle de la force nerveuse qui n'est mise en jeu que par l'influence de la volonté. L'existence des esprits animaux est prouvée par la structure tubulaire des nerfs découverte par Leuwenhœch, et par la faculté

qu'ont les fluides volatils d'exécuter les mouvements les plus rapides. — Le célèbre Haller ne fut qu'un médecin métaphysicien,
puisque son principe était tout à fait abstrait. Mais si son *irritabi-*
lité fut empruntée à Glisson, à la tonicité de Stahl et au spasme
d'Hoffmann, cet auteur eut la gloire d'inspirer l'*excitabilité* de
Brown et les *propriétés vitales* de Bichat. — Le Cat faisait dépendre le
mouvement musculaire, non de l'irritabilité, mais du fluide nerveux : ce dernier est composé de lymphe nutritive et d'esprit vital.
— Krause disait que l'irritabilité est une qualité occulte à l'aide
de laquelle on n'explique rien, et que tous les mouvements dépendent de l'influence des nerfs. — Lorry affirmait que les actions
des nerfs se réduisent à l'excitement et à la contraction. — Fontana
déclarait que l'irritabilité exige un nouveau *stimulus* à chaque contraction ; que chacun de ses actes tend à la diminuer, et que son
repos rétablit son activité. — Fabre établit que l'*inflammation* ne
vient point de l'obstruction mécanique des capillaires, mais bien
de l'*exaltation de leur irritabilité :* aussi l'inflammation ne s'apaise-
t-elle que par l'éloignement et la destruction de l'irritant. — Telles
sont les principales assertions avancées par le *dynamisme*, dont
Stahl peut être considéré comme l'inspirateur, Hoffmann l'architecte, et Haller le perfecteur. Mais la philosophie, qui marcha parallèlement avec la médecine depuis les découvertes expérimentales
de la chimie et de la physique, poussa le dynamisme jusqu'à ses
dernières conséquences spéculatives et sociales ; c'est ce qui prépara les écoles de Voltaire et de Rousseau, l'indépendance des
Encyclopédistes et le mouvement révolutionnaire du xviiie siècle.
— Hobbes affirmait que tout ce qui existe est matière, et que tous
les corps sont doués de sensibilité, puisqu'ils perçoivent des impressions et sont susceptibles de réaction. — Lamétrie proclamait
que les substances simples sont des chimères ; que tout est matériel ; que l'âme n'existe pas ; et que l'homme lui-même n'est qu'une
machine, agitée par l'automatisme d'une sensibilité esclave des
agents capricieux qui la tourmentent. — Hume enseignait que
l'âme est mortelle, parce que, possédant tout en commun avec le
corps, et naissant, se développant et décroissant ensemble, elle
doit aussi s'éteindre avec lui. — Le grand physicien Priestley pu-
bliait que la matière est active ; que les forces du corps sont le
résultat des forces mécaniques générales ; et que l'immatérialité
de l'âme est impossible, puisque chaque état organique entraine
constamment une manière relative de penser, de juger et de désirer.

— Tels sont les précurseurs qui portèrent Lock, Helvétius, d'Holbach, Cabanis, à se détacher de la psychologie, qu'ils trouvaient impossible et absurde, pour les rattacher au *Positivisme* de la matérialité et de la sensibilité. Ce sont ces derniers auteurs qui fondèrent le *Sensualisme* moderne, nom malveillant et dérisoire donné à leur philosophie positive et concrète par leurs adversaires métaphysiciens.

SOLIDISME. — Les anatomistes des XVIIe et XVIIIe siècles, et surtout le célèbre anatomopathologiste **Morgagny**, en démontrant les altérations morbides des viscères, appelèrent l'attention des médecins sur le rôle que jouent les solides dans l'exécution de la physiologie normale et dans les désordres pathologiques. Mais c'est surtout à **Cullen**, à **Bordeu** et à **Barthèz** que l'on doit attribuer la plus grande part dans la fondation du *Solidisme*, qu'on appelle aujourd'hui fort improprement *Organicisme*. Ces trois illustres théoriciens généralisèrent l'irritabilité, consubstantialisèrent le principe de la vie avec la trame des tissus, l'identifièrent avec les éléments des organes, et douèrent ces derniers de forces particulières et constitutionnelles. Contrairement à l'humorisme d'Hippocrate et de Galien, et aux âcretés humorales de Sylvius et des Chimiâtres, ces fondateurs du Solidisme regardèrent les solides comme seuls doués des propriétés vitales, comme seuls susceptibles de recevoir l'impression des causes morbifiques, comme seuls capables d'être le siége des phénomènes pathologiques, enfin, comme la source et le but des indications curatives. — **Cullen** proclamait pour principes de sa *théorie nerveuse* : que tous les phénomènes de la vie, surtout les mouvements des solides et le mélange des humeurs, sont les suites de l'influence de la *force nerveuse ;* que tous les corps extérieurs qui agissent sur l'organisme produisent d'abord des changements dans les nerfs ; que toutes les maladies qui paraissent avoir pour cause une altération des humeurs dépendent de l'affection du système nerveux ; que les médicaments agissent bien moins sur les fluides que sur les parties solides douées de la force nerveuse. Cet auteur croyait faussement que toutes les causes des fièvres étaient débilitantes ; et il les divisait en synoque ou en typhus, selon la force spasmodique ou la faiblesse atonique de la réaction vitale. La fièvre hectique n'est que le *symptôme* d'une affection locale, notamment de la suppuration d'un organe. Dans l'inflammation, on ne doit avoir égard qu'à l'*irritation qui augmente l'afflux du sang*, et non aux congestions mécaniques. Par cette assertion, Cullen inspira la théorie du *Stimulisme* à Brown son disciple : mais sa pratique, trop excitante et fort incohérente, fit abuser des stimulants. — On voit donc que le dynamisme, sous **Cullen**, prit la forme du solidisme ; mais sa force nerveuse ne fut qu'une *abstraction*, tout à fait impropre à expliquer les maladies, et incapable d'être modifiée rationnellement, chimiquement ou potentiellement par les médicaments. — **Bordeu** soutenait que chaque partie du corps vivant sent et se meut à sa manière, et que la *vie* résulte de l'harmonie de chacune d'elles. — **Mais** cette proposition est une erreur ; parce que la *vie* n'est que la fonction de la *calorification*, qui a pour cause l'impondérable *calorique*, et qui a pour effet d'irradier celui qu'elle sécrète et renouvelle, dans les organes qui en sont individuellement vivifiés. — **Ce** sont les esprits animaux répandus dans les nerfs qui douent les glandes de leur force propre, par laquelle elles sécrètent et excrètent leurs humeurs. Quand celles-ci s'écoulent en trop grande abondance, elles engendrent les cachexies bilieuse, laiteuse, séminale, etc. La digestion est une fonction vitale. Le pouls est un indicateur précieux pour distinguer les maladies, pour reconnaître leur siége et pour présager leurs terminaisons. Le tissu cellulaire est la voie des métastases et des solutions inflammatoires. Le physique et le moral de chaque homme dépendent de l'influence prédominante de tel ou tel organe : cette pensée servit de texte aux travaux de **Cabanis**. L'activité vitale doit être attribuée à une force spéciale, résultant de l'organisation, et non comparable à celle qui préside aux phénomènes dynamiques des corps inertes. Un seul organe étant affecté, tous les autres le sont plus ou moins, par le dérangement de l'équilibre d'action qui doit subsister entre tous. La plupart des maladies dérivent de l'inflammation : elles débutent par une *irritation*, à laquelle succèdent une coction et une excrétion résolutive. — Ces idées devinrent les fondements de l'utopie de **Broussais**. — Les altérations des humeurs et des solides sont vitales, et ne proviennent ni d'une fermentation, ni d'une putréfaction analogues à celles des corps inanimés. Le solidisme ne doit point être établi sur le principe abstrait d'une fibre imaginaire, mais bien sur les *propriétés vitales* inhérentes à chaque organe. — **Bordeu** n'a point senti que ses *propriétés vitales* étaient aussi abstraites et aussi occultes que l'irritabilité d'Haller. — **Barthéz** professait que tout ce qui se passe dans le corps vivant n'est qu'un produit direct de l'organisation. La vie est due à une cause occulte qu'il appelle *Principe vital*. Tous les phénomènes physiologiques résultent de ses modifications régulières, et les maladies de ses aberrations ou de ses lésions. Si certaines actions tiennent à la structure des organes, comme la progression et la station, la plupart d'entre elles dépendent des *forces vitales*, comme les sensations, les contractions, la digestion, la nutrition ; mais la perception et l'intelligence sont du domaine de l'âme. Le principe de la vie n'agit pas d'après les lois de la chimie et de la mécanique, ou d'une manière réfléchie d'après les impulsions libres de l'âme. Ses forces sont inhérentes à chaque partie du corps vivant, dont elles déterminent les mouvements propres, qui ne peuvent toutefois subsister longtemps sans la sympathie des forces de chaque organe avec le système entier ; car chaque organe possède aussi ses forces particulières *motrice* et *sensitive*, à l'aide desquelles il opère ses fonctions. Les trois forces générales, la *vitale*, la *motrice* et la *sensitive*, établissent les *sympathies* des organes entre eux, et de chaque organe avec tout l'organisme. Cependant il existe aussi plusieurs forces accessoires, comme celles de contractilité, de motilité latente et même d'inertie. Les maladies locales proviennent des modifications vicieuses du principe vital, qui exécute ses actes morbides plus particulièrement sur le système où siègent les symptômes. C'est pourquoi il ne suffit pas d'examiner l'organe affecté, mais on doit étudier attentivement ses rapports avec ceux qui sympathisent avec lui. Il y a trois méthodes thérapeutiques, la rationnelle, l'analtique et l'empirique. Par la première, on favorise la bonne direction des mouvements de la vie. Par la seconde, on redresse ses écarts fâcheux, en décomposant la maladie et en combattant chacun de ses *éléments*. Par la troisième, on essaie des moyens perturbateurs. — Au total, Barthèz, comme Cullen et comme Bordeu, avec lesquels il fonda le solidisme, ne fut qu'un médecin *métaphysicien*, puisqu'il basa toutes ses explications théoriques sur les abstractions du principe vital, sur les forces générales, vitale, motrice et sensitive, et sur les forces particulières de contractilité, de motilité latente et de fixité : mais comment de telles expressions et de tels principes pourraient-ils servir à rendre la médecine plus claire, plus positive, plus rationnelle et plus facilement applicable ? Il ne faut pas être grand chimiste, grand physicien et grand logicien, pour être convaincu qu'il n'y a que les *Impondérables* qui, soit par leur nature, soit par leurs diverses sortes d'activité, soit par leur réaction élastique, puissent produire la calorification vitale et la température, la tonicité et le spasme, l'irritabilité et la contractilité, la motilité et la sensibilité. On doit donc désormais bannir toutes les abstractions de la science de guérir, et s'attacher à des *causes élémentaires*, dont les lois frappent plus vivement l'esprit, satisfassent davantage la raison, se prêtent plus facilement à l'interprétation de la physiologie et de la pathologie, et offrent au moins de la prise aux modificateurs hygiéniques et pharmaceutiques : car il n'existera jamais de médecine exacte et certaine sans ces indispensables conditions, qui sont les bases de l'*Impondéralisme*.

STIMULISME DE BROWN. —Il existe une *propriété* générale, constitutive de la vie, et dont l'extinction cause la mort. Cette propriété est l'*excitabilité*, et c'est par elle que les êtres vivants diffèrent des organiques, parce qu'elle leur donne la faculté d'être affectés par les excitants extérieurs et intérieurs. L'excitabilité, les forces excitantes et l'excitement, sont les trois conditions de l'entretien de la vie. Tout se réduit à être stimulé trop, convenablement ou trop peu : d'où dérivent l'excès de force ou la *sthénie*, l'équilibre ou la santé, et la faiblesse ou l'*asthénie*. — Ces idées rappellent le *strictum* et le *laxum* de Thémison, ainsi que le *spasme* et l'*atonie* de F. Hoffmann. — Plus l'excitement est grand, plus l'excitabilité s'épuise. Moins les stimulus ont été appliqués, plus l'excitabilité est abondante et languissante; plus les stimulus ont opéré fortement, plus elle est épuisée. L'excitabilité épuisée par un stimulus, se réveille par l'application d'un autre non encore employé. Le défaut de stimulus produit la faiblesse *directe;* mais la faiblesse *indirecte* résulte de l'épuisement de l'excitabilité par un excès de stimulation. On peut raviver l'excitabilité par des stimulus débilitants, et surtout par le froid, dont le propre est d'affaibir. Dans la faiblesse directe produite par la diminution de l'excitement, l'excitabilité s'accroît d'autant plus qu'elle est moins consumée. On l'affaiblit en augmentant le ton et l'action des forces excitantes, par le régime, la chaleur, le vin, le café, et l'opium qui, loin de calmer, est un des plus puissants stimulants. L'excitabilité n'est pas plutôt affectée dans un endroit, que l'affection se propage immédiatement dans toute la machine, en raison de l'unité, de l'indivisibilité et de l'uniformité de ce principe de la vie. De sorte qu'on doit considérer toute maladie locale comme une atteinte à l'excitabilité universelle, et diriger les remèdes plutôt sur l'ensemble de l'organisme que sur la partie souffrante. L'excitement d'une partie ne peut être accru, tant que l'excitement général est diminué; et l'excitement partiel ne peut diminuer, tant que l'excitement général augmente : ce qui fait induire qu'il n'y a point d'affection universelle qui ait son siége dans une seule partie. Toutes les maladies sont *asthéniques* et *sthéniques*, et dans le rapport de 97 sur 100; aussi la thépareutique ne consiste-t-elle qu'à stimuler et à débiliter, car il n'existe pas d'altérations spécifiques. Les sthénies et les asthénies sont générales ou locales, ce qui nécessite un traitement universel et partiel. La santé et la maladie ne sont pas deux êtres différents, mais deux modifications de l'excitabilité. Les affections ne consistent pas dans la lésion des solides; mais dans le changement de leur excitement sous des stimulus déficients ou excessifs; aussi, pour les guérir, ne faut-il que ramener leur excitement au degré qui constitue la santé. La grande difficulté est de saisir le rapport convenable de stimulus fort ou faible, propre à rétablir l'équilibre de l'excitabilité générale ou locale, et de ne pas outre-passer le degré voulu, afin d'éviter des maladies médicinales opposées à celles que l'on combat. Dans la faiblesse indirecte, on ne passera pas brusquement des stimulus les plus forts aux plus faibles, mais par une transition ménagée : c'est ainsi que les stimulants affaiblissants réveilleront par degré l'excitabilité consumée. — Il est incontestable que ce système est fondé sur une abstraction, et que son auteur ne fut qu'un médecin métaphysicien. Il est impossible d'expliquer la vie par une abstraction, et encore moins de comprendre ses troubles pathologiques et ses modifications curatives. Cependant Brown s'est immortalisé en découvrant la *stimulabilité* des forces vitales alors reconnues, et la nécessité de leur *stimulation*. Cette idée précieuse a conduit à évaluer plus sûrement l'action saine, morbifique et thépareutique des modificateurs; mais Brown s'est trompé en croyant à l'universalité, à l'indivisibilité et à l'uniformité de son *excitabilité* : car il en existe une pour l'innervation vitale, une autre pour l'innervtion locomotrice, et une autre encore différente pour l'innervation sensitive. D'un autre côté, ce célèbre réformateur n'a pas tenu compte des affections spécifiques : cas il n'admet que des *hypersthénies* et des *hyposthénies*, tandis que l'absorption et l'assimilation des principes virulents engendrent aussi des *cacosthénies*. Mais il a émis de grandes vérités, en disant que l'insuffisance des stimulus produit la faiblesse directe; que leur superflu détermine l'excès de force, et que leur abus prolongé amène la faiblesse indirecte. Il y a aussi dans ce système une forte pensée : c'est l'indication que la *totalité* des forces vitales peut subir une augmentation

ou une diminution d'énergie ; d'où résulte la possibilité de débiliter
ou de fortifier la *vie* dans son universalité. Cette idée dérive sans
doute de la théorie de Thémison ; mais sa rénovation n'en est pas
moins précieuse, parce que ce principe est une des premières bases
de la médecine pratique. L'excitabilité partielle de chaque organe
a aussi son mérite, puisqu'elle inspire l'idée de la mettre en rapport,
d'une part, avec ses modificateurs, et d'une autre part, avec l'excitabilité générale ; ce qui doit porter le thérapeutiste à tenir compte
de ces deux genres de forces. Mais je ne cesserai de répéter que
tout ce langage systématique de Brown, comme celui des physiolo-
gistes abstracteurs, fut trop métaphysique pour profiter à la partie
vraiment pratique de l'art. C'est pourquoi le brownisme s'égara
dans un traitement défectueux et funeste, caractérisé par l'abus
des excitants et des échauffants, et surtout de l'opium, du quinquina, des alcooliques et des aromatiques. — Girtaner et Rasori
furent grands partisans de la doctrine brownienne de l'excitement.
Le premier reconnut des stimulants affaiblissants négatifs, capables
de neutraliser l'excitabilité. Et le second crut possible de combattre
l'exaltation de cette excitabilité, par des agents controstimulants,
c'est-à-dire, propres à produire sur l'organisme des modifications
opposées à l'action des stimulus. Mais le plus souvent ces contro-
stimulants ne déterminent la faiblesse qu'indirectement, et par spoliation, dérivation ou révulsion. Aussi leur emploi, fondé sur une
fausse spécialité plutôt que sur une action franche, est-il tout à
fait empirique.

ÉCOLE EXPÉRIMENTALE. — Pendant que les chefs de sectes s'élançaient
dans le domaine des spéculations théoriques, des auteurs recom-
mandables s'attachèrent aux recherches pratiques et aux vérités
d'observation. L'immortel Bacon avait donné l'impulsion à Descartes ; et Lock, Condillac, Zimmermann la continuèrent. On rejeta
la verbeuse et stérile scholastique, pour faire place aux méthodes
d'induction et d'expérimentation. La nature et l'homme furent
toujours les grands problèmes de la science ; mais on s'efforçait
de les résoudre par une logique plus sévère, par l'investigation
directe des phénomènes et par des explications naturelles. Sous
l'influence de cette philosophie positive, la partie pratique de la
médecine se perfectionna d'une manière remarquable dans les
xviie et xviiie siècles. 1° L'anatomie s'enrichit prodigieusement sous
les travaux successifs d'Azelly, qui connut les vaisssaux lactés ; de
Rudbeck, qui fit la mémorable découverte des vaisssaux lymphati-

ques ; de Pecquet, qui trouva le réservoir du chyle ; des microscopistes **Malpighi** et **Leuvenhœck** ; des **Sténon**, **Warthon**, **Lower**, **Ruysch**, **Peyer**, **Brunner**, **Wieussens**, **Winslow**, **Meckel** ; du célèbre **Morgagni**, qui attacha l'immortalité de son nom à l'anatomie pathologique, et dont les travaux eurent tant d'influence sur la fondation du *Solidisme* ; des **Albinus**, **Sénac**, **Camper**, **Monro**, **Sœmmering**, **Scarpa** ; de l'illustre **Bichat** qui fonda l'anatomie générale ; de **Prost**, dont les dissections laborieuses et les observations exactes imprimèrent une direction si puissante aux doctrines solidiques de ses successeurs. 2° Dès lors la physiologie constitua la base des systèmes et le fondement de la pratique dominante ; c'est ainsi qu'elle prépara la doctrine physiologique. 3° La pathologie, quoique généralement soumise aux utopies régnantes, s'en affranchit plus ou moins et se perfectionna dans sa partie purement pratique, sous **Baillou**, **Sydenham**, **Baglivi**, **Cheyne**, **Gaubius**, **Wan Swiéten**, **Stoll**, **Selle**, **Whyth**, **Pierre Franck** et **Pinel**. Ces célèbres observateurs s'attachèrent à distinguer les constitutions atmosphériques, à reconnaître leurs effets morbides, à diagnostiquer les maladies par leurs symptômes propres, à les classer nosologiquement par leurs rapports d'affinité, et à les traiter rationnellement par les données de l'expérience. 4° La matière médicale, toujours à la remorque des doctrines, et aussi changeante qu'elles dans sa partie théorique et dans sa nomenclature, s'enrichit d'un nombre considérable de médicaments, et fit des progrès continuels sous **Linnée**, **Bergius**, **Tabernœmontanus**, **Wepfer**, **Stoerk**, **Mynsicht**, **Gren**, **Murray**, **Cullen**, **Swédiaur**, **Schwilgué** et des chimistes modernes. 5° La chirurgie, totalement changée depuis **Celse** et les Arabes, se perfectionna d'une manière remarquable, par les ingénieuses inventions et par la pratique habile des célèbres **Richter**, **Bell**, **Louis Petit**, **Desault**, **Cooper** et **Dupuytren**. 6° Enfin on doit aussi transmettre à la reconnaissance de la postérité, les noms des hommes qui se sont le plus distingués dans les diverses branches, soit intégrantes, soit accessoires de la médecine : pour l'histoire, **Leclerc** et **Sprengel** ; pour la chimie, **Lavoisier**, **Fourcroy**, **Vauquelin**, **Berzélius** ; pour la botanique, **Linnée**, **Jussieu**, **Décandolle** ; pour l'histoire naturelle, **Buffon**, **Lamark**, **Lacépède**, **Geoffroi-Saint-Hilaire**, **Cuvier** ; pour les vivisections, **Legallois** et **Lapeyronnie** ; pour la physiologie, **Blumenbach**, **Grimaud**, **Vig-d'Azir**, **Bichat** ; pour la physiognomonie, **Lavater** ; pour la phrénologie, **Gall** ; pour la médecine légale,

Fodéré ; pour la toxicologie , Orfila ; pour l'invention de la vac-
cine , Jenner ; pour la découverte et l'application du stéthoscope ,
Lænnec ; pour des monographies particulières, Torti, Hufeland ,
Corvisard, Grant, Hildenbrand, Morton, Portal, Lorry, Pujol, etc.

Sydenham , le restaurateur de la médecine hippocratique ,
s'attachait aux phénomènes naturels , observait attentivement ,
décrivait très-exacteme..; confiant dans la nature , il ne faisait
qu'un traitement simple , et substitua la méthode rafraîchissante
aux échauffants de Sanctorius et des Chimiàtres , dans la curation
des maladies aiguës oui ou non épidémiques. Il était ennemi des
systèmes , et disait qu'on devait plutôt s'attacher à la diversité
des symptômes et aux résultats pratiques des méthodes , qu'aux
causes occultes des maladies et qu'aux explications spéculatives.
Il regardait pourtant la maladie comme un effort de la Nature pour
expulser le *principe morbifique* de la masse des humeurs. Si cet
effort a lieu très-rapidement, il en résulte une maladie aiguë ; mais
lorsqu'il rencontre quelque *obstacle*, ou lorsque le principe morbifique est de nature à ne pouvoir être chassé dans le temps convenable, alors l'affection revêt le caractère chronique. — Sydenham
ne fut pas un Empirique, mais un Expérimentaliste, mot plus hon-
nête qui indique un bon praticien , mais mot peu différent, puisqu'il désigne aussi un médecin sans doctrine. — Pinel s'efforça
d'appliquer l'analyse philosophique à la médecine ; il réduisit la
pathologie à une classification très-simple, mais imparfaite ; et il
crut que le pur empirisme fondé sur l'analogie et l'induction,
devait suffir pour perfectionner l'art. La nature , l'expérience et la
raison le décidèrent pour le solidisme, dont sa nosologie fut le
plus solide soutien : car elle fonda les divisions et les subdivi-
sions des maladies, sur la structure et les fonctions des viscères.
Mais ce principe est une erreur; car il n'existerait ni fièvre, ni
phlogose, ni hémorrhagie, ni névrose, ni altération organique,
sans les *impondérables* qui les causent. Pinel eut aussi le malheur
de créer une prétendue *fièvre adynamique*, avec la période *fuligineuse*
de tout mouvement fébrile aigu qui tend à la mort. Mais cette
période fuligineuse n'est qu'une *forme* finale et grave de la fièvre.
Hippocrate lui avait déjà donné le nom de fièvre *typhode;* plus
tard, on l'appela fièvre *putride;* et mes contemporains la nomment
fièvre *typhoïde.* Mais c'est toujours la même erreur, parce qu'on la
considère comme une fièvre essentielle et particulière; tandis que ce
n'est qu'une forme, qu'un aspect symptomatique, et qu'un effet

consécutif de phlogoses locales et des réactions générales. Aussi, en attribuant *l'adynamie* fébrile à la faiblesse directe de la vie, plutôt que de la rattacher à la faiblesse secondaire de la locomotion, Pinel fit abuser des stimulants, et exerça une influence funeste sur la médecine de son époque.

MAGNÉTISME DE MESMER. — La cabale, l'astrologie et la magie s'étaient introduites dans les explications et dans la pratique médicales, sous les Reuchlin, les Agrippa, les Paracelse. Mais les expérimentateurs et les dogmatiques des siècles suivants en purgèrent la médecine. Cependant la sorcellerie et la superstition du moyen-âge restèrent le partage des charlatans et des imposteurs, qui se vantaient de guérir même les incurables, avec des secrets et par des conjurations, des exorcismes, des miracles, des paroles mystiques. Sous cette exploitation, il y eut toujours des esprits crédules et trembleurs qui craignirent des puissances occultes et des éventualités surnaturelles. Cette disposition mystique causa un grand nombre de maladies démoniaques, dont les explications devaient conduire au magnétisme. Mesmer, profitant de l'éther de Newton, de l'électricité de Franklin, des essais magnétiques de Fludd et de Ludwig, et se rappelant les thaumaturges égyptiens, les théosophes grecs, les premiers sectaires chrétiens, qui guérissaient par des charmes, par des incantations, par l'imposition des mains et l'attouchement des doigts, Mesmer, dis-je, alliant ses idées avec ses nouvelles expériences sur l'*aimant*, généralisa et systématisa ses conceptions. 1° Les corps célestes, la terre et les êtres vivants exercent réciproquement une *influence* les uns sur les autres. 2° L'*intermède* de cette inflence est le fluide universel qui pénètre et entoure tout. 3° Cette influence mutuelle agit d'après des *lois mécaniques* qui nous sont inconnues. 4° Elle produit des effets alternatifs comparables au flux et au reflux. 5° Les *propriétés* de la matière et des corps dépendent de cette influence réciproque. 6° Tout agent agit immédiatement sur les nerfs, et donne lieu dans le corps de l'homme à des phénomènes analogues à ceux de l'aimant. Il y a en nous des pôles différents et opposés. 7° Le magnétisme animal est la *qualité* de notre corps qui donne de la réceptivité pour les agents généraux. 8° Le magnétisme animal passe avec une promptitude incroyable d'un corps dans un autre, qu'ils soient vivants ou inertes. 9° Il agit à des distances considérables sans avoir besoin d'intermède. 10° Il est réfléchi, comme la lumière, par un miroir. 11° Il est augmenté, propagé et communiqué par le son. 12° Il y a des corps vivants

qui ont une propriété tellement *contraire* au magnétisme animal,
que leur présence *détruit* tous les effets de ce dernier. 13° Cette
force opposée peut être également accumulée et propagée. Elle pénètre aussi tous les corps, et c'est par conséquent une *force positive.*
14° L'aimant est aussi susceptible du magnétisme animal et même
de la force contraire, sans que son attraction pour le fer en éprouve
la moindre altération : le magnétisme animal est donc totalement
différent du magnétisme minéral. 15° On peut, à l'aide de ce principe, guérir immédiatement les maladies nerveuses et médiatement
toutes les autres. Il nous explique l'action des médicaments et la
production des crises. 16° C'est par lui que le médecin reconnaît
toutes les maladies même les plus compliquées ; et c'est avec son
secours que la médecine peut être portée au plus haut point de perfection. Tel est le système de Mesmer, qui produisit un fol engouement à son apparition, mais qui tomba bientôt dans le mépris,
faute de réaliser ses menteuses promesses : aujourd'hui, il n'est
plus qu'une branche du charlatanisme médical, avec le somnambulisme qui dérive de lui. Ce somnambulisme survenait chez les
malades qu'il magnétisait, et qu'il prétendait mettre dans un état
intérieur de clairvoyance, par lequel l'âme concentrée et exaltée
pouvait embrasser l'ensemble de l'univers, des fonctions de l'organisme et même de la vitalité des autres hommes, par une espèce de
sixième sens, capable de faire des prédictions, d'indiquer des
moyens curatifs, de parler des langues nouvelles, de voir et d'en-
tendre en dormant, de révéler des trésors cachés, etc.— Le système
de Mesmer est évidemment incomplet et sans principe primordial,
puisqu'il ne considère le *fluide magnétique universel* que comme
l'intermède de l'influence réciproque des êtres : or, il ne nous a pas
expliqué la cause et la nature de cette influence originelle, de laquelle il faisait dériver les *propriétés* de la matière et des corps. Le
fluide magnétique, considéré comme le lien de toutes les parties de
la nature, n'est qu'une généralisation vague, qui rappelle l'âme du
monde, le pneuma des Stoïciens, l'éther de Descartes et de Newton,
et l'électricité universelle des chimistes. Mais il est évident que le
magnétisme n'était pas un principe primitif auteur de tout, puisque Mesmer admettait une *force contraire,* accumulable comme lui
et pouvant détruire tous ses effets. Cependant nous devons reconnaître qu'il existe des agents vitaux et nerveux, par lesquels les
hommes et les animaux s'influencent réciproquement. Sans doute
ces fluides étaient admis déjà avant le système du magnétisme ;

mais l'histoire doit de la reconnaissance à **Mesmer**, pour avoir rappelé l'attention de son siècle sur leur existence, et pour avoir voulu expliquer la médecine par leur généralisation. Comme Athénée, l'auteur du pneuma, comme Paracelse, l'auteur du fluide sydérique, comme F. Hoffmann, l'auteur de l'éther nerveux, Mesmer ne fut qu'un précurseur de l'*Impondéralisme*; mais il ne l'a pas créé, parce qu'il n'a pas divisé la totalité de la matière en *Impondérables* et en *Pondérables*, et parce qu'il n'a pas subordonné, comme nous, toutes les explications chimiques, physiologiques et médicales, à l'initiative, à l'omnipotence et à l'exclusivisme de l'*Impondéralisme*.

Gazisme de Baumes. — Inspiré sans doute par les découvertes des célèbres chimistes Lavoisier et Fourcroy, Baumes, à l'exemple de Sylvius, voulut réappliquer la chimie à la médecine, mais en s'appuyant sur de nouveaux principes. En effet, l'*élément gazeux* domine tellement dans ses explications pathologiques et dans ses applications thérapeutiques, que son système en a pris un caractère spécial, et nous a engagé à lui consacrer la dénomination de *Gazisme*. Nous y avons été d'autant plus autorisé, que cet auteur lui-même donne à sa nouvelle chimie médicale le nom de *chimie pneumatique*. Après avoir déclaré que les phénomènes de la vie sont les effets des attractions et des combinaisons chimiques, Baumes considère l'homme sous les trois points de vue de ses principes constituants, de ses facultés et de ses fonctions. 1° Les principes du corps vivant sont les gaz oxigène, hydrogène, azote, les acides carbonique, phosphorique, etc. Ils forment les fluides et les solides, et conséquemment la gélatine, l'albumine, la fibrine, le sang, les humeurs et les tissus des viscères. 2° Les facultés sont la vie, la sensibilité, l'irritabilité, les sensations et le tempérament, qui dépendent des principes chimiques précédemment énoncés. Quoique le calorique soit aussi un agent de vitalité, cependant la caloricité n'est point une faculté des êtres organisés. 3° Les fonctions sont la respiration, la calorification, la sanguification, les sécrétions et la génération. Toutes ces fonctions sont dues à des combinaisons chimiques vitales, mais qui sont bien différentes des combinaisons exécutées dans nos laboratoires. Non seulement la chimie doit expliquer la physiologie, mais elle doit s'appliquer encore à la pathologie. Aussi Baumes fonde sa nosologie sur les combinaisons chimiques, que les *principes gazeux* du corps peuvent faire avec nos éléments oxidables ou acidifiables. Et il rapporte toutes les maladies aux désordres : 1° de l'oxigénation, 2° de la calorification, 3° de l'hydrogénation, 4° de l'azotisation, 5° de la phosphorisation. C'est pourquoi il admet cinq grandes classes d'affections, qui sont les oxigénèses, les calorinèses, les hydrogénèses, les azoténèses et les phosphorénèses. Et chacune de ces cinq classes se divise en deux genres, selon la surabondance ou l'insuffisance pathogéniques de l'oxigène, du calorique, de l'hydrogène, de l'azote et de l'acide phosphorique. 1° Oxigénèses. Les suroxigénèses comprennent les inflammations et les spasmes, et les désoxigénèses embrassent les affections scorbutiques et chlorotiques. 2° Calorinèses. Les surcalorinèses renferment les hémorrhargies actives, les maladies d'échauffement et les étisies essentielles. Les descalorinèses contiennent les affections marquées par la faiblesse et la langueur. 3° Hydrogénèses. Les surhydrogénèses sont les fièvres bilieuses, intermittentes et rémittentes des pays marécageux. Les déshydrogénèses se confondent avec les surcalorinèses et les suroxigénèses. 4° Azoténèses. Les surazoténèses comprennent les maladies putrides et contagieuses. Les désazoténèses rentrent dans les suroxigénèses. 5° Phosphorénèses. Les surphosphorénèses embrassent les maladies des tissus artériels et articulaires, dues à la prédominance des phosphates de chaux et de soude. Les desphosphorénèses sont les maladies où ces phosphates sont en insuffisance. La chimie pneumatique doit aussi imposer ses explications à la matière médicale et à la thérapeutique. C'est pourquoi les médicaments seront divisés : 1° en oxigénants, 2° en calorinants, 3° en hydrogénants, 4° en azoténants, 5° en phosphorénants. De plus, chacune de ces classes sera divisée en deux genres : ainsi on aura les suroxigénants et les désoxigénants, les surcalorinants et les descalorinants, les surhydrogénants et les déshydrogénants, etc. Et tous ces médicaments seront employés contre les maladies qui les réclament, selon le principe curatif des contraires. — Tel est le *Gazisme* de Baumes. Ce système est tombé dès son apparition, et n'a valu que du ridicule à son auteur. Cependant nous dirons que ce gazisme était renfermé dans la science, au même titre que l'humorisme et le solidisme ; et que la théorie médicale devait l'engendrer tôt ou tard, pour compléter le cercle de ses évolutions. Aussi désormais ne poura-t-elle plus rien imaginer en dehors des cinq éléments philosophiques de tous nos systèmes, c'est-à-dire, en dehors : 1° de la Métaphysique, 2° de l'Impondérisme, 3° du Gazisme, 4° de l'Humorisme, 5° du Solidisme. Et toute synthèse que la science inventera dans l'avenir devra nécessairement rentrer dans un de ces cinq chefs radicaux de nos doctrines. C'est pourquoi Baumes, tout en se trompant, a rempli une lacune dont l'histoire lui tiendra compte. En effet, si l'Impondéralisme est le système par excellence et celui qui doit dominer et guider les autres, il n'est pas moins vrai que les gaz, les humeurs et les solides, quoique remplissant un rôle subalterne, ne doivent pas moins être pris en considération par les explications pathologiques et pour les applications thérapeutiques. C'est pourquoi l'utopie du gazisme aura son utilité, au même titre et sous les mêmes points de vue que les utopies de l'humorisme et du solidisme. Mais indépendamment des cinq chefs primitifs de nos doctrines, il en est d'autres secondaires que la science invoquera souvent pour établir sa synthèse : tels seront la chimie, la physique, l'anatomie, la physiologie, la symptomatologie et la séméiotique, la pharmaceutique et la thérapeutique. C'est de là que nous sont venus la plupart de nos systèmes médicaux, sous les noms de médecine chimique, mécanique, anatomique, physiologique, symptomatique, empirique, homœopatique. Il s'agit de savoir sur laquelle de ces sciences on doit plutôt fonder les principes de notre art ; et il s'agit de déterminer en même temps la part d'influence et le degré de prééminence qu'elles doivent exercer en médecine. Or, la première considération philosophique appartient évidemment à la *physique*, qui nous confirme l'existence de la matière ; qui nous la montre sous les quatre formes d'agents impondérables, de gaz, de liquides et de solides ; et qui nous permet de diviser les corps en deux genres uniques et absolus, qui sont les *Impondérables* et les *Pondérables*. Toutes les erreurs de la science jusqu'aujourd'hui, proviennent de la méconnaissance et du défaut de distinction de ces deux sortes d'éléments constitutifs de la nature. Ensuite vient le tour de la *chimie*, qui nous enseigne que l'activité atomistique, que les lois moléculaires et que les *forces* élémentaires résident uniquement dans les *Impondérables* et dans leurs combinaisons ; qui nous apprend que toutes les *propriétés* de la matière reposent sur eux, sont des conditions inhérentes à leur nature ; et que toutes les lois, les mouvements et les opérations que ces propriétés exécutent, ne sont que des manifestations de forces intégrantes et que des actes essentiels, causés par l'*activité* chimique et atomistique ds ces mêmes *Impondérables*. De plus, la chimie nous prouve que les Impondérables sont les auteurs de tous les phénomènes universels ; qu'ils possèdent l'initiative en toutes choses, et que c'est par leur activité propre et par la somme de

leur action et de leur combinaison, qu'ils constituent les gaz, les
liquides et les solides. Maintenant, il est évident que ce n'est
pas avec de la *métaphysique* et des abstractions que les êtres pourront se constituer et se mouvoir. Conséquemment, la première
condition de l'existence des êtres, c'est la somme physique des Impondérables et des Pondérables de la Nature. Et la condition indispensable de leurs mouvements, c'est l'activité chimique de leurs
impondérables constitutifs. Ce sont donc les *Impondérables* et leur
activité chimique sur les pondérables, qui ont *organisé* et *vivifié*
tous les êtres, qui ont causé leur structure anatomique, et qui
ont déterminé leur activité physiologique. L'*anatomie* et la *physiologie* ne viennent donc qu'en sous-ordre, après la physique
et la chimie, dans la hiérarchie d'importance des diverses sciences
naturelles et médicales. La structure anatomique a été produite
par l'initiative physique et par l'influence chimique des Impondérables. Mais dans un cadavre, ces Impondérables sont main-
tenus à l'état de combinaison, de saturation et de neutralisation ;
tandis que dans un corps vivant, les tissus sont de plus enchaînés
et renouvelés par eux. Ce sont aussi les Impondérables qui causent
la *vie*, les *lois* et les opérations vitales, et toutes les *fonctions* de
relation. De sorte que la physiologie est exclusivement l'effet des
Impondérables, qui l'entretiennent par le secours des gaz, des humeurs et des solides, et par l'influence chimique, confectionnante,
assimilante et disposante qu'ils exercent sur eux. Mais une fois qu'un
corps est physiquement et chimiquement constitué dans un état
d'organisation et de vie, l'arrangement de ses Impondérables et de
ses Pondérables s'est effectué sous des lois spéciales d'activité, qui
imposent à ses éléments les conditions nouvelles et dominantes de
la physiologie. De sorte que la chimie physiologique d'un être n'est
plus celle d'un autre ; et de sorte que les Impondérables eux-mêmes
qui entrent dans le foyer chimico-physiologique de cet être, doivent
obéir à ses lois, sous peine de produire des maladies. La *chimie
physiologique* des Impondérables organisateurs et vitalisateurs,
doit donc être le pivot des sciences médicales. C'est elle qui doit
primer l'*Hygiène*, et inspirer la nécessité de mettre les stimulations
et les absorptions des *modificateurs* en harmonie avec les besoins
fonctionnels de nos Impondérables. C'est elle qui doit primer la
Pathologie, et expliquer la manière dont les causes morbifiques
dérangent l'activité, les lois, les rayonnements, les rapports, les
mouvements, et toutes les opérations de nos Impondérables sur les

Pondérables gazeux, liquides et solides. C'est elle qui doit primer la *Matière médicale*, et indiquer non seulement la nature homogène, hétérogène ou spécifique des médicaments, mais encore exprimer les formules sous lesquelles ils pourront avantageusement *modifier* nos Impondérables et nos Pondérables dérangés. Enfin, c'est encore la chimie physiologique qui doit primer la *Thérapeutique*, et suggérer les méthodes par lesquelles le médecin pourra *régulariser* les désordres et les altérations de nature, d'activité et de quantité de nos Impondérables et de nos Pondérables. On voit donc que la Médecine repose entièrement sur la *Chimie physiologique*, et doit se fonder avant tout sur les principes de notre *Impondéralisme*. Si Baumes s'est trompé en la rattachant au *gazisme* par sa chimie pneumatique, son erreur fut partagée encore plus aveuglément par ceux qui la basèrent sur l'*humorisme* et sur le *solidisme*; car les *gaz* sont des agents qui sont bien plus immédiats aux causes chimiques et vitales, que les liquides et les solides, puisqu'ils sont bien plus saturés d'*Impondérables* et qu'ils influencent de plus près les foyers fonctionnels de la physiologie.

Médecine physiologique de Bichat et de Broussais. — D'un côté, les principes des Vitalistes, des Mécaniciens, des Chimiâtres, des Humoristes et des Solidistes, se disputaient l'empire de la théorie; d'un autre côté, la pratique livrée à l'empirisme et à la routine semblait n'avoir d'autre guide que le *tact médical*; et l'anatomie, la physiologie et la thérapeutique restaient isolées et sans coordination. Bichat résolut d'enchaîner ces sciences dans leur dépendance réciproque, et tenta de fonder un système complet sur les *phénomènes positifs* de la vie, sur l'anatomie, sur les fonctions, sur la *distinction des tissus*, sur les sympathies qui les unissent, sur l'observation des effets généraux et locaux des médicaments, enfin sur les résultats de l'ouverture des corps. Mais les principes qu'il invoqua, ou les *propriétés vitales*, ne furent que des *abstractions* analogues à la tonicité de Stahl, à l'irritabilité de Glisson et d'Haller, à l'excitabilité de Brown, qui les lui inspirèrent : aussi Bichat ne fut-il, comme ces auteurs vitalistes, qu'un médecin *métaphysicien*. Voici sa doctrine. Le chaos n'était que la matière sans *propriétés*. Pour créer l'Univers, Dieu la doua de gravité, d'élasticité, d'affinité, etc.; et de plus, une portion eut en partage la *contractilité* et la *sensibilité*. De là résultent deux classes d'êtres, les organiques et les inorganiques; deux classes de propriétés, les non vitales et les vitales; deux classes de sciences, les physiques et les physiologiques. De

même que la chimie a ses corps simples dont le mélange variable
forme les corps composés ; de même l'anatomie a vingt-un *tissus
simples*, dont les combinaisons diverses forment les organes. Les
caractères et les différences de ces tissus, sont fondés sur leur organisation et sur leurs propriétés. La *force vitale*, principe immatériel
(Barthèz), imprègne ces tissus à divers degrés (...deu), et leur
donne des modes particuliers de contractilité et de sensibilité. Sur
ce principe repose toute la théorie des sécrétions, des exhalations,
des absorptions et de la nutrition. Le sang est un réservoir commun où chaque organe choisit, d'après sa structure, ce qui est en
rapport avec sa *sensibilité*, pour se l'approprier, le garder ou le rejeter. L'homme est comme formé par deux *vies* adjointes (Platon et
Aristote, saint Augustin et Sanchèz). La première, *organique* ou
végétative, préside à la digestion, à la circulation, à la respiration,
aux sécrétions, aux absorptions, aux exhalations et à la nutrition.
La deuxième, dite *animale*, préside aux sensations, à l'intelligence,
à la voix et à la locomotion. Ces deux vies diffèrent par des traits
distinctifs. Dans la vie organique, il y a irrégularité des formes,
discordance d'actions, continuité d'exercice, indépendance de
l'habitude. Elle préside aux passions. Dans la vie animale, il y a
symétrie des formes, concordance d'actions, intermittence d'exercice, assujettissement à l'habitude. Elle préside aux actes de l'intelligence. Dans la vie organique, la sensibilité est sans conscience,
la contractilité est involontaire. Elle se développe sans éducation
et meurt la dernière. De plus, la contractilité est apparente comme
celle qui meut le cœur, ou elle est imperceptible comme celle qui
exécute la nutrition. Dans la vie animale, la sensibilité existe avec
conscience, la contractilité est volontaire. Elle a besoin d'éducation
et s'éteint la première. Il n'est pas un phénomène physiologique
ou pathologique qui ne doive se rapporter à ces *propriétés vitales*,
car elles président à toutes les fonctions organiques et animales,
ainsi qu'à leurs dérangements. Les maladies ne sont que des *exaltations*, des *diminutions*, des *perversions* ou des *abolitions* de ces
propriétés vitales. C'est pourquoi le but de tout moyen curatif doit
être de les ramener au type qui leur est naturel, soit en ajoutant
aux *organes* des forces nouvelles, soit en retranchant celles dont
ils sont surchargés, soit en les modifiant spécifiquement quand elles
sont altérées. Nous ne connaissons bien que les médicaments qui
agissent sur une fonction déterminée ; nous ignorons l'action des
autres. Cependant tous tendront à ramener les forces vitales dé-

rangées à leur type normal. Chaque force vitale a ses médicaments particuliers. 1° On diminuera l'exaltation de la sensibilité organique et de la contractilité insensible par des cataplasmes, des fomentations, des bains locaux. On les exaltera dans leur diminution par des applications vineuses et résolutives, par des fortifiants généraux ou spéciaux. 2° La contractilité organique sensible s'exaltera par les vomitifs et les purgatifs, pour le canal alimentaire ; tandis qu'elle s'appaisera par les calmants des vomissements et des déjections alvines. 3° La sensibilité animale aura aussi les topiques stupéfiants contre la douleur locale, et les narcotiques intérieurs pour assoupir l'action cérébrale. 4° La contractilité animale paralysée s'exaltera par les vésicatoires, les frictions, l'urtication ; et quand elle sera convulsée, elle s'affaiblira par les anti-spasmodiques. Tout se rapporte aux propriétés vitales : leur augmentation, leur diminution et leur altération, sont en dernière analyse le but invariable des méthodes curatives. « Si tout dérive des lois vitales, c'est donc la *Physiologie* qui doit présider à l'explication de la Pathologie et de la Thérapeutique. C'est donc sur elle seule qu'il faut élever l'édifice de la médecine. Laissons à la chimie son affinité, à la physique son élasticité, n'appliquons à la médecine que la *contractilité* et la *sensibilité*. » — Voilà comment l'illustre Bichat a fondé la *Médecine physiologique*. Mais il n'a fait que la restaurer ; car, depuis l'antiquité, les grands praticiens n'en ont jamais exercé d'autre. Hippocrate n'a-t-il pas dit : *Quæ faciunt in sano actiones sanas, eadem in ægro morbosas ?* Et Van Helmont n'a-t-il pas répété cet aphorisme, en proclamant que « la même cause qui détermine les mouvements dans l'état de santé, détermine aussi ceux contre nature » ? Est-ce que Stahl, Hoffmann, Cullen, Brown et Barthez faisaient une autre médecine que la physiologique, en traitant la tonicité, le spasme, la force nerveuse, l'excitabilité, le principe vital ? Cette doctrine si fastueusement prônée par Broussais, qui cherchait à se l'approprier en novateur, a donc été celle de tous les Dogmatiques, et n'appartient en propre à aucun d'eux, puisqu'elle fut le patrimoine de tous les médecins rationalistes. — Déclarons cependant que si les principes didactiques de Bichat paraissent exacts, leur base est incomplète, leur conception est vague, et leur pratique dificile. Quelles idées positives peut-on se faire d'une force vitale et de propriétés vitales qu'on dit immatérielles ? Comment comprendre que de telles *abstractions* puissent s'exalter, s'affaiblir, s'altérer et s'abolir ? Et bien plus, comment prétendre les réintégrer rationnellement dans leur type normal, et selon quels rapports, chimiques et médicamenteux ? L'essence inconnue des propriétés vitales ne peut être modifiée que d'une manière empirique, puisqu'on ne peut établir de relation scientifique entre leur immatérialité et l'activité moléculaire des médicaments. Cette condition si défectueuse de la théorie de **Bichat**, rend donc son application impossible ou hasardeuse ; on ne peut la pratiquer qu'en tâtonnant, faute de connaître les rapports *élémentaires* qui doivent enchainer les dérangements morbides à la causalité vitale, et les forces curatives aux dérangements morbides. Or ce vice est capital, parce qu'il ferme la porte au rationalisme et à la certitude. Certes, un *vitalisme* aussi *métaphysique* ne peut servir de fondement à la véritable médecine, et ne peut se comparer à notre *Impondéralisme*, dont les principes positifs, dont les déductions exactes, dont les applications logiques expliquent si clairement la théorie et la pratique.

Broussais, le continuateur de Bichat, s'efforça d'appliquer ses idées à la pathologie. Il rallia la sensibilité et la contractilité organiques sous le terme générique d'*irritabilité*. L'exaltation physiologique de l'irritabilité cause l'irritation, et son exaltation morbide produit l'inflammation ; de sorte que cet auteur part de *l'irritation* et de *l'inflammation*, pour expliquer tous les phénomènes pathologiques et toutes les maladies. L'irritation est déterminée par une stimulation des agents extérieurs, qui augmente la sensibilité et la contractilité. Lorsque les stimulants ont cumulé une excitation dans une partie, ou quand ils lui ont manqué, il en résulte, ou une exaltation, ou une diminution d'action, appelées *irritation* et *sub-irritation*. L'irritation prend le nom d'*inflammation*, quand elle accumule le sang avec tumeur, rougeur, chaleur extraordinaire et quelquefois douleur. Les irritations intenses de tous les viscères sont constamment transmises à l'*estomac* et au *cœur*. L'irritation de l'estomac détermine des influences sympathiques plus ou moins fortes sur le cerveau et sur l'appareil locomoteur. Et l'irritation du cœur précipite ses contractions, en produisant le phénomène de la *fièvre*, qu'on a cru jusqu'ici une essence, une *entité* bilieuse, muqueuse, etc., mais qui n'est qu'un *accident sympathique*, dû à l'irritation locale et primitive d'un viscère.— C'est ainsi que Broussais a été conduit à *désessentialiser les fièvres :* mais il avait été dirigé dans cette voie par ses prédécesseurs. Cullen, qui rattachait la synoque et le typhus à la force ou à la faiblesse de la réaction vitale, n'admettait point d'autres fièvres distinctes, et reconnaissait même la fièvre hectique comme symptomatique d'une affection locale. Bordeu affirmait que toute fièvre dépend de l'inégale distribution des forces, et prend son origine dans l'irritation d'un viscère. Et Pinel avait déjà dit qu'il faut se garder d'attribuer de la réalité à la *fièvre* en général, de la considérer comme existante par elle-même, de vouloir la définir, puisque c'est un terme purement abstrait.— Toutes les fièvres essentielles des auteurs se rapportent à l'inflammation de l'estomac, presque toujours accompagnée de celle des intestins. Les *gastro-entérites*, quand elles s'exaspèrent, aboutissent à la stupeur, au fuligo, à la lividité, à la prostration ; elles représentent ce qu'on appelle fièvres putrides, adynamiques, typhus ; et quand elles entraînent le désordre du cerveau, elles produisent le délire, les convulsions, et prennent le nom de fièvres malignes, nerveuses, ataxiques. C'est par la gastro-entérite primitive, concomitante ou consécutive, que naissent, se compliquent et s'exaspèrent presque toutes les maladies. Les phlegmasies, les hémorrhagies, les névroses, les altérations organiques, sont toujours dues originellement à une irritation inflammatoire, qui prend le nom de *subinflammation* dans les maladies chroniques et dans les affections aiguës des tissus lymphatiques, comme dans les scrophules, les dartres, les tubercules. Il est toujours dangereux de ne pas arrêter l'inflammation dans son début, car les crises sont des efforts violents et souvent compromettants, que la *nature* déploie pour soustraire l'économie à un grand danger : il est donc imprudent de les attendre et utile de les prévenir. On y parvient par les débilitants, par les révulsifs, par les toniques fixes et par les stimulants diffusibles. — Cette utopie de Broussais est basée sur les principes métaphysiques de l'irritabilité et de l'irritation. Il est impossible de faire de la médecine exacte, sans connaître les *agents* positifs et élémentaires de ces deux phénomènes physiologiques, ainsi que de l'inflammation et de la fièvre. Or, notre doctrine prouvera que ces agents sont des *Impondérables*, susceptibles d'être diminués, accumulés et régénérés ; de plus, elle expliquera par eux toutes les lois physiologiques, pathologiques et thérapeutiques de l'organisme. C'est l'ignorance de ces lois qui a causé l'insuffisance et l'incohérence du système de Broussais. Quand il survient ce qu'il appelle des *irritations* intenses, qui ne sont que des accumulations locales de *calorique*, il en résulte des contractions fibrillaires et des engorgements d'humeurs, qui font *obstacle* aux irradiations des trois agents impondérables de la *vie*, de la *locomotion* et de la *sensibilité*.

Cet obstacle produit un refoulement de ces agents subtils sur leur triple source encéphalo-rachidienne. Celle-ci s'exalte et réagit par des transports et des décharges *simultanés* d'impondérables, sur l'estomac, sur le cœur et sur le cerveau. C'est la résistance ou la faiblesse de ces viscères envers les réactions centrales, qui déterminent leurs symptômes respectifs de surexcitation gastrique, cardiaque, céphalique. Sans les impondérables refoulés et repoussés par les contractions, d'une part des viscères, et d'une autre part des appareils centraux de l'innervation, il n'y aurait point de sympathies, point de synergies, point d'efforts résolutifs, point de crises. Quand la gastro-entérite existe, il y a des exaltations concomitantes et analogues dans les grands viscères de la circulation, de la locomotion et de la sensorialité : seulement ces derniers résistent plus longtemps aux tensions ardentes de la réaction vitale, parce qu'ils ont des débouchés plus ouverts et plus faciles, ce qui retarde leur inflammation. C'est pourquoi la gastro-entérite n'est ni la cause absolue ni l'occasion constante de la fièvre, des convulsions et du délire : elle n'est pas, à cet égard, dans d'autres conditions que les phlegmasies des autres viscères. Seulement Broussais a reconnu que, quand elle existait, les symptômes fébriles, spasmodiques, ataxiques et fuligineux, avaient une grande tendance à survenir : c'est une vérité dont il faut lui tenir compte ; mais il l'a rattachée à un principe défectueux et trop restreint. Cependant il a rendu un grand service à notre art, en démontrant que le traitement prompt de la gastro-entérite aiguë et chronique, était un excellent moyen de prévenir les terminaisons malheureuses des maladies, sous les formes typhoïdes, convulsives, délirantes, soporeuses, maniaques, hypochondriaques et hystériques. Voilà ce qu'il y a de positif et d'avantageux dans sa théorie sous le rapport pratique : mais ses principes synthétiques sont abstraits et faux ; et la gastro-entérite était à ses yeux une entité qui absorbait presque toute la pathologie. Quant à sa thérapeutique, elle fut trop exclusivement antiphlogistique et plutôt instinctive que rationnelle, puisqu'il la fonda sur l'idée vague de l'*irritation*, plutôt que sur les rapports chimiques et dynamiques, que le praticien doit toujours établir entre les agents physiologiques et les substances médicamenteuses.

Homœopathie d'Hahnemann. — Hippocrate n'avait pas seulement établi le principe des contraires, *contraria contrariis opponenda* ; mais il avait aussi avancé le principe des semblables, *similia simili-*

bus curantur. Seulement le premier, paraissant plus conforme aux besoins de la nature, fut pratiqué plus généralement par tous les pathologistes *dichotomistes.* Il n'y eut que Cardan qui fit une opposition vive au principe des contraires, pour lui substituer la prééminence du principe des semblables, dans les applications thérapeutiques ; et c'est en cela que nous l'avons considéré comme le précurseur d'Hahnemann. De plus le Spécificisme, quoique admis en principe par les anciens, quoique systématisé largement dans la métasyncrise de Thessalus et dans la récorporation des méthodistes, quoique positivement énoncé dans les âcretés spécifiques des chimiàtres, avait toujours été fort négligé sous la préoccupation devenue presque exclusive du dichotomisme systématique. Cependant les syphiliographes et les meilleurs expérimentalistes, comme Astruc et Hunter, reconnurent la nécessité de traiter spécifiquement les maladies produites par des causes virulentes, et admirent des fièvres et des phlegmasies spécifiques. Mais, je le répète, le *spécificisme* n'était pas encore élevé à la hauteur d'un système, et c'est Hahnemann qui le fonda et qui l'établit sur le principe antique *similia similibus curantur.* Voici son utopie. Une force dynamique *spirituelle* vivifie et entretient l'organisme. La maladie n'est que le désaccord de cette force vitale. Cette force spirituelle ressent seule l'influence dynamique des agents hostiles. La cause des maladies sera toujours inconnue, parce qu'elles sont de nature et d'origine dynamiques et spirituelles. Aussi les maladies ne pourront être détruites que par la puissance dynamique et *immatérielle* des médicaments. La maladie ne consiste que dans la totalité de ses symptômes. Il est inutile, pour guérir, de savoir comment la force vitale les produit. Il suffit d'enlever la totalité des symptômes pour enlever la totalité de la maladie. La totalité des symptômes est la seule indication qui doive guider dans le choix des remèdes. Les remèdes ne peuvent guérir qu'en opérant des changements sur l'homme, sur sa manière d'agir et de sentir. Leur vertu dynamique ne peut être constatée qu'en les expérimentant sur un corps sain. Les médicaments qui produiront en lui des *symptômes semblables* à ceux d'une maladie quelconque, seront les agents qui la guériront le plus sûrement ; et il faudra toujours y recourir pour obtenir une thérapeutique rationnelle. Telle est la méthode dite homœopathique, qui guérit les semblables par les semblables. Elle se fonde sur la loi inconnue de la nature, qui veut que, dans l'homme vivant, toute affection dynamique soit éteinte d'une manière durable par une

plus forte qui lui ressemble beaucoup. Cette loi pourrait s'expliquer par l'action du remède homœopathique, qui attire à la force
vitale désaccordée une maladie médicinale *artificielle*, mais un peu
plus forte et moins durable, qui se substitue à la maladie *naturelle*.
Cette maladie naturelle s'éclipse sous la supériorité de la maladie
artificielle; et la force vitale, obligée de déployer plus d'énergie
contre cette dernière, en triomphe bien vite et rétablit la santé.
Ce résultat provient de ce que le corps de l'homme est beaucoup
plus accessible à l'action perturbatrice des puissances médicinales,
qui sont constantes et absolues, qu'à celles des maladies naturelles
dues aux causes physiques, et qui ne sont que variables et relatives.
Toutes les maladies aiguës et chroniques doivent se rapporter à
une psore presque toujours atonique, qui prend les formes de la
sycose, de la syphilis et de la gale. Mais cette psore s'affaiblit bien
vite par une résolution simple, sous la stimulation directe du mercure, du soufre et des agents *spécifiques* ou homœopathiques. Jamais
les médicaments ne pourront guérir une maladie quelconque par
la loi *contraria contrariis*. Cependant, lorsque la vie est gravement
menacée par une asphyxie, une suffocation, un empoisonnement,
comme un danger aussi pressant ne laisserait pas le temps d'agir à
un médicament homœopathique, il est permis alors d'employer
l'allopathie. Les grandes doses des médicaments excitent une réaction qui tend à désaccorder bien plus encore la force vitale. Les
plus petites doses sont les plus avantageuses. C'est par la division
extrême que l'homœopathie prétend développer les vertus médicinales les plus pénétrantes. Une goutte de suc végétal et une autre
d'alcool seront ramenées, par des dilutions successives, au décil-
lionième degré de puissance, celui qu'on emploie le plus souvent.
Les remèdes solides et secs seront d'abord réduits au millionième
degré d'atténuation pulvérulente; ensuite on prendra un grain de
leur substance, et on le traitera par des dilutions successives jusqu'à ce qu'on ait obtenu le trentième degré du développement de
sa puissance. — Telle est l'analyse presque textuelle de ce pitoyable
système, qui part aussi de l'immatérialité et de l'abstraction des
forces vitales et médicamenteuses, pour aboutir à des hypothèses
ridicules et à des erreurs énormes. L'auteur lui-même avoue qu'il
ne connaît ni la nature de la force vitale, ni l'action des causes
morbifiques, ni la puissance dynamique des remèdes : et avec cette
ignorance, il veut arriver au rationalisme, tandis qu'il fait de l'empirisme le plus grossier. Pour lui, la maladie consiste dans la tota-

lité des symptômes, et non dans les perversions des organes et
dans les perturbations de leurs fonctions. Comme les symptômes
sont des effets morbides, il ne s'attaque qu'à eux et non à leur
cause, c'est-à-dire, à l'activité physiologique dérangée. Pourtant il
a reconnu une psore spécifique; mais sans rechercher son origine
et son rôle, il n'a eu en vue que de l'attaquer empiriquement, et
que de combattre ses effets symptomatiques homœopathiquement.
Encore, dans ce but, ne fait-il qu'invoquer un principe faux, par
lequel il suppose que les agents médicinaux guérissent les maladies
dont ils peuvent provoquer tous les symptômes semblables sur un
homme sain. Une affection ne peut s'éteindre par l'effet d'une
autre que d'une manière dérivative ou révulsive; mais alors elle
frappe ailleurs et dans des tissus voisins. Quand une maladie artificielle ou médicinale frappe une maladie naturelle dans son essence
même, dans le même tissu et dans sa propre activité physiologique, elle ne change ni sa nature, ni son siége, elle ne se substitue
pas à elle, elle ne fait que l'accroître dans son degré, sans doute
en provoquant de plus grands efforts réactifs des forces organiques;
mais l'effet est toujours directement *stimulant :* et, dans ce cas,
l'excitation survenue ne s'éteindra jamais que de deux manières,
soit directement par la soustraction des stimulus, soit indirectement par lassitude et épuisement. Là-dedans, il n'y a point de
spécificité. Mais si vous imaginez une *psore* intégrante à la maladie, le médicament prétendu spécifique que vous emploierez ne
fera que prêter son concours direct d'action à la force vitale, qui
résoudra avec son aide cette psore, ou la scorie virulente qui l'af-
fecte, qui la gêne et la pervertit; mais encore cette résolution sera
directe et s'opérera par stimulation et surexcitation. La spécificité
que l'on suppose dans le médicament est gratuite; elle est fondée
sur l'ignorance des rapports qui enchaînent la cause médicatrice à
l'effet produit. Parce que des remèdes particuliers ont paru guérir
plus spécialement la syphilis, la gale, les scrofules, on a rattaché
empiriquement et hypothétiquement cette prédilection médicamenteuse à l'idée d'une puissance imaginaire, à une affinité dynamique spéciale, au mot de *spécificité;* et l'on en a fait un principe
de système. Conservons ce mot pour l'acquit de notre conscience,
mais rappelons-nous qu'il ne signifie rien, tant que le *modus faciendi*
est ignoré. Or, quand on voit l'air pur, un régime sain, les amers,
les ferrugineux et les sudorifiques produire tous les effets des spécifiques, n'est-on pas en droit de penser que ces derniers n'agissent

comme eux que par stimulation et résolution directes, en se dissolvant dans l'activité fonctionnelle et en augmentant sa force
curative. Mais pour admettre ces explications, il ne faut pas voir
d'immatérialité ni d'abstraction dans les forces physiologiques et
médicinales, mais bien les attribuer à des *agents impondérables*
vivificateurs, assimilables et curateurs. Il y a contradiction dans la
thérapeutique d'Hahnemann, car si les puissances dynamiques des
médicaments sont immatérielles, il doit peu importer d'administrer
des doses fortes ou des doses *infinitésimales,* puisqu'un peu plus
ou un peu moins d'immatérialité ne peuvent changer la nature ni
l'activité physiques de nos organes et de nos fonctions. En théorie,
Hahnemann n'était donc qu'un vitaliste et un métaphysicien exagéré ; en pratique, il ne fut qu'un empirique : car ses agents de
substitution, ou ses remèdes spécifiques et homœopathiques, n'attaquaient en réalité les maladies que par une surexcitation analogue
à celle des stimulants de l'ancienne médecine ; seulement cette
surexcitation était plus mesurée. L'exercice de cette méthode fut
toujours considéré par tous les bons esprits comme un charlatanisme médical.

Conclusion. — Nous venons d'exposer tous les systèmes qui
se sont disputé le sceptre de la médecine, et nous avons examiné
fidèlement leurs principes fondamentaux. Maintenant, conformément à l'assertion que nous avons avancée en commençant cette
analyse historique, il est facile de se convaincre que toutes ces
doctrines ne se rattachent qu'à cinq chefs spéciaux ; nous ajouterons même qu'il n'y en a point d'autres d'imaginables ni de possibles, faute d'éléments d'inspirations. Ces cinq chefs sont : 1° la
métaphysique, qui a l'intuition pour cause et l'illusion et l'erreur
pour résultats : 2° l'*Impondéralisme,* qui est inspiré par l'existence et
l'activité des impondérables, les seules sources positives et réelles
de toutes les lois de la Nature et de l'homme ; 3° le *gazisme,* qui
est inspiré par l'existence et l'action des gaz ; 4° l'*humorisme,* qui
est inspiré par l'existence et la circulation des liquides ; 5° le *solidisme,* qui est inspiré par l'existence et les mouvements des solides.
Nous avons vu que les spéculations de la métaphysique sur le vitalisme, étaient des aberrations de l'esprit sans base ni réalité.
D'un autre côté, la chimie et la physique nous prouvent journellement que les gaz, les liquides et les solides n'existeraient pas,
ne jouiraient d'aucune activité, ne se combineraient, ne s'organiseraient et ne se vivifieraient pas, sans l'intervention primitive et

conditionnelle des *agents impondérables*. Nous pouvons donc conclure que l'*Impondéralisme* est la doctrine par excellence, celle qui doit primer et expliquer non-seulement le vitalisme métaphysique, mais encore le gazisme, l'humorisme et le solidisme. Notre récapitulation de ces cinq chefs de systèmes, va nous rappeler la part que chacun d'eux a prise dans l'évolution des synthèses médicales. Nous allons voir comment la science, embrassant le cercle de toutes les théories possibles, n'a pu sortir des inspirations fournies soit par l'abstraction, soit par les impondérables, soit par les gaz, soit par les liquides, soit par les solides. Et son impuissance jusqu'à ce jour à cet égard, nous prouvera que ses spéculations, dans l'avenir, seront fatalement restreintes dans ces cinq causes de systèmes, les seules accessibles à l'esprit humain. Il faudra toujours que la raison tourne dans ce cercle d'idées, et choisisse nécessairement entre la métaphysique, entre l'impondéralisme, le gazisme, l'humorisme ou le solidisme. Pour nous, nous proclamons la prééminence et l'exclusivisme de l'*Impondéralisme*. Nous proclamons sa prééminence, parce que nous voulons que l'impondéralisme soit désormais une doctrine dominante, au même titre que l'a été jadis l'humorisme, et que l'est aujourd'hui le solidisme ; or cette idée n'a jamais appartenu à personne, et c'est en cela que nous prétendons au titre de novateur. Nous proclamons la prééminence de l'impondéralisme, parce que les impondérables sont les principes éternels et les seuls mobiles de l'Univers et des Êtres. C'est aussi pour ce motif que nous proclamons son exclusivisme, et parce que la métaphysique n'est qu'un jeu et un égarement de l'esprit, et parce que les gaz, les liquides et les solides sont des effets passagers des impondérables ; cependant, notre exclusivisme théorique n'empêchera pas de faire la part pratique, mais secondaire, que réclameront les pondérables, quelles que soient leurs formes gazeuses, liquides ou solides.

1° La *métaphysique* comprend tous les genres de vitalisme, et conséquemment les systèmes fondés sur les nombres de **Pythagore**, sur l'intelligence générale d'**Anaxagore**, sur l'âme universelle de **Platon**, sur la nature et les facultés d'**Hippocrate** et de **Galien**, sur l'archée de **Van Helmont**, sur l'attraction de **Newton**, sur l'âme de **Stahl**, sur les forces nerveuses de **Cullen**, de **Bordeu** et de **Barthèz**, sur l'excitabilité de **Brown**, sur les propriétés vitales de **Bichat**, sur l'irritation de **Broussais**, sur le dynamisme immatériel d'**Hahnemann**. Il est évident qu'avec de tels principes, on ne peut créer une doctrine positive et rationnelle, puisque ces principes sont des abstractions, et puisque des abstractions ne peuvent expliquer les maladies que conjecturalement, et ne peuvent les guérir qu'empiriquement, par l'impuissance d'établir des rapports directs et sûrs entre des causes métaphysiques et des agents physiques, chimiques et médicamenteux.

2° L'*Impondéralisme* est un chef de doctrine qui n'était pas encore généralisé avant nos travaux ; mais les conceptions progressives de la science et l'instinct améliorateur de la pratique ont, pendant le cours des siècles, suggéré çà et là des principes vagues et restreints, qui devaient nous conduire à l'Impondéralisme, sans que leurs auteurs en eussent même la moindre prévision. Tels furent le feu d'Héraclite, l'âme plastique du monde de Zénon, les esprits animaux d'Erasistrate, la chaleur de Dioclès et d'Asclépiade, l'esprit sydérique de Paracelse, le principe fermentatif de Van Helmont et des chimiâtres, l'âme matérielle et sensitive de F. Hoffmann, le fluide magnétique de Mesmer. Certes, aucun de ces agents n'a été proclamé à titre d'Impondérable ; et jamais la causalité et l'activité qu'on leur a prêtées, n'ont été fondées sur les conditions chimiques et sur les effets physiques de leur impondéralité. C'est pourquoi les théories dont ils ont été l'occasion, ont failli dans leur base, dans leur application et dans leur durée.

3° Le *gazisme*, qui tendait à rattacher la science universelle et médicale à la causalité primordiale des gaz, comprend l'air d'Anaximène, le pneuma ou air ardent des stoïciens, le pneuma d'Athénée, le *gaz* que Van Helmont considérait comme le principe de la vie et de la génération des corps, la vapeur insensible de Sanctorius, les exhalaisons volatiles des chimiâtres, les gaz oxigène, hydrogène et azote de Baumes. Mais il est certain que tous ces principes n'existeraient pas et ne seraient plus aujourd'hui supposables, sans les *Impondérables* qui les ont gazéifiés, et qui les constituent intrinsèquement par leurs combinaisons avec des pondérables.

4° L'*humorisme*, le plus vieux et le plus longtemps suivi de tous les systèmes, s'est appuyé dans l'origine sur l'eau de Thalès, et plus tard sur l'humeur peccante, sur la crudité, la coction et la crise d'Hippocrate, sur la plénitude d'Erasistrate, sur les intempéries et les cacochymies de Galien, sur les alcalinités et les acidités humorales des chimiâtres, sur l'obstruction de Boerhaave, sur les congestions inflammatoires de tous les praticiens. Mais la chimie nous apprend qu'il ne peut exister ni liquides, ni humeurs, sans une participation et sans une modification primitives et conditionnelles des *Impondérables*. Voilà ce qui subordonnera toujours l'Humorisme à l'Impondéralisme.

5° Le *solidisme* tire son origine de Phérécide, qui regardait la terre comme le principe de toutes choses. Asclépiade contribua à le préparer, en engageant à élargir les pores et à amollir les obstacles au cours des esprits animaux et des corpuscules sanguins. Arétée s'attachait aussi à détruire les obstacles au cours du pneuma et des humeurs, et localisait déjà les maladies dans les viscères. Les mécaniciens s'efforçaient surtout de vaincre la résistance des solides. Enfin, les anatomopathologistes et les solidistes considérèrent les tissus des organes, comme seuls capables de recevoir l'impression des causes morbifiques et de subir les modifications des agents thérapeutiques. Mais il est certain qu'un *solide* ne pourrait se constituer sans impondérables primitifs, sans éléments gazeux et sans humeurs assimilables; et l'expérience nous montre que les pondérables qui le composent, sont susceptibles de se résorber et de s'évaporer, de se ramollir et de se liquéfier, de s'endurcir et de se racornir, selon les proportions morbides des impondérables, des gaz et des humeurs qui le conditionnent. Les solides sont donc, comme les gaz et les liquides, à la merci des *Impondérables*. Voilà ce qui proclamera toujours l'incontestable prééminence de l'*Impondéralisme* sur le gazisme, sur l'humorisme et sur le solidisme. Mais c'est peu de ces considérations préliminaires pour faire entrevoir cette supériorité; nous allons la démontrer d'une manière encore plus convaincante, en développant les principes fondamentaux de notre *Doctrine des Impondérables*.

RÉFORME MÉDICALE

DU DIX-NEUVIÈME SIÈCLE

PAR LA

DOCTRINE DES IMPONDÉRABLES

OU

NOUVEAUX PRINCIPES

DE

MÉDECINE CHIMIQUE

APPLIQUÉS

A LA PATHOLOGIE ET A LA THÉRAPEUTIQUE.

Vita est ignis. Paracelse.
Anima e sanguine alitur,
sicut lumen ex oleo. Lactance.

CHAPITRE PREMIER.

ESPRIT DE L'IMPONDÉRALISME.

Le médecin consciencieux ne craint pas de dire la vérité tout
entière, relativement à l'histoire de son art. La médecine, comme
toutes les autres sciences, a eu son état d'enfance et de confusion,
de conjectures et d'incertitude ; mais elle s'est débrouillée petit
à petit, et elle est devenue enfin rationnelle, c'est-à-dire, fondée
sur des principes précis et sur des bases positives. Cependant, à
son origine, elle fut tout à fait tâtonneuse. On observait les maladies, on enregistrait les moyens qui nuisaient ou qui réussissaient
selon les cas, et l'on en tenait compte dans les circonstances semblables : c'est ainsi que l'on constitua la *méthode empirique*. Alors
le meilleur médecin était celui qui connaissait le plus de recettes
utiles et appropriées. Mais, sous les Hippocratides, la médecine fit
un pas immense. Ces grands observateurs reconnurent que l'organisme était mu par des lois vitales ; que ces lois pouvaient se désor-

donner ou se régulariser selon certaines conditions : dès lors, ils réduisirent en dogmes les sciences de la vie, des maladies et des médicaments, et ils fondèrent la *méthode rationnelle*, qui ne fit que se perfectionner de plus en plus sous les efforts de Galien, de Thémison, de Stahl, etc. A leur tour, ces célèbres auteurs créèrent différents systèmes pour expliquer la philosophie médicale. Les uns invoquèrent des causes abstraites, et les autres des causes concrètes de diverses sortes, pour rendre compte de la vie, des maladies et du traitement. Alors résultèrent, dans le cours des siècles, l'antagonisme des spéculations théoriques, l'opposition des médications, et consécutivement les conjectures de la science et l'incertitude de l'art. Sans doute, ces divergences d'opinion ébranlèrent la confiance que le public devait avoir dans la médecine ; mais ce fut sans fondement, parce que les dissidences des plus grands médecins ne régnèrent généralement que dans les conceptions doctrinales, et retentirent assez peu dans la pratique, qui fut presque toujours identique et salutaire. Et si Galien dit quelquefois non, lorsque Hippocrate dit oui, cette contradiction repose ordinairement sur une question synthétique et didactique qui n'entrave pas et ne différencie pas l'application curative, ainsi que l'allemand Becker l'a prouvé dans son livre sur la conformité des pratiques d'Hippocrate, de Galien, de Sydenham et de Boerhaave. Ainsi la médecine pratique a presque toujours été la même depuis vingt-deux siècles, et elle a toujours été en se perfectionnant ; tandis que la théorie a varié selon la trempe d'esprit des Réformateurs. — En analysant scrupuleusement toutes les élucubrations des hommes de génie, j'ai été forcé de réduire à quatre chefs de systématisation toutes les inventions spéculatives des médecins. Ces quatre chefs sont : 1° la Métaphysique, 2° le Solidisme, 3° l'Humorisme, 4° le Gazisme. Le premier chef, la *Métaphysique*, est une erreur, parce qu'elle fonde la médecine sur des causes abstraites, et parce qu'il est inconséquent et impossible d'établir des rapports scientifiques ou physico-chimiques entre des abstractions et les éléments substanciels de notre organisme. Aussi les systèmes métaphysiques ou vitalistes d'Hippocrate, de Galien, de Van Helmont, de Stahl, de Brown, de Bichat et de Broussais sont faux, puisqu'ils reposent tous sur des abstractions creuses, sur des conceptions hypothétiques, sur des causes imaginaires. Les Médecins Naturalistes, c'est-à-dire, les Physiciens et les Chimistes, ont bien senti qu'il fallait des principes concrets pour expliquer positivement les lois de notre économie, et pour dogmatiser logiquement la Médecine. Alors les uns s'attachèrent aux *Solides*, les autres aux *Liquides*, et d'autres aux *Gaz* du corps, pour rendre compte des lois de la vie, des maladies et du traitement ; et c'est ainsi qu'ils inventèrent les systèmes du *Solidisme*, de l'*Humorisme* et du *Gazisme*. Mais si ces trois systèmes sont plus rationnels et plus praticables que la métaphysique, ils n'en sont pas moins très-erronnés. Et voici pourquoi. C'est parce que les *Solides*, les *Liquides* et les *Gaz* sont trois formes de la matière, qui sont tout à fait passives ; ce sont les effets transmutables et passagers des *Agents impondérables* ou impondérés, qu'on appelle le *calorique*, l'*électricité* et la *lumière*. Ces derniers sont donc, et les seuls moteurs de la Nature universelle, et les véritables causes qui organisent et animent l'Organisme humain. Conséquemment, le système fondé sur eux sera le seul vrai, le seul légitime et le seul praticable. Telles sont les raisons chimiques qui m'ont fait concevoir et fonder ma Doctrine de l'*Impondéralisme*, que je mets, dans l'histoire future, en antagonisme avec les systèmes antérieurs, si irrationnels et si infructueux. Voilà la Doctrine qui sert de base à ma pratique, et qui me donne tant de succès dans le traitement des maladies fébriles, inflammatoires et nerveuses. Comment, en effet, pouvoir sûrement et promptement guérir ces affections, si l'on ne sait pas modifier convenablement le *feu* général, qui produit la fièvre ; le *feu* local, qui cause les inflammations ; l'*électricité* cérébrale et l'impondérable moteur, qui déterminent les convulsions et les spasmes ; le fluide sensorial et l'impondérable sensible, qui engendrent le délire, la folie et les névralgies ? Ainsi notre nouvelle *Médecine philosophique* enseigne que, sans négliger les Solides, les Liquides et les Gaz du corps, il faut s'attacher principalement à régulariser les lois de quantité, de nature et de force des *Agents impondérables*, qui, tels que le *Calorique*, l'*Électricité* et la *Lumière*, produisent nos fonctions et nos maladies, sous les formes insaisissables de la *chaleur* vitale, de la *motilité* musculaire et de la *sensibilité* animale. Tel est l'esprit de l'Impondéralisme. Il ne me sera pas difficile d'établir sa prééminence sur toutes les autres théories antérieures, parce qu'il se fonde sur une *loi chimique* de premier ordre et d'une vérité incontestable. En effet, si les Impondérables sont les seuls agents qui puissent produire les Propriétés vitales, et gazéifier les gaz, liquéfier les humeurs, et concréter les solides, il faudra bien subordonner les systèmes du Vitalisme, du Pneumatisme, de l'Humorisme et du Solidisme, à la

prépondérance de l'Impondéralisme. Mais cette Doctrine est tout
à fait nouvelle ; car, avant nos travaux, personne n'avait encore eu
l'idée de généraliser les Lois des Impondérables, et d'en extraire
un principe de synthèse médicale, comme on l'avait fait par rapport
aux gaz, aux liquides et aux solides. C'est donc parce que ce principe de synthèse m'a paru plus élevé et plus vrai que ceux de tous les
autres systèmes, que j'ai cherché à l'appliquer à notre art. Et comme
mes succès pratiques ont confirmé depuis longtemps mes espérances
théoriques, c'est pourquoi je livre avec confiance ma Doctrine à la
publicité. Sa connaissance fera voir que j'ai cherché à bien mériter
de notre art, par les tentatives suivantes : 1° pour avoir théorisé
les Impondérables, qui avaient toujours été méconnus ou délaissés
avant moi ; 2° pour avoir reconnu qu'ils étaient les seuls agents
possibles de l'Univers, des astres, des minéraux, des végétaux, des
animaux, de l'homme ; 3° pour avoir donné en eux des causes
plastiques et positives à l'organisation, à la vie et aux maladies ;
4° pour avoir établi des rapports physico-chimiques entre les
Agents impondérables de la Physiologie, de l'Hygiène, de la Pathologie, de la Pharmacologie et de la Thérapeutique ; 5° pour avoir
précisé exactement tous ces rapports réciproques, dans mes précédents écrits ; 6° pour avoir réformé radicalement l'esprit métaphysique et empirique de la Médecine, et pour l'avoir fondée
définitivement sur des bases élémentaires, sur des principes saisissables et supputables, sur des préceptes facilement praticables, et
sur des applications beaucoup plus profitables. Sans doute, quant
aux Principes théoriques et pratiques que j'ai proclamés, ils n'auront réellement de valeur scientifique, que par l'épreuve ultérieure
et la sanction définitive des Médecins. Mais quant à l'originalité et
à la priorité de ma Doctrine, elles sont incontestables : et si quel-
qu'un s'avisait jamais de m'en disputer la création, je lui répondrais
que j'ai pris mes précautions à cet égard. D'abord, pour le caractère
de l'innovation, je dis qu'il est positif et incontestable. Car j'ai fait
ce que personne avant moi n'avait imaginé : j'ai *généralisé* les Impondérables pour créer l'*Impondéralisme*, comme mes prédécesseurs
avaient généralisé les forces vitales pour créer le Vitalisme, les gaz
pour former le Pneumatisme, les liquides pour construire l'Humorisme, les solides pour édifier le Solidisme. Ensuite pour le droit de
priorité, pour l'initiative de ma Doctrine, j'ai fait des publications
dont les dates sont précises et inattaquables. Et ces publications
prouvent que j'ai jeté les premiers fondements de ma généralisa-

tion, en 1836, dans mon *Sécrétisme animal ;* en 1843, dans mon *Traité des Causes premières de l'Homme ;* en 1845, dans ma *Thèse de concours,* sur l'appréciation du Vitalisme, de l'Humorisme et du Solidisme ; en 1852, dans mon *Exposition de la Doctrine des Impondérables.* Ainsi, ces preuves sont authentiques et m'assureraient à jamais, dans l'histoire, la propriété de l'*Impondéralisme,* s'il devait immortaliser son Auteur par le rationalisme de sa théorie et par les succès de sa pratique.

CHAPITRE II.

COMPOSITION PHYSIQUE ET CHIMIQUE DU CORPS DE L'HOMME.

L'Eternel Auteur de l'Univers a donné à notre âme une nature analogue à son essence suprême et immortelle. Mais cette âme humaine devait se transfigurer et se manifester dans le champ de la Nature et dans le domaine matériel de l'existence : c'est pourquoi elle eut besoin du corps, pour lui servir de support et d'instrument. Mais elle ne put s'unir aux éléments trop grossiers de ce corps que par l'intermède subtil des *Agents impondérables* du monde. Comme c'est l'ensemble des astres qui constitue, en réalité, tout l'Univers, l'espace est rempli de leurs émanations, c'est-à-dire, des *Impondérables calorique, électrique* et *lumineux.* Ce sont ces Agents si puissants, les animateurs des astres eux-mêmes, qui forment, organisent, vivifient et fécondent toutes les planètes, avec les végétaux et les animaux qu'elles portent. Il faut donc partir de la nécessité, de l'existence, de l'activité et des lois des *Impondérables* qui remplissent l'espace, pour expliquer la composition des Êtres et la formation de tous les corps de la Nature. Dans le Monde, il n'existe que des Eléments *impondérables,* qui seuls ont l'activité, et que des Eléments *pondérables,* qui sont tout à fait passifs. Comme les Impondérables sont les seuls possesseurs du *mouvement* et de l'énergie *chimique,* qu'ils exercent par l'*attraction,* par le pouvoir *transformateur* et par l'*expansion,* qui sont les trois lois universelles du Monde, il s'ensuit que ce sera l'action omnipotente des *Impondérables* sur les *Pondérables* inertes, qui aura composé les *Gaz,* les *Liquides* et les *Solides* constitutifs des Êtres. C'est pourquoi nous devons considérer les *Impondérables* comme les Agents primordiaux qui ont non-seulement formé les éléments physiques des créatures, mais qui ont encore imprimé leur activité chimique et leurs forces physiologiques. Ainsi : 1° c'est la combinaison des *Impondérables* avec les Pondérables, qui a composé les *gaz* oxigène, hydrogène, azote, l'acide carbonique, etc. ; 2° c'est la combinaison des Impondérables avec les gaz, qui a constitué les *liquides*, tels que l'eau, les huiles, le sang, etc. ; 3° c'est la combinaison des Impondérables avec les gaz, avec les liquides et avec des bases salines, alcalines, métalliques et terreuses, qui a construit tous les corps solides, soit inorganiques, soit organiques de la nature, par l'attraction, la transformation et l'évaporation. Et pour appliquer ces données à la science chimique de l'homme, nous dirons que les Impondérables calorique, électrique et lumineux, en s'unissant, d'une part, avec les gaz oxigène, hydrogène et azote, et, d'une autre part, avec le carbone, le phosphore, le soufre, les alcalis, les sels, les substances métalliques et terreuses, ont constitué nos liquides et nos solides au moyen des combinaisons transitoires de la protéine, de la caséine, de l'albumine, de la fibrine et de la gélatine. Si donc les Impondérables calorique, électrique et lumineux sont les Agents chimiques et physiologiques qui ont organisé, qui vivifient, meuvent et sensibilifient notre être, qui produisent la température, les fonctions, les sécrétions, l'assimilation, les transformations, les exhalations et les excrétions ; à leur tour, les gaz et les liquides, à l'aide de leurs Impondérables intégrants et à l'aide des principes respirables et alimentaires, constituent le chyme, le chyle, le sang, le sérum, le mucus, le suc gastrique, la salive, le lait, la graisse, la synovie, la moelle des os, la bile, l'urine, les matières fécales, etc. Et c'est la partie concrescible des liquides, qui, par l'évaporation des impondérables et par la dessiccation et le refroidissement de ses pondérables, se coagule dans des directions déterminées, pour constituer les solides de l'économie, tels que la matière cérébrale, la pulpe nerveuse, la peau et les membranes muqueuses ; le cœur, les artères, la rate, la tyrhoïde et les muscles, les veines et le foie ; les lymphatiques, le pancréas, la parotide et les amygdales ; le tissu cellulaire, les membranes séreuses et les aponévroses ; les tendons, les ligaments, les cartilages et les os ; les dents, l'épiderme, les ongles et les cheveux. Et remarquez bien que, dans cette série des organes du corps, l'activité physiologique diminue d'autant plus, que leur tissu est plus privé d'Impondérables, et par conséquent est plus encroûté de Pondérables. Cette observation suffit pour prouver la vérité chimique de notre nouvelle Doctrine. — En résumé : 1° le corps de l'homme n'est formé que de deux sortes d'Eléments *physiques,* qui sont les Impondérables et les Pondérables ; 2° le pouvoir *chimique* réside seulement dans les premiers, qui sont le *calorique,* l'*électricité* et la *lumière ;* 3° nous verrons que ce pouvoir chimique, en s'exerçant par l'*attraction,* par la *transformation* combustive et par l'*expansion,* produit l'organisation anatomique, l'activité vitale, et toutes les fonctions physiologiques.

CHAPITRE III.

CONSTRUCTION ANATOMIQUE DE L'HOMME.

Tout animal ne forme qu'un tout harmonique, dont les parties constituantes ont été assimilées par le pouvoir chimico-vital qui a présidé à leur construction, à leur disposition, à leur dépendance et à leur utilité réciproques. Ce sont les trois *Impondérables,* calorique, électrique et lumineux du corps, qui sont les seuls dépositaires, les seuls exécuteurs et les seuls distributeurs du pouvoir chimico-vital. C'est leur combinaison trinitaire et identifiée qui constitue l'Agent *chimique* de la *vie* et de la physiologie. Cet agent trinitaire réside dans l'axe nerveux cérébro-spinal, où il produit l'activité initiale ou le mouvement primordial de la vie. La vie n'est que le pouvoir chimique d'*attirer* des principes alibiles, de les *brûler* en les transformant, et de les *écarter.* Voilà les trois lois inhérentes à la *chimie vivante,* inhérentes à l'activité des trois Impondérables centralisés dans la moelle épinière. C'est cette *chimie vivante,* secondée par ses trois *Lois attractive, combustive* et *expansive,* qui a présidé à la construction des appareils anatomiques et de leurs dépendances organiques. Il existe, dans l'Homme, trois appareils fondamentaux, qui se sont entourés d'appareils accessoires ou subordonnés. Ces trois appareils sont : 1° le système nerveux de substance grise ; 2° le système nerveux de substance jaune ; 3° le système nerveux de substance blanche. Le premier est le siége de la combustion vitale, c'est-à-dire, de la *Calorification* ou de la fonction qui sécrète et dégage le *calorique,* l'agent direct de la vie. Le second est le siége de l'*Électrisation* animale, c'est-à-dire, de la fonction qui sécrète et dégage le *fluide moteur,* l'agent des mouvements volontaires. Le troisième est le siége de l'*Illumination* mentale, c'est-à-dire, de la fonction qui constitue la sensorialité et qui sécrète et dégage le *fluide sensible* ou la sensibilité animale. C'est par et c'est pour ces trois appareils fondamentaux que tous les autres appareils secondaires ont été construits, tels que l'arté-

riel, le veineux, le lymphatique, le cellulaire, le séreux , l'osseux ,
ainsi que tous les organes particuliers, membraneux, musculaires,
glandulaires, cartilagineux , pileux et onglaires , qui en sont sortis
comme annexes. Et ce qu'il y a de remarquable , c'est que les appareils principaux et les accessoires ont tous pris la forme d'un
arbre, sous l'impression façonnante des trois *Lois attractive, combustive* et *expansive* de la *chimie vivante.* Ainsi : 1° c'est la chimie
vivante qui, par son *attraction*, a déterminé, dans les appareils
anatomiques, l'ensemble de leurs racines absorbantes , pour faire
converger les liquides réparateurs au foyer vital et pour entretenir
sa combustion. 2° C'est la chimie vivante qui , par son pouvoir
agrégateur et *transformateur*, a configuré les centres et les troncs
des appareils anatomiques , pour en faire les foyers exécuteurs de
la *Calorification*, de l'*Electrisation* et de l'*Illumination*, pour *cen-
traliser* les aliments réparateurs du *calorique*, de l'*électricité* et de
la *lumière*, et pour entretenir sans cesse leurs fonctions capitales.
3° C'est encore la chimie vivante qui, par son *expansion*, a disposé
toutes les branches et toutes les ramifications des appareils anatomiques, pour faciliter le transport des agents calorique, électrique
et lumineux, ou des facteurs de la vie , du mouvement et de la
sensibilité ; pour *écarter* et rejeter, par les exhalations et les excrétions , les produits nuisibles de la décomposition centrale des principes alibiles. Et tous les viscères particuliers, qui dépendent des
appareils principaux et accessoires, sont encore formés sur le même
type , dans leurs parties composantes ; de sorte que ces mêmes
organes, comme ces appareils, comme l'organisme dans sa totalité,
ne font tous qu'*attirer*, que *brûler* et que *repousser :* tant cette
triple fonction de la chimie vivante est universalisée par les *Impondérables* qui l'exécutent et la représentent. Ainsi, nous avons dé-
voilé à la fois l'énigme structurale de l'Anatomie , et l'énigme
chimico-vitale de la Physiologie. Je soutiens que, sans la connaissance de ces découvertes tout à fait transcendantes, la pratique de la
médecine ne peut être ni rationnelle ni certaine.

CHAPITRE IV.

LOIS PHYSIOLOGIQUES DE L'HOMME.

Jusqu'à la fondation de notre Doctrine de l'Impondéralisme, les
médecins ont eu des idées abstraites ou fausses de la *vie* ; et la Physiologie, ou la science qui en traite, fut complétement erronnée.

Personne ne s'est encore figuré que l'ensemble de nos fonctions n'est qu'une suite d'opérations chimiques, coordonnées et dues à l'énergie et aux lois des trois Impondérables *calorique*, *électrique* et *lumineux*. Ces Impondérables sont les seuls Agents primordiaux qui ont organisé notre corps, qui l'ont animé, et qui continuent à l'entretenir dans son existence et dans son activité. — Il y a trois fonctions fondamentales dans l'Organisme. La première est la *Calorification* ; la seconde est l'*Electrisation* ; la troisième est l'*Illumination*. Nous allons donner une description succincte de ces trois fonctions, qui sont enchaînées et consécutives.

ARTICLE 1er. — *La Calorification.*

La Calorification est la fonction radicale qui constitue la *vie*, en sécrétant et en renouvelant le *calorique* vital inhérent à la moelle grise. Sécréter du calorique, c'est vivre ; *vita est ignis*, a dit Paracelse : aussi la vie n'est que cela ; et sa condition première et indispensable est une saturation suffisante de la moelle spinale par du calorique constitutionnel. Plus ce calorique central est abondant dans un individu, plus la vie est forte ; plus il est en minorité, plus la vie est faible. On doit donc considérer le *Calorique potentiel* de la moelle spinale, non-seulement comme la condition originelle, initiale et *sinè quâ non* de la vie, mais encore comme l'*Agent vital* lui-même. Cette explication résout donc le problème de la *vie* ; et c'est à notre Impondéralisme qu'appartient la découverte de cette grande vérité. Avec cette donnée précieuse de la connaissance même du mystère de la vie, tout se déroule en médecine théorique, et tout se motive en application pratique. Le calorique vital produit la *calorification*, ou la combustion vitale, c'est-à-dire, cette fonction primordiale par laquelle le calorique spinal, 1° *attire* des aliments combustibles ; 2° les décompose et sécrète son calorique réparé ; 3° l'*irradie* par expansion dans tous les appareils organiques, moteurs et sensitifs. Ces trois Lois fondamentales de la vie ou de la combustion vitale, s'exécutent dans l'appareil principal et *centralisateur* de la moelle grise spinale ; et de plus, elles sont favorisées par les appareils accessoires, dits *convergents* et *divergents*, ou apporteurs et exporteurs. Ces appareils sont : le digestif, l'absorbant chylifère, le respiratoire, le circulatoire artériel, le circulatoire veineux, les lymphatiques, les glandes sécrétoires, les membranes d'exhalation, les viscères excréteurs. Tous ces tissus sont pénétrés du *calorique* vital, qui leur imprime leur *contractilité* et leur *sensibilité* organiques et toutes leurs forces chimico-physiologiques. Tous ces appareils reçoivent, partagent, transmettent, favorisent et exécutent les trois Lois premières de la vie, c'est-à-dire, l'attraction, la sécrétion et l'expansion du calorique vital renouvelé. 1° La combustion spinale, par son *attraction*, attire des éléments. 2° La digestion les dissout. 3° Les chylifères conduisent dans le sang les parties combustibles. 4° L'air de la respiration imprègne le sang d'oxigène. 5° Le sang porte cet oxigène à la combustion spinale et vitale. 6° Cette combustion centrale *décompose* l'oxigène et le sang, en soutire les principes caloriques, s'en avive et s'en alimente, et *dégage* le calorique vital réparé et plus condensé. Mais, jusqu'ici, la calorification vitale, par son *attraction*, avait présidé aux fonctions *convergentes* ou centripètes de la vie ; maintenant, elle va présider à ses fonctions *divergentes* ou centrifuges. En effet : 1° Le dégagement de son calorique s'opère par *Expansion*. 2° Cette Expansion ignée s'effectue par le poumon, pour produire l'expiration de l'acide carbonique et de l'azote, exhalés par la combustion vitale. 3° Cette Expansion s'effectue encore par les ventricules du cœur, pour produire leurs battements et déterminer l'impulsion artérielle et excentrique du sang. 4° Cette Expansion se prolonge encore dans les lymphatiques, dans les organes glanduleux, dans tous les tissus viscéraux, dans les membranes d'exhalation et dans les organes d'excrétion. 5° Cette Expansion du calorique vital aboutit enfin à la peau, en lui imprimant la température individuelle, et en s'en échappant sous la forme de la transpiration insensible. — Tous ces phénomènes nous disent donc que la *vie* n'est qu'une *combustion*, n'est qu'une opération chimique, qui n'a d'autre but que la réparation incessante du *calorique*. Le cachet que nous imprimons à la Physiologie est donc tout aussi neuf et aussi original que notre *Impondéralisme*. Notre nouvelle Doctrine est donc faite pour bouleverser la science médicale tout entière, pour en démolir l'antique échafaudage, et pour la reconstruire sur les bases nouvelles et plus solides de notre Réforme philosophique ou de notre *Théorisation des Impondérables*, qui rejette les explications métaphysiques et les causes chimériques ou absurdes des Sectaires qui nous ont précédé. — En effet, tout, dans les opérations vitales, se produit par le *calorique*. C'est lui qui a l'initiative de l'activité ; c'est lui qui convoque les aliments et l'air ; qui les attire dans son foyer décompositeur, après leur avoir donné les formes du chyle et du sang. C'est lui qui sépare chimiquement leurs molécules ; qui prend leurs principes ignés, électriques et lumineux, pour animer les trois systèmes nerveux de la chaleur vitale, de la motilité volontaire et de la sensibilité. C'est encore lui qui repousse et éloigne les parties hétérogènes, excrémentitielles etnuisibles. Il produit la contractilité et la sensibilité organiques des tissus ; la nutrition, ou l'affinité et la fixité respectives des éléments chimiques et anatomiques ; la désassimilation, ou leur décomposition lente et successive ; les sécrétions des glandes, les exhalations des membranes, les évacuations des excréteurs, etc. Ainsi, le calorique est non-seulement l'Agent de la Calorification, ou de la combustion vitale et centrale ; mais il est encore l'Agent de toutes les opérations fonctionnelles des viscères organiques.

Article 2. — *L'Électrisation*.

Si la *Calorification* est la fonction primordiale de l'organisme, et préside à toutes les opérations alimentaires, élaboratrices, assimilatrices et excrétoires de la vie radicale, l'*Électrisation*, à son tour, est la fonction secondaire de notre corps. Elle consiste à sécréter l'électricité animale qui produit la locomotion. Elle siége dans la pulpe jaune de la substance cérébro-spinale, qui est annexée à la substance grise, et qui en reçoit le tribut des fluides impondérables nécessaires à son activité. Son agent direct est l'*électricité animale*, qui résulte de l'alimentation et de la respiration, et qui est séparé des éléments ignés par la calorification. Cette *électricité* animale pénètre et sature la substance jaune, l'active et l'anime, et lui fait attirer, sécréter et dégager un fluide électrique, analogue à sa nature et approprié à l'organisme humain. Ce fluide électrique n'est autre que le *fluide moteur*, l'Agent central et immédiat de la *Locomotion volontaire*. Ce fluide parcourt les nerfs moteurs et musculaires ; et malgré sa subtilité et son incoercibilité par nos instruments physiques, il peut cependant être interrompu dans son expansion par la section ou par la ligature des nerfs qu'il parcourt en rayonnant : ce fait expérimental prouve suffisamment sa corporalité et la nature impondérable de sa fluidité. L'*Électrisation* s'entretient, dans son foyer cérébro-spinal, avec les atômes électriques du sang, qui ont été originellement puisés dans les éléments respirés et digérés. Et si l'on coupait ou si on liait les artères carotides et vertébrales, cette *électrisation*, ainsi que l'*illumination* cérébrale qui préside à la sensorialité, s'anéantiraient subitement. Cette nouvelle expérience prouve la dépendance réciproque et l'enchainement consécutif et tributaire des trois fonctions calorique, électrique et lumineuse, ou de la vitalité, de la motilité et de la sensorialité. L'Électrisation attire, sécrète et rayonne, comme la Calorification. 1° Elle attire des éléments électriques. 2° Elle les sécrète et les change en fluide moteur. 3° Elle les irradie dans tout l'appareil des nerfs du mouvement volontaire. Le *fluide électro-moteur* sature tout le système nerveux qui aboutit aux muscles, et il lui imprime son *irritabilité* et sa *contractilité* spéciales. C'est le fluide moteur qui, sous la stimulation de la volonté, ou sous la sollicitation des émotions viscérales, produit tous les mouvements libres, instinctifs et passionnés de la locomotion. C'est donc le fluide électro-moteur qui exécute toutes les inflexions de la voix, tous les mouvements progressifs, les attitudes et les gestes. Mais chacun de ces actes locomoteurs ne peut s'effectuer que par une contraction du foyer de l'électrisation, que par une décharge d'électricité animale, c'est-à-dire, que par une dépense de l'impondérable moteur. C'est pourquoi les trop grands travaux corporels et même l'exercice trop prolongé du chant, amènent la fatigue, le harassement et l'épuisement.

Article 3. — *L'Illumination mentale.*

L'*Illumination mentale* est la fonction tertiaire de l'Économie. Elle consiste à sécréter les principes *lumineux* du sang, qu'elle subtilise et *allume* dans le cerveau, pour constituer la *sensorialité* et dégager l'Agent impondérable de la sensibilité animale. L'illumination mentale est évidente dans les yeux flamboyants des chats et des loups, qui étincellent dans les ténèbres comme des tisons ardents. Elle est encore manifeste dans les hommes d'esprit et de génie, qui ont les yeux vifs et brillants, comparativement aux obtus, aux imbéciles et aux idiots, dont les yeux sont mats et sans expression. L'Illumination mentale siége dans la pulpe blanche et *phosphorique* du cerveau et de la moelle épinière. Cette pulpe blanche, animée par un agent lumineux qui fait sa puissance, reçoit les principes gazeux, caloriques, électriques et éthérés du sang ; elle s'en pénètre, s'en sature, s'en active ; et elle produit, dans les ventricules cérébraux, une *phosphorescence* combustive et scintillante, qui forme le foyer de la *sensorialité* et la fonction qui sécrète et dégage la *sensibilité* perceptive. C'est ce phénomène qui constitue l'*Illumi-*

nation mentale, dans les races qui ont un cerveau à ventricules. Mais dans les animaux acéphales, cette Illumination n'est pas centralisée ; elle est au contraire disséminée, et réside seulement dans les parties *phosphoriques* du système nerveux. L'illumination mentale qui constitue la sensorialité, 1° *attire* des principes réparateurs ; 2° elle les *sécrète* en fluide sensible ; et 3° elle les *irradie* sous la forme d'un impondérable, qui est l'Agent de la *sensibilité*. Mais la corporalité de cet agent si subtil n'en est pas moins démontré expérimentalement, puisqu'on peut suspendre son cours et annuler ses effets, par la section ou par la ligature des nerfs sensitifs, dans lesquels il rayonne excentriquement. — C'est le *fluide sensible* qui est l'agent direct de l'âme, ou du principe pensant et consciencieux, donné à l'homme par l'Être suprême. Il est l'intermédiaire physiologique entre ce principe immortel et divin et les éléments dissolubles ou périssables de notre organisme. Aussi ce fluide sensible, dans ses conditions de nature, de quantité, de pureté, est-il indispensable à l'exécution libre, saine et facile de la sensorialité, et des diverses opérations de l'intelligence, du jugement, de la volonté, de la mémoire, de l'imagination, etc. Quand ce fluide est obscurci ou altéré, il y a trouble vertigineux des idées et tendance à la folie. Quand il est en excès, il y a insomnie, manie ou délire. Quand il est en insuffisance, il y a hébétude ou léthargie, etc. — C'est le fluide sensible, irradié par son foyer sensorial, qui se répand profusément dans tout le système sensitif, pour le pénétrer de la *sensibilité perceptive*, et pour présider aux impressions, aux ébranlements causés par les corps extérieurs. Et c'est le refoulement concentrique de ce fluide sensible qui, en rapportant au cerveau les secousses qu'il éprouve, détermine les sensations, les agitations et les émotions de la sensorialité. Ces sensations ne viennent pas seulement des sens de la vue, de l'ouïe, de l'odorat, du goût et du tact ; mais elles peuvent provenir encore des secousses viscérales, qui retentissent au sensorium par les refoulements du fluide sensible, dévolu aux pneumo-gastriques et aux autres nerfs sensitifs des organes internes. C'est le fluide sensible qui produit tous les genres de *plaisir* et de *douleur*, soit de nature morale ou intellectuelle, soit de nature physique ou purement sensitive. Quand cet impondérable sensible s'accumule excessivement sur un organe érectile, comme le mamelon ou les éminences sexuelles, il en résulte une vive excitabilité voisine de la jouissance. Quand le fluide sensible ne parvient plus en suffisance à ces surfaces irritables, il en résulte la flaccidité, l'émoussement et la stérilité. Quand le fluide sensible des nerfs de la peau est altéré par des congestions humorales et par des irritations dartreuses, il survient des sensations perverties, des démangeaisons et des cuissons parfois insupportables, qui annoncent que la sensibilité tactile est dénaturée.

L'*Illumination mentale* est une fonction intermittente, qui s'engourdit par l'épuisement journalier du fluide sensible ; qui s'affaisse graduellement pour produire le sommeil ; qui se ravive à chaque réveil sous le renouvellement, la plénitude, la distension et l'allumation de son agent phosphorescent, si excitable et si diffusible. Ensuite le fluide sensible se dépense progressivement, pendant la journée, par les actes divers de la sensorialité, de toutes les opérations de l'âme, des sensations, des émotions, des passions. Et cette dépense s'effectue différemment, selon les individus et leurs professions. C'est ainsi que l'impondérable sensible se consomme et s'évapore, surtout par les sens, chez les artistes ; surtout par l'intelligence, chez les savants ; surtout par les jouissances gastronomiques ou sexuelles, chez les épicuriens et les sybarites.

ARTICLE 4. — *La Génération.*

La Génération est la fonction quaternaire de l'organisme : elle est destinée à la conservation de l'Espèce. Ce sont les organes génitaux, les ovaires et les testicules, qui en sont le siége anatomique. Ces organes sont saturés à la fois de calorique, d'électricité et de fluide phosphorique, qu'ils reçoivent des systèmes nerveux de la vitalité, de la locomotilité et de la sensibilité. De sorte que les principes de ces systèmes nerveux se sont identifiés et quintessenciés dans les organes génitaux, pour en faire un extrait d'eux-mêmes, et pour composer un fluide mixte, capable d'engendrer et de les renouveler, par la conception et l'enfantement d'un nouvel individu. Cet office est dévolu au *fluide séminal.* C'est lui qui est l'agent direct de la génération. C'est son abondance et sa stimulation qui portent à l'accouplement. C'est lui qui effectue la conception, en donnant aux deux semences combinées le ferment chimico-vital et toutes les conditions physiologiques, propres à former l'embryon, à développer le fœtus pendant la gestation, et à le dégager par l'accouchement. Et ce sont les phénomènes concomitants et postérieurs de la grossesse, qui déterminent les chan-

gements fonctionnels que la femme subit, soit par la suppression
des règles, soit par l'éruption des lochies, soit par la sécrétion du
lait. Ces changements fonctionnels doivent être attribués, d'une
part, au surcroit d'action qu'éprouvent les trois fonctions de la
vie, de la motilité et de la sensibilité, dans la nutrition d'un nouvel
être ; d'une autre part, aux obstacles et aux déviations des fluides
calorique, électro-moteur et sensible ; et en troisième lieu, au
besoin de régulariser le cours de ces agents quand ils sont délivrés
du tribut qu'ils ont payé à la génération. Ainsi l'on voit que les
fonctions reproductrices s'expliquent par les *Impondérables,* aussi
bien que toutes les autres opérations de la Physiologie. Tout con-
court donc à prouver l'excellence de notre Doctrine de l'*Impondéralisme.*

CHAPITRE V.

FONDEMENTS DE L'HYGIÈNE.

L'Hygiène est la science qui entretient la santé et préserve des
maladies. Elle renferme trois ordres de considérations : le sujet, les
agents et les règles de l'Hygiène.

ARTICLE 1er. — *Sujet de l'Hygiène.*

Le sujet de l'Hygiène embrasse la constitution générale de l'organisme ; les constitutions particulières des appareils de la calorification vitale, de l'électrisation locomotrice, de l'illumination
sensoriale ; les tempéraments, les âges, les sexes, les habitudes,
l'influence de l'hérédité, les professions. 1° La *constitution générale* de l'organisme est forte, quand les trois fonctions de la vie,
de la locomotion et de la sensibilité sont énergiques et en équilibre. — 2° Les individus peuvent avoir une *constitution particulière,*
déterminée par la prédominance, soit de la calorification vitale,
soit de l'électrisation locomotive, soit de l'illumination mentale.
Dans le premier cas, la personne est très-vivace, dure et résis-
tante. Dans le second cas, elle est mobile et forte musculairement.
Dans le troisième cas, elle est irritable, intelligente et nerveuse. —
3° Le *tempérament*, qui résulte de la direction prépondérante du
calorique vital, est sanguin, bilieux, lymphatique, nerveux, mé-
lancolique, athlétique, obèse, etc, selon que ce calorique vital se
porte avec plus d'énergie : ou sur les nerfs du cœur et des artères ;
ou sur les nerfs de l'estomac, des intestins et de leurs annexes ;
ou sur les nerfs des vaisseaux et des glandes lymphatiques ; ou sur

la pulpe grise, cérébrale et spinale ; ou sur les nerfs du foie et des veines ; ou sur la fibrine des muscles ; ou sur les tissus cellulaire et adipeux, etc. — 4° Les *âges* sont marqués par les changements qu'éprouvent les grandes fonctions, calorique, électrique et phosphorique, ou de la vitalité, de la motilité et de la sensibilité, dans le parcours de l'existence. Et ces changements résultent de la direction successive du calorique vital, qui se porte surtout : à la tête dans l'enfance ; à la poitrine dans la jeunesse; au ventre dans l'âge viril ; et qui s'équilibre pendant le temps de la maturité complète, pour retourner ensuite à la tête, à la poitrine et au ventre, dans le reste du cercle décroissant de la vie. — 5° Les *sexes* tiennent à la forme des organes de la génération, aux fonctions respectives qui leur sont dévolues, et aux conséquences de leur stimulation. Les sexes impriment des modifications profondes à l'organisme, puisqu'ils lui imposent la menstruation, la confection de la semence, les besoins de l'accouplement, la grossesse, l'accouchement, la lactation, etc. Toute perte séminale entraine une dépense si grande des Impondérables calorique, électrique et phosphorique, que la vitalité en est affaiblie, que la locomotilité en est fatiguée, que le sensorium en est abattu et la sensibilité émoussée. — 6° L'*hérédité* est la transmission, par les parents aux enfants, des dispositions nerveuses, physiques, intellectuelles et morales, et des prédispositions aux mêmes maladies et dans les âges semblables. — 7° Les *habitudes* tiennent à l'exercice de nos fonctions, et à la fréquence oui ou non périodique des dépenses de nos fluides vital, moteur et sensitif. — 8° Les *professions* produisent les mêmes effets que les habitudes, et exploitent nos impondérables pour l'exécution de nos travaux journaliers. — Mais si la *vie* a commencé par l'agrégation de nos éléments, sous la stimulation organisante et animatrice de nos impondérables ; si la jeunesse et la maturité ont complété progressivement l'organisme par tous les caractères de la force des viscères et des fonctions, la décrépitude, à son tour, s'opère aussi successivement par la désagrégation lente et continue de nos molécules organiques et vivifiantes, et sous l'évaporation et l'inactivité graduelle de nos Impondérables non suffisamment réparés. Et bientôt la *mort* vient mettre un terme aux mouvements physiologiques de la calorification, de l'électrisation et de la sensorialité, par l'extinction définitive de ces trois fonctions constitutives de l'homme. Alors nos éléments, livrés aux forces chimiques et désordonnées des impondérables cadavériques, sont dissociés

par la *putréfaction* et rentrent dans le torrent général des substances universelles, pour servir bientôt à de nouvelles combinaisons
organiques et vitales.

Article 2. — *Agents de l'Hygiène.*

Les Agents de l'Hygiène sont les substances de la Nature qui
peuvent favoriser l'entretien de la vie et l'exercice de nos fonctions,
soit par leur stimulation directe, soit par leur incorporation nutritive. De même que nos Impondérables, calorique ou vital, électrique ou moteur, phosphorique ou sensible, ont besoin des gaz,
des liquides et des solides du corps, pour ne pas s'évaporer tout
d'un coup et pour être suffisamment coercés ; de même ils ont
encore besoin, ainsi que les gaz, les liquides et les solides, d'être
retenus et comprimés, dans une certaine mesure, par les agents
physiques qui nous environnent. Sans cette protection indispensable, les fluides s'échapperaient immodérément, les solides tom-
beraient en dissolution, et l'édifice animal croulerait, faute de
soutien. C'est pourquoi la résistance hygiénique des modificateurs
est d'une nécessité absolue et salutaire. Ces modificateurs sont les
Agents qui retiennent et stimulent nos impondérables et tous nos
fluides.

Les Agents hygiéniques exercent sur les puissances de notre
organisme deux sortes d'action : l'une par *stimulation*, et l'autre
par *dissolution*. — La *stimulation* impressionne nos impondérables,
nos gaz, nos liquides et nos organes ; elle les concentre, les excite,
les conserve en activité. Mais il faut que cette stimulation soit *convenable* et équilibrante. Si elle est *trop faible*, les impondérables et
le sang tendent à s'échapper, comme le prouvent les épistaxis et les
hémoptysies des aéronautes, quand leurs ballons pénètrent dans
les hautes régions de l'atmosphère, où l'air est trop rare et insuffisant. Si la stimulation est *trop forte*, les impondérables et le sang
sont refoulés à l'intérieur, et causent des réactions et des congestions graves dans les viscères ; c'est ce qui arrive aux mineurs et
aux plongeurs, qui, souvent, meurent d'asphyxie et d'apoplexie.
— Les Agents hygiéniques agissent par *dissolution*, quand ils sont
absorbés comme aliments respirables ou nutritifs. Alors leurs éléments assimilables, soit impondérables, soit gazeux, liquides ou
solides, sont dissous dans nos foyers fonctionnels ; et ces derniers
s'emparent de leurs atômes caloriques, électriques, phosphoriques,

albumineux, fibrineux et gélatineux, pour entretenir l'activité des appareils et des viscères, et pour réparer leurs pertes humorales et texturales. Mais pour que l'alimentation et la réparation du corps s'effectuent normalement, il faut que les éléments solubles que nous nous incorporons soient en proportion *convenable*. Car s'ils sont *insuffisants*, ils ne nourriront pas assez et débiliteront, en ne fournissant pas assez d'impondérables et de pondérables à l'organisme. S'ils sont en *superfluité*, ils surexciteront et comprimeront la vie, ils surchargeront et violenteront nos fonctions par l'excès de leurs principes caloriques, électriques et phosphoriques. Et s'ils sont *pervertis*, altérés, falsifiés, toxiques, ils dénatureront les Agents physiologiques, ils causeront des maladies putrides ou des dégénérescences organiques, ils empoisonneront.

Les divers modificateurs agissent *spécialement* sur certains appareils fonctionnels. Ainsi le calorique du plexus pulmonaire est surtout influencé par l'air, les intempéries, les odeurs, les miasmes. Le calorique gastrointestinal est surtout stimulé par les aliments et les boissons. Le calorique cérébral, le calorique cardiaque et le fluide sensorial sont surtout excités et passionnés par les sensations, par les relations et les opérations sociales. Le calorique perspirateur de la peau, indépendamment des vêtements, est encore modifié par les divers degrés de chaleur, d'humidité et de froid, qui différencient les climats. — Mais toutes ces stimulations spéciales n'agissent pas seulement sur les rayonnements extérieurs de nos Impondérables, en les refoulant trop ou en ne les retenant pas assez ; leur action retentit encore diversement sur le foyer même de la vie, qui en est ou trop avivé, ou insuffisamment attisé. Et comme son activité agit et réagit, en conséquence de sa stimulation, sur toutes les autres fonctions, il s'ensuit que les Agents de l'Hygiène exercent sur l'organisme une influence universelle, qu'il faut savoir approprier à nos besoins et régler conformément à l'art.

ARTICLE 5. — *Règles de l'Hygiène.*

Pour entretenir sa santé et se préserver des maladies, on doit suivre les préceptes suivants : 1° Ne s'entourer que des stimulations convenables à nos fonctions ; éviter les trop faibles comme insuffisantes, et écarter les trop fortes comme oppressives. 2° N'admettre, comme aliments de nos foyers fonctionnels, que des principes solubles purs et proportionnels à nos besoins ; car s'ils sont altérés dans leur nature, ou insuffisants, ou superflus pour la sustentation, ils engendreront des maladies, soit par perversion, soit par atonie, soit par exaltation. 5° Conséquemment, il faudra que les modificateurs stimulables et nutritifs réparent et entretiennent harmoniquement l'activité de nos Impondérables, calorique, électrique et phosphorique, et partant, les trois foyers fonctionnels de la calorification, de la locomotion et de la sensorialité. 4° Il sera nécessaire que les Agents hygiéniques, externes et internes, n'entravent jamais les lois d'attraction, de sécrétion et d'expansion de nos Impondérables, qui les exercent dans les appareils de convergence, de centralisation et de divergence, qui sont les siéges importants des fonctions primordiales et de toutes les opérations auxiliaires. Par cette précaution, on évitera les engorgements maladifs, les obstructions dangereuses, les inflammations funestes, et les réactions fébriles, générales et subversives, qui pourraient résulter de ces conditions morbifiques. 5° Les stimulations seront suffisamment appropriées à nos Impondérables, calorique, électrique et phosphorique, c'est-à-dire, aux fonctions de la calorification vitale, de l'électrisation locomotrice, de l'illumination sensoriale. 6° L'alimentation contiendra, en proportions convenables, des principes caloriques pour la combustion vitale ; des principes électriques pour la locomotilité ; des principes phosphoriques pour la sensorialité ; des éléments gazeux, aqueux, albumineux, fibrineux, gélatineux, salins et terreux, pour nos gaz, nos humeurs et nos solides organiques, si diversement constitués. Avec ces précautions, toutes nos fonctions seront équilibrées ; elles s'exerceront librement et avec une normale énergie ; les opérations préparatoires d'élaboration s'exécuteront bien ; la nutrition sera suffisante et universalisée ; la décomposition se fera avec aisance et sans retenue vicieuse ; les sécrétions et les perspirations s'opéreront régulièrement ; les débouchés de l'exhalation et des excrétions seront toujours ouverts, et dégageront l'organisme de ses émanations antivitales et de ses résidus comburés et excrémentitiels. Alors tout fonctionnera exactement : la calorification dépensera son calorique avec mesure ; la locomotion dégagera son électricité musculaire avec convenance ; la sensorialité irradiera son fluide sensible avec harmonie. Et la santé la plus complète résultera de cet accord général dans les rapports réciproques des stimulations hygiéniques, des éléments respirables et alimentaires, des rayonnements faciles de nos Impondérables vitaux, locomoteurs et sensitifs, de l'exhalation de nos gaz, de la

circulation de nos liquides, et des mouvements de nos solides.
C'est à ce résultat admirable et bienfaisant que le Médecin arrivera
nécessairement dans sa pratique, s'il se conforme rigoureusement
à l'esprit et aux préceptes de notre nouvelle Doctrine de *l'Impondéralisme.*

CHAPITRE VI.

LOIS DE LA PATHOLOGIE.

La Pathologie ne sera jamais bien comprise, que lorsqu'on l'expliquera par la *causalité* des Agents *impondérables* de l'organisme,
c'est-à-dire, lorsqu'on la basera sur leur activité *chimique*, sur leurs
opérations physiologiques et mécaniques, et sur leurs dérangements par les influences soit physiques et organiques, soit intellectuelles et morales. La causalité des Agents impondérables produit
la Calorification, l'Electrisation et l'Illumination mentale, c'est-à-
dire, les trois Fonctions constitutives de la Vitalité radicale, de la
Motilité et de la Sensibilité. Ce sont les Agents impondérables
calorique, moteur et sensible, qui effectuent ces trois Fonctions
par leur force chimique, à la fois attractive, sécrétante et rayonnante. Si l'on ignore ces trois grands faits physiologiques, comment
donc pourra-t-on régulariser leurs désordes *fébriles, convulsifs* et
délirants, qui sont le cortége ordinaire des maladies aiguës ? D'un
autre côté, si l'on ne sait pas que le *Calorique* vital produit toutes
les opérations fonctionnelles de la vitalité radicale, et constitue la
force intime et particulière des gaz, des humeurs et des tissus,
comment expliquera-t-on les maladies locales par exaltation, *inflammation*, atonie, dégénérescence ? Si vous ne savez pas que c'est
le Fluide *électro-moteur* et l'Impondérable *sensible* qui causent, le
premier la Motilité locale et les spasmes, et le second la sensibilité
locale et les névralgies, comment pourrez-vous rationnellement,
médicalement et chimiquement, traiter ces affections partielles
d'*Impondérables ?* Vous serez donc toujours obligé de recourir aux
abstractions et aux rêveries de la Métaphysique pour votre théorie
et votre pratique ? Vous sentez donc que les mots *fièvre* et *phlogose,
convulsions* et *spasmes, délire* et *névralgie*, vous imposent la nécessité d'invoquer des Agents *chimiques* conformes à leurs causes
productrices, c'est-à-dire, de nature *calorique, électrique* et *phosphorique. L'Impondéralisme* est donc la seule ancre solide de la
philosophie médicale, qui, sans lui, ne peut que s'égarer sur une
mer de ténèbres, de conjectures, d'incertitude et d'irrationalisme ?

— Jusqu'aujourd'hui, on a eu des idées très-fausses des maladies : on les croyait ou des entités, ou des matières concrètes, ou des choses entières. On les personnifiait, on en faisait des êtres capables de germer, de grandir, de s'emporter, de s'adoucir et de s'éteindre, en dehors des puis... nces pathologiques : voilà ce qui inspira le *Vitalisme*. Tantôt on regarda les maladies comme des altérations des gaz, ce qui engendra le *Gazisme* ; tantôt comme des troubles des liquides, ce qui enfanta l'*Humorisme* ; tantôt comme des dérangements des solides, ce qui suggéra le *Solidisme*. Mais nous, nous proclamons que les solides, les liquides, les gaz, et même les propriétés dites vitales, ne sont que des désordres *secondaires*, causés par les écarts *primitifs* et les perversions originelles des Agents *Impondérables* de l'organisme : c'est ce principe nouveau qui nous rend créateur de l'*Impondéralisme*. Les maladies ne sont pas des Êtres de toutes pièces, ni des troubles circonscrits dans les gaz, ou dans les liquides, ou dans les solides. Les maladies sont des dérangements primitifs des *Impondérables* calorique, moteur et sensible, soit dans leur nature élémentaire, soit dans leur quantité, soit dans leurs lois d'attraction, de sécrétion et d'expansion, soit dans leurs distributions spéciales, soit dans leurs opérations chimiques et physiologiques, soit dans leurs impulsions et leurs résistances mécaniques, soit dans leur action de confectionner, d'animer et de mouvoir les gaz, les liquides et les solides, soit dans leurs dépenses fonctionnelles, soit dans leurs exhalations hors de l'organisme, soit dans l'insuffisance ou la superfluité, ou la viciation de leur alimentation et de leur réparation. Toute maladie porte donc, soit sur un Impondérable unique, soit le plus souvent, par connexion et transports sympathiques, sur plusieurs d'entre eux. La Doctrine de l'*Impondéralisme* repose donc sur ce principe capital que : « par la raison que les Impondérables sont les Agents primitifs des fonctions ; par la même raison, ils sont les dépositaires originels des maladies. » C'est pourquoi toute affection, qui frappe les prétendues propriétés vitales, les gaz, les liquides et les solides, n'est jamais que secondaire, consécutive et subordonnée. Il importera donc de faire, avant tout, le traitement des *Impondérables* ; et ce principe, qui change complètement l'esprit de la Thérapeutique, lui fera faire d'immenses progrès. Pour l'Impondéralisme, il n'existe que des *États morbides*. Mais, nous ne disons pas que ces États morbides sont *organiques*, comme l'avancent les Solidistes ; nous disons que ces États morbides sont *fonctionnels.* Notons bien que dans ces deux idées, il existe une différence radicale et profonde. Un Etat morbide organique signifie que l'organe entier est malade : et alors le Solidiste fait une confusion capitale des *Eléments impondérables* et *pondérables* de l'organe ; puisqu'il les identifie, les homogénéifie, les égalise, sous le rapport de l'action et de la passivité, de la vitalité et de la substance qui la reçoit, de la causalité et de l'effet qui la subit. Le Solidiste, malgré son nom, est une espèce d'abstracteur-physicien. Il n'est pas chimiste, analyste, inducteur. C'est un homme à vue bornée, qui ne croit qu'à ce qu'il voit, et qui ne va pas au-delà de ses sens. Pour lui, tout se confond dans l'idée de l'organe. Il ne sent pas qu'un organe est un mélange multiple, 1° d'Agents *impondérables*, doués d'initiative physique et physiologique ; et 2° de *Pondérables* gazeux, liquides et solides, qui subissent passivement l'activité chimico-vitale des Impondérables. Eh bien ! nous, nous faisons la distinction philosophique de ces deux sortes de principes substantiels ; et nous disons : les *Impondérables* sont les Agents et les Causes des opérations chimiques et physiologiques ; et les *Pondérables* gazeux, liquides et solides, en sont les effets passifs et les instruments secondaires : conséquemment les maladies portent initialement sur les *Impondérables ;* et ce sont les troubles de ces derniers, qui, en retentissant sur les pondérables des humeurs et des viscères, affectent ceux-ci consécutivement. Il sera donc logique de tenter de régulariser d'abord les *Impondérables*, qui sont les *Causes premières* du mal, avant de rétablir les humeurs et les solides des organes, qui n'en sont que les effets directs. C'est pourquoi, en principe, le traitement des gaz, des liquides et des solides, devra toujours être subordonné aux exigences des *Impondérables* de l'Economie. Et c'est la pratique de ce principe, qui, en avançant prodigieusement la Thérapeutique, consacrera la prééminence de la nouvelle doctrine de l'*Impondéralisme.*

Les Causes morbifiques agissent, soit sur les Foyers fonctionnels de la Calorification vitale, de l'Electrisation locomotrice, du Mouvement phosphorique de la Sensorialité, soit sur les opérations locales du Calorique vital, du Fluide moteur et du Fluide sensible. Ces Causes morbifiques opèrent de deux manières : 1° ou par leur *stimulation* externe ; 2° ou par la *dissolution* interne de principes nuisibles. — La *stimulation* peut être trop *forte* ou trop *faible.* Si elle est trop forte, les stimulateurs concentreront et refouleront nos *Impondérables*, et avec eux les gaz et les humeurs.

Voilà ce qui provoquera la réaction des foyers fonctionnels, les efforts de coction, d'expansion et de résolution ; les effets sympathiques, synergiques, critiques ; enfin les évacuations qui accompagnent et terminent les troubles morbides. Mais si le refoulement de nos Impondérables est trop violent, nos Foyers fonctionnels pourront succomber et s'éteindre par asphyxie et apoplexie. D'un autre côté, si la stimulation est trop faible, nos Impondérables n'étant pas suffisamment retenus dans leur expansion, ni coercés dans leur exhalation, s'évaporeront outre mesure ; et il en résultera une détente générale, une atonie et une prostration de nos fonctions. — Les Agents extérieurs qui pénètrent l'économie sous formes respirables ou alimentaires, y subissent une *dissolution* de leurs éléments, qui affaiblira ou exaltera la vie et tout l'organisme, selon qu'ils fourniront à la calorification des Impondérables insuffisants ou superflus. Mais si des principes solubles étaient viciés dans leur nature et consumés par la calorification, leurs éléments falsifiés, par leur *dissolution* et leur assimilation, dénatureraient d'abord nos *Impondérables*, pervertiraient nos fonctions, altéreraient ensuite nos gaz, nos liquides et nos solides ; et il pourrait en résulter des maladies par infection et dégénérescence. — Ainsi, dans l'ordre hiérarchique des opérations pathologiques : 1° les Causes morbifiques commencent par déranger les Foyers de la Calorification, de la Locomotilité et de la Sensibilité, et par troubler l'activité fonctionnelle des Impondérables calorique, moteur et sensible. 2° Les Impondérables physiologiques, étant désordonnés, altèrent l'action et la nature des gaz, des liquides et des solides. 5° Ces derniers manifestent seulement alors leurs dérangements consécutifs par des phénomènes physiques et observables, qui sont les symptômes. Si donc les symptômes n'indiquent, qu'en quatrième ordre, l'action des Causes morbifiques, les troubles des Impondérables fonctionnels et les altérations des Pondérables gazeux, liquides et solides ; c'est donc une inconséquence et une erreur, que de pratiquer la médecine *symptomatique*. Il faut donc faire plutôt la médecine *séméiotique*, mais en la fondant sur les principes et sur les explications de l'*Impondéralisme*.

Les symptômes *généraux* sont produits seulement par la Combustion vitale et par les divers modes de son *Calorique* rayonnant, parce que la Combustion vitale, ou la *Calorification*, est la fonction primordiale et fondamentale des autres, qu'elle supporte, alimente, active et entraine dans ses divers états de santé et de maladie. Les symptômes *spéciaux* sont ceux du *Calorique* vital pour les opérations fonctionnelles de la Vie organique ; ceux du Fluide moteur pour la Fonction locomotrice ; ceux du Fluide sensorial et du Fluide sensible pour les fonctions de la Sensorialité et de la Sensibilité. Les symptômes sont *locaux* pour les *Impondérables* calorique, moteur et sensible, quand on considère leur action partielle et circonscrite dans leurs nerfs et dans leurs tissus respectifs.

Comme les Impondérables sont les Dépositaires primitifs et les Siéges distincts des Maladies, il résulte de l'indication des symptômes divers que nous venons de relater, que nous aurons des Maladies ou *générales*, ou *spéciales*, ou *locales*, et appropriées, d'une part, soit à la Calorification, soit à l'Electrisation locomotrice, soit à la Sensorialité, et appropriées, d'une autre part, soit au Calorique vital, soit au Fluide moteur, soit au Fluide sensible. Et comme les Maladies ne peuvent se passer exclusivement dans les Impondérables, qui font retentir nécessairement leur action sur les Pondérables dans leurs opérations d'organisation et de Gazéification, de Liquéfaction, de Solidification ; il s'en suivra que les Gaz, les Liquides et les Solides seront aussi malades. Mais comme leur affection ne sera que secondaire et consécutive, leur traitement particulier ne sera jamais entrepris que dans l'intérêt intentionnel et que pour la réintégration principale et primitive des *Impondérables* : tel est l'esprit de l'*Impondéralisme*.

ARTICLE 1er. — *Cadre pathologique*.

Les principes originaux que nous venons de décrire conduisent nécessairement à la formation d'un *Cadre pathologique* tout à fait nouveau. Nous allons développer le nôtre, et nous le fonderons sur les considérations suivantes. Il n'existe pas d'Entités morbides, de maladies entières et d'une seule pièce ; mais il n'existe que des Eléments morbides, dont l'assemblage constitue les conditions pathologiques diverses, auxquelles les métaphysiciens ont rattaché les dénominations abstraites des maladies. Aussi, puisque notre Doctrine ne reconnaît point de maladies individuelles, elle n'admet pas non plus de Cadre nosologique possible, tel que Sauvage et Pinel se le figuraient, c'est-à-dire, comme un tableau d'abstractions morbides. Pour l'Impondéralisme, il ne peut exister qu'un cadre des Eléments unitaires, séméiotiques, nosogéniques ou primordiaux des Affections complexes auxquelles l'Organisme est sujet. —Toutes les Maladies ne consistent qu'en un plus ou moins grand nombre d'*Etats morbides fonctionnels*, soit généraux, soit spéciaux, soit locaux. Tous ces Etats morbides ne peuvent être causés que par des Agents susceptibles d'exalter, d'affaiblir, de vicier ou d'abolir l'activité fonctionnelle : 1° soit de la *Calorification*, 2° soit de la *Locomotion*, 3° soit de la *Sensorialité*, 4° soit du *Calorique* vital, 5° soit du Fluide *moteur*, 6° soit du Fluide *sensible*. Ce seront donc les dérangements de ces six *Activités fonctionnelles* qui constitueront les six *Classes naturelles* de la Pathologie. Mais comme chacune de ces six Activités fonctionnelles est susceptible, sous l'influence spéciale des Causes morbifiques, de prendre six *Modifications* différentes, il en résultera, pour chacune d'elles, six sortes d'*Etats morbides* particuliers. De sorte que nos six Classes pathologiques se composeront de trente-six Ordres. Nous allons en donner une description et une analyse succintes dans le Cadre pathologique suivant.

Cadre des trente-six Éléments nosogéniques.

1re CLASSE. — Elle embrasse les *Etats morbides* généraux de la *Calorification* vitale.

1er ORDRE. L'*Agent fonctionnel central* de la Calorification peut s'exalter sans fièvre : comme dans la Turgescence, la Pléthore, la Goutte chronique.

2e ORDRE. Il peut s'exalter avec fièvre : comme dans les cas de pyrexie franche, avec réactions ou vasculaires, ou gastro-hépatiques, ou muqueuses, ou dermiques, ou cérébrales et ataxiques, ou typhoïdes et fuligineuses.

3e ORDRE. Il peut être affaibli : comme dans l'anémie et la chlorose.

4e ORDRE. Il peut être vicié sans fièvre : comme dans les scrofules et la syphilis constitutionnelle.

5e ORDRE. Il peut être vicié avec fièvre : comme dans les cas de fièvre variolique, paludéenne, pestilentielle, charbonneuse.

6e ORDRE. Il peut être suspendu ou aboli dans son activité : comme dans la syncope, l'apoplexie, la mort apparente ou réelle.

2e CLASSE. — Elle renferme les *Etats morbides* locaux de la *Caloricité* vitale, partielle ou texturale.

7e ORDRE. L'*Agent fonctionnel local* de la Caloricité, ou de la Vitalité viscérale, peut s'exalter sans inflammation :

comme dans le *strictum*, la sthénie, l'irritation, la surexcitation des tissus ; comme dans les spasmes des fibres organiques, dans les pulsations insolites des artères, dans le *molimen hémorrhagicum*, l'accroissement d'une sécrétion, l'hypertrophie, etc.

8e ORDRE. Il peut s'exalter avec inflammation : comme dans tous les cas de phlogose franche, où il produit, d'une part, les divers symptômes aigus de chaleur, rougeur, gonflement, tension, douleur, etc., et, d'une autre part, les divers symptômes chroniques de ramollissement ou d'induration, d'ulcération, de suppuration, de transformation, etc.

9e ORDRE. Il peut s'affaiblir : comme dans les cas de *laxum*, d'asthénie, d'atonie, de refroidissement, d'anémie locale, de congestion passive, d'atrophie, de relâchement, de dilatation, etc.

10e ORDRE. Il peut se vicier sans inflammation : comme dans les cas de goître, de grosse rate, de végétations syphilitiques et d'exostose, de tumeurs strumeuses et d'infarcissement tuberculeux.

11e ORDRE. Il peut à la fois se vicier et s'enflammer : comme dans les cas de phlogose *spécifique*, et notamment dans les inflammations vénériennes, scrofuleuses, cancéreuses, gangréneuses.

12e ORDRE. Il peut être suspendu ou aboli dans son activité : comme dans les cas de froid local, d'inertie complète, de paralysie organique, de mort viscérale, d'induration avec transformation en substance osseuse, cornée ou pétrée.

5e CLASSE. — Elle contient les *États morbides* généraux de l'Electrisation, ou de la Fonction locomotive.

13e ORDRE. L'*Agent fonctionnel central* de l'Electrisation peut s'exalter sans fièvre : comme dans les cas de surexcitation de la motilité générale, d'irritabilité et d'agitation musculaires, de disposition aux tressaillements, aux spasmes et aux convulsions.

14e ORDRE. Il peut s'exalter avec fièvre : comme dans l'ataxie musculaire, les soubresauts des tendons, les convulsions générales, l'épilepsie, l'éclampsie, le tétanos.

15ᵉ ORDRE. Il peut s'affaiblir : comme dans la débilité musculaire, la fatigue et le brisement des membres, la courbature, la prostration et l'engourdissement.

16ᵉ ORDRE. Il peut se vicier sans fièvre, comme dans la titubation de l'ivresse causée par des boissons frelatées ; comme dans l'agitation raphanique, le tremblement mercuriel, les tressaillements saturnins.

17ᵉ ORDRE. Il peut être vicié avec fièvre : comme dans les convulsions et les contractures qui surviennent, soit dans les cas de fièvre spécifique et pestilentielle, soit dans les cas d'empoisonnement fébrile par le phosphore, les champignons, la strychnine, l'arsenic.

18ᵉ ORDRE. Il peut être suspendu ou aboli dans son activité : comme dans la prostration et l'engourdissement musculaires, qui accompagnent la syncope, l'asphyxie, l'apoplexie, la léthargie.

4ᵉ CLASSE. — Elle embrasse les *États morbides* locaux de l'*Électricité* locale, ou du Fluide moteur, qui produit la motilité partielle.

19ᵉ ORDRE. L'*Agent fonctionnel local* de la Locomotilité peut s'exalter sans inflammation : comme dans le tremblement d'un muscle, un spasme, une crampe, le tressaillement d'un membre, un trismus local.

20ᵉ ORDRE. Il peut s'exalter avec inflammation : comme dans les contractures et les convulsions partielles, qui surviennent dans les cas où des nerfs moteurs sont englobés dans une phlogose violente et franche.

21ᵉ ORDRE. Il peut être diminué et affaibli : comme dans la mollesse et la lenteur de certains mouvements musculaires ; comme dans l'engourdissement d'un doigt ou d'un membre, dans la débilité de la voix, dans la flaccidité du pénis.

22ᵉ ORDRE. Il peut être vicié sans être enflammé : comme dans les mouvements pervertis et les spasmes insolites qui surviennent, soit dans les engorgements strumeux, syphilitiques, squirrheux, soit à la suite de l'absorption et de l'assimilation des principes contractifs des cantharides, de la strychnine, du plomb et du mercure.

23ᵉ ORDRE. Il peut être vicié et enflammé : comme dans les crampes, les contractures et la rigidité qui frappent les muscles, lorsque leurs nerfs moteurs sont englobés dans un foyer d'inflammation spécifique, cancéreuse, gangréneuse ou charbonneuse.

24e ORDRE. Il peut être suspendu ou aboli : comme dans la paralysie d'un doigt ou d'un bras, dans l'aphonie, la paraplégie, l'hémiplégie.

5e CLASSE. — Elle renferme les *Etats morbides* généraux de l'*Illumination cérébrale*, c'est-à-dire, de la Fonction *phosphorique* qui entretient la Sensorialité, et qui sécrète la Sensibilité générale ou le Fluide sensible.

25e ORDRE. L'*Agent fonctionnel central* de la Sensorialité peut s'exalter sans fièvre : comme dans l'état mental si exagéré des enthousiastes, des fanatiques, des mélancoliques.

26e ORDRE. Il peut s'exalter avec fièvre : comme dans le délire, les angoisses, les émotions bouleversantes, les douleurs déchirantes, qui surviennent dans les cas d'ataxie fébrile.

27e ORDRE. Il peut s'affaiblir : comme dans les cas de langueur mentale, de moral énervé, d'impressionnabilité diminuée, de sensibilité engourdie, d'apathie, d'imbécilité sénile, de somnolence.

28e ORDRE. Il peut être vicié sans fièvre : comme dans la perversion morale, l'altération du sentiment, les hallucinations étranges, les visions vertigineuses, l'ivresse morbide, qui surviennent par l'absorption des principes malfaisants du chanvre, de la ciguë, de l'opium, de la belladonne, de la mandragore, etc.

29e ORDRE. Il peut être vicié avec fièvre : comme dans le délire ataxique, causé par les principes délétères et toxiques des poisons âcres et narcotico-âcres, par les miasmes pestilentiels, par les éléments solubles du plomb, du cuivre, du mercure.

30e ORDRE. Il peut être suspendu ou aboli : comme dans la perte de connaissance et dans l'insensibilité, qui surviennent après les attaques d'hystérie, d'épilepsie, d'apoplexie, ou pendant la syncope, l'asphyxie, la léthargie.

6e CLASSE. — Elle contient les *Etats morbides* locaux de la Sensibilité partielle, ou du *Fluide sensible* local.

31e ORDRE. L'*Agent fonctionnel local* de la Sensibilité peut s'exalter sans inflammation : comme dans les ***Douleurs*** franches, causées par une compression ou un tiraillement de cause chirurgicale, ou bien déterminées par un *strictum* organique, par une irritation viscérale. Telles sont la gastralgie, les coliques, les douleurs rhumatismales vagues.

32ᵉ ORDRE. Il peut s'exalter avec inflammation franche : comme dans les douleurs violentes qui frappent les nerfs sensitifs lorsqu'ils sont échauffés, pincés, déchirés, torturés, sous l'ardeur, l'engorgement et la compression inflammatoires d'un organe. Telles sont les douleurs causées par une brûlure, un phlegmon, un panaris, une phlogose.

33ᵉ ORDRE. Il peut être affaibli : comme dans la débilité d'un nerf sensuel, dans l'engourdissement d'une partie sensitive de la peau, dans l'émoussement des surfaces sexuelles, etc.

34ᵉ ORDRE. Il peut être vicié sans être enflammé : comme dans les sensations insolites et les souffrances étranges des nerfs sensitifs, qui sont engagés dans un engorgement spécifique de nature strumeuse, syphilitique, dartreuse, etc.

35ᵉ ORDRE. Il peut être vicié et enflammé : comme dans les douleurs singulières et extraordinaires des inflammations eczémateuses, pustuleuses, scrofuleuses, cancéreuses, gangréneuses, charbonneuses.

36ᵉ ORDRE. Il peut être suspendu ou aboli : comme dans les cas de cécité, de surdité, d'anosmie, d'agustie, d'anesthésie.

Tel est notre *Cadre pathologique*. Comme on le voit, il se compose de six *Classes* et de trente-six *Ordres*. Mais qu'on remarque bien que ce Cadre pathologique ne contient pas la description d'une seule Maladie ; et qu'on se pénètre bien de l'idée que nos trente-six Ordres morbides ne sont point des Maladies particulières. Ces trente-six Ordres, selon notre Doctrine, ne sont en effet que les conditions primitives et possibles des Maladies ; aussi, en dehors d'eux, il n'en existe point d'autres, et je défie qu'on en trouve d'autres. Il faut donc les considérer comme les seuls *Eléments* originels dont toutes les Affections peuvent se composer par leurs diverses combinaisons. Pour former une *maladie*, ces *Eléments* se réunissent, tantôt par deux, tantôt par quatre, tantôt par huit, etc. Et la maladie existante ne peut être sûrement et complètement *diagnostiquée* que par l'énumération exacte de tous les Eléments morbides qui la composent, c'est-à-dire , qu'en tenant un compte rigoureux de tous ceux qui coexistent actuellement chez un malade. Cette idée d'*analyse* des Eléments pathologiques détruit donc radicalement la fausse conception des médecins, qui regardent une maladie comme une chose d'une seule pièce, comme une entité réelle, comme la personnification d'un être malfaisant , qu'il faut anéantir ou chasser du corps. La nouvelle Doctrine de l'*Impondéralisme* change donc complètement l'esprit de la Pathologie, par les raisons suivantes : 1° Elle fait considérer l'Etat morbide total d'un malade, comme l'effet de l'agrégation plus ou moins composée de quelques-uns des trente-six *Etats morbides* particuliers que nous venons de classer et de caractériser. 2° Elle rend dépositaires de ces Eléments morbides, les trois Agents centraux de la Calorification vitale, de la Locomotilité et de la Sensorialité, ainsi que les trois Agents locaux de la Chaleur, du Mouvement et de la Sensibilité. Or, elle rapporte aux *Impondérables* de l'organisme la causalité et la prééminence d'action , que nos Prédécesseurs attribuaient aux propriétés vitales , aux Gaz , aux Humeurs et aux Solides. Cette attribution souveraine , que nous faisons aux Impondérables qui nous animent , rend donc l'*Impondéralisme* bien tranché dans son esprit et dans son dogme ; et elle le sépare bien fermement des utopies illogiques , fautives et bornées, du Vitalisme , du Gazisme, de l'Humorisme et du Solidisme. Qu'un Vitaliste creux, comme Bichat, vienne nous dire qu'il faut avant tout considérer l'État des Propriétés vitales et leur mode d'altération, et qu'ensuite il faut les ramener à leur type normal par des médicaments appropriés ; on sent évidemment que ce langage n'est pas scientifique, n'est pas fondé sur les notions positives de la Physique et de la Chimie ; et qu'il n'est logogrifié que sur les rêveries *métaphysiques* d'une imagination trop échauffée. Est-ce que la Philosophie médicale peut être bornée à l'absolutisme des Principes *abstraits* des Propriétés vitales, telles que la sensibilité et la contractilité organiques, et la sensibilité et la contractilité animales, etc. ? Est-ce que vous vous contenterez toujours de ces mots vides, qui ne font que représenter les Phénomènes, sans dire leurs causes, ni leur nature, ni leurs modes d'action ? Est-ce que , quand vous mettez un cataplasme, quand vous donnez une potion, quand vous ordonnez un bain ou une injection , pour modifier vos Propriétés vitales, vous pouvez établir des relations scientifiques, c'est-à-dire , réelles et supputables, entre les Éléments *métaphysiques* de ces Propriétés vitales et les Éléments *Physiques* et *chimiques* des médicaments ? Est-ce qu'on ne sent pas que cette pratique est imaginaire, ténébreuse, vague, sans positif pour le présent et sans espérance pour l'avenir ; puisqu'elle est irrationnelle en principe, et puisqu'elle n'est applicable qu'en tâtonnant, et qu'en cherchant sans cesse la mesure et la convenance des modificateurs qui peuvent contenter et alléger les Propriétés vitales? Quelle autre clarté, quelle autre logique brillent dans notre *Doctrine des Impondérables !* Vous avez pour Bases, pour Causes et pour Agents de nos Fonctions : 1° le Calorique central, 2° le Fluide moteur central, 3° le Fluide sensible central, 4° le Calorique local, 5° le Fluide moteur local, 6° le Fluide sensible local. Vous savez que ces Agents sont des *Impondérables ;* qu'ils sont d'une nature élémentaire, et conséquemment *physiquement* modifiables ; vous savez encore qu'ils possèdent l'activité *chimique* et *physiologique*, et conséquemment qu'ils produisent les Lois de *l'attraction* , de la *sécrétion* et de *l'expansion*, et les *Propriétés vitales* qu'on a abstraites sous les noms de sensibilité et de contractilité organiques et animales : eh bien ! avec ces connaissances philosophiques si positives, la Médecine prend un caractère de certitude incontestable. 1° Vous avez des Causes *plastiques,* pour produire vos phénomènes physiologiques de sensibilité et de contraction. 2° Vous avez des Causes *chimiques,* pour opérer vos phénomènes d'absorption, de décomposition , d'élaborations. 3° Vous avez des Causes *physiques* d'impulsion mécanique et d'excrétions. 4° Vous avez des Patients *élémentaires* qui se troublent dans leur activité et dans leurs réactions, sous la stimulation morbifique des Agents extérieurs. 5° Vous avez des Désordres morbides *réels* , qui reposent sur les altérations de *Fluides* subtils et substantiels. 6° Vous avez à opposer à leurs Dérangements, et les Agents *physiques* et les Agents *chimiques* de la Nature, qui sont propres à combattre, à équilibrer et à normaliser , soit leurs perturbations *physiques,* soit leurs altérations *chimiques.* 7° Les tensions *mécaniques* des *Impondérables* physiologiques, sont-elles trop vives ou trop lâches, vous les régularisez par des stimulateurs *physiques* contraires , c'est-à-dire, insuffisants ou excédants. 8° Les activités *chimiques* du *Calorique* vital, de l'*Electricité* motrice , du *Phosphorique* sensorial , sont-elles trop fortes, trop faibles ou viciées, soit dans les Foyers centraux de leurs fonctions, soit dans les dépendances locales de leurs appareils respectifs : alors vous leur opposez des médicaments d'une nature *chimique*, soit *anticalorique* ou *hypercalorique*, soit *antiélectrique* ou *hyperélectrique*, soit *antiphosphorique* ou *hyperphosphorique*, soit enfin d'une nature analogue, mais assainissante *chimiquement* et *spécifiquement*? Et vous guérissez avec connaissance de cause, avec induction théorique, avec expérience pratique, avec certitude d'esprit et de science. Et vos succès constants vous crient que l'Impondéralisme est la pierre angulaire de l'édifice médical ; est la base fondamentale de la certitude théorique ; est le soutien le plus sûr de l'application chimique, médicinale et thérapeutique. Dès lors, vous ne regarderez plus les *Gaz*, les *Liquides* et les *Solides*, ainsi que leurs Symptômes divers, que comme des Effets directs des Dérangements des *Impondérables*. Vous n'attaquerez plus l'antique *Humeur peccante*, que dans l'intention de régulariser les *Impondérables* qui l'ont formée et qui cherchent à la résoudre. Vous ne combattrez les tensions et les relâchements, les engorgements et les raréfactions des Solides, que dans le but d'élargir ou de concentrer les *Impondérables* trop refoulés ou trop évaporés. Et vous comprendrez que s'il faut, pour guérir, s'endoctriner d'abord de l'Impondéralisme, comme d'une instruction indispensable, il ne faut pourtant pas négliger ce qui est relatif aux Gaz, aux Liquides et aux Solides, qui ont besoin d'être modifiés médicalement, dans l'intérêt primitif des *Impondérables*. Et vous comprendrez encore que, si la *Chimie physiologique* doit être le guide capital de la Médecine, cependant on doit associer aussi à ses préceptes et à ses procédés curatifs, les moyens *physiques* et *mécaniques*, qui sont des accessoires indispensables et précieux. Ainsi nous n'admettons rien d'abusif ni d'absolu, et nous ne rejetons pas les données antérieures de notre art ; seulement nous les avons coordonnées, et nous avons senti la nécessité de subordonner les instructions apportées en Médecine par le Vitalisme, par le Gazisme, par l'Humorisme et par le Solidisme, à la prépondérance des explications de notre *Impondéralisme*.

La première condition de l'organisme, est l'existence des *Impondérables* et des *Pondérables* qui le constituent physiquement. La seconde condition est l'activité élémentaire des Impondérables, qui, par leurs trois *Lois* d'*Attraction*, de *Transformation* et d'*Expansion*, ont organisé l'embryon, ont formé la structure anatomique, ont déterminé la force chimique de la Calorification vitale, ont enchaîné à cette dernière toutes les opérations physiologiques et auxiliaires de la digestion, de l'absorption, de la circulation, de la respiration, des sécrétions, de la nutrition, de la désassimilation, des exhalations et des excrétions. Ce sont encore les *Lois chimiques* d'*Attraction*, de *Transformation* et d'*Expansion*, qui ont annexé à la *Calorification* vitale et à ses opérations *organiques* auxiliaires, les deux fonctions *animales* de la *Locomotilité* et de la *Sensorialité*. De sorte que tout s'exécute, dans l'Organisme, par la force *chimique* des *Impondérables* ; et de sorte que les Fonctions de la *vitalité* et de l'*animalité* ne sont que les manifestations physiologiques de la puissance élémentaire de nos *Agents subtils*, et de leurs influences réciproques, et de leurs irradiations diverses, et de leurs opérations dissolvantes, combinantes et transformantes, sur les Gaz, les Liquides et les Solides du corps. Si la physiologie n'est que l'exercice des *Lois chimiques* des *Impondérables* combinés, distribués et activés de manière à produire les fonctions par leur énergie élémentaire, par l'association de leurs opérations, par leurs irradiations mécaniques, et par leurs influences altérantes sur les Pondérables organiques ; il s'en suit que, lorsque ces *Impondérables* seront dérangés dans leur nature, dans leur activité, dans leur quantité, dans leur réparation, dans leurs rapports, dans leurs rayonnements, dans leur exhalation et leurs dépenses, les *Maladies* en résulteront : et ces Maladies ne seront en réalité que des troubles *chimiques, physiologiques* et *mécaniques*. Mais pour régulariser ces troubles divers, qui ne peuvent appartenir primitivement qu'aux *Impondérables*, puisque les *Pondérables* sont tout à fait inertes, il faudra bien recourir aux seuls *Impondérables*, puisque les *Pondérables* sont sans activité chimique, sans vertu médicinale, sans influence motrice, et puisqu'ils ne sont vraiment susceptibles que d'une modification physique de résistance, due à leur passivité et à leur inertie. Ces considérations nous font donc sentir que toute la *Science physiologique, pathologique* et *thérapeutique*, ne peut reposer, initiativement et fondamentalement, que sur les *Impondérables*, sur leur activité *chimique*, et sur leurs impulsions ou sur leurs refoulements *mécaniques*. — Expliquons donc comment ces *Impondérables* et leurs *Lois chimiques* et *mécaniques* se désordonnent, pour constituer les trente-six *États morbides*, ou les trente-six *Éléments nosogéniques*, dont les diverses combinaisons binaires, ternaires, quaternaires ou plus nombreuses, forment toutes les maladies possibles.

ARTICLE 2. — *Premier Élément des maladies de la Chaleur géné-*
rale, ou Exaltation sans fièvre de l'Agent calorificateur.

Le premier *État morbide* est l'*Exaltation franche et sans fièvre*
de la Calorification vitale, ou du phénomène primordial qui constitue la *vie*, la vitalité, la sécrétion de l'Agent vital qui est le *Calo-*
rique général, ou comme on dit, la *Chaleur* générale. — Ses *causes*
sont les Modificateurs physiques qui entravent les dépenses exhalantes du *Calorique* général, soit aux muqueuses, soit à la peau ;
et qui le refoulent de tissus en tissus, de vaisseaux en vaisseaux,
de nerfs en nerfs, sur le trisplanchnique, et enfin sur la pulpe grise
encéphalo-spinale, l'appareil central et le foyer de la Calorification
vitale. Ces refoulements antihygiéniques du *Calorique* général,
tendent à le concentrer dans les plexus et dans le foyer combustif
de la vie ; ce qui augmente et la stimulation, et l'alimentation, et
l'activité de la *Calorification* vitale. Alors celle-ci se surexcite,
s'exalte, sécrète et rayonne davantage ; et c'est ainsi que le 1er *État*
morbide est constitué. Mais cet État morbide peut survenir aussi à la
suite d'une sustentation trop nourrissante, d'un régime succulent,
de l'abus des viandes noires et des boissons spiritueuses. Alors les
éléments *caloriques* de cette nourriture surexcitante, devenant
journellement surabondants, impriment à la *Calorification* vitale un
degré plus élevé d'énergie, dans la sécrétion du calorique général et
dans son expansion excentrique. Telles sont donc les causes les plus
ordinaires du 1er *État morbide* de notre Cadre pathologique.—Mais,
quand il est survenu, il est signifié à l'observateur par les *symp-*
tômes suivants, qui ne sont que les effets *consécutifs* de l'*exaltation*
sans fièvre de la calorification. Alors le calorique général est augmenté ; son expansion s'opère avec plus d'ardeur et d'abondance
par les plexus et les nerfs du trisplanchnique ; par leurs aboutissants
vasculaires et conséquemment dans les liquides ; par leurs annexes
organiques et conséquemment dans tous les tissus et dans tous les
viscères ; par les exhalateurs du calorique rayonnant et conséquemment par les trames perspirantes des muqueuses et de la peau, ce
qui imprime au toucher l'indication de l'ardeur générale et de l'ex-
haussement de la température. Mais ces premiers phénomènes
morbides, qui tiennent d'une part à la calorification centrale, et
d'une autre part à son calorique général, déterminent d'autres
phénomènes secondaires et *consécutifs* dans les opérations auxiliaires de la vie organique, dans les fonctions animales de la locomo-

tilité et de la sensorialité, et encore dans les pondérables gazeux, liquides et solides du corps. C'est ainsi que les Fonctions vitales d'Attraction, de Combustion et d'Expansion s'exécutent avec plus d'énergie ; que les opérations auxiliaires de la Digestion, de la Circulation, de la Respiration, des Sécrétions, de la Nutrition s'effectuent avec plus de force et d'activité ; que l'Electrisation locomotrice et l'Illumination sensoriale reçoivent plus de Calorique général et composent avec lui plus de Fluide moteur et plus de Fluide sensible, ce qui accroît l'énergie musculaire et la force mentale. Enfin, c'est ainsi que les Pondérables eux-mêmes sont modifiés consécutivement par le Calorique général plus intense qui les pénètre, puisque les gaz deviennent surabondants, les liquides plus plastiques et plus concrescibles, les solides plus denses et plus contractiles ; on voit même alors les excrétions plus réduites et plus animalisées, et les exhalations muqueuses et cutanées plus profuses et plus odorantes. — C'est en vertu des changements opérés dans l'activité de la calorification vitale surexcitée, c'est-à-dire, dans la force chimico-physiologique de son Agent calorique général, que tous ces symptômes sont produits. Mais ces symptômes peuvent se traduire à nous sous différentes formes pathologiques, lesquelles ne sont pas des maladies particulières, ni des entités personnelles, ni des matières peccantes distinctes, mais bien des manifestations phénoménales de la Calorification vitale surexcitée et de son Calorique général plus ardent, plus abondant, plus plastifiant et plus impulsif. Les manifestations *symptomatiques* de l'*Etat morbide* n° 1, ou de la *Calorification surexcitée,* ont été faussement personnifiées ou ontologisées sous les noms de *Turgescence* gazeuse, de *Pléthore* sanguine, de *Polylymphie* active, d'Obésité, de dispositions aux Erythèmes, aux Hémorrhagies, au Flux hémorrhoïdal, au Rhumatisme vague, à la Goutte, etc. Toutes ces prétendues Maladies ne sont que des effets consécutifs et plus ou moins éloignés de la surexcitation accidentelle, périodique ou constitutionnelle de la *Calorification* vitale ; elle les cause par les réactions de son Calorique général sur les appareils fonctionnels, sur les gaz, sur les humeurs et sur les solides. Alors les gaz s'accumulent ou sortent difficilement ; les fluides se plastifient et s'infarcissent de principes minéralisants ; les viscères s'irritent, s'engorgent, et finissent par se contracter plus péniblement. De sorte que tout l'organisme est trop rempli, que ses gaz sont en turgescence, que ses liquides sont en pléthore, que les solides sont en contraction. Et cet état de plénitude et de contrainte universelles, empêche les exhalations et les excrétions de se faire librement ; ce qui renferme dans l'économie des principes excrémentitiels nuisibles. Alors la *Calorification* est opprimée par l'effet concentratif et refoulant, que cette plénitude opère sur son *Calorique* général répercuté. Et la Calorification tend à s'activer encore davantage, à sécréter encore plus de Calorique, à se saturer plus de gaz et de sang, à cuire plus intimement les humeurs, afin de les élaborer et de les atténuer davantage. Et la coction engendre nécessairement des réactions sympathiques, des efforts synergiques des appareils, des mouvements fonctionnels de concours et de résolution. C'est de là que résultent les Sueurs aigres, les Érythèmes fréquents, les Congestions et les Hémorrhagies mensuelles ou annuelles, les Urines caillebottées, sédimenteuses et uratées des Pléthoriques, des Rhumatisants et des Goutteux. — Si donc vous voulez faire une Thérapeutique rationnelle, ne soyez ni Vitaliste, ni Gaziste, ni Humoriste, ni Solidiste, c'est-à-dire, ne faites pas un traitement relatif aux Propriétés vitales ou aux abstractions, ni approprié aux Gaz, ou aux Humeurs, ou aux Solides ; mais soyez *Impondéraliste*, c'est-à-dire, remontez aux causes premières du mal, aux Agents directs de la physiologie ; soignez d'abord la *Calorification*, ou plutôt le *Calorique* général qui l'exécute ; que votre médication se fasse dans l'esprit et dans l'intérêt de sa régularisation initiale et principale, et alors vous guérirez promptement et sûrement ; parce que, en rétablissant la Calorification vitale, ou son Calorique intégrant et rayonnant, vous rétablirez du même coup les conditions morbides, secondaires et consécutives des gaz, des liquides et des solides. Alors il n'y aura plus de Plénitude ignée, de Turgescence gazeuse, de Pléthore sanguine, de Plasticité humorale, de Polylymphie active, d'Accès congestifs, d'Hémorrhagies bénéficiaires ou supplémentaires, d'Engorgements sécrétoires, de Rétentions excrémentitielles des principes albumineux, fibrineux, gélatineux, alcalins, salins, terreux, ou trop animalisants et trop minéralisants du sang ; et vous n'aurez plus d'Erythèmes, d'Epistaxis, de Flux anormaux, de Rhumatismes, ni de Goutte : parce que leur cause première, qui est la *Surexcitation apyrétique de la Calorification vitale*, sera détruite et harmonisée par votre Médication pratiquée selon notre Doctrine de l'*Impondéralisme*.

ARTICLE 3. — *Deuxième Elément des maladies de la Chaleur générale, ou Exaltation fébrile de l'Agent calorificateur.*

Le deuxième *Etat morbide* est l'*Exaltation franche et fébrile de la Calorification*, ou de la Fonction vitale et radicale, qui sécrète le *Calorique général.* Cet Etat morbide est la Fièvre, mot employé depuis l'origine des temps, et qui n'a jamais été ni bien compris, ni bien expliqué. La *Fièvre* est donc la Surexcitation de la Calorification, mais à un degré plus élevé que dans l'article précédent, et avec les caractères que nous allons lui assigner bientôt. Ainsi, le mot *Fièvre* veut dire exagération du mouvement vital calorificateur. Ce mouvement *siège* dans l'appareil vital de la substance grise encéphalo-rachidienne, et dans le trisplanchnique son annexe. Ce mouvement a pour agent direct le *Calorique* vital lui-même, qui est suractivé dans sa puissance chimique et combustive, qui est emporté dans son énergie sécrétoire, qui est concentré et accumulé tensivement, qui est entravé dans son expansion et sa dépense, et qui s'efforce de réagir et de rayonner excentriquement, par ses efforts d'irruptions, d'impulsions, de congestions, de résolution et de délivrance. Le mot *Fièvre* comporte toutes ces idées, et n'exprime pourtant qu'un phénomène unique, dont tous les autres dépendent, et qui est l'*Exaltation* exagérée et violentée de la *Calorification* vitale. Quand les Médecins métaphysiciens disent que la *Fièvre* tient à la *Vie*, à la surexcitation des Propriétés vitales, à l'accroissement excessif de la contractilité ou des mouvements fonctionnels, ils n'avancent que des inventions creuses, qui n'expliquent ni le siége anatomique, ni l'agent chimique, ni le moteur physiologique de la Fièvre. Or, l'Impondéralisme donne des raisons logiques, scientifiques et positives de tous ces faits ; et il les accorde parfaitement avec les phénomènes pathologiques, avec les propriétés chimiques des médicaments, avec les procédés les plus salutaires de la thérapeutique. — Les causes occasionnelles de la *Fièvre* sont : un obstacle quelconque aux rayonnements ordinaires du *Calorique* général, qui est refoulé morbidement sur la *Calorification* ; ou bien des ingesta surabondants et surexcitants, comme les spiritueux et les aromatiques, qui remplissent l'appareil calorificateur de principes ignés trop ardents et trop exaltants ; ou bien encore l'engorgement inflammatoire, aigu ou chronique, d'un viscère ; ce qui arrête, refoule, concentre le *Calorique* rayonnant, ce qui en opprime la *Calorification*, ce qui la fait sécréter avec violence, en produisant les réactions et les transports de son Calorique surabondant et trop tensif. Il est facile de comprendre que sous les obstacles des viscères enflammés et contractés, le *Calorique* général soit suspendu dans son cours, soit arrêté dans ses effets d'exhalation et de dépense, soit refoulé sur l'appareil vital qui le sécrète, soit concentré surabondamment dans la moelle épinière, le siége de la Calorification. Alors cette dernière sera trop saturée, embrasée, violentée par son Calorique intégrant devenu excessif; et alors le mouvement calorificateur sera exagéré, il sera fébrile, il y aura *Fièvre*. La Fièvre est donc une opération à la fois vitale et chimique, à la fois physiologique et pathologique. Cette opération est vitale, parce qu'elle tient à l'Agent *calorificateur* central, qui est le moteur initial et causal de la *vie*. Cette opération est chimique, parce qu'elle n'est que la *Combustion* vitale elle-même, mais plus ardente. Cette opération est physiologique, puisqu'elle n'est que la fonction vitale montée à un degré exagéré d'activité. Enfin, cette opération est pathologique, par son excès de violence, qui est imcompatible avec la mesure des gaz, avec le maintien des liquides, avec les actes des solides, c'est-à-dire, avec les conditions nécessaires à l'intégrité et à la conservation de l'organisme. Le problème de la *Fièvre* est donc résolu dans sa cause, dans sa nature et dans son siége. Sa cause est un obstacle trop refoulant. Sa nature tient à l'Agent calorificateur trop surabondamment concentré. Son siége est l'appareil central de la combustion vitale. — Maintenant passons aux autres questions qu'embrasse ce sujet si important. Puisque le phénomène de la Calorification vitale est unique, la *Fièvre*, qui n'est que son exagération, sera donc unique aussi : ce sera donc une erreur, une absurdité, que de dire les *Fièvres*, et que d'admettre plusieurs Fièvres. Il n'y a donc de possible que la *Fièvre* ; et si ce phénomène peut varier en nature, sous la diversité des ingesta qui la déterminent, ou des phlogoses qui l'occasionnent, il n'en sera pas moins unique comme la *Calorification* vitale, dont il n'est qu'un mode d'exaltation très-élevé. — La Fièvre peut être franche ou avec perversion. Elle est franche, quand elle est causée par les obstacles inflammatoires, c'est-à-dire, par les refoulements du Calorique rayonnant sur son foyer central. Elle est avec perversion, quand elle est produite par des substances altérées, par des miasmes délétères, par des virus ou des venins. Dans le premier cas, la Fièvre est toujours franche dans son début ; et elle reste franche, tant que la Calorification, dans son ascension fébrile, ne se vicie pas par des résorptions nuisibles. Alors elle est légère, bénigne et facilement curable. Mais quand la Calorification fébricitée s'altère par des résorptions malfaisantes, elle se vicie, elle se dénature ; son Calorique s'altère, et il imprime le même cachet de viciation, aux gaz qu'il forme, au sang et aux humeurs qu'il confectionne, aux solides qu'il vivifie et contracte. De sorte que, quand la Calorification est fébrile et altérée, elle généralise son ardeur et son altération par son calorique dénaturé et universalisé. — Dans le cas où la Calorification est pervertie, soit par résorptions vicieuses et consécutives, soit d'emblée par l'absorption d'ingesta nuisibles, de miasmes délétères, infectieux ou virulents, elle s'emporte ordinairement avec une violence extrême ; et son calorique, bientôt perverti, communique rapidement ses altérations aux gaz, aux liquides et aux viscères de l'économie. Alors on voit survenir la *Fièvre* d'infection, avec sa chaleur mordicante, ses exhalations puantes, ses sécrétions insolites, ses excrétions étranges, ses exanthèmes vésiculeux ou pustuleux, ses mouvements ataxiques, ses encroûtements fuligineux, ses caractères typhoïdes et putrides. — Quelle que soit la condition franche ou viciée de la *Fièvre*, ou de l'exagération fébrile de la Calorification, les *réactions* que produit le *Calorique* général dans ses expansions centrifuges et résolutives, déterminent tous les phénomènes morbides et toutes les *formes* de la fièvre. Ainsi les *synergies* proviennent du soulèvement universel des appareils nerveux splanchniques, appelés en concours de force et d'action par l'Agent central de la Calorification, lequel est sollicité à ces provocations synergiques par son refoulement et son étreinte sous les oppressions inflammatoires. Et les *sympathies* ne sont que les effets méconnus de ses tensions rayonnantes et électives, soit dans des parties directement correspondantes, soit dans des régions indirectes, mais alors plus faibles, plus spacieuses et plus propices pour les décharges et l'emplacement du calorique, des gaz et des liquides en excès. Quant aux symptômes divers, soit les départementaux, comme ceux qui caractérisent la fièvre, soit les particuliers comme ceux que manifestent les viscères isolés, ils ne sont que les effets aboutissants, soit des réactions vitales pour les premiers, soit des réactions texturales pour les seconds.

La *Fièvre*, phénomène unique, inhérent et inséparable de la *Calorification* vitale, a été pluralisée par les Métaphysiciens, qui ont abstrait et ontologisé ses *formes* phénoménales. Mais les

formes de la fièvre ne sont réellement que des effets secondaires,
que des actes purement consécutifs, qui tiennent, soit de la nature
de la cause morbifique, soit le plus souvent du tempérament, c'est-
à-dire, de la prédominance d'impulsion et de dépense du *Calorique*
vital par un des grands appareils splanchniques et fonctionnels, soit
enfin des réactions aveuglément électives du *Calorique* général,
opprimé dans sa source et désordonné dans ses efforts irruptifs. —
Voici donc comment on doit expliquer les *Formes fébriles*. —
Quand, par une des causes énoncées ci-dessus, le *Calorique* général
déborde avec plus d'ardeur, d'abondance et de tension par les
appareils pulmonaires et artériels, la fièvre prend la forme inflammatoire ou angioténique ; et c'est l'impulsion du calorique vital,
irradié par les plexus pulmonaires, cardiaques, aortiques, etc.,
qui produit l'état congestif des poumons, la force du cœur, la
plénitude du pouls, la réplétion des artères, les congestions actives
et diverses de certains organes, les urines rares, rouges et sédimenteuses, et tous les autres caractères de la fièvre qu'on avait
personnifiée sous le nom de *Fièvre inflammatoire*. — Quand le
Calorique général de la Calorification fébricitée déborde avec plus
d'énergie et d'intensité par les plexus et les vaisseaux cœliaques,
gastro-duodénaux, hépatiques, spléniques, mésentériques, et
conséquemment par l'estomac, les intestins, le foie, etc., ce Calorique général échauffe, exalte, contracte, engorge les viscères
abdominaux, en produisant directement la soif, les nausées, les
éructations, l'enduit saburral, les vomissements, les coliques, les
borborygmes, les vents, la diarrhée, et tous les symptômes que
les Métaphysiciens ont invoqués pour ontologiser une *Fièvre
bilieuse ou méningo-gastrique* ; tandis que ces prétendus caractères
ne sont que des effets secondaires des irradiations du Calorique
général, quand la Calorification, entravée dans ses expansions par
les inflammations de l'estomac, des intestins ou d ʼoie, imprime
à son Agent cette direction abdominale, qui n'est pour elle qu'un
effort particulier de réaction, de résolution et de délivrance. Les
phénomènes gastriques et bilieux ne résultent donc pas d'une entité
morbide, appelée fièvre bilieuse ; mais ils ne sont que la *forme symptomatique gastro-entéro-hépatique ou bilieuse*, que la Calorification
fébricitée imprime à l'ensemble de ses mouvements pathologiques.
Ce n'est donc pas l'Humorisme, ni le Solidisme, qui doivent imposer un nom à ces désordres, mais ce doit être l'*Impondéralisme*,
puisque c'est le Calorique général, ou l'Agent de la *vie*, qui opère

tous ces dérangements morbides, et par son activité *chimique* centrale, et par ses impulsions physiologiques, et par ses tensions mécaniques. — Quand la Calorification est fébricitée par des causes refroidissantes, par des phlogoses latentes ou subaiguës des membranes muqueuses, et surtout lorsque le tempérament est lymphatique, le mouvement fébrile vital tend à pousser le Calorique général contre ses obstacles membraneux, contre les causes morbifiques de son refoulement, de son oppression et de ses réactions ; et alors son impulsion résolutive est surtout dirigée sur les muqueuses gastro-intestinales, sur les vaisseaux lymphatiques, sur la peau. Voilà ce qui cause l'empâtement muqueux de la bouche, son enduit blanchâtre, l'anorexie sans dégoût, les nausées, les vomissements de matières filantes, les évacuations alvines glaireuses, les sécrétions catarrhales, et parfois des sueurs acides. Ces caractères, que les Abstracteurs ont assignés à une prétendue *Fièvre muqueuse*, *pituiteuse*, *adéno-méningée*, ne sont que des symptômes spéciaux, et que des effets secondaires des réactions particulières de la Calorification, lorsqu'elle est fébricitée dans certaines conditions de cause ou de tempérament. Vous n'admettrez donc plus une entité de *Fièvre muqueuse* ; puisque l'ensemble de ses traits ne représente qu'une forme *réactive* de la Combustion vitale, exagérée ou fébricitée.— Quand la Calorification est fébricitée par des inflammations gastro-intestinales ou autres, et surtout chez des sujets nerveux ; ou quand elle est fébricitée par des phlogoses membraneuses du cerveau ou de la moelle ; alors son Calorique général est entravé par la constrictio des viscères enflammés ; et il est refoulé et reporté supplémer airement sur d'autres appareils. Nous avons dit que, lorsque la réaction se portait sur les poumons, sur le cœur et les artères, il en résultait la *forme inflammatoire* de la *Fièvre ;* tandis que, lorsque cette réaction affectait les viscères abdominaux, il en résultait sa *forme bilieuse*. Mais, quand la réaction vitale concentre le Calorique général dans le cerveau et la moelle épinière, quand elle le tend avec effort contre leurs enveloppes méningiennes, alors le Calorique, retenu et condensé dans ses centres sécréteurs et expansifs, produit la céphalalgie, l'extrême susceptibilité des sens, l'agitation morale, tantôt la stupeur, tantôt le délire, les soubresauts des tendons, la carphologie, des convulsions, parfois des contractures, en un mot, tous les symptômes qui ont servi aux Médecins métaphysiciens, pour imaginer l'entité

Fièvre ataxique. Mais on sent bien, par nos explications, que ce cortége de symptômes fébriles n'indique qu'une *forme* spéciale de la
Fièvre ; que cette forme, comme toutes les autres, appartient uniquement à la Calorification vitale fébricitée, et marque seulement
le mode particulier et *départemental* de ses réactions. Ce n'est donc
seulement que, parce que ces réactions se portent sur les centres
nerveux, sur l'axe cérébro-rachidien, que la *forme ataxique* de la
Fièvre diffère des autres formes inflammatoire ou bilieuse. La
cause vitale en est donc toujours la même. Et comme les symptômes
fébriles, organiques ou formels, ne sont que des effets éloignés,
que des conséquences phénoménales secondaires, on ne peut pas
les colliger, pour en faire la personnification d'une fièvre ataxique
existante par elle-même. Donc c'est à la Calorification seule et à son
mode de *réaction* encéphalo-spinale, que vous rapporterez tous les
désordres *ataxiques* de la Fièvre, sans inventer une maladie de
toute pièce, qui n'est qu'une abstraction et une erreur. — Lorsque la Calorification est fébricitée par des phlogoses trop larges,
trop violentes, ou trop persistantes, qui refoulent excessivement
son Calorique dans son foyer embrasé ; alors cette Calorification
vitale s'exalte avec ardeur, s'emporte avec véhémence, et darde
avec profusion et intensité son Calorique dans tous les départements de l'organisme. Mais la surabondance, la force et la tension
de ce Calorique violent et altéré, en universalisant ses efforts
réactifs, expansifs et résolutifs, accumulent les gaz, échauffent et
pervertissent les liquides, désordonnent et dénaturent les solides.
Alors l'embrasement devient général ; la viciation des éléments se
propage dans la profondeur des capillaires et des tissus, et tout
semble tourner à la *putridité.* Mais pendant cet incendie et cette
perversion de l'organisme, le foyer de la Calorification vitale s'engoue et s'embarrasse ; son appareil central, ou l'axe nerveux cérébro-rachidien, s'engorge et s'empêtre : d'où résulte l'hébétude du
faciès, la stupeur, la prostration extrême des forces musculaires,
la petitesse du pouls, les épistaxis, l'encroûtement *fuligineux* des
muqueuses embrasées, carbonisées et racornies, les déjections
fétides, l'ardeur mordicante de la peau, les escarres, et plus tard
les pulsations misérables du cœur, la fluidité et l'infection du sang,
l'anéantissement graduel des mouvements fonctionnels, la léthargie finale et le refroidissement total du corps. Tous ces symptômes,
qui ont servi aux Vitalistes métaphysiciens pour créer une nou-

velle entité morbide, sous les noms de *Fièvre putride, adynamique* ou *typhoïde*, ne sont que des effets *consécutifs* de l'embrasement extrême de la Calorification vitale, et de son mode de réaction universelle, à la fois incendiante, prostrante, pervertissante, *fuliginosante* et paralysante. Tout cela s'opère par l'expansion du Calorique général, qui est surabondant, trop ardent, trop altéré, trop tensif et trop décompositeur. Ainsi la prétendue Fièvre putride, adynamique ou typhoïde des Abstracteurs, ne sera donc, comme toutes les autres fièvres des Ontologistes, qu'une forme symptomatique de la Calorification fébricitée ; et l'Impondéralisme pourra donner à cette forme spéciale le nom de *fuligineuse*, qui sera plus propre à peindre les effets incendiants, carbonisants et racornissants du calorique vital, que les expressions de putride, d'adynamique, de typhoïde, qui ne représentent que des erreurs d'Humorisme, de Solidisme et de Vitalisme. En effet, la putridité n'est que l'effet de l'action échauffante et dissolvante du Calorique sur les liquides. L'adynamie est l'effet prostrant du Calorique sur les centres nerveux. La typhoïdité n'est encore que l'effet congestif et paralysant du Calorique sur le cerveau et la moelle. Mais en donnant le nom de *fuligineuse* à cette forme symptomatique et si grave de la fièvre, notre doctrine exprime exactement l'action embrasante, putréfiante et carbonisante de l'*Impondérable* vital, ou du Calorique général, trop ardent, perverti et violenté.

Telles sont les principales *formes* phénoménales que cause l'Agent calorificateur fébricité, dans ses modes divers de réactions départementales et générales. Mais la Calorification vitale produit encore toutes les autres formes fébriles qui ont été personnifiées par les métaphysiciens. Nous ne nous arrêterons pas à leur explication individuelle, puisque toutes pourront être soumises à la désessencialisation que nous venons de pratiquer envers les formes *inflammatoire, bilieuse, muqueuse, ataxique* et *putride*. — Nous dirons donc, pour conclure, que la *fièvre* n'est pas une maladie particulière, mais seulement un certain mode d'*Exaltation* de la *Calorification* vitale, qui la fait apprécier au tact et à la raison, par les effets impulsifs de son Calorique cardiaque et de son Calorique cutané : c'est pourquoi la vitesse du pouls et l'accroissement de la chaleur nous indiquent que la vie est fébricitée, que la *Combustion* vitale est emportée ; d'où nous tirerons la conséquence qu'il faudra recourir à des moyens *anticaloriques*, pour modérer et régulariser chimiquement l'Agent calorificateur trop exalté.

ARTICLE 4. — *Troisième Elément des maladies de la Chaleur générale, ou Affaiblissement de l'Agent calorificateur.*

Le troisième *Etat morbide* est l'*Affaiblissement de la Calorification vitale*, ou de la fonction primordiale qui sécrète le Calorique général. Ses causes sont : l'insuffisance de l'air ou de la respiration, qui ne fournissent pas assez d'Impondérables ignés à la combustion vitale ; le défaut de stimulations physiques et morales, qui n'activent pas assez le foyer de la vie ; l'existence de phlegmasies lentes des poumons, de l'estomac ou des intestins, qui empêchent la convenable réparation du calorique vital ; l'abus des excitants et des stimulations, qui ont épuisé le calorique général et débilité le mouvement calorificateur de l'Agent encéphalo-spinal de la vie. Sous l'influence diverse de ces causes, la Calorification s'est affaiblie ; le Calorique est devenu insuffisamment saturateur de l'appareil nerveux vital ; ses irradiations par les plexus sont devenues moins intenses et plus lâches ; les fonctions splanchniques en ont été plus détendues et moins activées. Les exhalations ignées et la chaleur générale ont diminué. La vaporisation des gaz et des vapeurs organiques se sont ralenties. Le Calorique des plexus pulmonaires étant plus rare, a fait languir l'hématose. Le Calorique des plexus cardiaques étant moins tensif, a rendu les battements du cœur claquants et les artères insuffisamment remplies. Le sang, moins saturé d'atômes ignés, est moins fourni de globules et de fibrine, il est devenu plus fluide, il est noyé de sérum : conséquemment la sangnification reste incomplète, et tous les liquides sont plus clairs, plus diffluents. Les solides, moins échauffés et moins contractés par un Calorique trop rare, se sont relâchés et sont tombés dans l'atonie. Les perspirations membraneuses ont été diminuées, sinon suspendues ; les excrétions ont été moins consistantes et moins animalisées. De cette influence primitive de l'affaiblissement de la Calorification et de la pénurie de son Calorique rayonnant résultent l'abaissement de la température, la sensibilité au froid, les frissons erratiques, la pâleur, la flaccidité des chairs, parfois leur bouffissure ; le raccourcissement de la respiration et l'essoufflement au moindre exercice ; la petitesse et la lenteur du pouls, le bruit claquant du cœur et le souffle des artères carotides ; la tendance aux congestions passives, aux hydropisies et aux pneumatoses asthéniques. Et tous ces effets directs de l'appauvrissement du Calorique vital et du sang retentirent encore sur les fonctions de la **Locomotion** et de la **Sensorialité**, et produisirent indirectement l'engourdissement général, la faiblesse musculaire, la fatigue prompte, la nonchalance morale, l'émoussement de la pensée, la diminution de la sensibilité, et néanmoins la grande impressionnabilité pour les intempéries. Mais tous ces caractères de l'affaiblissement de la Calorification se traduisent, selon la différence des causes, par des groupes divers de *symptômes*, c'est-à-dire, par des effets secondaires et consécutifs, que les médecins Vitalistes, Pneumatistes, Humoristes et Solidistes ont faussement personnifiés sous les noms abstraits d'Anémie, d'Hydrohémie, d'Hémorrhagies, d'Hydropisies, de Pneumatoses passives, de Chlorose, de Scorbut, de Faiblesse constitutionnelle, d'Algidité, etc. Mais, pour l'*Impondéralisme*, toutes ces Entités morbides ne proviennent que de la même cause, c'est-à-dire, que de l'insuffisance du *Calorique* vital, et que de son défaut d'activité chimique, physiologique et mécanique, sur les gaz, sur les liquides et sur les solides. Et c'est seulement la différence de ses effets sur les fonctions et sur les viscères, qui constitue la différence des combinaisons symptomatiques propres à caractériser les formes morbides, scorbutique, chlorotique, anémique, leucophlegmatique, algide, etc. Concluons donc que ces formes ne sont pas des Maladies proprement dites, des Entités de toutes pièces, mais seulement des *modes* variés de l'*Affaiblissement de la Calorification vitale*, des résultats divers de la pénurie et du peu d'activité de l'Agent calorificateur.

ARTICLE 5. — *Quatrième Elément des maladies de la Chaleur générale, ou Viciation sans fièvre de l'Agent calorificateur.*

Le quatrième *Etat morbide fonctionnel* est l'*Altération sans fièvre de la Calorification vitale*. Cette altération survient par l'ingestion d'aliments insalubres, par la respiration d'un air malsain, par l'absorption de substances viciées, par l'assimilation de principes virulents. Nous supposons que ces agents nuisibles ne sont pas assez énergiques pour produire la Fièvre, tout en pervertissant la Calorification. Alors le Calorique, que cette fonction vitale sécrète, est lui-même vicié dans son essence : aussi tend-il à dénaturer secondairement les gaz, les humeurs et les solides. Et ces Pondérables manifestent consécutivement leurs troubles et leurs perversions par des symptômes propres aux Affections *spécifiques supposées apyrétiques*. C'est ainsi que, selon les causes agissantes, selon les ingesta nuisibles, les miasmes, les virus, etc., il survient dans l'organisme les Altérations faussement personnifiées sous les noms de Scrofules, de Dartres, de Syphilis constitutionnelle, etc. Mais ces Affections ne sont pas des Entités morbides ou des Personnalités pathologiques : ce sont de simples groupes spéciaux de symptômes, qui ont pour cause occasionnelle des absorptions malsaines ; qui ont pour cause physiologique la viciation de la Calorification ; qui ont pour cause pathologique la perversion du Calorique vital ; qui ont pour causes secondaires la formation consécutive de gaz, de liquides et de solides mal nourris, mal élaborés, altérés, dégénérés. Et si ces symptômes donnent à leur ensemble les *Formes* spéciales des Affections, ou strumeuse, ou dartreuse, ou syphilitique, etc., c'est que ces formes résultent, d'une part, des causes spécifiques qui dénaturent la Calorification vitale et son Agent calorique, et résultent encore, d'une autre part, des divers liquides qui sont infectés, et des divers appareils qui sont chargés de les sécréter et de les excréter.

ARTICLE 6. — *Cinquième Elément des maladies de la Chaleur générale, ou Viciation fébrile de l'Agent calorificateur.*

Le cinquième *Etat morbide* est l'*Exaltation à la fois fébrile et viciée de la Calorification vitale*, ou de la Fonction qui sécrète et dégage le Calorique vivificateur de l'organisme. Ainsi ce cinquième Etat morbide diffère du précédent, en ce que la Calorification est *fébricitée* en même temps que *viciée*. Les causes de cet état morbide fonctionnel sont : des absorptions et des assimilations de principes miasmatiques, délétères, toxiques, qui pervertissent et violentent la Calorification vitale. Tels sont les gaz, les émanations putrides, les virus, les poisons, qui produisent la Fièvre spécifique avec éruptions diverses, la fièvre paludéenne avec grosse rate, la fièvre dite pernicieuse, le typhus, la fièvre jaune, la peste ; la fièvre syphilitique, farcineuse, purulente, charbonneuse ; la fièvre par intoxications mercurielle, saturnine, arsénicale, etc. Les Auteurs métaphysiciens ont été assez absurdes pour créer des Entités-Fièvres, sous les noms de Rougeole, de Scarlatine, de Petite-Vérole, de Suette miliaire, de Fièvre intermittente, de Fièvre pernicieuse, de Typhus, de Fièvre de résorption, de Morve et de Farcin aigus, de Fièvre charbonneuse, de Peste, etc. Mais toutes ces Entités morbides, toutes ces Personnifications pathologiques sont autant d'erreurs qui portent le Thérapeutiste à attaquer autant de fantômes imaginaires ; tandis qu'il ne doit avoir que deux idées présentes à son esprit : premièrement, l'idée de la *viciation spécifique* de l'Agent calorificateur, et, deuxièmement, son *exagération fébrile* résultante. Dans tous les cas de perversions causales que nous venons de citer, le Phénomène *fébrile* est donc toujours le même, toujours *un* dans son existence fonctionnelle. C'est donc lui qu'il faudra combattre dans tous ces cas morbides ; mais on le combattra par des moyens relatifs aux Causes *spécifiques,* c'est-à-dire, selon les *Formes symptomatiques* que les causes viciantes et fébricitantes imposent à la *Calorification :* car ce sont ses troubles constitutionnels et nutritifs, par les absorptions nuisibles, qui dénaturent son essence ; qui exaltent son mouvement sécréteur; qui pervertissent son facteur calorique ; qui déterminent ses coctions pénibles ; qui provoquent ses réactions fébriles sur les appareils splanchniques, secondairement désordonnés ; qui dénaturent les gaz et les humeurs ; qui altèrent les solides ; qui soulèvent des mouvements synergiques d'élaborations, de résolutions, de crises et d'évacuations. Alors, selon la nature *spécifique* des causes, il survient des groupes spéciaux de symptômes, et ces symptômes caractérisent les *formes réactives* de la Calorification. Voilà ce qui donne à l'ensemble morbide de l'organisme la physionomie symptomatique de la Rougeole, de la Scarlatine , de la Petite-Vérole ; de la Syphilis fébrile, de la Fièvre tuberculeuse, ou morveuse, ou charbonneuse; de la Fièvre jaune ou pestilentielle ; de la Fièvre saturnine , ou mercurielle, ou cuivreuse. Dans toutes ces perturbations de l'économie , la *Calorification* est donc toujours à l'état de *Fièvre ;* et la Fièvre indique donc toujours le mouvement exagéré d'une fonction constamment identique à elle-même. La *fièvre* est le phénomène principal que le praticien doit voir, doit isoler de toute autre considération, et c'est à lui qu'il doit, avant tout, s'attacher. Ensuite il diagnostique ses formes ; mais pour l'Impondéralisme , ses formes ne sont que les effets consécutifs des réactions vitales, sous la diversité des causes spécifiques , perturbantes de la Calorification. Il est naturel d'induire que le Calorique vital, étant rendu diversement ardent et dénaturé par la différence des miasmes et des virus, produira des effets symptomatiques et formels très-différents sur les gaz, sur les liquides, sur les solides, sur les mouvements fonctionnels. Voilà pourquoi, selon la nature des miasmes et des poisons, il fait des efforts variés de saturation neutralisante, de coction décomposante, d'impulsion éliminante, qui s'accompagnent de *Fièvre* violente, de mouvements extraordinaires , d'efforts irruptifs, synergiques, sympathiques , critiques et évacuants. Et c'est pourquoi les crises s'effectuent avec des troubles dissemblables, par les divers appareils splanchniques, par des débouchés spéciaux, par des exhalations d'Impondérables, par des vaporisations gazeuses, par des excrétions humorales, par des éruptions muqueuses ou cutanées. Ainsi, concluons donc que les Maladies citées dans cet article ne sont pas des Entités morbides sous les noms de Rougeole, de Scarlatine, de Petite-Vérole ; ni des Individualités pathologiques sous les noms de Typhus, Peste, Charbon, etc. ; mais considérez tous les phénomènes que ces affections présentent, comme les résultats divers des différents genres d'Exaltation et de Viciation fébriles de la Calorification. Et n'oublions jamais que ce sont les diverses causes spécifiques et fébricitantes, qui donnent tant de physionomies différentes au phénomène *unique* et toujours *identique* de la *Fièvre*, en imposant à la Calorification vitale et à son agent Calorique des concentrations, des coctions, des réactions, des sécrétions, des résolutions, des crises et des terminaisons variées. Aussi je considère les vésicules miliaires, les pétéchies, les parotides, les bubons, les escarres et les charbons, qui surviennent dans les cas de Pyrexie grave, comme des efforts révulsifs, critiques ou dépurateurs de la fonction vitale. Et je regarde les altérations anatomiques, viscérales, intestinales, cutanées et autres, qu'on observe dans les morts aiguës, comme les effets réactifs et violemment impulsifs de la *Calorification*, qui les produit par la force tensive et corrosive de son *calorique* perverti et trop ardent.

ARTICLE 7. — *Sixième Elément des maladies de la Chaleur générale, ou Abolition de l'Agent calorificateur.*

Le sixième *Etat morbide fonctionnel* est la *Suspension* temporaire ou l'*Extinction* définitive *de la Calorification vitale*. Ce phénomène résulte de l'insuffisance, de l'oppression et de l'inactivité de l'agent vital ou du Calorique, qui est bien en puissance et en saturation dans l'axe nerveux rachidien, mais qui ne peut fonctionner, s'alimenter, ni renouveler du Calorique expansif et vivifiant, parce qu'il est étouffé sous une congestion apoplectique, soit momentanée, soit mortelle. Alors la condition de la vie, qui est le mouvement *calorificateur*, qui est l'exercice du pouvoir *chimico-physiologique* du Calorique intégrant, est suspendue ou abolie. — Les causes qui éteignent la Combustion vitale sont : la privation des substances respirables et alimentaires, ou bien l'action congestive, apoplectique, empoisonnante et tuante des stimulations externes, soit physiques et mécaniques, soit morales, soit chimiques et toxiques. Sous l'influence de ces causes, le Calorique qui rayonne de la combustion vitale est refoulé avec les gaz et le sang sur les plexus, sur les ganglions du trisplanchnique, sur l'appareil central de la vie, sur le Calorique en puissance qui exécute la calorification ; et cette Calorification est congestivement, ou mécaniquement, ou toxiquement entravée, suspendue, éteinte ; et, avec elle, toutes les fonctions splanchniques ou départementales s'arrêtent ; tous les mouvements partiels des liquides et des solides s'enrayent, et la mort définitive survient. Alors le sixième Elément des maladies se caractérise par la décalorification ou le refroidissement du corps, par le défaut de respiration et de circulation, et par la cessation consécutive des Fonctions locomotrice et sensoriale, dont la Combustion vitale est la nourrice et le soutien. — Le sixième *État morbide* est signifié par la Syncope, par l'Asphyxie, par la Mort apparente. Ainsi ces cas pathologiques ne sont point des Individualités morbides, des Maladies particulières, mais bien des formes symptomatiques qui expriment pourquoi et comment la Calorification vitale est suspendue ou éteinte.

Si nous voulions tirer une conclusion de l'examen des six premiers *États morbides* de notre Cadre pathologique, nous dirions que c'est l'Agent central de la Calorification, ou de la Vitalité générale, qui subit lui-même ces six *États morbides* d'*Exaltation sans Fièvre*, d'*Exaltation avec Fièvre*, d'*Affaiblissement*, de *Viciation sans Fièvre*, de *Viciation avec Fièvre* et d'*Abolition*. Et comme cet Agent calorique général produit lui seul la vie, ou la chimie physiologique de l'organisme, et comme il est le moteur causal de toutes les actions viscérales, il en résulte qu'il imprime le cachet de ses six modes morbides à l'universalité des Fonctions et des Organes, qui sont entraînés passivement dans ses phases de vitalité, d'activité ou d'inertie, de maladie ou de mort. Alors ces Organes, instruments secondaires du Calorique vital, manifestent, par des symptômes consécutifs, par des formes phénoménales résultantes, les vicissitudes et les désordres morbides de cet Agent central, qui les impulse, les échauffe, les vivifie, les contracte et les fait fonctionner. C'est cette dépendance passive des Organes, d'un centre d'activité souveraine, d'une impulsion originelle, conditionnelle et nécessaire, qui doit empêcher les Praticiens d'ontologiser, de personnifier, de particulariser les maladies du Calorique général, et

d'en faire des Individualités morbides attribuables , soit à des
matières peccantes spéciales , soit même à des inflammations
texturales distinctes. On reconnaîtra donc , comme dépendantes
uniquement des *Etats morbides du Calorique général* qui cause la
Calorification : et l'Exaltation apyrétique de la Pléthore ; et l'Exaltation pyrétique qui produit toutes les formes fébriles franches ; et
l'Affaiblissement de l'Anémie ; et la Viciation apyrétique des Scrofules ; et la Viciation pyrétique de toutes les formes fébriles à
causes spécifiques ; et l'Abolition vitale de l'Asphyxie. C'est ainsi
qu'en rapportant toutes les formes symptomatiques ou secondaires à la cause première de la vie , à l'Agent central de la *Calori-*
fication, au Facteur calorique de la chimie vivante, vous aurez une
idée précise pour le combattre , pour juger son mode de dérangement, pour lui appliquer les stimulations ou les ingestions, *physi-*
quement et *chimiquement* propres à le régulariser. Et si, pour cette
fin thérapeutique, il vous faut modifier le Calorique perspirant, les
Gaz exhalants, les Humeurs circulantes, les Solides contractiles ,
vous saurez que vous ne faites du Gazisme, de l'Humorisme et du
Solidisme que comme moyens intermédiaires et auxiliaires, et que
le but initial et dogmatique est d'arriver, par ces procédés secondaires, à guérir la cause principale, qui est l'*Etat morbide* de l'Agent
vital de la Calorification. Si donc l'Agent *calorificateur* doit absorber tout l'intérêt curatif du Médecin , c'est évidemment l'*Impondé-*
ralisme , qui sera pour vous la Doctrine par excellence, celle qui
doit présider à la pratique actuelle et aux progrès futurs de l'art
de guérir.

ARTICLE 8. — *Premier Elément des maladies de la Chaleur*
locale, ou Exaltation sans inflammation du Calorique local.

Le septième *Etat morbide* du Cadre pathologique , est l'*Exalta-*
tion franche et non inflammatoire du Calorique local, qui vitalise,
contracte et fait fonctionner un tissu , une membrane, un organe.
Nous considérons donc le Calorique local comme l'Agent causal et
unique de la *Vitalité locale ;* et nous regardons son Exaltation non
inflammatoire, comme le premier *Elément* des maladies de cette
vitalité locale. — Les causes de cet état morbide sont : ou des modificateurs trop stimulants et trop refoulants, ou des réactions
trop tensives et locales du Calorique rayonnant. Sous l'influence de
ces causes, le Calorique local s'accumule dans les nerfs ganglionnaires et dans le cannevas nerveux de l'organe trop stimulé. Cette

accumulation de Calorique a pour effets directs d'attirer et de concentrer les fluides pondérables ; de les congester et de les plastifier ; de trop échauffer, de resserrer et d'engorger les solides ; d'exalter leurs actes nutritifs, sécréteurs et excréteurs ; d'exagérer leurs mouvements fonctionnels ; en un mot, d'opérer une fluxion anormale de gaz, de sang et de lymphe. Cette fluxion congestive oppose un certain obstacle à l'expansion du Calorique général, à la diffusion du Calorique local, aux exhalations gazeuses, à la circulation des liquides, aux contractions des solides. Alors le Calorique local ou textural, qui est comprimé et entravé, s'exalte, réagit partiellement au centre de la sphère de congestion ; et il en résulte l'*État morbide* d'exagération fonctionnelle et non inflammatoire, qui fait le sujet de cet article. Cet État morbide représente le *strictum* de Thémison, la tonicité de Stahl, le spasme d'Hoffmann, la sthénie de Brown, l'irritation de Broussais. Mais tous ces termes sont abstraits, et conduisent à l'Ontologie des systèmes métaphysiques. Tandis que l'Etat maladif que nous définissons est causé par un Agent réel et primitif, qui est l'*Impondérable calorique*, le facteur unique de la vitalité locale. Ce Calorique intégrant aux tissus, ou infusé passagèrement en eux, est trop concentré, trop accumulé, trop tendu dans la partie viscérale morbifiée ; et il produit les formes pathologiques décrites par les métaphysiciens, sous les noms vides de *strictum*, de sthénie, etc. Et ce Calorique local ne produit pas seulement des effets physiologiques désordonnés, mais il produit encore des effets chimiques altérants, et même des effets mécaniques détériorants ; puisque son accumulation et son Exaltation locales forment un *stimulus* et une cause de contraction, de resserrement, d'oblitération, et parfois d'induration et de dégénérescence, pour les solides ; et une cause de condensation et souvent de dénaturation, pour les liquides et les gaz. Aussi observe-t-on que les symptômes de cet Etat morbide sont, à la fois, ignés, gazeux, sanguins, lymphiques et solidiques ; et pourtant tous ces symptômes ne sont que les résultats de l'accumulation, de la réaction, de la tension, et de l'action chimique du Calorique local. Car si le Calorique central de la Calorification, par ses irradiations immédiates et splanchniques, produit tous les phénomènes *généraux* de la vie, c'est le Calorique, envisagé en dehors de la Combustion vitale, et considéré comme Agent intégrant et fonctionnant des tissus et des organes, qui est l'auteur de tous les phénomènes *locaux* de la vitalité. — L'Exaltation franche et non

inflammatoire du Calorique local, est signifiée par l'accroissement
de la chaleur viscérale ; par l'état de *strictum*, de sthénie ou d'irritation des Métaphysiciens ; par la concentration gazeuse, l'accumulation humorale, la contraction texturale, l'engorgement actif,
la rougeur plus vive, le gonflement œdémateux, l'exhalation plus
grande des gaz et des vapeurs organiques, les pulsations insolites
des artères, le prurit des nerfs sensitifs trop agacés par la chaleur,
les spasmes des nerfs moteurs offensés par l'ardeur du calorique
local, les efforts de *molimen hémorrhagicum*, les hémorrhagies
partielles, la sécrétion accrue, la tension, la rénitence, la tuméfaction, la pesanteur locale, l'hypertrophie, la transformation
franche, le rétrécissement, l'oblitération, l'induration chronique.
Tous ces phénomènes de la vitalité partielle ne sont que des
*symptômes formels de l'Exaltation non inflammatoire du Calorique
local ;* et vous ne devez pas en faire des entités pathologiques, des
Individualités morbides, pas plus que de tous les autres effets qu'il
peut produire encore : tels que la surexcitation locale, l'accroissement d'une perspiration, d'une exhalation, d'une sécrétion, d'une
nutrition, d'une excrétion ; tels que la plénitude ignée partielle, la
pléthore sanguine viscérale, la polylymphie circonscrite, l'agglo-
mération gazeuse bornée, la congestion et l'apoplexie actives,
l'hémorrhagie, l'hydropisie et la pneumatose sthéniques. Tous ces
cas pathologiques ne sont que des symptômes et des signes divers
des modes d'Exaltation et d'action chimique du *Calorique local.*
Jusqu'aujourd'hui, on a expliqué tous ces phénomènes morbides
par les causes abstraites de la *sthénie* ou de *l'irritation ;* mais l'*Impondéralisme* rejette ces causes insaisissables et non malléables,
pour leur substituer un Agent *élémentaire*, le *Calorique* vital, qui
sera plus compréhensible pour la science, et plus positivement mo-
difiable par les puissances physiques et chimiques de l'hygiène et
de la matière médicale.

Article 9. — *Deuxième Elément des maladies de la Chaleur
locale, ou Exaltation inflammatoire du Calorique local.*

Le huitième *Etat morbide* du Cadre pathologique est l'*Exaltation
franche et inflammatoire du Calorique local*, qui vitalise, contracte
et fait fonctionner un tissu, un viscère, ou chacune des parties
constitutives d'un organe. Cette Exaltation inflammatoire du Calorique viscéral est le deuxième *Elément* des Maladies de la vitalité
locale. — Les Causes de cet Etat morbide sont : un refoulement

trop considérable du Calorique, son accumulation extraordinaire , sa tension trop vive contre des engorgements puissants et contre des contractions énergiques des viscères. La théorie de l'*Inflammation* s'explique par l'excès du *Calorique* local, qui concentre, engorge, échauffe et enflamme les gaz, le sang, la lymphe, les autres humeurs, et les tissus de la partie morbifiée. C'est pourquoi ce travail morbide local forme un obstacle plus ou moins grand, et à l'action physiologique du *Calorique intégrant*, et à l'expansion continuelle du *Calorique* central *rayonnant*. Ce Calorique rayonnant est retenu morbidement, et il est refoulé sur son Foyer calorificateur, sur l'appareil vital qui le sécrète et qui doit l'irradier sans cesse. Mais alors la Sphère de la Combustion vitale s'en embarrasse, elle en est oppressée, exaltée et violentée fébrilement ; aussi s'efforce-t-elle, par des diffusions excentriques, intenses et ardentes, et par des réactions tensives, énergiques et opiniâtres, à rompre ses entraves, à ouvrir toutes les voies de dégagements, à forcer toutes les issues de ses perspirations, soit interstitielles, soit parenchymateuses, soit tégumentaires. Et si la partie malade résiste, ses rayonnements centrifuges, interceptés dans leur dépense, sont fortement bandés entre le tissu de l'organe affecté, et entre l'axe nerveux central, le siége de la Calorification. Alors le Foyer combustif est oprimé, il étouffe, il réagit par des contractions puissantes et par des irruptions ardentes et volcaniques de Calorique vital. Ce sont ces efforts centraux de la Calorification qui soulèvent toutes les synergies, qui provoquent toutes les sympathies, qui exaltent et perturbent toutes les fonctions, parce que le Calorique vital rayonnant est violemment impulsé du Centre combustif dans les plexus pulmonaires, cardiaques, gastro-intestinaux, muqueux, cutanés, etc. Et c'est alors que se manifestent les symptômes *fébriles* et désordonnés de la respiration, de la circulation, des viscères digestifs, des sécréteurs, des excréteurs, des exhalateurs, etc. Mais la réaction centrale de la Fonction calorifiante porte ses efforts, bien plus vivement et bien plus tensivement encore, sur l'organe qui est le siége occasionnel de ces perturbations. Et voilà ce qui détermine tous les symptômes de l'*Inflammation*. De sorte qu'on peut regarder la *Fièvre* et l'*Inflammation* comme deux États morbides qui coexistent presque toujours, et qui sont entre eux dans des rapports d'initiative et de causalité réciproques. — Les symptômes de l'*Inflammation* sont engendrés, à la fois, par le Calorique vital rayonnant, et par le Calorique vital intégrant ou textural. Ces symptômes varient selon les éléments qui prédominent dans le foyer de la phlogose : c'est pourquoi cette dernière peut avoir une forme ignée, ou gazeuse, ou lymphique et œdémateuse, ou sanguine et engouante, ou hépatisante, splénisante, solidifiante, etc. C'est le Calorique local, Agent de la *Phlogose*, qui attire les fluides engorgeurs, et qui provoque avec eux les phénomènes caractéristiques de l'*Inflammation* ; tels que : chaleur, rougeur, gonflement, tension, douleur et pesanteur. Mais ces deux derniers symptômes appartiennent au système nerveux de *relation* ; tandis que les autres tiennent à la vie radicale ou *organique*. C'est le Calorique qui produit la chaleur et l'ardeur ; c'est le Calorique et le sang qui causent la rougeur et l'engorgement ; c'est le Calorique et la lymphe qui engendrent l'œdème ; c'est l'action du Calorique sur le sang et sur les tissus qui détermine la tuméfaction et la tension. De plus, c'est encore le Calorique local, renforcé par le Calorique vital rayonnant, qui opère ce que les Anciens appelaient les phénomènes de *crudité*, de *coction* et de *crise*. 1º La *crudité* n'est que la formation du mal, par les réactions du Calorique général et du Calorique textural, qui accumulent les gaz et les liquides dans les cellules contractées du solide enflammé. 5º La *coction* n'est que l'effort que le Calorique excentrique et le Calorique local font, pour saturer les fluides pathologiques, pour les atténuer, les décomposer, les rendre absorbables et éliminables, et pour donner aux tissus voisins la caloricité vitale nécessaire pour s'en emparer, les charier et les écarter. 5º La *crise* n'est autre chose que la fonte des humeurs engorgeantes ; que la résolution des entraves texturales, relâchées et ouvertes sous l'afflux antérieur des liquides ; enfin, que l'expulsion et l'évacuation de ces liquides morbides, sous les courants du Calorique général et sous les contractions du Calorique local. Mais la crise suppose une terminaison heureuse, ou le triomphe expansif et résolutif de la Calorification, triomphe qui a inspiré l'idée très-fausse de l'*autocratie* et de l'*intelligence* de la *vie* ; puisque le dynamisme de la Combustion vitale, et les impulsions mécaniques de son Calorique rayonnant, et la force chimique et dissolvante du Calorique local, sont tout à fait aveugles et dépendants, à la fois, des stimulations étiologiques, des influences synergiques et réciproques des viscères, de la résistance du tissu enflammé, et de toutes les conditions constitutives et idiosyncrasiques de la Calorification et des fonctions splanchniques. Mais quand, par l'effet de ces causes, la résolution ne s'effectue pas, la prétendue autocratie de la force vitale se laisse vaincre ; ce qui veut dire que les efforts combinés du Calorique rayonnant et du Calorique local, n'ont pas pu dissoudre la phleg-masie dans son début et dans sa marche ascendante. Alors ces deux Agents de la vitalité générale et de la vitalité locale, sous les per-turbations fébriles de la Calorification, et sous les opérations chi-miques de la Phlogose, impriment une terminaison funeste au travail morbide ; ce qui détermine l'ardeur insolite de la partie enflammée, sa turgescence douloureuse, sa suppuration, son ulcé-ration, sa transformation, le ramollissement ou l'induration, et parfois la gangrène. C'est donc le Calorique qui, dans tous les degrés d'une phlogose, produit les symptômes pathologiques et les altérations cadavériques. Le *Calorique* n'est-il pas la cause *chimique* de toute *gazéification*, de toute *liquéfaction,* de toute *solidification,* de toute *transformation ?* N'est-ce pas le Calorique qui combine les éléments oxigénés, hydrogénés, carbonés, azotés, pour com-poser la protéine, la caséine, l'albumine, la fibrine, la gélatine, pour constituer les humeurs et les solides avec des principes acides, alcalins, métalliques et terreux ? Peut-il se passer, dans l'organisme, un phénomène chimique, physiologique, mécanique, pathologique, thérapeutique même, sans l'intervention primitive des *Impondé-rables caloriques, électriques et lumineux ;* puisque c'est leur énergie seule qui forme, active et modifie les Pondérables. Dans la Vie organique, c'est-à-dire, dans l'ensemble des actes qui dépendent de la combustion vitale, n'attribuez donc qu'à son Agent *calorique,* et le travail chimico-pathologique de la *Phlogose,* et tous les phé-nomènes consécutifs, aigus ou chroniques des inflammations, et notamment : les rougeurs, les injections diverses, les engorge-ments, la splénisation, l'hépatisation, les rétrécissements, les oblitérations, les dilatations actives, les ramollissements sthé-niques, les ulcérations, les suppurations, les coagulations, les pneumatoses, les météorismes, les fontes et les décompositions organiques, la gangrène, l'atrophie et l'hypertrophie, les transfor-mations et les dégénérescences, les érosions et les perforations, en un mot, toutes les altérations viscérales, oui ou non cadavé-riques. Il n'y a réellement que le Calorique vital qui puisse opérer tous ces phénomènes chimico-physiologiques, chimico-patholo-giques et physico-mécaniques, par les effets de son activité enflam-mée et dénaturée, sur les pondérables gazeux, liquides et solides de l'économie.

Dans tous les cas où l'organisme est affecté d'*inflammation*, il y a trois ordres de phénomènes importants qu'on doit distinguer. 1° La Combustion vitale est en *pyrexie*. La pyrexie est donc un état morbide distinct, qui tient à la Caloricité *générale*. 2° La Caloricité locale est en *phlogose*. La phlogose est donc aussi un état morbide distinct, qui tient à la vitalité *partielle*. 3° Il y a de plus les phénomènes dits *réactifs*, qui partent du foyer central de la vie, qui sont causés par le Calorique *rayonnant*, et qui ébranlent synergiquement, sympathiquement, symptomatiquement, les instruments secondaires de la respiration, de la circulation, de la digestion, des innervations motrices et sensitives, des sécrétions, des exhalations, des excrétions, etc. Ces trois ordres de phénomènes précités, qui sont presque toujours liés entre eux, et qui sont presque toujours relatifs à l'état de la Calorification et à la force de son expansion ignée, seront donc scrupuleusement analysés et séparés dans le diagnostic du praticien, afin que, dans le traitement, il fasse la part de chacun d'eux et les combatte individuellement ; c'est ainsi qu'il aura une idée exacte des phénomènes *centraux*, des phénomènes *intermédiaires* et des phénomènes *locaux*, qui coexistent toujours dans les maladies aiguës et violentes.

ARTICLE 10. — *Troisième Elément des maladies de la Chaleur locale, ou Affaiblissement du Calorique local.*

Le neuvième *Etat morbide* de notre Cadre pathologique est l'*Affaiblissement de l'activité du Calorique local*, et conséquemment de la vitalité locale, puisque c'est le Calorique seul qui exerce le pouvoir chimique sur les molécules gazeuses, liquides et solides ; et puisque c'est lui qui les combine en éléments anatomiques ; et puisque c'est encore lui qui leur fait opérer les mouvements physiologiques de vitalité, de santé et de maladie. — Les causes de l'Affaiblissement de la vitalité locale sont : la diminution du Calorique intégrant aux tissus, l'abaissement de son action locale, le manque de stimulation et d'alimentation suffisante, l'abus des applications émollientes et relâchantes, etc. Alors les névricules partiels du trisplanchnique sont émoussés ; le cannevas nerveux du viscère débilité a perdu sa chaleur et son élasticité, et il est dans l'état morbide que les Métaphysiciens appelaient le *laxum*, l'asthénie, l'atonie ; ce qui veut dire pour l'Impondéralisme, que le tissu n'est affaibli que par l'insuffisance du Calorique textural. — Les symptômes de cette insuffisance de l'Agent vital et local sont : le peu de chaleur partielle, la pâleur, la flaccidité, l'affaiblissement fonctionnel de l'organe, l'engorgement passif, les congestions, les hémorrhagies, les hydropisies, les pneumatoses atoniques ; les œdèmes froids, les décompositions gazeuses, la clarification des liquides, le relâchement des tissus de la partie hypocalorisée ; les diminutions de son absorption, de sa sécrétion, de sa nutrition, de son exhalation et de ses excrétions. L'Affaissement du calorique local peut aussi produire des altérations anatomiques remarquables. C'est à elle qu'on doit surtout rapporter la pâleur des tissus, les injections livides, les relâchements, les dilatations, les ramollissements chroniques, les ulcérations grises, les suppurations blafardes, la diffluence des humeurs, la fonte et la disparition lente des solides, les transformations asthéniques et par excès de Pondérables, telles que les cartilaginations, les ossifications, les pétrifications. Si tels sont les symptômes et les signes de l'insuffisance du calorique local, ne faites donc pas de ces symptômes, autant de Maladies abstraites, autant d'Entités morbides ; mais considérez-les comme les modes variables et les *effets* divers de la diminution du Calorique textural, l'Agent de la vitalité locale et de la chimie viscérale.

ARTICLE 11. — *Quatrième Elément des maladies de la Chaleur locale, ou Viciation sans inflammation du Calorique local.*

Le dixième *Etat morbide* du Cadre pathologique est la *perversion du Calorique local*. Son essence est dénaturée, et son activité chimique est altérée dans la partie texturale qu'il vivifie et contracte. Aussi les gaz, les liquides et les solides de l'organe, sont pervertis consécutivement à son altération. Les causes de cet Etat morbide sont : ou une absorption malsaine et primitive de la Calorification vitale ; ou une absorption nuisible locale ; ou l'intus-susception de virus morbides, de miasmes infectieux, d'éléments spécifiques divers. — Les effets ordinaires de la dénaturation du Calorique local, sont de vicier la vitalité du viscère ; de pervertir son activité chimique et son action physiologique ; d'altérer ses sécrétions, sa nutrition et ses excrétions ; de provoquer, dans son essence, un travail de transformation hétérogène et de dégénérescence texturale, relatives aux causes spécifiques dénaturantes. — Cet Etat morbide, par altération du Calorique local sans phlogose, se présente sous les formes symptomatiques suivantes : le Goitre, la grosse Rate, certains Engorgements anormaux du foie, la Cirrhose, le Stéatôme, les Hydatides, le début du Squirrhe, le Mélicéris, les Loupes, les Tumeurs blanches, les Végétations syphilitiques, l'Infarcissement strumeux, les Tubercules, les Abcès froids scrophuleux, etc. Certes, tous ces cas particuliers indiquent bien que la vitalité et la caloricité locales des organes affectés sont altérées dans leur principe élémentaire, qui est le Calorique vital et local. Aussi est-ce l'action directe, chimique et physiologique de ce Calorique vicié, qui altère les gaz, les liquides et les solides de la partie malade, pour produire ces *Formes symptomatiques* diverses, que les Métaphysiciens ont sottement ontologisées et érigées en maladies distinctes.

ARTICLE 12. — *Cinquième Élément des maladies de la Chaleur locale, ou Viciation avec inflammation du Calorique local.*

Le onzième *Etat morbide* du Cadre pathologique est l'*Etat à la fois vicié et enflammé d'u Calorique local*, qui vivifie un organe. Ce cas survient quand le Calorique altéré d'un tissu s'exalte, s'emporte et produit une phlogose. Alors le Calorique local est ardent et altéré dans sa nature. Son avide absorption résorbe et concentre des principes nuisibles. Son activité chimique, exagérée et dénaturée, produit des sécrétions et des coctions détériorantes. Son expansion locale, trop tensive, détermine des excrétions perverties et mordantes. On peut dire que le Calorique vicié et enflammé vicie et enflamme les gaz, les liquides et les solides de la partie malade, d'une manière chimiquement et vitalement relative à son essence dégénérée et aux causes spécifiques qui l'ont falsifiée. — Ces causes peuvent être des absorptions générales, à la fois viciantes et enflammantes, telles que des miasmes, des poisons, des venins. Ces causes peuvent être aussi des absorptions locales altérées, scorieuses, virulentes. Dans le premier cas, le mal est plus généralisé et s'annonce souvent par des éruptions diverses, vésiculeuses ou pustuleuses, par des parotides, des bubons, des escarres : mais alors c'est la coction fébricitée de la Calorification vitale qui les produit, et c'est son expansion ardente qui les universalise. Dans le deuxième cas, le mal est plus localisé, et c'est le Calorique vicié et enflammé qui seul effectue les symptômes de spécificité et de phlogose ; et ces symptômes sont ceux des Phlegmasies strumeuses, dartreuses, syphilitiques, morveuses, farcineuses, cancéreuses, gangréneuses, charbonneuses. — Certes, ce onzième Etat morbide ne pourra pas être confondu avec le huitième, puisque le Calorique enflammé qui les cause tous les deux est sain dans l'un, et vicié dans l'autre. On ne confondra pas non plus le onzième avec le dixième, puisque le Calorique vicié qui les produit n'est pas enflammé dans l'un, et est enflammé dans l'autre. Il faut donc que le Pathologiste fasse la part des conditions chimiques et dynamiques des Agents *élémentaires* des Maladies, c'est-à-dire, des *Impondérables* qui nous vivifient et nous animent — C'est le Calorique local, dénaturé dans son essence et enflammé dans son activité, qui produit toutes les altérations qui accompagnent et suivent les Inflammations de la Vérole, des Scrofules, des Dartres rongeantes, des Ulcérations cancéreuses, de la Gangrène, de l'Anthrax, etc. Ce sera donc uniquement à ses effets pervertissants et détériorants qu'on rapportera toutes les lésions de structure et toutes les transformations hétérogènes, que l'autopsie révélera à la suite des Phlogoses dites *spécifiques*. Aussi le traitement de ces maladies, qui ont été si faussement ontologisées, ne consistera-t-il principalement que dans l'assainissement et la désinflammation du Calorique local des organes affectés : parce que cette première condition curative régularisera bientôt consécutivement l'état secondaire des gaz, des humeurs et des solides. C'est dans cet esprit que l'Impondéralisme généralise ses explications et ses applications à tous les cas de la pratique.

ARTICLE 15. — *Sixième Elément des maladies de la Chaleur locale, ou Abolition du Calorique local.*

Le douzième *Etat morbide* du Cadre pathologique est la *Privation temporaire* ou l'*Abolition définitive du Calorique local*, dans un organe ou dans une partie d'un tissu. Alors la Caloricité est annulée, l'activité vitale est suspendue ou éteinte : ce qui est causé directement par l'oppression paralysante ou le manque absolu du Calorique local. Dans ce cas, il y a donc, à la fois, décaloricité viscérale et dévitalisation, c'est-à-dire, froid, inertie et mort apparente ou réelle de l'organe. — Les causes déterminantes sont des compressions ou des engorgements chroniques, qui font obstacle au cours du Calorique rayonnant, à l'activité chimique, physiologique et réparatrice du Calorique textural. — Voilà ce qui produit les symptômes caractéristiques de cet Etat morbide, tels que le froid local, l'inertie, la paralysie, la mort partielle d'un viscère, qui devrait être échauffé, activé, vivifié par du Calorique intégrant. Aussi ce viscère n'est-il plus susceptible de contraction, de fonction , d'assimilation , de sécrétion , ni d'exhalation. C'est ce qui arrive dans la Paralysie de l'œsophage, de l'estomac, de la vessie, du rectum, dans l'Induration des viscères avec inertie, et même dans les Transformations avec excès de *Pondérables*, comme les cartilaginations, les ossifications, les pétrifications.

Nous conclurons que les six *Etats morbides* que nous venons d'expliquer sont constitués par l'Agent vital, considéré partiellement dans les organes, à l'état de *Calorique* local et intégrant. C'est ce Calorique textural qui est lui-même susceptible de souffrir les six Modifications qui caractérisent ces six Etats morbides du Cadre nosogénique. Aussi doit-on ne rapporter qu'à lui les formes symptomatiques qui les signifient à l'observateur. C'est pourquoi les désordres francs ou les viciations spécifiques, soit des gaz, soit des liquides, soit des solides, ne seront considérés que comme des effets secondaires et consécutifs, qu'on devra rattacher à l'action causale et primitive du Calorique local. En effet, il est l'agent chimique, physiologique et pathologique de tous les troubles morbides , de toutes les perversions d'essences, de toutes les altérations spécifiques, que les *Pondérables organiques* subissent dans les foyers de surexcitation , d'inflammation , d'affaiblissement, de dénaturation et d'amortissement de la vitalité locale. On ne pourra donc rationnellement guérir les six *Etats morbides* de la vitalité locale , qu'en opposant au Calorique partiel lui-même des *Impondérables* et des *Pondérables* médicinaux, chimiquement et physiquement susceptibles de le normaliser dans son activité désordonnée ou dénaturée.

ARTICLE 14. — *Premier Elément des maladies de la Motilité générale, ou Exaltation sans fièvre de l'Agent locomoteur.*

Le treizième *Etat morbide* du Cadre pathologique est l'*Exaltation franche et sans fièvre* de la Fonction locomotrice, c'est-à-dire, de l'*Agent électrique cérébral*, qui sécrète le *Fluide moteur* et cause la Locomotilité générale. La Fonction locomotrice existe ; elle a un siége anatomique ; elle a aussi son Facteur physiologique. Ce Facteur est l'*Electricité* animale qui sature une partie de la substance nerveuse de l'encéphale. Eh bien ! ce Facteur électrique, quand il s'exalte franchement et sans fièvre, constitue l'Etat morbide que nous mentionnons, et forme le premier *Elément* des maladies de la Motilité générale. — Les causes occasionnelles de cet Etat morbide sont : une trop grande impulsion du ventricule gauche du cœur ; une expansion trop vive du Calorique cérébral, surtout sous l'effet des passions violentes ; une plénitude trop considérable de fluide moteur dans l'encéphale, c'est-à-dire, une turgescence considérable de l'*Electron* saturateur dans la pulpe du cerveau, du cervelet et des faisceaux antérieurs de la moelle ; une compression trop continuelle du Foyer électrisateur de la locomotion, par la fonction mentale, à la suite d'émotions fréquentes ou de travaux intellectuels opiniâtres. — De même que l'irritabilité *organique* ou vitale est causée par un excès d'activité de la *Calorification* ; de même l'irritabilité et l'exaltation de la Locomotion sont déterminées par un excès d'activité de l'*Electrisation*. Alors le Fluide moteur, surabondant et turgide, est sécrété et irradié avec trop d'intensité et trop de tension ; et il en résulte les symptômes suivants : surexcitation de la motilité générale, vive irritabilité musculaire, extrême impressionnabilité des nerfs moteurs, tendance aux tics, loquacité habituelle, agitation musculaire, besoin de se secouer et de se fatiguer, tressaillements, spasmes universels, prédisposition aux convulsions, chorée active, etc. Tous ces phénomènes sont produits par l'Agent impondérable de la Locomotion, et ne font que signifier l'exaltation et la turgescence de l'*Electricité* animale centrale, qui produit l'*Electrisation*, et qui sécrète et irradie le principe subtil et incoercible de la motilité générale. Il ne faudra donc pas ontologiser ou personnifier ces symptômes, mais les rapporter individuellement à la même cause cérébrale, au Foyer de l'Electrisation, à l'Agent central qui exécute la Fonction locomotrice.

ARTICLE 15. — *Deuxième Elément des maladies de la Motilité générale, ou Exaltation avec Fièvre de l'Agent calorificateur.*

Le quatorzième *Etat morbide* du Cadre pathologique est l'*Exaltation franche et fébrile de l'Electrisation*, ou de la Fonction locomotrice. Cet Etat survient le plus souvent consécutivement à la Pyrexie de la Calorification, dont l'appareil communique, par contiguïté et transport, sa fièvre et son ardeur à son annexe, l'appareil *électrisateur* et locomoteur. Alors ce dernier subit toutes les manifestations fébriles de la Calorification vitale ; et il est en proie à une fièvre propre et spéciale, qu'il exprime par des symptômes caractéristiques. Cependant, on peut encore invoquer d'autres causes de cet Etat morbide, et notamment : une trop grande ardeur et une agression trop impétueuse du Calorique cérébral dans le Foyer électrisateur ; un violent refoulement des

Impondérables moteur et sensible, par la terreur; la concentration trop oppressive de ces deux Fluides, par la colère et par toutes les passions violentes. — Les symptômes de cet Etat morbide, qui constitue le deuxième *Elément* des Maladies de la Motilité générale, sont : l'ataxie, les soubresauts des tendons, les spasmes multipliés, les convulsions générales, la loquacité fébrile, tous les mouvements du délire, les contractions épileptiques et tétaniques. Qu'on se garde bien d'ériger chacun de ces symptômes en Maladie distincte ; car ils ne sont que des Formes qui expriment les divers modes d'Exaltation fébrile et d'expansion exagérée de l'Electrisation, dont le Fluide central produit la Fonction de la Locomotion et tous les mouvements de la Motilité générale.

ARTICLE 16. — *Troisième Elément des maladies de la Motilité générale, ou Affaiblissement de l'Agent locomoteur.*

Le quinzième *Etat morbide* du Cadre pathologique est l'*Affaiblissement de l'Electrisation*, ou de la Locomotilité générale. Cet Affaiblissement tient à la pénurie de l'Electricité animale de l'encéphale. Aussi, comme l'Agent électro-moteur est en insuffisance de saturation et conséquemment de puissance, il ne sécrète que très-peu d'éléments congénères, il ne se renouvelle qu'incomplétement, il fait languir la fonction de la Locomotion , et l'Appareil électri-sateur n'irradie qu'un fluide locomoteur rare et peu actif. — Les Causes de ce troisième *Elément* des Maladies de la Motilité générale sont : la faiblesse de la Calorification vitale, l'épuisement direct de l'Electrisation, les fatigues musculaires multipliées, les dépenses trop répétées du Calorique vital, du Fluide moteur et même du Fluide sensible, par le coït, par les convulsions, par les souffrances déchirantes, par les maladies chroniques, par l'excès dans tous les genres de travail corporel, par les évacuations épuisantes, par les émotions vives et usantes; par l'abus des antispasmodiques , qui neutralisent chimiquement l'électricité motrice ; par le trop fréquent usage des narcotiques, qui saturent, neutralisent et annulent chimiquement, et l'Agent électrique de la Motilité, et l'Agent phosphorique de la Sensibilité. — Les symptômes de cet Etat morbide fonctionnel sont signifiés par la dilatation des pupilles, par la débilité de la voix, par la faiblesse musculaire , par le sentiment de fatigue et de brisement, par le malaise général et la courbature , par l'engourdissement et la prostration. — Mais faisons observer que le malaise et la courbature, qui se montrent au début des maladies aiguës, ne sont que les symptômes d'un Affaiblissement *indirect* de l'Electrisation ou de la Locomotion ; ce qui est causé secondairement par l'engorgement de l'axe cérébro-spinal, et par l'oppression primitive, ignée et congestive de l'Appareil vital calo-rificateur. C'est aussi de la même manière que l'on doit expliquer le collapsus musculaire, appelé faussement *adynamique*, qui survient dans la période grave de la *Fièvre*. Car alors la Calorification est violemment exaltée ; tandis que l'Electrisation est amortie : ce qui doit faire absolument rejeter les stimulants *phlogistiques* ; et ce qui doit faire considérer le collapsus musculaire, cette *adynamie* de la Locomotion, comme un Affaiblissement *indirect* par dépression et non par simple privation d'Agent électrique ou de Fluide moteur.

ARTICLE 17. — *Quatrième Elément des maladies de la Motilité générale, ou Viciation sans fièvre de l'Agent locomoteur.*

Le seizième *Etat morbide* du Cadre pathologique est la *Viciation sans fièvre de l'Agent central de l'Electrisation*, c'est-à-dire, de l'Electron encéphalique, qui produit la fonction de la Locomotion, qui sécrète et dégage le Fluide électro-moteur. — Ses causes sont des absorptions générales nuisibles, des assimilations d'Impondé-rables électriques pervertis. C'est ainsi que les vins falsifiés, les bières et les eaux-de-vie frelatées, toutes les boissons spiritueuses et aromatiques dénaturées, toutes les ingestions de principes toxiques et de nature *électrique*, vont se décomposer et se ré-soudre dans le Foyer électrisateur, pour troubler sa sécrétion électrique, pour vicier son Fluide moteur, et pour altérer l'es-sence et l'activité de la Motilité générale. — Aussi cette motilité générale manifeste-t-elle la dégénération de son Agent fonctionnel, par les symptômes suivants : ivresse morbide, irritabilité spécifi-quement altérée de la Locomotion, Corybantisme, danse de St-Gui, succédant à des boissons enivrantes et malfaisantes ; agitation ra-phanique à la suite de l'absorption du seigle ergoté ; tremblement mercuriel ; troubles locomotifs propres aux affections saturnines ; spasmes généraux, et parfois convulsions qui accompagnent les affections hystériques, hypochondriaques, mélancoliques, ma-niaques, où, non-seulement la Caloricité vitale, mais encore la Motilité et la Sensibilité animales, sont essentiellement altérées, ainsi que les gaz, le sang et les humeurs, et souvent les solides. — Les perversions des Agents physiologiques s'enchainent. Ordinai-rement, quand le Calorique général est dénaturé, il vicie l'Electricité générale et la Sensibilité générale ; parce que c'est l'Impondérable *calorique* qui se transforme d'abord en Impondérable *électrique* ou moteur, et ensuite en Impondérable phosphorique ou sensible. C'est pourquoi la perversion de la Calorification vitale, quand elle existe, tend toujours à vicier l'Electrisation locomotrice et l'Illumination sensoriale, par les transformations successives de son Agent calorique en Fluide moteur et en Fluide sensible. Et comme le Calorique vital est aussi l'Agent suprême de tout acte chimique, physiologique et organique, il s'ensuit aussi que sa dénaturation tend toujours à altérer les gaz, les liquides et les solides de l'économie. Ce sera donc uniquement aux Impondérables physiologiques qu'on rattachera primitivement toute spécificité, toute affection par perversion. Et les viciations et les dégénérations que l'on observera dans les Pondérables gazeux, liquides et solides, ne seront jamais considérées que comme symptomatiques, que comme consécutives aux altérations moléculaires des Agents fonctionnels, *calorique* ou vital, *électrique* ou moteur, *phosphorique* ou sensible ; tel est encore l'esprit de l'*Impondéralisme*.

ARTICLE 18. — *Cinquième Elément des maladies de la Motilité générale, ou Viciation avec fièvre de l'Agent locomoteur.*

Le dix-septième *Etat morbide* du Cadre pathologique est la *Viciation fébrile de l'Electrisation*, ou plutôt de l'Agent électrique central qui produit la Locomotion, qui sécrète et dégage le Fluide électro-moteur. — Ses causes sont des absorptions et des assimilations de principes électriques nuisibles, miasmatiques, toxiques, à la fois pervertissants, fébricitants et perturbants. Ces principes délétères, par leur solubilité dans le Foyer vital, commencent par dénaturer et fébriciter le Calorique général et la Calorification : alors le Calorique général, par sa transformation en Fluide électro-moteur, altère et fébricite l'Agent général de l'Electrisation, pervertit et violente la Fonction de la Motilité générale, falsifie et désordonne le Fluide locomoteur. — Les causes de la viciation fébrile de l'Electrisation ou de la Fonction locomotrice sont : les éléments toxiques de la noix vomique, de la strychnine, du phosphore, de l'iode, du plomb, du cuivre, de l'arsenic, et de toutes les substances qui contiennent intrinsèquement beaucoup de principes *électriques*, dénaturés. Ces principes sont décomposés, digérés, sécrétés et dégagés, d'abord par la Calorification vitale, ensuite par l'Electrisation locomotrice. Et comme cette dernière fonction est saturée et opprimée par une Electricité animale surabondante, violente et altérée, elle témoigne sa fièvre et sa viciation spécifiques par des troubles relatifs aux causes vénéneuses et fébricitantes. — Ainsi les symptômes de ce cinquième *Elément* des maladies de la Motilité générale sont : tous les mouvements musculaires caractéristiques des divers empoisonnements miasmatiques, strychniques, métalliques, etc. ; toutes les espèces d'ataxie locomotive par causes délétères et toxiques ; toutes les convulsions spéciales, épileptiques ou tétaniques, les crampes multipliées, les contractures, les rigidités, qui proviennent d'une intoxication fébricitante de l'Electrisation locomotrice.

Nous faisons observer que nos descriptions des *Etats morbides* du Cadre pathologique ne renferment que les symptômes spéciaux, propres à les caractériser respectivement et individuellement, et que nous faisons abstraction de tous les autres phénomènes morbides qui n'appartiennent pas exclusivement à celui qui fait le sujet actuel de notre description. On sentira donc que notre Doctrine a un but analytique ; qu'elle ne tend qu'à faire distinguer et diagnostiquer les divers *Etats morbides* du Cadre pathologique, en ne rapportant que ce qui est propre à chacun d'eux. Cette dissection philosophique des *Etats morbides fonctionnels* aura des conséquences immenses : ce sera celle de révéler les seuls *Eléments* des maladies, qui n'appartiennent qu'aux Impondérables ; ce sera celle de les isoler et de les différencier exactement les uns des autres ; ce sera celle de les trancher suffisamment des Eléments morbides *secondaires*, qui sont les attributs des Pondérables gazeux, liquides et solides du corps. Et une fois que les *Eléments* primitifs de la Pathologie seront bien compris et bien connus, comme ils se réduisent au nombre de *trente-six* pour constituer, par leurs combinaisons binaire, ternaire, quaternaire, etc., *toutes les Affections possibles*, il s'en suit qu'il sera extrêmement facile de les séparer, de les préciser, de les diagnostiquer et de les combattre individuellement. Alors, aucune Maladie ne résistera à l'investigation du Praticien, qui pourra l'attaquer sûrement dans ses Eléments primordiaux ou fonctionnels ; tandis que, avant l'*Impondéralisme*, comme on ne fixait son attention que sur les gaz, le sang, la bile, ou sur le *strictum* et le *laxum* des solides, on ne pouvait faire que la Médecine des symptômes ou des *effets*, et non pratiquer la véritable Médecine philosophique, celle des Agents fonctionnels ou des *causes*.

ARTICLE 19. — *Sixième Elément des maladies de la Motilité
générale, ou Abolition de l'Agent locomoteur.*

Le dix-huitième *Etat morbide* du Cadre pathologique est la *Suspension* momentanée ou l'*Epuisement* définitif *de l'Electrisation*, ou
plutôt de l'Agent *électrique* central qui sécrète et dégage l'Impondérable moteur et qui produit la Locomotion. — Ses causes sont :
les narcotiques stupéfiants, les asphyxiants, les émotions morales
renversantes, les poisons foudroyants, les congestions cérébrales
et rachidienne , etc. — Ses symptômes sont : la suspension complète des mouvements volontaires, l'annulation entière des phénomènes locomoteurs. C'est ce qui a lieu dans la Syncope, l'Asphyxie, la Congélation, l'Apoplexie, la Léthargie, la Mort apparente
ou réelle. Alors l'Agent électrique qui produisait l'Electrisation
étant opprimé, évaporé ou annulé, ne peut entretenir la Fonction
électrisante, ni se réparer, ni irradier de Fluide moteur, ni opérer
des mouvements musculaires. Aussi les signes caractéristiques de
cet Etat morbide fonctionnel sont-ils : la résolution complète du
corps, l'inertie totale des nerfs moteurs, l'impossibilité de les contracter et de les secouer, un un mot, la paralysie absolue de la
Motilité générale.

Concluons que les six *Eléments morbides* de la motilité générale
sont bien tranchés et bien distincts de tous les autres *Etats morbides fonctionnels* du Cadre pathologique. Aussi, le Praticien ne
pourra pas les confondre, soit entre eux, soit avec ces derniers,
dans l'analyse qu'il fera des Eléments primordiaux ou impondérables de la Maladie, pour établir son diagnostic différenciel et total.
De même que tous les symptômes de la Vie organique dépendent
du Calorique vital, de même tous les symptômes de la Fonction
locomotrice relèvent de l'Electricité animale. C'est donc l'Agent
électro-moteur qui peut seul, par ses effets d'Exaltation, de Viciation, d'Affaiblissement ou d'Abolition, exprimer dans quelle disposition pathologique se trouvent la Fonction de la locomotion, et
son influence primitivement morbide sur les nerfs musculaires.
Cette considération aboutit à faire comprendre qu'un muscle n'est
qu'un instrument passif, qui n'agit, comme tous les autres solides
de l'économie, et même comme tous les liquides, que sous l'action
causale, impulsive et fonctionnante d'un Impondérable. Cette réflexion seule suffit pour écraser le Solidisme et l'Humorisme, et
pour les faire subordonner doctrinalement à l'Impondéralisme.

Article 20. — *Premier Elément des maladies de la Motilité locale, ou Exaltation sans inflammation du Fluide moteur local.*

Le dix-neuvième *Etat morbide* du Cadre pathologique est la *Surexcitation franche et non inflammatoire du Fluide moteur local*, ou, comme s'expriment les Métaphysiciens, de la Motilité locale. — Ses causes efficientes sont : une accumulation considérable, une activité trop grande, une tension trop forte du Fluide moteur dans un nerf, dans un muscle ou dans un membre de l'appareil locomoteur. — Ses symptômes sont les exaltations localisées de l'Electricité animale, dans les spasmes toniques, les tics, le clignotement, une crampe, le priapisme, le trémoussement d'un muscle, le tressaillement d'un membre, un trismus local. — Ses Causes occasionnelles sont : les émotions, les contusions, quelquefois les alcooliques, les principes de la strychnine, l'électricité atmosphérique, etc. — Sa Cause pathologique directe est le refoulement concentrique de l'Impondérable électro-moteur, suivi de sa réaction tensive contre des obstacles, des engorgements, une compression ou une ligature, qui interceptent son courant dans un des nerfs locomoteurs.

Article 21. — *Deuxième Elément des maladies de la Motilité locale, ou Exaltation avec inflammation du Fluide moteur local.*

Le vingtième *Elément morbide* est la *Surexcitation franche et inflammatoire du Fluide moteur local*. — Sa Cause occasionnelle est une Phlogose *viscérale* préalable et conditionnelle, qui enflamme consécutivement les nerfs locomoteurs voisins, lesquels sont comme englobés dans la phlegmasie. Aussi le Fluide moteur de ces nerfs est-il enflammé et désordonné. On doit donc considérer comme la cause prochaine de cet *Etat morbide*, le brûlement, le pincement et la contraction des nerfs moteurs, par une phlogose. Aussi l'Exaltation *inflammatoire*, qui constitue le deuxième *Elément* des Maladies de la Motilité locale, est-elle plus considérable que l'Exaltation simple, qui en forme le premier Elément. — Les symptômes sont : les crampes, les spasmes violents, les contractures locales, les convulsions partielles, un trismus circonscrit, qui surviennent à l'occasion d'une brûlure, d'un panaris, d'un phlegmon, d'une *inflammation* rhumatismale ou goutteuse, d'une opération chirurgicale.

ARTICLE 22. — *Troisième Elément des maladies de la Motilité locale, ou Affaiblissement du Fluide moteur local.*

Le Vingt-unième *Etat morbide* est l'*Affaiblissement du Fluide moteur local.* — Ses Causes sont la diminution et l'insuffisance de cet Impondérable, considéré dans son activité partielle, ou dans un des nerfs et des muscles de l'appareil locomoteur. — Ses symptômes sont : la mollesse et la lenteur de certains mouvements musculaires, l'engourdissement d'un doigt ou d'un membre, l'embarras de la parole, la débilité de la voix, la flaccidité du pénis. Tous ces phénomènes partiels expriment autant de cas d'Affaiblissement du Fluide moteur local.

ARTICLE 23. — *Quatrième Elément des maladies de la Motilité locale, ou Viciation sans inflammation du Fluide moteur local.*

Le vingt-deuxième *Etat morbide fonctionnel* est la *Viciation locale et non inflammatoire du Fluide moteur,* de l'Agent impondérable du Mouvement volontaire partiel. — Ses causes sont des absorptions et des assimilations de principes *électriques* altérés, qui dénaturent l'Electricité locale d'un ou de plusieurs nerfs moteurs. Ainsi, de même que les cantharides, le poivre, la moutarde et les truffes produisent des érections factices et morbides, de même des boissons falsifiées, des alcooliques frélatés, des émanations métalliques et toxiques, peuvent déterminer des spasmes partiels et non francs du Fluide moteur. Mais ces spasmes par perversion surviennent surtout aux nerfs et aux faisceaux musculaires, lorsqu'ils sont englobés dans des engorgements locaux de cause *spécifique,* soit saturnine, mercurielle, strychnique, soit strumeuse, squirrheuse, stéatomateuse.

ARTICLE 24. — *Cinquième Elément des maladies de la Motilité locale, ou Viciation avec Inflammation du Fluide moteur local.*

Le vingt-troisième *Etat morbide fonctionnel* consiste dans la *Perversion et l'Inflammation* simultanées du Fluide moteur local. Cet Agent impondérable se dénature et s'enflamme, quand les nerfs moteurs sont engagés dans une Phlogose spécifique. C'est le Calorique local vicié, qui pervertit et enflamme l'Electricité locale de la partie phlogosée. Alors, cette Electricité locale, ardente et altérée, produit des mouvements partiels pervertis et désordonnés.

— Leurs **Causes** ordinaires sont les Inflammations spécifiques, vénériennes, scorbutiques, scrofuleuses, dartreuses, cancéreuses, gangréneuses, charbonneuses. — Et les symptômes sont les mouvements locaux morbides, que ces phlegmasies spécifiques provoquent consécutivement : tels sont les spasmes, les tics, les crampes, le trismus, les convulsions locales, les contractures partielles, la rigidité des nerfs moteurs englobés dans ces inflammations par *perversion*.

ARTICLE 25. — *Sixième Elément des maladies de la Motilité locale, ou Abolition du Fluide moteur local.*

Le vingt-quatrième *Etat morbide fonctionnel* est la privation du Fluide moteur local, est l'abolition du mouvement volontaire dans un membre, un nerf ou un muscle. — Sa Cause directe est l'absence de l'Electricité locale ; c'est l'annulation complète, momentanée ou définitive de l'Agent moteur, dans une partie de l'appareil musculaire. — Ses causes déterminantes sont : une section, une ligature, une saturation d'opium, la congélation, une violente contusion, une congestion, surtout de sang veineux, qui est stupéfiant. — Ses symptômes sont : la paralysie d'un doigt, celle qui est causée par une section, ou une ligature, ou une compression ; la paraplégie, la chute de la paupière supérieure, l'aphonie, l'impossibilité de l'érection, etc.

Nous observerons, au sujet des six *Eléments morbides* de la Motilité locale, dont nous venons de décrire les caractères respectifs, qu'ils embrassent, à eux seuls, toutes les modifications maladives possibles, dont la *Motilité* locale soit susceptible. Il ne s'agira donc que de les diagnostiquer et de les combattre, quand un ou plusieurs d'entre eux existeront chez un malade ; ce qui n'empêchera pas de diagnostiquer et de combattre aussi les autres Eléments morbides coexistants, et soit ceux de la *Caloricité*, et soit ceux de la *Sensibilité*. Cette réflexion nous conduit à émettre d'avance une grande vérité : c'est que l'analyse des différents *Etats morbides* fonctionnels qui coexistent dans un organisme malade, conduit au véritable *diagnostic* par leur réunion, et au véritable *traitement* par l'ensemble des méthodes curatives propres à les combattre individuellement. Toute la Médecine rationnelle est renfermée dans ce dernier aphorisme.

ARTICLE 26. — *Premier Elément des maladies de la Sensibilité générale, ou Exaltation sans fièvre de l'Agent sensorial.*

Le vingt-cinquième *Etat morbide fonctionnel* est l'*Exaltation franche et sans fièvre de l'Illumination mentale*, ou plutôt de l'Agent impondérable central et phosphorique qui produit la Sensorialité, qui sécrète et dégage la Sensibilité générale. — Ses causes primitives les plus ordinaires sont les Exaltations de la Calorification vitale et de l'Electrisation locomotrice, qui devancent la Sensorialité dans l'enchaînement physiologique des Fonctions : car c'est avec le Calorique vital que se fabrique l'Electricité animale ; et c'est avec le Calorique et l'Electricité que se sécrètent la Sensibilité sensoriale et le *Fluide sensible* général. L'Exaltation de la Sensorialité est donc le plus souvent consécutive à l'Exaltation de la Calorification et à celle de l'Electrisation. — Les causes les plus fréquentes sont les stimulants généraux, spiritueux, aromatiques, *éthérés*, c'est-à-dire, de nature *calorique*, *électrique*, et surtout *phosphorique*; tels sont le punch, le vin, le thé, le café. Les causes directes sont les contentions d'esprit trop soutenues, les émotions vives, les passions, tous les excès de l'âme. Mais il est aussi des Causes indirectes et permanentes, qui exercent sur la Sensorialité une action excitante, vive et prolongée; tels sont : les engorgements chroniques et si communs de l'estomac, des intestins grêles, du foie, de la rate, des méninges, de l'utérus. Ces engorgements obstructifs entravent le cours et la diffusion des Impondérables *calorique*, *électrique* et *phosphorique* des nerfs et du sang ; ils empêchent leur dépense et leur évaporation en quantité suffisante journalière ; ils les laissent conséquemment à demeure et en dose surabondante dans l'économie. Aussi, le sang en est saturé ; les appareils nerveux en sont trop pénétrés par leurs refoulements incessants : c'est pourquoi la Calorification s'en exalte, l'Electrisation s'en avive, la Sensorialité s'en surexcite. Alors surviennent les symptômes qui expriment cette surexcitation de la Fonction sensoriale. Ces symptômes sont : l'état mental des nerveux, des enthousiastes, des fanatiques, des passionnés, des colères, des hypochondriaques, des mélancoliques, des hystériques, des maniaques. Tous ces cas indiquent une Exaltation native ou acquise, primitive ou secondaire, morbide et pourtant apyrétique de la Sensorialité, ou de la Fonction qui sécrète le *Fluide mental et sensible*. Aussi est-ce l'excès de sécrétion de ce Fluide impondérable, qui produit les symptômes caractéristiques suivants : surexcitation des sens, moral irritable, pensée plus active, imagination exaltée, loquacité inusitée, allures bizarres, yeux allumés, physionomie et gestes plus expressifs, sensibilité agacée, parfois humeur querelleuse, besoin de gronder et de frapper, désirs érotiques exagérés, hyperesthésie, etc.

ARTICLE 27. — *Deuxième Elément des maladies de la Sensibilité générale, ou Exaltation avec fièvre de l'Agent sensorial.*

Le vingt-sixième *Etat morbide fonctionnel* est l'*Exaltation franche et fébrile de la Sensorialité*, ou de l'activité cérébrale et phosphorique qui sécrète et irradie la Sensibilité générale, l'Impondérable sensible central. — Ses causes primitives ordinaires sont la pyrexie de la Calorification vitale et celle de l'Electrisation locomotrice, dont la sensorialité subit les influences vivifiantes et animatrices, et dont elle reçoit et suit les impulsions et les vicissitudes morbides. Pourtant la fièvre de la Sensorialité peut être aussi idiopathique ; et alors elle est causée par des diffusibles violents, par des études opiniâtres, par des passions extrêmes. Mais, le plus souvent, la fièvre sensoriale est secondaire, et résulte d'un Etat fébrile grave de la Calorification, lorsque celle-ci se livre à des réactions ardentes contre des phlogoses aiguës et trop obstructives de son Calorique vital. — Les symptômes sont : l'exaltation extraordinaire des sens, le désordre de la pensée, l'emportement du moral, le délire, les cris, la fureur, les souffrances vives, les douleurs déchirantes et les émotions bouleversantes, qui accompagnent la *Pyrexie* et qui constituent l'*ataxie* mentale.

ARTICLE 28. — *Troisième Elément des maladies de la Sensibilité générale, ou Affaiblissement de l'Agent sensorial.*

Le vingt-septième *Etat morbide fonctionnel* est l'*Affaiblissement de la Fonction sensoriale*, qui sécrète et dégage le *Fluide sensible*. Alors les principes *phosphoriques* du cerveau sont en insuffisance, et ne peuvent entretenir que faiblement l'activité mentale, et la production et l'expansion de l'Impondérable sensitif. — Ses Causes ordinaires sont : les Affaiblissements primitifs de la Calorification vitale et de l'Electrisation locomotrice ; l'insuffisance du Calorique encéphalique ; la pénurie du Calorique cardiaque, qui n'impulse que faiblement le ventricule gauche ; l'appauvrissement du Calorique et du sang des artères carotides et vertébrales ; une alimen-

tation insuffisante, surtout en principes *impondérables*, spiritueux,
oxigénés, etc. ; le manque de stimulation morale ; une passion mal-
heureuse et contrariée ; l'hectisie physique et sensoriale ; l'onanisme ; la fréquence des accès de colère et d'épilepsie, qui énervent
et débilitent l'entendement ; la frayeur, qui frappe si souvent de
stupeur et abat l'esprit ; l'abus du tabac et de l'opium, qui engourdissent et hébètent. Les symptômes sont : sensibilité émoussée,
langueur mentale, moral énervé, mollesse du caractère, passions
éteintes, impressionnabilité diminuée, sensibilité engourdie, apathie, nonchalance, affaiblissement de l'esprit du convalescent,
démence sénile, imbécilité, somnolence.

ARTICLE 29. — *Quatrième Elément des maladies de la sensibilité générale, ou Viciation sans fièvre de l'Agent sensorial.*

Le vingt-huitième *Etat morbide fonctionnel* est la *Viciation apyrétique de la Sensorialité*, ou de l'activité *phosphorique* qui sécrète
et irradie le *Fluide sensible.* ‑ Ses causes sont des absorptions, des
assimilations, des résorptions de principes nuisibles, physiques,
intellectuels ou moraux, qui troublent, pervertissent et aliènent
la Fonction sensoriale. Ainsi, les spectacles indécents, les
lectures obscènes, les passions immorales, les spiritueux falsifiés, les Impondérables altérés du café, du thé, de la rue,
du chanvre, de la ciguë, de l'opium, de la belladone, du seigle
ergoté, peuvent déterminer une perversion plus ou moins durable
de la Sensorialité. — Ses symptômes formels sont : une espèce
d'aliénation mentale, une activité morale insolite et pervertie, un
sentiment morbide des choses, des hallucinations indéfinissables,
des illusions fascinantes et fantastiques, un trouble vertigineux,
des idées, une vésanie passagère ; des images riantes, causées par
les vins mousseux ; des pensées sinistres, inspirées par des eaux-
de-vie altérées ou par la mandragore ; une extase orientale, excitée
par l'opium ; un égarement bienheureux de l'imagination, déterminé par le hachisch, etc. Tous ces principes, par leurs Impondérables intégrants et pervertis, dénaturent la sensorialité, vicient
l'essence du Fluide sensible, et conséquemment falsifient et morbifient leurs Opérations fonctionnelles.

ARTICLE 30.— *Cinquième Elément des maladies de la Sensibilité
générale, ou Viciation avec fièvre de l'Agent sensorial.*

Le vingt-neuvième *Etat morbide* du Cadre pathologique est la

Viciation fébrile de la Sensorialité ou de la Fonction encéphalique qui sécrète et dégage l'*Agent sensible*. — Les Causes ordinaires sont : la Viciation pyrétique de la Calorification vitale et de l'Electrisation locomotrice, dont la Sensorialité suit passivement les périodes, les vicissitudes et les terminaisons morbides , parce que son activité est enchaînée à leur priorité et à leur initiative fonctionnelles , dans la série hiérarchique et connexe des Opérations physiologiques. Pourtant la Viciation fébrile de la Sensorialité peut être aussi idiopathique ; et alors elle est produite par des passions désordonnées, par des études altérantes, par des émotions perturbatrices, par l'habitude de l'ivresse, par des ingesta surexcitants et pernicieux. Mais la Perversion fébrile de la Sensorialité n'est le plus souvent qu'un effet symptomatique de la Perversion fébrile de la Calorification vitale, lorsque cette dernière se livre aux réactions les plus ardentes , dans les inflammations spécifiques ou par viciation toxique. Conséquemment, la Perversion fébrile de la Sensorialité sera aussi déterminée par des absorptions dénaturantes, par des Impondérables délétères et empoisonnants, tels que les principes des substances narcotico-àcres ; tels que les éléments solubles des préparations de plomb , de cuivre, de mercure et d'arsenic ; tels que les effluves miasmatiques qui produisent la fièvre pernicieuse délirante. — Les symptômes formels sont : Sensorialité fébrile et aliénée , esprit exalté et falsifié, raison désordonnée et pervertie, conscience des choses altérée et égarée ; le moi est comme transfiguré et transformé ; on doute de soi-même , on croit à un changement de sa personnalité. L'imagination tourbillonne de vertiges en éclairs, et le moral est bouleversé par des émotions rapidement contrastantes. Cette *ataxie* sensoriale, fébrile et pervertie, est caractérisée par le délire, les cris, les plaintes et les souffrances qui accompagnent la fièvre viciée et suraiguë de la Calorification vitale , ainsi que ses formes spéciales , typhoïde, variolique , scarlatineuse, scrofuleuse, syphilitique , saturnine , arsénicale , cancéreuse , gangréneuse, charbonneuse, pestilentielle , etc.

ARTICLE 31. — *Sixième Elément des maladies de la Sensibilité générale , ou Abolition de l'Agent sensorial.*

Le trentième *Etat morbide* du Cadre pathologique est la *Suspension* temporaire ou l'*Abolition définitive* de l'*Illumination mentale*, de la Fonction constitutive de la Sensorialité , ou celle qui sécrète et irradie le *Fluide sensible* , l'Agent impondérable de la sensibilité générale. Cet Etat, qui succède le plus souvent à l'Extinction momentanée ou absolue de la Calorification vitale, provient de ce que les Fluides *caloriques*, *électriques* et *éthérés*, ne parviennent plus en suffisance dans le foyer cérébral de la Sensorialité. Alors, la Substance blanche, n'étant pas assez saturée du principe *phosphorique* propre à entretenir son activité fonctionnelle, s'arrête, s'éteint, s'annule; et le Phénomène sensorial cesse, et le Sentiment s'abolit, et la Sensibilité générale, tarie dans sa source, ne rayonne plus dans les nerfs sensitifs.—L'Illumination mentale, ou la Fonction sensoriale, peut s'épuiser et s'éteindre primitivement, par des décharges électriques foudroyantes, par des émotions renversantes, par la submersion, par l'aspiration de gaz délétères, par une congestion de sang, par les poisons narcotiques et les venins, par l'éthérisation et la chloroformisation trop prolongées. — Ses symptômes sont : insensibilité complète, état du fœtus et du sommeil, suspension de la sensorialité, abolition de la conscience des choses; perte entière de connaissance, qui survient dans les attaques d'hystérie, d'épilepsie, d'éclampsie, dans la syncope, dans la léthargie, dans l'apoplexie, dans la mort apparente et réelle.

Faisons observer : 1° que la plupart des maladies, telles que la syncope, l'apoplexie, l'épilepsie, etc., ontologisées par les Métaphysiciens, ne sont que des collections d'*Etats fonctionnels morbides*, plus ou moins complexes ; 2° que nous ne parlons, dans nos descriptions spéciales et unitaires, que des symptômes formels, qui constituent individuellement le *seul Etat morbide fonctionnel* actuellement décrit ; 3° que nous ne nous attachons exclusivement à le faire bien distinguer et bien diagnostiquer des autres, en faisant abstraction des phénomènes qui ne lui appartiennent pas, et qui tiennent à d'autres *Eléments* pathologiques, à d'autres *Etats fonctionnels*. Et pour donner des exemples de l'imbécillité de l'Ontologie et des erreurs grossières de la Métaphysique, faisons remarquer que, dans la syncope, dans l'apoplexie, dans l'asphyxie, dans la perte de connaissance qui succède aux accès convulsifs de l'hystérie et de l'épilepsie, plusieurs *Etats morbides fonctionnels* coexistent simultanément, notamment : suspension de la *Calorification* vitale, cessation de l'*Electrisation* locomotrice, interruption de l'*Illumination* sensoriale, etc. Alors l'Activité centrale et fonctionnelle des trois principaux agents impondérables de l'organisme est arrêtée, entravée, annihilée, momentanément éteinte, ou définitivement abolie. L'analyse philosophique veut donc qu'on tienne compte individuellement de chaque *État morbide* isolé, et de leur coexistence complexe. Toute la *Médecine* est là ; tout le *Diagnostic* s'appuie sur ce principe de séparation des *Éléments unitaires* des maladies ; tout l'avenir du *Traitement* repose sur cette distinction des Conditions fonctionnelles morbides et individuelles. Les Praticiens qui seront étrangers à la *Doctrine analytique* de l'*Impondéralisme*, qui ne baseront pas leur diagnostic et leur traitement sur les *États fonctionnels morbides* de nos *Impondérables* physiologiques, *calorique, électrique, phosphorique*, ne feront qu'une Médecine pitoyable, empirique, hasardée, désastreuse ; et surtout s'ils ne se fondent que sur les données secondaires des Gaz, des Liquides et des Solides ; puisque ces *Pondérables* ne sont que des *effets*; puisque leurs troubles ne représentent que des phénomènes formels et passifs des *Impondérables*. Faisons donc plutôt la Médecine des *causes* ; et attachons-nous, pour le diagnostic et le traitement, non aux *États morbides organiques* des gaz, des humeurs, des viscères, qui ne sont que des instruments serviles et toujours désordonnés consécutivement, mais aux *États morbides fonctionnels* des *Impondérables calorique, moteur et sensitif*, qui sont les Agents autocratiques de la Physiologie; et les auteurs suprêmes de la vie , de la locomotilité et de la sensorialité ; et les facteurs directs des gaz, des liquides et des solides; et les exécuteurs primitifs des dérangements morbides de tous les Pondérables ; et qui sont enfin les *Causes chimiques et pathologiques* des exhalations, des vapeurs et des flatuosités, des altérations du sang, de la lymphe et de la bile, des perturbations et des détériorations des tissus organiques.

ARTICLE 52. — *Premier Élément des maladies de la Sensibilité locale, ou Exaltation sans inflammation du Fluide sensible local.*

Le trente-unième *État morbide* est la *Surexcitation franche et non inflammatoire de la Sensibilité locale ;* c'est à la fois l'accumulation plus considérable et l'énergie plus active de l'Impondérable sensible, dans une partie sensitive. — Cet État morbide est le plus souvent produit secondairement, par une Exaltation de la Caloricité ou de la vitalité locale , à la suite d'irritations viscérales préalables ; conséquemment il tient ordinairement à une cause *organique* primitive. Cependant ses Causes directes peuvent être aussi des compressions, des contusions, des tiraillements, etc. — Ses symptômes sont : toutes les *Douleurs* franches et non inflammatoires, qui surviennent dans les névralgies faciales, dentaires, gastriques, intestinales ; dans le rhumatisme vague et la goutte chronique ; dans les crampes et les commotions.

ARTICLE 33. — *Deuxième Elément des maladies de la Sensibilité locale, ou Exaltation avec inflammation du Fluide sensible local.*

Le trente-deuxième *Etat morbide* est la *Surexcitation franche et inflammatoire du Fluide sensible*, dans une partie sensitive. Alors la Sensibilité locale est réellement enflammée dans son essence et dans son activité. Comme il n'y a que le Calorique qui puisse enflammer, on sent bien que cet État morbide est l'effet direct d'une *Phlogose* primitive de la Caloricité ou de la vitalité locale. Aussi cette Phlogose *organique* englobe-t-elle, dans sa chaleur et dans son travail pathologiques, les nerfs sensitifs de son voisinage ; ce qui irrite leur Fluide sensible, et élève son Activité à un degré phlegmasique propre ou spécial. Alors les nerfs sensitifs sont secondairement échauffés, brûlés, pincés, déchirés, torturés, sous l'ardeur, l'engorgement et la compression de l'inflammation viscérale, qu'ils finissent par partager. — Les symptômes sont toutes les *Douleurs* vives, ardentes, cuisantes, crispantes, torturantes, qui accompagnent le phlegmon, le panaris, la brûlure, et toutes les phlogoses franches.

ARTICLE 34. — *Troisième Elément des maladies de la Sensibilité locale, ou Affaiblissement du Fluide sensible local.*

Le trente-troisième *Etat morbide* est l'*Affaiblissement du Fluide sensible* partiel, est la diminution de la Sensibilité locale. Alors l'Impondérable sensible est en insuffisance dans une partie sensitive. Bien souvent cet Etat morbide est l'effet direct d'un affaiblissement de la vitalité ou de la Caloricité locale ; parce que le Calorique, soit du sang, soit des tissus, est l'excitant naturel et l'aliment indispensable des Impondérables sensible et moteur. — Les symptômes sont : engourdissement partiel des nerfs sensitifs, leur énervation locale et leurs fourmillements, obtusité de la peau, émoussement des surfaces sexuelles, etc.

ARTICLE 35. — *Quatrième Elément des maladies de la Sensibilité locale, ou Viciation sans inflammation du Fluide sensible local.*

Le trente-quatrième *Etat morbide* est la *Viciation non inflamma-*

toire de la Sensibilité locale, ou du Fluide sensible. Cette Viciation est presque toujours due à une altération primitive de la Caloricité locale ; parce que c'est le Calorique vital perverti qui dénature et falsifie l'Impondérable sensible.—Les symptômes sont : toutes les sensations insolites, toutes les souffrances étranges, toutes les douleurs singulières, qui surviennent dans les nerfs sensitifs partiels, lorsqu'ils sont engagés dans une irritation altérante de la Caloricité locale. C'est de là que résultent les douleurs scorbutiques, strumeuses, dartreuses, syphilitiques, squirrheuses, par engorgement spécifique et non par inflammation.

ARTICLE 36. — *Cinquième Elément des maladies de la Sensibilité locale, ou Viciation avec inflammation du Fluide sensible local.*

Le trente-cinquième *Etat morbide* du Cadre pathologique est la *Viciation inflammatoire du Fluide sensible* ou de la Sensibilité locale. Sa cause la plus commune est une Phlogose spécifique primitive de la Caloricité locale, laquelle envahit les nerfs sensitifs de son voisinage, et fait partager au Fluide sensible sa perversion et son inflammation. Alors le Calorique local, vicié et enflammé, vicie et enflamme le Fluide sensible de la partie phlogosée spécifiquement. — Les symptômes sont : les souffrances bizarres, les douleurs inexplicables, les cuissons extraordinaires, qui s'éveillent dans les *Phlegmasies spécifiques* de la gale, des dartres rongeantes, des scrofules ulcérées, du cancer, de la gangrène aiguë, du charbon. Le Fluide sensible est évidemment perverti et enflammé dans le prurit galeux, dans la cuisson dartreuse, dans les démangeaisons intolérables de l'eczéma et du prurigo, dans les douleurs ostéocopes, dans les élancements cancéreux, dans l'ardeur térébrante du charbon.

ARTICLE 37. — *Sixième Elément des maladies de la Sensibilité locale, ou Abolition du Fluide sensible local.*

Le trente-sixième *Etat morbide* du Cadre pathologique est l'*Absence temporaire ou l'Abolition définitive du Fluide sensible local*, ou de la Sensibilité partielle, dans un ou plusieurs nerfs sensitifs. Souvent cet Etat est consécutif à la disparition de la Caloricité ou de la vitalité locale. Cependant il peut être produit aussi directement par la privation complète de l'*Impondérable sensible,* ou par l'annulation entière de son activité, dans un nerf sensitif, sur une

surface sensible. Ainsi l'absence du Fluide sensible peut succéder à
une ligature, à une section, à une congestion sanguine, à une compression, qui empêchent son rayonnement dans les extrémités des
nerfs sensitifs. L'application de l'opium le sature, le neutralise et
l'annule aussi *chimiquement ;* et l'emploi des caustiques le détruit
complètement, en désorganisant les tissus par lesquels il doit s'irradier. — Les effets divers de ces Causes, ou les symptômes, sont :
la cécité, la surdité, l'agustie, l'anosmie, l'anesthésie, et les paralysies diverses de la sensibilité partielle, telles que l'hémiplégie, la
paraplégie, l'impuissance génitale.

Au sujet des six derniers *Etats morbides* que nous venons de
décrire, et qui concerne la Sensibilité locale, nous ferons observer
que, de même que la Vitalité locale ne peut s'effectuer sans le
Calorique partiel, et de même que la Motilité locale ne peut s'exécuter sans l'Electricité partielle, de même aussi la Sensibilité locale
ne peut s'opérer sans l'Impondérable sensible. Et nous savons que
l'existence et la corporalité de ce dernier Fluide sont suffisamment
prouvées par la section et la ligature qui interrompent son courant
dans les nerfs sensitifs.— Nous ferons observer aussi que, de même
que les maladies de la Motilité et de la Sensibilité générales dépendent presque toujours des Affections primitives de la Caloricité générale, de même les maladies de la Motilité et de la Sensibilité locales
dépendent aussi le plus souvent des affections primitives de la Caloricité locale. Mais si la plupart des dérangements généraux et locaux
de la Locomotilité et de la Sensibilité ne sont que consécutifs aux
dérangements généraux et locaux de la Caloricité, on peut dire que
les *Névroses* du Mouvement, et les *Névralgies* du Sentiment, ne
sont réellement pas des Maladies idiopathiques, mais bien des effets
symptomatiques, produits par les réactions directes de la Calorification vitale, et par les excitations connexes de l'Agent calorique,
soit rayonnant, soit intégrant. Cette réflexion nous conduit à déclarer que les *Maladies nerveuses* de relation ont presque toujours
une *cause organique*, générale ou locale, qu'il faut d'abord détruire, si l'on veut obtenir leur guérison complète et définitive :
je considère cet axiôme comme un des plus importants de la Thérapeutique.

ARTICLE 58. — *Inductions philosophiques de notre Pathologie.*

L'Etude de notre Cadre pathologique et des trente-six *Etats morbides fonctionnels* qui le composent, fera comprendre aux Médecins

réfléchis que nous avons basé la Pathologie, non sur les Propriétés
vitales et le Vitalisme, non sur les Gaz et le Pneumatisme, non sur
les Humeurs et l'Humorisme, non sur les Solides et sur le Solidisme ; mais bien sur les *Impondérables* et sur l'*Impondéralisme*.
L'Impondéralisme est donc une création nouvelle, une Doctrine
tout à fait originale, qui n'a pas ses antécédents dans l'Histoire, et
qui est entièrement inconnue des Contemporains ; puisque je suis le
seul qui l'enseigne dans des Cours publics, et qui la pratique dans
la clientèle civile. — Désormais, l'*Impondéralisme* doit primer tous
les autres Systèmes philosophiques, parce que son rationalisme est
plus élevé, parce qu'il se fonde sur les causes mêmes de la nature
universelle et de l'organisme animal. En effet : ce sont les Impondérables *calorique*, *électrique* et *lumineux* qui produisent les trois
Fonctions centrales de la Vie, de la Locomotion et de la Sensorialité, et qui exécutent les trois Fonctions locales de la Vitalité, de
la Motilité et de la Sensibilité partielles. Nous avons donc, comme
Agents fonctionnels et primitifs de l'économie, les six *Impondérables* suivants : 1° le Calorique général, 2° le Fluide moteur général,
3° le Fluide sensible général, 4° le Calorique local, 5° le Fluide
moteur local, 6° le Fluide sensible local. Comme ces Impondérables
sont les Agents des Fonctions centrales et des activités partielles
de la Physiologie, ils sont aussi les Patients directs ou les Dépositaires originels des maladies. Leurs modes divers d'affection constitueront donc autant d'*Etats morbides* qui leurs seront respectivement propres. Ainsi, les *Etats morbides* du Cadre pathologique
appartiendront exclusivement aux Impondérables, qui sont les
Causes et les Agents des Fonctions, plutôt qu'aux Pondérables
gazeux, liquides et solides, qui ne sont que leurs Effets et les
Instruments passifs des Fonctions. C'est pourquoi il faudra donner
aux *Etats morbides* des dénominations qui expriment le rôle primitif que les Impondérables jouent dans les Maladies ; et ces dénominations seront empruntées aux Fluides *calorique* ou vital,
électrique ou moteur, *phosphorique* ou sensible. Et comme les gaz,
les humeurs et les solides ne sont que des effets chimiques, physiologiques ou pathologiques des Impondérables ; comme leurs Etats
morbides spéciaux ne sont que secondaires ou consécutifs aux
Etats morbides primitifs des Impondérables, il en résultera que
nulle maladie des Pondérables n'existera par elle-même et ne
pourra tirer sa dénomination, soit des gaz, soit des liquides, soit
des solides. Il sera donc absurde de parler désormais des maladies

emphysémateuses et flatueuses ; des maladies du sang, de la lymphe et de la bile ; des affections du foie, de la rate, du poumon, des tissus cellulaire, séreux, musculaire, muqueux, nerveux ; puisque tous ces Pondérables gazeux, liquides et solides n'existeraient pas, ne fonctionneraient pas, ne seraient pas malades, sans les Impondérables *calorique, électrique phosphorique,* qui les vivifient, les meuvent et les sensibilifient ; qui les forment, les activent et les nourrissent ; qui les entretiennent en santé ; qui les morbifient et les guérissent. La Glossologie médicale des siècles antérieurs et de mon époque ne parle que le langage erroné et absurde du Vitalisme, du Pneumatisme, de l'Humorisme et du Solidisme ; aussi doit-elle disparaître des annales de la science, pour céder sa place au vocabulaire plus vrai et plus exact de l'*Impondéralisme.*

ARTICLE 59. — *Glossologie de l'Impondéralisme.*

Dans l'*Exposition de la Doctrine des Impondérables*, publiée en 1852, nous avons employé un *Néologisme* conforme aux Principes philosophiques que nous introduisions dans la science, et conséquemment conforme aux Agents chimiques et physiologiques, que nous invoquions pour expliquer les Lois saines et morbides de l'organisme. Mais ce Néologisme, trop original, a sans doute découragé les médecins actuels, qui n'ont pas voulu l'étudier pour comprendre l'Impondéralisme. Cependant, comme il peut survenir des esprits ardents et laborieux qui ne se rebutent pas pour si peu, nous allons consacrer cet article à exposer notre dialecte technique, qui nous paraît le plus propre à bien définir et à bien caractériser les maladies.

1° La *Vie* étant une Combustion, une *Calorification* causée par le *Calorique* encéphalo-spinal, je l'ai appelée *Pyrisme*, de πυρ, qui veut dire *feu.* Le Pyrisme est donc la Fonction *vitale*, qui sécrète et dégage le Calorique général.

2° La *Locomotion* étant une *Electrisation* causée par l'*Electricité* encéphalo-spinale, je l'ai nommée *Electrisme*, mot qui vient d'ηλεκτρον. L'Electrisme est donc la Fonction qui sécrète et irradie le Fluide moteur ou l'Agent impondérable des mouvements musculaires.

3° La *Sensorialité* étant une phosphorescence cérébrale, une *Illumination* mentale, causée par les éléments *éthérés* de l'encéphale, je l'ai appelée le *Lucisme*, de *lux*, lumière. Le Lucisme est donc la Fonction qui sécrète et dégage le Fluide sensible, ou l'Agent impondérable de la Sensibilité perceptive.

4° La *Vitalité locale* étant l'effet d'une activité chimique qui se révèle par la *Caloricité*, j'ai nommé sa Cause calorique, le *Phlox*, qui est la racine de *Phlogose*. Le Phlox, ou le Calorique, est donc l'Agent de la Vitalité locale et de ses opérations gazeuses, humorales et solidiques.

5° La *Motilité locale* étant l'effet d'une activité physiologique de nature *électrique*, c'est-à-dire, à la fois ignée et lumineuse, je l'avais d'abord nommée le *Purphos*, mot double qui veut dire en grec *feu* et *lumière;* mais, pour abréger ce langage, je l'ai appelée simplement le *Phos*, en faisant toujours sous-entendre le mot *Pur*. Le Phos est donc l'Agent impondérable qui exécute la Motilité locale.

6° La *Sensibilité locale* étant l'effet d'une activité physiologique de nature *phosphorique*, c'est-à-dire éthérée et éminemment subtilisée, je l'ai nommée l'*Aristophos*, qui veut dire lumière excellente. L'Aristophos est donc l'Agent impondérable qui effectue la Sensibilité locale.

Ainsi, j'avais basé toute la langue médicale sur six dénominations nouvelles. Et voici comment j'avais procédé :

1° Le *Calorique central* produisait le *Pyrisme*, mot qui indiquait son Etat normal et fonctionnel de la Chaleur générale.

2° L'*Electricité centrale* opérait l'*Electrisme*, mot qui indiquait son Etat normal et fonctionnel de la Motilité générale.

3° La *Lumière centrale* causait le *Lucisme*, mot qui exprimait son Etat normal et fonctionnel de la Sensorialité ou de la Sensibilité générale.

4° Le *Calorique local*, le Phlox, déterminait la *Phloxie*, mot qui indiquait son Etat normal et fonctionnel de la Vitalité locale.

5° L'*Electricité locale*, le *Phos*, produisait la *Phosie*, mot qui signifiait son Etat normal et fonctionnel de la Motilité locale.

6° La *Lumière locale*, l'*Aristophos*, engendrait l'*Aristophosie*, mot qui exprimait son Etat normal et fonctionnel de la Sensibilité locale.

Toutes les opérations physiologiques, générales et locales, se réduisent donc aux six *Etats fonctionnels* suivants :

    1° Le Pyrisme :   Vitalité générale.
    2° L'Electrisme :   Motilité générale.
    3° Le Lucisme :   Sensibilité générale.
    4° La Phloxie :   Vitalité locale.
    5° La Phosie :   Motilité locale.
    6° L'Aristophosie : Sensibilité locale.

Qu'on ne croie pas que j'aie inventé ces six dénominations par esprit d'ambition ou par désir de me singulariser. Non : je les ai créées, d'abord par la nécessité d'imposer aux Fonctions des termes qui rappellent uniquement et exclusivement leurs *Agents impondérables*, chimiques et physiologiques ; ensuite, pour éviter les abstractions forcées du langage actuel ; en troisième lieu, pour préciser le style et le débarrasser de périphrases longues et ennuyeuses.

Maintenant, il s'agit d'appliquer à la Pathologie et au Cadre pathologique lui-même les six *États fonctionnels sains*, dont nous venons de donner les Néologismes.

1° Les six *États fonctionnels* formeront naturellement six *Classes*.

2° Comme chaque État fonctionnel est susceptible de six *modifications* morbides personnelles, il s'ensuit que chaque classe contiendra six *Ordres*, ce qui nous donnera le Cadre pathologique suivant :

1re CLASSE. — *Pyropathie*, embrassant les Etats morbides fonctionnels du Pyrisme, ou de l'Activité chimico-physiologique qui produit la *Chaleur générale*.

1 — 1er ORDRE. *Hyperpyrisme*, ou l'Exaltation franche et sans fièvre
2 — 2e — *Pyrexie*, ou l'Exaltation franche et avec fièvre
5 — 5e — *Hypopyrisme*, ou l'Affaiblissement
4 — 4e — *Cacopyrisme*, ou la Viciation sans fièvre
5 — 5e — *Cacopyrexie*, ou la Viciation avec fièvre
6 — 6e — *Apyrisme*, ou l'Extinction

(accolade : du Pyrisme, de la Calorification, de la Vie, ou de la Chaleur générale.)

2e CLASSE. — *Phloxopathie*, renfermant les Etats morbides fonctionnels du Phlox, ou de l'Agent de la *Chaleur locale*.

7 — 1er ORDRE. *Hyperphloxie*, ou l'Exaltation franche et sans inflammation
8 — 2e — *Phlogose*, ou l'Exaltation franche et avec inflammation
9 — 5e — *Hypophloxie*, ou l'Affaiblissement
10 — 4e — *Cacophloxie*, ou la Viciation sans inflammation
11 — 5e — *Cacophlogose*, ou la Viciation avec inflammation
12 — 6e — *Aphloxie*, ou l'Abolition

(accolade : de la Phloxie, de la Vitalité partielle, ou de la Chaleur locale.)

3e Classe. — *Electropathie*, contenant les Etats morbides fonctionnels de l'Electrisme, ou de l'Activité chimico-physiologique qui cause la *Motilité générale*.

13 — 1er ordre. *Hyperélectrisme*, ou l'Exaltation franche et sans fièvre

14 — 2e — *Electrexie*, ou l'Exaltation franche et avec fièvre

15 — 3e — *Hypoélectrisme*, ou l'Affaiblissement

16 — 4e — *Cacoélectrisme*, ou la Viciation sans fièvre

17 — 5e — *Cacoélectrexie*, ou la Viciation avec fièvre

18 — 6e — *Abélectrisme*, ou l'Extinction

> de l'Electrisme, de la Locomotion, ou de la Motilité générale.

4e Classe. — *Phosopathie*, embrassant les Etats morbides fonctionnels du Phos, ou de l'Agent de la *Motilité locale*.

19 — 1er ordre. *Hyperphosie*, ou l'Exaltation franche et sans inflammation

20 — 2e — *Phosose*, ou l'Exaltation franche et avec inflammation

21 — 3e — *Hypophosie*, ou l'Affaiblissement

22 — 4e — *Cacophosie*, ou la Viciation sans inflammation

23 — 5e — *Cacophosose*, ou la Viciation avec inflammation

24 — 6e — *Aphosie*, ou l'Abolition

> de la Phosie, ou de la Motilité locale.

5e Classe. — *Lucopathie*, renfermant les Etats morbides fonctionnels du Lucisme, ou de l'Activité chimico-physiologique qui produit la Sensorialité, qui sécrète et dégage la *Sensibilité générale*.

25 — 1er ordre. *Hyperlucisme*, ou l'Exaltation franche et sans fièvre

26 — 2e — *Lucexie*, ou l'Exaltation franche et avec fièvre

27 — 3e — *Hypolucisme*, ou l'Affaiblissement

28 — 4e — *Cacolucisme*, ou la Viciation sans fièvre

29 — 5e — *Cacolucexie*, ou la Viciation avec fièvre

30 — 6e — *Alucisme*, ou l'Extinction

> de la Sensorialité, ou de la Sensibilité générale.

6ᵉ Classe. — *Aristophosopathie*, contenant les Etats morbides fonctionnels de l'Aristophos, ou de l'Agent de la *Sensibilité locale*.

<table>
<tr><td>51 — 1ᵉʳ ordre.</td><td>*Hyperaristophosie*, ou l'Exaltation franche et sans inflammation</td><td rowspan="6">de la Sensibilité locale.</td></tr>
<tr><td>52 — 2ᵉ —</td><td>*Aristophosose*, ou l'Exaltation franche et avec inflammation</td></tr>
<tr><td>53 — 5ᵉ —</td><td>*Hypoaristophosie*, ou l'Affaiblissement</td></tr>
<tr><td>54 — 4ᵉ —</td><td>*Cacoaristophosie*, ou la Viciation sans inflammation</td></tr>
<tr><td>55 — 5ᵉ —</td><td>*Cacoaristophosose*, ou la Viciation avec inflammation</td></tr>
<tr><td>56 — 6ᵉ —</td><td>*Abaristophosie*, ou l'Abolition</td></tr>
</table>

Telles sont les dénominations néologiques que nous avons employées, pour expliquer les trente-six *Etats morbides fonctionnels du Cadre pathologique*. Mais, dans la crainte de n'être pas suffisamment compris d'un siècle aussi peu studieux que le nôtre, nous n'emploierons pas ces Expressions didactiques, qui pourtant sont les seules vraies : puisque, d'une part, elles indiquent quel est l'*Agent* central ou local qui est affecté ; et puisque, d'une autre part, elles indiquent aussi qu'elle est la *nature* de sa *modification* morbide. Notre langage doctrinal est donc, à la fois, exact et concis : néanmoins, nous l'abandonnerons à sa destinée ou à l'initiative et à l'appréciation des penseurs futurs.

Les Médecins philosophes qui méditeront profondément notre Doctrine des Impondérables, devront surtout diriger leur attention sur les Principes fondamentaux suivants, sans lesquels ils ne saisiraient qu'incomplètement l'esprit de l'Impondéralisme. 1º Le corps de l'homme n'est composé que de Pondérables et que d'Impondérables. 2º Les Pondérables seraient inertes, sans leur combinaison avec les Impondérables, qui les modifient en s'unissant à eux, et qui leur impriment l'activité vitale et la contractilité dont ils jouissent. 3º Les Impondérables sont les seuls détenteurs de l'activité chimique, et des lois primordiales de l'attraction, de la combustion et de l'expansion. 4º C'est par le concours de leurs activités chimiques multiples et de leurs lois primordiales, que la vie s'exécute, ainsi que les fonctions accessoires de la locomotion et de la sensorialité, ainsi que toutes les opérations auxiliaires et splanchniques de la respiration, de la digestion, de l'absorption, de la circulation, des sécrétions, de la nutrition, des excrétions et des exhalations. 5° C'est par l'action primitive des Impondérables, que les Pondérables prennent les formes gazeuses, liquides et solides de la matière, et sont façonnés en instruments organiques et en ressorts physiologiques. 6° Mais se sont les seuls Impondérables qui impriment initialement toute l'activité, qui soulèvent et exécutent directement toutes les fonctions; et les instruments pondérables, solides, liquides ou gazeux, n'agissent que par eux, ne font que continuer leurs impulsions, comme adjuvants accessoires et dépendants : de sorte que toute la chimie vivante et toute la physiologie active reposent uniquement et exclusivement sur les Impondérables. 7° La Pathologie n'étant que la chimie vivante altérée, ou la physiologie malade, il s'ensuit que ce sont les seuls Impondérables qui sont primitivement affectés; et par la raison qu'ils sont les Eléments sains de la Physiologie, ils sont aussi les Eléments malades de la Pathologie. C'est pourquoi les Pondérables, en qualité d'instruments passifs, secondaires et serviles de l'organisme, ne sont jamais morbifiés que consécutivement, et n'entrent que comme éléments accessoires dans la nature et dans la complication des maladies. 8° Il n'y a que six Eléments sains et six Agents de la Physiologie; ce sont : le Calorique central; le Calorique local; l'Electricité centrale; l'Electricité locale; le Phosphorique central; le Phosphorique local. 9° Ces six Eléments sains de la Physiologie, en se désordonnant et en s'altérant, forment tous les Eléments morbides des maladies. Et comme, par leur ensemble, ils sont susceptibles de subir trente-six modifications maladives, il s'ensuit que ces trente-six modifications maladives constituent les trente-six Eléments primitifs et les seuls possibles des maladies. 10° Ce sont ces trente-six Eléments primitifs, formés par les six Impondérables, qui, par leur influx incessant sur les Pondérables qu'ils pénètrent et meuvent, désordonnent et altèrent consécutivement les solides, les liquides et les gaz du corps, et composent, de leurs dérangements accessoires, les Eléments secondaires et consécutifs des maladies. Mais il suffit de connaitre les Eléments primitifs des Impondérables pour bien diagnostiquer une maladie, et il suffit de les traiter pour bien la guérir. C'est pourquoi l'Impondéralisme est la doctrine suprême et suffisante. Cependant on ne doit pas négliger l'observation des Eléments morbides secondaires des Pondérables, parce qu'ils sont la source des symptômes et donnent l'inspiration des signes. 11° Les symptômes sont les impressions physiques fournies par les Pondérables; mais les signes sont les

inductions rationnelles que l'on tire des symptômes, pour apprécier
l'état, la nature et les troubles actuels et futurs, ou diagnostiques et
pronostiques, des Impondérables. 12° On voit, par ces considérations, que toute la science des maladies repose sur les trente-six
Eléments morbides des Impondérables, dont la combinaison variée
compose toutes les affections possibles. Aussi doit-on s'attacher à
bien comprendre ces trente-six Eléments ; et c'est pour les expliquer complètement que nous avons entrepris cet article.

Qu'on ne croie pas que les trente-six Eléments pathogéniques
soient des abstractions, ou des choses arrêtées, invariables, absolues, dont l'adjonction par deux, par quatre, ou par six, compose
une maladie, comme des nombres fractionnaires et similaires composent un nombre entier. Se former une telle idée de nos trente-six
Eléments morbides, serait une profonde et dangereuse erreur.
C'est pourquoi je sens le besoin de bien interpréter leur esprit et
leur nature, afin d'éviter tout écart dans leur appréciation. Ainsi,
quand je dis que le n° 1 du Cadre nosogénique, ou l'Exaltation
franche et sans fièvre de la Calorification, constitue un Elément
morbide, il faut tout voir dans cet Elément pathogénique. Or,
qu'est-ce que sa compréhension entière et exacte comporte ? Le
voici. 1° Cet Elément suppose un agent primitif qui est le calorique
central, le facteur physiologique de la Calorification vitale. Voilà ce
qui explique sa nature chimique, et ce qui indique son office physiologique. 2° Cet Elément est supposé à l'état d'exaltation fonctionnelle. Voilà ce qui explique sa condition pathologique et le
degré maladif de son activité. On sent donc, par ces explications,
qu'un Elément morbide, dans notre doctrine, n'est pas une abstraction, ni une chose inerte, uniforme, absolue, invariable ; mais que
c'est une condition troublée d'un agent physiologique en essence,
en activité et en fonction. Voilà la compréhension complexe qu'on
doit se faire de nos Eléments nosogéniques. — Nous en dirions
autant des autres numéros du Cadre pathologique. Ainsi, le n° 2,
ou la *Pyrexie*, est le Calorique central tellement exalté qu'il est
fébricité, et qu'il produit les désordres fonctionnels et tous les
symptômes fébriles qui caractérisent sa condition morbide. Ainsi,
le n° 3, ou l'Hypopyrisme, est le Calorique central affaibli, et déterminant des effets consécutifs et symptomatiques de débilité sur
les solides, sur les liquides et sur les gaz du corps. Ainsi, le n° 4,
ou le Cacopyrisme, est le Calorique central vicié, mais non fébricité.
Et sa dénomination exprime à la fois l'altération de son essence et

le maintien normal de son activité fonctionnelle. Tandis que le
n° 5, ou la Cacopyrexie, qui est le Calorique central en même temps
vicié et fébricité, comprend à la fois, dans son appellation, et l'indication de sa nature pervertie et l'indication de son activité excessivement violentée. Ainsi, le n° 6, ou l'Apyrisme, qui est l'abolition de la chaleur générale ou l'extinction de la Calorification ,
indique que le Calorique central a cessé son action, qu'il ne se renouvelle plus, qu'il n'irradie plus son analogue dans les appareils
splanchniques ; ce qui cause la suspensi... des fonctions qui dépendent de son activité vitale, impulsive, chimique et physiologique. Ce que nous venons de dire des six premiers Éléments
nosogéniques pourra s'appliquer aux autres ; car voilà les idées complexes et concrètes qu'on doit se faire d'eux tous, puisqu'ils ne sont
en réalité que nos Agents fonctionnels eux-mêmes , désordonnés
en plus ou en moins, ou altérés dans leur propre essence et dans
leur propre activité chimiques et physiologiques. Certes, les explications de l'Impondéralisme sont autrement positives et autrement
fécondes que les hypothèses métaphysiques du Vitalisme, et que
les données si bornées du Gazisme, de l'Humorisme et du Solidisme. Bichat disait que les maladies tenaient à l'exaltation, à la
diminution, à la perversion ou à l'abolition des propriétés vitales ,
c'est-à-dire, de la sensibilité et de la contractilité. Je le demande
aux hommes sensés, qu'est-ce qu'on peut comprendre par de telles
abstractions ? Quelles inspirations pratiques et curatives un tel jar-
gon peut-il fournir ? Quels rapports chimiques et physiques peut-
on établir, par de tels mots métaphysiques, entre les forces vitales
et les médicaments ? Par un tel langage, la science devient impossible, non-seulement dans sa compréhension théorique, mais encore
dans son application thérapeutique. Tant que vous ne connaîtrez
pas positivement les Agents physico-chimiques de la santé et des
maladies, vous ne pourrez jamais les modifier physico-chimique-
ment, et conséquemment, vous ne pourrez jamais guérir scientifi-
quement, c'est-à-dire, rationnellement ou déductivement. Or, c'est
absolument impossible avec les forces abstraites de Broussais, de
Bichat, de Brown , de Stahl, de Van Helmont, d'Hippocrate et de
tous les Vitalistes. Il faut que la Médecine sorte de cette ornière
ténébreuse où elle s'est enrayée ; il faut que la Métaphysique soit
à jamais bannie des explications médicales et de toutes les sciences
naturelles ; elle n'est bonne que pour les rêveries de l'imagination
et pour les romans religieux, par lesquels les poètes et les hérésiar-

ques, à force de mystères et de chimères, tentent de captiver et d'exploiter les simples. — J'adresserai les mêmes reproches aux langages des partisans du Gazisme, de l'Humorisme et du Solidisme. Ils ne voient partout que des entités, que des individualités morbides, que des personnifications pathologiques, que des maladies de toute pièce, espèces de matières peccantes, d'essences vicieuses, d'êtres dépravés, de monstres détériorateurs, de chimères désorganisatrices. N'est-ce pas ce qui rappelle les maladies ontologisées sous les noms effrayants de vapeurs, d'emphysème, de météorisme, pour le Gazisme ; de pléthore, d'embarras gastrique, d'anasarque, pour l'Humorisme ; d'hépatisation, de ramollissement, de squirrhe, de cancer, pour le Solidisme ? Eh bien ! qu'est-ce que tous ces mots vous représentent à l'esprit, sous les rapports des causes primitives, de la nature élémentaire, et des degrés d'activité du mal : rien, que des choses vagues, conjecturales, empiriques ? Et vous voudriez qu'avec une semblable logomachie, la science médicale devînt positive, rationnelle, certaine ? Mais, si telle était sa destinée, elle serait arrivée à sa perfection, puisque depuis plus de vingt-cinq siècles on emploie ce pitoyable langage. Abandonnons donc pour toujours toutes ces expressions absurdes et toutes ces idées plus affreuses encore, qui, en attirant l'attention sur les abstractions vitales, sur les désordres secondaires des gaz, des liquides et des solides, font négliger les dérangements primitifs des Impondérables ; puisque ce sont ces Impondérables eux-mêmes, les agents de la Physiologie saine et morbide, qu'il faut diagnostiquer et traiter, si l'on veut guérir. Attachons-nous donc aux Impondérables, comme aux véritables sources des *Eléments* pathologiques ; apprécions-les justement dans la valeur de leur nature, dans les degrés de leur activité et dans les conditions de leur altération ; et basons désormais notre diagnostic et notre traitement sur les Principes de la Doctrine de l'Impondéralisme : car c'est à son flambeau seul que la Médecine pourra devenir positive, certaine et bienfaisante.

ARTICLE 40. — *Véritable esprit de la Pathologie.*

Nous n'avons admis que trente-six *Etats morbides fonctionnels* possibles. Ils appartiennent exclusivement aux Agents *impondérables* de l'Organisme, c'est-à-dire, au Calorique central et au local, à l'Electrique central et au local, au Phosphorique central et au local ; autrement dit, aux Agents subtils de la Vitalité générale et de la locale, de la Motilité générale et de la locale, de la Sensibilité générale et de la locale. Ces Agents impondérables sont seuls susceptibles de donner à la Pathologie des *États morbides primitifs et fonctionnels* ; parce qu'ils sont les Causes premières et actives des Fonctions. Aussi les gaz, les liquides et les solides ne fourniront jamais que des *États morbides secondaires et symptomatiques* ; parce qu'ils ne sont que des Effets temporaires, et que des *Instruments* toujours passifs des Impondérables. — On considérera donc les trente-six Etats morbides fonctionnels qui composent notre Cadre Pathologique, comme les trente-six *Eléments primordiaux* des Maladies ; et l'on regardera tous les Dérangements des Pondérables gazeux, liquides et solides, comme des *Eléments* purement *consécutifs*. Aussi, tandis que ces derniers Eléments consécutifs des Pondérables, sont la source des *symptômes* qui sautent aux yeux et affectent nos sens, les Eléments primordiaux, ou ceux des Impondérables, seront la source des *signes*, qui frapperont l'esprit, et qui indiqueront la nature de l'Agent fonctionnel morbifié, et le mode actuel de son affection. Jusqu'aujourd'hui, on n'a fait que de la Médecine *symptomatique*, ou celle des Pondérables ; on pratiquera donc désormais la Médecine *séméiotique*, ou celle des Impondérables. Autant la première n'était que conjecturale, empirique, erronée, autant la seconde sera rationnelle, sûre et vraie.

Il n'existe que trente-six Etats morbides fonctionnels, comme *Eléments* primitifs et significatifs des Maladies. Ces trente-six Eléments se combinent entre eux, et se compliquent en plus ou moins grand nombre, pour former *toutes les Affections* quelles qu'elles soient. Toutes les Maladies ne pourront donc résulter que des dérangements primitifs de nos Agents impondérables, ou des Auteurs fonctionnels : 1° de la Calorification vitale, 2° de la Caloricité locale, 3° de l'Electrisation locomotrice, 4° de la Motilité locale, 5° de la Sensorialité, 6° de la Sensibilité locale. Toujours les Dérangements de ces six Activités fonctionnelles seront ou *signifiés*, ou traduits en *Symptômes* gazeux, liquides ou solides, par les retentissements morbides que les Impondérables répercuteront inévitablement sur leurs Instruments pondérables. Les *Symptômes*, représentés par les Affections secondaires des gaz, des liquides et des solides, seront donc la *source* des *Signes*, en inspirant à l'esprit les Affections primitives des Impondérables. Aussi, pour apprécier une *Maladie*, c'est-à-dire, pour évaluer exactement une combinaison quelconque des troubles pathologiques d'un organisme, il ne faudra que bien embrasser les *Symptômes* des Pondérables, les *analyser* ou les *composer* pour les *transformer en Signes nosogéniques*, c'est-à-dire, pour en déduire *ceux* des trente-six *Etats morbides fonctionnels* qui *coexistent* actuellement, et qui *constituent* la Maladie présente. Alors, on connaîtra vraiment cette dernière dans ses éléments *primitifs et essentiels*. On sent donc que nos trente-six Etats morbides, que nos trente-six Eléments pathologiques seront eux-mêmes les fondements de la *Séméiotique*. Et comme l'*association variée* de ces trente-six Eléments compose la diversité des *Affections*, il suffira de *découvrir et de noter* ceux qui *coexistent* actuellement dans un Organisme, pour indiquer la *nature* et la *signification* de la Maladie qu'ils déterminent. Ainsi, notre Pathologie sera, à la fois, une base sûre pour apprécier un *Symptôme*, pour évaluer un *signe*, pour *diagnostiquer* une Affection : mais nous verrons plus tard qu'elle suffira aussi pour établir les *indications curatives*.

ARTICLE 41. — *Lois de Propagation des Etats morbides.*

Nous avons basé la Physiologie : 1° sur l'activité centrale de trois Foyers fonctionnels, qui sont la Calorification vitale, l'Electrisation locomotrice, l'Illumination sensoriale ; et 2° sur l'activité locale de trois Agents impondérables, dérivés respectivement de ces Foyers fonctionnels, et qui sont le Calorique vital, le Fluide moteur et le Fluide sensible. La Calorification, par son Calorique rayonnant, supporte et vivifie, excite et entretient l'Electrisation locomotrice et l'Illumination sensoriale, ou, si l'on veut, la Locomotilité et la Sensorialité. La locomotion et la sensorialité sont soumises, dans leur activité, à une intermittence due à un besoin de repos et de réparation, après un temps de dépense et d'épuisement ; tandis que l'activité fonctionnelle de la Calorification vitale est permanente, sous peine d'extinction et de mort. — Le Calorique vital sert à faire du Fluide moteur et du Fluide sensible. — L'Electrisation locomotive et l'Illumination sensoriale sont dépendantes et comme solidaires de la Calorification, dont elles partagent le plus souvent les Etats francs, viciés, exaltés, affaiblis, annulés. De même le Fluide moteur et le Fluide sensible, qui ne sont que les effets de la transformation et de la subtilisation progressives du Calorique vital, partagent ordinairement ses conditions morbides de surexcitation, d'inflammation, d'affaiblissement, de perversion, d'abolition. — On peut donc dire que l'enchaînement physiologique, qui lie la Calorification à la Locomotion et à la Sensorialité, et qui lie la Caloricité locale à la Motilité et à la Sensibilité locales, rend les trois Foyers fonctionnels et les trois Agents impondérables, solidaires et dépendants les uns des autres. C'est pourquoi leurs états morbides respectifs se communiquent si facilement les uns aux autres. Il est bien rare, en effet, qu'un des trente-six États morbides existe seul, isolément, sans provoquer le soulèvement de quelques autres : car, presque toujours, ils s'influencent et s'entraînent réciproquement et solidairement, en raison de l'enchaînement physiologique des trois Foyers fonctionnels centraux, le Calorificateur, le Locomoteur, le Sensorial, et des trois Activités fonctionnelles particulières, la Caloricité, la Motilité, la Sensibilité locales. Il est donc bien important de reconnaître les *Lois* selon lesquelles la propagation des *États morbides* s'opère le plus souvent. En général, cette Propagation s'effectue par les provocations réciproques, soit directes, soit sympathiques et synergiques, soit indirectes ou de solidarité, des États morbides fonctionnels centraux et locaux. En particulier, cette propagation s'effectue sous les *Formules* que nous allons donner : elles exprimeront les complications les plus ordinaires des trente-six États morbides, pour former toutes les Maladies possibles.

1° L'Exaltation franche et sans fièvre de la Chaleur générale tend à produire l'Exaltation franche et sans fièvre de la Locomotion et de la Sensorialité, ainsi que l'Exaltation franche et sans inflammation de la Caloricité locale.

2° L'Exaltation franche et avec fièvre de la Calorification tend à déterminer l'Exaltation franche et avec fièvre de la Locomotion et de la Sensorialité, ainsi que l'Exaltation franche et avec inflammation de la Caloricité locale.

3° L'Affaiblissement de la Chaleur générale tend à causer l'Affaiblissement de la Locomotion et de la Sensorialité, ainsi que l'Affaiblissement de la Caloricité locale.

4° La Viciation non fébrile de la Chaleur générale tend à engendrer la Viciation non fébrile de la Locomotion et de la Sensorialité, ainsi que la Viciation non inflammatoire de la Caloricité locale.

5° La Viciation fébrile de la Chaleur générale tend à provoquer la Viciation fébrile de la Locomotion et de la Sensorialité, ainsi que la Viciation inflammatoire de la Caloricité locale.

6° L'Extinction de la Calorification ou de la Chaleur générale entraîne nécessairement l'Extinction de la Locomotion et de la Sensorialité, et l'Abolition de la Caloricité locale.

7° L'Exaltation franche et non inflammatoire de la Caloricité locale tend à produire l'Exaltation franche et non inflammatoire de la Motilité et de la Sensibilité locales.

8° L'Exaltation franche et inflammatoire de la Caloricité locale tend à déterminer l'Exaltation franche et inflammatoire de la Motilité et de la Sensibilité locales.

9° L'Affaiblissement de la Caloricité locale tend à occasionner l'Affaiblissement de la Motilité et de la Sensibilité locales.

10° La Viciation non inflammatoire de la Caloricité locale tend à effectuer la Viciation non inflammatoire de la Motilité et de la Sensibilité locales.

11° La Viciation inflammatoire de la Caloricité locale tend à exécuter la Viciation inflammatoire de la Motilité et de la Sensibilité locales.

12° L'Abolition de la Caloricité locale tend à amener l'Abolition de la Motilité et de la Sensibilité locales.

Si nous réfléchissons sur l'esprit de ces douze formules, nous induisons : 1° que la Calorification asservit à son empire la Locomotion et la Sensorialité; et 2° que la Caloricité locale soumet à son pouvoir la Motilité et la Sensibilité locales. Ainsi la Loi de Propagation morbifique suit la Loi de l'Influence physiologique. De plus, nous concluons aussi que les troubles fonctionnels et nerveux de la Vie dite organique, déterminent les troubles fonctionnels et nerveux de la Vie dite animale. Nous établissons donc en principe : que les Maladies nerveuses de la Motilité et de la Sensibilité sont ordinairement des conséquences directes des Maladies *organiques* de la vitalité ou de la Caloricité. Les Maladies appelées communément *nerveuses* ne sont donc que *sympathiques* ou symptomatiques, et non primitives et idiopathiques. Cette considération fixera la base principale de leur traitement, qui consistera à détruire d'abord la cause originelle du mal, c'est-à-dire les États morbides de la *Vie organique*, ou les Dérangements de la Calorification générale et ceux de la Caloricité viscérale.

ARTICLE 42. — *Du Diagnostic.*

Nous avons déclaré que les trente-six États morbides du Cadre pathologique, par leurs diverses complications, constituaient toutes les *Maladies possibles.* Si nous donnons trente-six *Éléments* aux

Affections, nous rejetons donc l'idée de Maladie comme Entité morbide, comme Individualité pathologique, comme Unité abstraite, ou même concrète. La Métaphysique médicale est donc renversée ; l'Ontologie est donc enfin écrasée, cette funeste retardataire de la science ? Quelle folie que de personnifier des Affections toujours complexes, sous les noms trompeurs d'Hystérie, de Chlorose, de Scrofules, de Phthisie, de Pléthore, de Rhumatisme, de Gastralgie, de Fièvre bilieuse, de Phrénésie, de Syncope, d'Apoplexie, de Convulsions, etc. ! Tous ces mots, tirés du Vitalisme, du Pneumatisme, de l'Humorisme ou du Solidisme, ne fixent l'esprit que sur un symptôme, que sur un effet secondaire, que sur des modifications consécutives, c'est-à-dire, que sur les conditions morbides des *Pondérables*. Tandis que la raison doit concentrer toute son investigation sur les seules conditions des Agents *impondérables*, qui sont les Auteurs des Fonctions et les Dépositaires initiaux des Maladies. On aura beau dire qu'un liquide peut être primitivement infecté. Que serait son infection, si elle n'influençait et n'altérait pas les Lois chimiques et physiologiques des *Impondérables* ; puisque les Maladies ne peuvent survenir que des désordres et que des réactions de ces Agents fonctionnels ? — Si les troubles des Impondérables engendrent les symptômes des Pondérables, ces symptômes ne sont donc pas les *Eléments principaux des Maladies ;* conséquemment, ils ne doivent pas imposer leurs noms à la Nosologie. Si les troubles des Impondérables sont eux-mêmes les *Eléments primitifs* des Maladies, ce sont donc ces Eléments attachés aux Impondérables, qui doivent prêter leurs dénominations à la Pathologie. Ainsi la Glossologie du Gazisme, de l'Humorisme et du Solidisme, ne sera plus désormais qu'un anachronisme, et sera reléguée dans les catacombes de l'Histoire. — Si une Maladie ne peut être causée que par une *collection* plus ou moins nombreuse d'*Eléments morbides*, il sera impossible de lui donner un nom *unique ;* car si ce nom n'était tiré que d'un *seul* Elément, il mentirait aux autres, et n'exprimerait la Maladie qu'incomplètement. C'est ce que nous allons faire comprendre, en enseignant la manière nouvelle dont l'Impondéralisme établit et pose son *Diagnostic.*

Comme les Agents impondérables sont les seules Causes dynamiques, chimiques et mécaniques de la Physiologie et de la Pathologie, le Praticien n'aura qu'à s'enquérir de leurs troubles fonctionnels pour avoir les Eléments primordiaux de la maladie actuelle. Il n'aura donc qu'à rechercher quels sont leurs *Etats morbides* présents, dans un Organisme malade. Et il sait que ces Etats morbides ne sont qu'au nombre de trente-six ; et il sait que leur coexistence et leurs complications diverses constituent seules la Maladie, c'est-à-dire, la *Condition pathologique* qu'il recherche dans un individu affecté. Le Médecin n'aura donc qu'à décider, d'une part, si la Calorification, la Locomotion et la Sensorialité sont : 1° exaltées sans fièvre, 2° exaltées avec fièvre, 3° affaiblies, 4° viciées sans fièvre, 5° viciées avec fièvre, 6° abolies ; et d'une autre part, si la Caloricité, la Motilité et la Sensibilité locales sont : 1° exaltées sans inflammation, 2° exaltées avec inflammation, 3° affaiblies, 4° viciées sans inflammation, 5° viciées avec inflammation, 6° abolies. Et selon que les symptômes conformes à nos trente-six *Descriptions pathologiques* lui démontreront l'existence d'un ou la coexistence de plusieurs *Etats morbides*, il les *inscrira* les uns au dessous des autres, en commençant par les principaux ou *organiques*, et en finissant par les accessoires ou *animaux ;* et leur *Somme* constituera le *Diagnostic* de la *Position pathologique* entière du Malade. Et l'*Inscription de ce Diagnostic* lui révélera la nature et la gravité du mal, en lui indiquant quels sont les *Etats fonctionnels généraux et locaux* qui sont désordonnés, altérés ou abolis. Tout l'art du Diagnostic réside dans ce procédé. Nous allons chercher à le mettre en pratique par des Exemples particuliers. Mais ces Exemples ne seront bien compris qu'en consultant les numéros des trente-six *Eléments* de notre Cadre pathologique.

ARTICLE 45. — *La Pléthore générale : forme de l'Etat morbide n° 1 du Cadre pathologique.*

L'Entité appelée *Pléthore*, se caractérise par des *symptômes* gazeux, humoraux et solidiques, qu'il faut rapporter à la valeur *séméiotique* des Impondérables, comme à leur source première. — L'ardeur générale et incommode indique l'*Exaltation* franche et non fébrile de la Calorification vitale, ou l'Elément n° 1 du Cadre pathologique. Les bouffées de chaleur annoncent la surabondance de l'expansion du Calorique vital, de la gazéification et de l'exhalation, ce qui est une conséquence de l'Etat morbide précédent. Le cœur bat énergiquement ; ce qui indique l'*Exaltation* franche et non inflammatoire du Calorique partiel du plexus et des nerfs cardiaques, n° 7. Le pouls est large, plein, dur ; ce qui est la conséquence de l'impulsion cardiaque et artérielle du Calorique vital , n° 7. Le sang contient peu de sérum, est plastique, a un caillot ferme, contient beaucoup de globules. Ce sont toujours des effets francs et non inflammatoires du Calorique local exalté, n° 7. Tout le système artériel est gonflé : c'est par suite des États morbides n°ˢ 1 et 7. Il existe une plénitude sanguine considérable dans les grands viscères, tels que la rate, le foie, le poumon, le cerveau ; ce sont des effets consécutifs semblables. La plénitude sanguine des poumons produit parfois de l'engouement et de l'oppression, n° 7. Celle du cerveau et de la moelle épinière détermine de l'engourdissement, de la lassitude indirecte, ou l'Affaiblissement de la locomotion, n° 15 ; plus, de la pesanteur et de la somnolence indirectes aussi, ou l'Affaiblissement de la sensorialité, n° 27 ; plus des vertiges, ou l'Exaltation consécutive de la pulpe grise cérébrale, n° 7 ; plus, des étincelles et des bourdonnements d'oreilles, ou l'Exaltation consécutive de la Sensibilité locale des nerfs optiques et acoustiques, n° 31. La réplétion sanguine du système capillaire, la rougeur et la tuméfaction de la peau, sont aussi les effets des Etats morbides 1 et 7. Dans la marche de la Maladie, c'est-à-dire, dans la série des mouvements morbides que déterminera la Calorification vitale et son Calorique rayonnant, s'il survient des congestions et des hémorrhagies actives, ce sera encore aux Etats morbides 1 et 7 qu'il faudra les rapporter.

Si maintenant nous faisons l'addition des *Etats fonctionnels morbides*, qui ont paru dans notre description de la Pléthore, nous trouvons :

Plusieurs fois le n° 1, et un grand nombre de fois le n° 7, comme causes primitives ; et nous voyons encore les n°ˢ 15, 27, 31, comme effets consécutifs ;

Le n° 1, ou l'Exaltation franche et non fébrile de la Calorification vitale ;

Le n° 7, ou l'Exaltation franche et non inflammatoire du Calorique local, considéré dans le cœur et les artères, dans la totalité du sang, dans les grands viscères, dans le tissu cellulaire et la peau ;

Le n° 15, ou l'Affaiblissement indirect de l'Electrisation locomotrice ;

Le n° 27, ou l'Affaiblissement indirect de l'Illumination sensoriale ;

Le n° 31, ou l'Exaltation non inflammatoire du Fluide sensible, considéré dans les nerfs optiques et acoustiques.

Tout cet ensemble d'Etats fonctionnels morbides spéciaux constituera l'Etat pathologique général, qui a été ontologisé, ou per-

sonnifié abstractivement, sous le nom faux de *Pléthore.* Je dis
faux, parce que ce nom, tiré de l'Humorisme, égarera les Praticiens, qui seront, d'après lui, toujours disposés à traiter le sang,
plutôt qu'à modifier les *Impondérables fonctionnels,* comme le recommande notre Doctrine. Ainsi, pour nous résumer, déclarons
que le Diagnostic d'un organisme malade, où la Calorification vitale sera à *réaction pléthorisante,* c'est-à-dire, à l'Etat nº 1, et en
coïncidence avec les Eléments nosogéniques nᵒˢ 7, 15, 27, 51,
s'établira par le concours de tous ces Eléments coexistants, sur-
venus dans les mêmes conditions anatomiques, et agissant dans
le même ordre sur les mêmes Pondérables, ou sur les mêmes
Instruments passifs, gazeux, liquides et solides. Telle est l'explication analytique et transcendante de la *Pléthore,* selon l'Impondéralisme.—Dans toutes les maladies où elle se présentera, il
faudra donc *diagnostiquer* et *traiter* surtout l'Etat fonctionnel nº 1
du Cadre pathologique. Or, l'exaltation franche et non fébrile de
la Calorification accompagne souvent les affections par turgescence
gazeuse, par plénitude sanguine, polylymphie active, disposition
aux congestions et aux hémorrhagies, hypochondrie, manie,
rhumatismes, goutte, etc.

ARTICLE 44. — *La Fièvre bilieuse: Forme de l'Etat morbide*
nº 2 du Cadre pathologique.

L'Entité *Fièvre bilieuse* des Humoristes, ou l'Entité *Fièvre gas-*
trique des Solidistes, n'est que le résultat de la coexistence et de
la complication d'un grand nombre d'*Etats fonctionnels morbides.*
Aussi, ce sont ces Etats fonctionnels morbides des Agents impondérables physiologiques, qu'il faut s'attacher à diagnostiquer et à
guérir, plutôt que de fixer son attention principale sur l'état des
Humeurs et des *Solides,* dont les symptômes ne sont que secondaires, que consécutifs, et toujours les produits directs des perturbations chimiques et physiques des Impondérables. — La Fièvre
dite bilieuse débute par un frisson, qui indique l'oppression congestive de la Calorification, et la concentration du Calorique
général dans l'appareil vital et ses annexes. Alors les nerfs
organiques du derme sont privés momentanément de leur dose
habituelle de Calorique, ce qui cause la sensation de froid des
nerfs sensitifs, nº 9, et l'horripilation, nᵒˢ 53 et 27; ce qui
provoque le tremblement des nerfs moteurs, nᵒˢ 15 et 21. Mais
bientôt la Calorification s'exalte et s'emporte à l'état de *Fièvre,*

n° 2. Alors elle fait déborder son Calorique dans tous les départements splanchniques, dont la température s'élève, et dont les mou--
vements fonctionnels s'accélèrent et se désordonnent. C'est le
Calorique irradié tensivement par le ventricule 'gauche du cœur et
par les artères qui produit un pouls fréquent et dur, n° 7. C'est le
Calorique surabondant du sang qui détermine des exhalations
ignées et vaporeuses très-intenses. Aussi la peau est ardente, souvent âcre. Mais, dans cette maladie, la réaction vitale du Calorique
rayonnant s'opère surtout sur les plexus de l'estomac et des intestins ; parce que ces organes contractés et obstrués par les causes
morbifiques, sollicitent cette réaction, en opérant l'arrêt et le refoulement du Calorique, qui devrait librement s'exhaler par les
pores de leurs muqueuses. C'est pourquoi l'épigastre est tendu ,
n° 7 ; c'est pourquoi il est douloureux, n° 51 ; c'est pourquoi les
hypochondres sont tuméfiés, n° 7 ; c'est pourquoi ils sont souvent
endoloris , ainsi que plusieurs régions du ventre, n° 51. Tant que
cette tension du Calorique gastrique et intestinal n'est qu'une
simple surexcitation, c'est l'État morbide n° 7 du Cadre pathologique ; mais quand elle devient inflammatoire, c'est l'Etat morbide
n° 8 : c'est au Praticien à faire cette distinction importante. — La
tension du Calorique gastro-intestinal peut produire les symptômes,
soit de l'entité *Embarras gastrique*, soit de l'entité *Embarras intestinal.* Dans le premier cas, la soif est grande, parce que les nerfs
glosso-pharyngiens sont agacés et trop échauffés, n° 31. La bouche
est amère , en raison de la suractivité du foie, n° 7, et de la plus
grande excrétion biliaire. Le Calorique gastro-intestinal échauffe
et contracte trop les muqueuses digestives ; c'est pourquoi l'albumine du mucus s'épaissit et se coagule ; c'est pourquoi la langue
et les muqueuses sont couvertes d'un enduit plus ou moins épais,
blanchâtre ou jaunâtre. Il y a perte d'appétit, par l'effet de l'engorgement et de l'émoussement des nerfs pneumo-gastriques ,
n° 33. Mais si l'épigastre est très-douloureux, il y a des névricules
pneumo-gastriques qui sont enflammés, n° 32. Et si les réactions
vitales sont fortes , si elles effectuent des transports violents de
Calorique sur les plexus et les nerfs de l'estomac, n° 7, il survient
des nausées , des vomissements sympathiques et critiques de matières bilieuses, jaunâtres ou verdâtres. C'est donc le Calorique
vital qui produit tous les phénomènes humoraux , qui ne sont que
secondaires ou consécutifs. Mais si l'élasticité des muqueuses contractées et obstruées , résiste aux efforts du Calorique rayonnant

gastro-intestinal, ce Calorique est entravé ; il est tendu sur son
origine encéphalique, n° 7 ; et il survient une céphalalgie sus-or-
bitaire ou frontale plus ou moins vive, n° 31. Si par le refoulement et la concentration du Calorique rayonnant, la moelle épinière s'engorge, il survient le brisement des membres, n° 15, et
un grand sentiment de pesanteur et de fatigue, n° 27. Mais si les
réactions vitales se portent plutôt sur les intestins que sur l'estomac, alors apparaissent les symptômes qu'on a collectionnés,
pour personnifier l'entité *Embarras intestinal*. C'est ainsi que les
parois abdominales sont plus ou moins tendues, rétractées, chaudes, n° 7 ; il y a des flatuosités, des borborygmes, n° 7 ; il y a des
Phlogoses consécutives, n° 8 ; il survient des coliques plus ou
moins vives, n° 32 ; ainsi qu'une diarrhée de matières bilieuses
et infectes, n° 8. Mais ces efforts réactifs du Calorique intestinal
ne peuvent s'opérer, sans contracter, engorger et obstruer violemment les muqueuses iléales, cœcales et coliques. Aussi, ces
dernières se resserrent spasmodiquement, et par leur crispation
elles entravent l'exhalation et la dépense du Calorique intestinal ;
elles le refoulent, elles le concentrent sur sa source encéphalique
et sur la moelle épinière ; et alors l'abattement devient plus considérable ; la courbature et le malaise, n°s 15 et 27, se prononcent
davantage ; et il survient des lassitudes spontanées, n° 15, des
douleurs vagues dans les cuisses, les genoux et les jambes, n° 31.
Si la Calorification vitale en Pyrexie, par ses réactions gastro-intestinales, et par ses efforts expansifs et résolutifs, parvient à
délier ses obstacles d'engorgements et d'inflammations, et à frayer
à son Calorique rayonnant, aux gaz, au sang et aux humeurs, des
voies suffisantes pour leur dégagement et leur libre circulation :
alors le mal marche vers l'amélioration, et se termine heureusement, tantôt par des vomissements ou la diarrhée, tantôt par
une urine sédimenteuse ou des sueurs.—Mais si l'irritabilité, les
contractions et les résistances des viscères gastro-intestinaux sont
trop considérables, et si elles entravent l'irruption et l'expansion
constante du Calorique critique et perspirateur : alors le mal
se prolonge, et les phénomènes généraux et locaux changent
de nature et de formes, c'est-à-dire, en activité et en symptômes.
Les concentrations persistantes du Calorique rayonnant, sur
l'encéphale et la moelle épinière, continuent à exalter considérablement la Pyrexie vitale, et finissent par désordonner et
épuiser, tôt ou tard, la Calorification : dès-lors, ses pertur-

bations tendent à produire les phénomènes morbides, qu'on a personnifiés métaphysiquement sous les noms de *Fièvre ataxique* et de *Fièvre adynamique*. — L'Etat *ataxique* de la Calorification vitale apparaît par les répartitions inégales de la chaleur, qui est tantôt augmentée et tantôt diminuée, selon que la Calorification engorgée et opprimée, se dégage ou s'embarrasse temporairement. Les rayonnements du Calorique cardiaque, suivant toutes les vicissitudes de la Combustion vitale, sont tantôt abondants, tantôt rares, tantôt faciles, tantôt difficiles ; c'est pourquoi le pouls est alternativement fort ou faible, régulier ou déréglé. La compression des Appareils centraux de la Locomotion et de la Sensorialité, consécutive à celle de l'Appareil calorificateur, détermine leurs désordres ataxiques : tels que prostration musculaire, n°ˢ 15 ou 18 ; ou soubresauts des tendons et convulsions, n° 14 ; tels que délire, n° 26, ou stupeur, n° 27, et sopor, n° 30. Et les yeux sont brillants ou ternes, l'ouïe est vive ou obtuse, la peau est irritable ou insensible, n°ˢ 31, 33 ou 36. — Mais pendant les perturbations ataxiques des fonctions vitale, locomotrice et sensoriale, la Calorification, en proie à une Pyrexie violente et désordonnée, se vicie, n° 5, et tend à produire les phénomènes d'embrasement et de carbonisation, que les Ontologistes ont collectionnés pour personnifier leur Entité *Fièvre adynamique*. Cette prétendue Fièvre adynamique, typhoïde ou putride, n'est que l'expression d'un mode d'activité extrême, et qu'une *Forme* des effets réactifs de la Calorification vitale. A mesure que son Calorique rayonne surabondamment et trop tensivement, tout l'organisme s'échauffe et s'incendie ; la langue est noire et sèche, les muqueuses s'encroûtent de fuliginosités, se carbonisent, n° 11 ; la peau, jaunie, est âcre et brûlante, n° 10 ; des pétéchies et parfois des parotides surviennent, n° 11 ; le pouls est faible et peu fréquent, n° 9 ; l'haleine devient fétide. Il y a du météorisme. Les déjections sont noires et putrides, n° 11. La stupeur, le délire, les rêvasseries, n° 29, précèdent le coma et la léthargie, n° 30. La prostration est complète, et l'on remarque la chute passive du corps, n° 18. A la fin, les excrétions de l'urine et des fèces sont involontaires, n°ˢ 12 et 36. Et la mort finale termine la scène, n°ˢ 6, 18, 30.

Si nous résumons les *Etats fonctionnels morbides*, que présente l'Entité *Fièvre bilieuse*, dans sa marche simple d'abord, et ensuite grave et mortelle, nous trouvons, comme causes primitives des symptômes gazeux, humoraux et solidiques, les numéros suivants du Cadre pathologique :

Le n° 2, ou l'Exaltation fébrile de la Calorification vitale ;

Plus tard, dans l'Etat putride, le n° 5, ou l'Exaltation et la Viciation fébriles de la Calorification vitale ;

Plusieurs fois le n° 7, ou des Exaltations de la Chaleur locale ;

Plusieurs fois le n° 8, ou des Inflammations du Calorique local ;

Plusieurs fois le n° 9, ou des Affaiblissements de la Chaleur particlle ;

Le n° 10, ou la Viciation non inflammatoire de la Caloricité locale ;

Le n° 11, ou la Viciation inflammatoire de la Chaleur locale ;

Le n° 12, ou la Suspension de la Chaleur locale ;

Le n° 14, ou l'Exaltation fébrile de la Motilité générale ;

Plusieurs fois le n° 15, ou l'Affaiblissement de la Motilité générale ;

Le n° 18, ou la Suspension de la Motilité générale ;

Le n° 26, ou l'Exaltation fébrile de la Sensorialité ;

Le n° 27, ou l'Affaiblissement de la Sensorialité ;

Le n° 29, ou la Viciation fébrile de la Sensorialité ;

Le n° 30, ou la Suspension de la Sensorialité ;

Plusieurs fois le n° 31, ou l'Exaltation de la Sensibilité locale ;

Plusieurs fois le n° 32, ou l'Exaltation inflammatoire de la Sensibilité locale ;

Plusieurs fois le n° 33, ou l'Affaiblissement de la Sensibilité locale ;

Plusieurs fois le n° 36, ou la Suspension de la Sensibilité locale.

Tout cet ensemble d'*Etats fonctionnels morbides* constituera la *Fièvre bilieuse* des Vitalistes et des Humoristes, toutes les fois qu'ils se montreront, qu'ils se combineront et qu'ils se succéderont dans l'*ordre* que nous avons indiqué, et toutes les fois qu'ils agiront de la même manière sur les mêmes gaz, sur les mêmes liquides et sur les mêmes solides du corps. Le Diagnostic de la Fièvre bilieuse s'établira donc surtout : 1° sur l'*Etat pyrétique* de la Calorification ; 2° sur ses réactions rayonnantes, tensives, résolutives et critiques, contre les muqueuses gastriques et intestinales ; 3° sur les phénomènes sympathiques, que ces réactions provoquent dans les mouvements de la Motilité et de la Sensibilité générales, ainsi que dans ceux de la Motilité et de la Sensibilité locales. Il est évident qu'on ne pourra confondre nulle autre Maladie de l'*organisme* avec la Fièvre bilieuse ; parce que toute autre *Organismopathie*, qui serait fondée sur d'autres Etats fonctionnels morbides, nécessiterait de la Calorification, et un mode d'activité différent, et des réactions splanchniques dissemblables ; ce qui changerait les conditions anatomiques et pathologiques des épiphénomènes locaux et des affections viscérales et humorales. Pour que les symptômes formels et pyrétiques de la Calorification, à *réaction bilieuse ou gastro-intestinale*, existent tels que nous les avons décrits, et pour qu'ils se présentent dans la même succession que nous avons indiquée, il faut absolument que le Calorique rayonnant éprouve les mêmes résistances viscérales dans les mêmes viscères, et les mêmes refoulements dans les mêmes réseaux et plexus nerveux : ce sont ces deux conditions anatomiques qui provoquent seules les réactions vitales à physionomie *bilieuse*. Car si les résistances et les refoulements provenaient de la séreuse des artères, vous auriez la Pyrexie à *Forme inflammatoire*; si des méninges, vous auriez la Fièvre à *Forme cérébrale*; si des cryptes muqueux, vous auriez la Fièvre à *Forme pituiteuse*; si du tissu vasculaire de la peau, vous auriez la Fièvre à *Forme* exanthématique, vésiculeuse, pustuleuse, ou sinon *éruptive*, du moins sudorale. Si les résistances venaient de la plèvre, du poumon, du foie, de la matrice, du péritoine, etc., vous auriez la Pyrexie à *Forme* pleurétique, pneumonique, hépatique, utérine, péritonéale, etc. **La** théorie et le diagnostic de la Fièvre sont donc faciles : sa cause est ordinairement un point d'obstacle et de Phlegmasie, qui s'oppose au Calorique général rayonnant. Cet obstacle arrête ce calorique, suspend son essor d'irradiation, le refoule et le tend sur la Calorification, qui s'en *fébricite*. **La** Calorification le relance et le darde sur le point anatomique trop concentré. Elle le résout, ou bien elle l'enflamme. **Si** la résolution a lieu, il y a guérison ; mais s'il y a Phlogose, celle-ci aggrave la maladie. Alors l'obstacle augmente ; les refoulements du Calorique sont plus considérables ; et la Calorification se porte à des irruptions ignées violentes sur le siége anatomique qui cause ses désordres. Alors ses *Réactions* tensives deviennent caractéristiques de la Maladie, en se portant surtout dans la cavité splanchnique où se trouve l'organe affecté. Et ces *Réactions* deviennent les causes secondes des *Formes* que prend la Maladie dans ses phénomènes généraux et dans les symptômes locaux. Ce sont les phénomènes *généraux* qui indiquent la *Physionomie*, soit *inflammatoire*, soit *bilieuse*, soit *muqueuse*, soit *éruptive*, soit *ataxique*, soit *putride* de la *Fièvre*; et ce sont les symptômes *locaux* qui impriment à la *Phlogose* sa *Forme ignée, gazeuse,* *sanguine*, *lymphatique*, *indurée*, *ramollie*, *phlegmoneuse*, *ulcérée*, *gangréneuse*, etc. On comprendra donc que, vouloir expliquer tous ces phénomènes par les Propriétés abstraites des Vitalistes, ou par les gaz, les liquides et les solides des Physiciens, c'est tomber dans l'impossible et dans l'absurde ; puisque ces phénomènes n'ont pas d'autres causes que les Lois chimiques et physiologiques des Agents impondérables centraux et locaux. Ce sera donc, avant tout, les *Etats fonctionnels morbides* des *Impondérables* qu'il faudra diagnostiquer et modifier, si l'on veut pratiquer la véritable Médecine rationnelle. Cette Médecine exacte ne peut donc avoir d'autre Doctrine que notre *Impondéralisme*. — Nous conclurons nécessairement de cet article, que la *Fièvre* n'est qu'une Exagération excessive de la fonction vitale de la Calorification ; et que si elle prend les *Formes* inflammatoire, bilieuse, muqueuse, ataxique, adynamique, éruptive, viscérale, c'est par l'effet de ses *Réactions* variables, pulmonaires et cardiaques, gastro-intestinales, folliculeuses, cérébro-spinales, carbonisantes ou fuliginosantes, cutanées, viscérales, etc. Donc, dans tous ces cas, il faudra s'efforcer d'abattre l'ardeur de la Calorification, de modérer ses transports réactifs, et de favoriser l'exhalation et la dépense de son Calorique rayonnant, par la destruction des contractions et des Phlogoses locales.

Article 45. — *La Chlorose : Forme de l'Etat morbide n° 5 du Cadre pathologique.*

La Maladie ontologisée sous les noms ridicules d'Anémie, de Chlorose ou de Pâles couleurs, constitue un état général de l'organisme qui résulte d'un ensemble d'*Etats fonctionnels morbides*, dont voici l'explication. — Il existe un affaiblissement marqué de la Calorification vitale, n° 5 ; alors la Calorification, diminuée d'activité, ne sécrète qu'un Calorique insuffisant et rare. Ce Calorique, ne rayonnant que pauvrement par la pulpe encéphalique, par les plexus thoraciques et abdominaux, n° 9, rend les Fonctions cérébrales, respiratoires, circulatoires et digestives très-languissantes. C'est pourquoi il y a de l'engourdissement, de l'affaiblissement musculaire, n° 15 ; de la nonchalance et de la tristesse, n° 27 ; de l'essoufflement au moindre exercice, des palpitations, un bruit de souffle au cœur et dans les artères, n° 9. Il survient des lipothymies, n°s 5 et 9, ou des syncopes, n°s 6, 18, 30. Les lipothymies et les syncopes annoncent que la Calorification s'épuise subitement, n° 3, ou se suspend momentanément, n° 6. Tandis que l'essoufflement, les palpitations et les bruits de souffle du cœur et des artères indiquent que le Calorique rayonnant des plexus pulmonaires, cardiaques et artériels, est rare, déficient et trop faible, n° 9. C'est pourquoi le Calorique cardiaque et artériel ne cause qu'une sanguification débile et un pouls petit. Le sang est pâle, séreux, peu rempli de globules, ce qui constitue l'Anémie, et ce qui est déterminé par l'Affaiblissement de la Calorification vitale, n° 3, et par l'insuffisance du Calorique cardiaque et artériel, n° 9. Ainsi, l'on sent que si les Fonctions et les Propriétés vitales sont languissantes, si les gaz manquent, si les liquides sont clairs et froids, si les solides sont mous et pâles, tous ces effets sont dus au mode d'activité négative de l'*Impondérable* calorique. C'est son insuffisance qui abaisse la température générale et les Caloricités viscérales particulières. — C'est aussi la faiblesse et la nature de son rayonnement par les plexus abdominaux, qui causent la diminution de l'appétit, n° 33, ou bien sa dépravation, n° 34, en débilitant ou en dénaturant le Fluide sensible des pneumo-gastriques. — C'est encore la pénurie du Calorique, dans son rayonnement par les plexus utérins, qui cause l'Aménorrhée et la Dysménorrhée, et l'impuissance d'exhaler du sang menstruel, n° 9. C'est aussi le peu de force rayonnante et perspirante du Calorique général, par les névricules du tissu cellulaire et du derme, qui rend les chairs flasques et la peau pâle et cireuse, n° 9. — Mais ce qu'on a toujours ignoré, c'est que la Chlorose, souvent causée par l'onanisme et par une alimentation vorace propre à réparer l'épuisement qu'il détermine, est presque toujours occasionnée par une Gastrite et par une Métrite chroniques, n° 8. Ce sont ces deux Phlogoses, longtemps exploitantes et constamment méconnues, qui, avec les pertes de l'onanisme, épuisent, pendant un laps considérable, les efforts résolutifs de la Calorification, et la réduisent à la débilité qui amène l'Anémie. J'ai constaté presque toujours la gastrite chronique, n° 8, par la pointe rouge de la langue, n° 7, par la sensibilité de l'épigastre, n° 32, par la difficulté de la digestion. Et la métrite chronique est manifestée par la leucorrhée ou le catarrhe utérin, qui est le cortége habituel de cet état pathologique ainsi compliqué. C'est cette gastrite chronique qui affaiblit et déprave l'appétit ; et c'est la résistance que les Fluides calorique, moteur et sensible éprouvent dans leurs rayonnements plexueux par les muqueuses stomacales et utérines enflammées, qui refoule ces Impondérables vers leurs sources centrales, en produisant l'abattement, n° 27, l'affaiblissement, n° 15, quelques spasmes, n° 19, et surtout des douleurs mobiles vers la tête, la poitrine et l'estomac, n° 31. — Pour conclure, nous dirons que la Chlorose est la complication des *États fonctionnels morbides* suivants :

Le n° 5, ou l'Affaiblissement de la Calorification vitale ;

Le n° 6, ou la Suspension momentanée, lipothymique et syncopale de la Chaleur générale ;

Plusieurs fois le n° 8, ou l'Inflammation de la Chaleur locale ;

Plusieurs fois le n° 9, ou l'Affaiblissement de la Chaleur locale ;

Le n° 15, ou l'Affaiblissement de la Motilité générale ;

Le n° 27, ou l'Affaiblissement de la Sensorialité, ou de la Sensibilité générale ;

Plusieurs fois le n° 31, ou l'Exaltation de la Sensibilité locale ;

Le n° 32, ou l'Inflammation de la Sensibilité locale ;

Le n° 33, ou l'Affaiblissement de la Sensibilité locale ;

Le n° 34, ou la Viciation de la Sensibilité locale ;

De plus, quand il y a syncope, avec le n° 6, ou la suspension de la Calorification, il y a aussi le n° 18, ou la Suspension de la Motilité générale, et le n° 30, ou la Suspension de la Sensorialité.

Eh bien ! quand ces *États fonctionnels morbides* se présenteront dans les combinaisons et dans l'ordre que nous avons décrits, ils constitueront la *Condition pathologique* générale de l'Organisme, qu'on a appelée métaphysiquement *Chlorose*. Mais, pour les Impondéralistes, cette Maladie ne sera qu'un Affaiblissement indirect de la Calorification, et une insuffisance de ses rayonnements cérébraux, thoraciques et abdominaux, sous les effets longtemps exploitants et épuisants d'une gastrite et d'une métrite chroniques. — Chez les hommes, l'Anémie peut survenir aussi à la suite des Phlogoses chroniques trop prolongées, et notamment des poumons, du foie, de l'estomac, des intestins, etc. — Pour guérir la Chlorose, l'Anémie, le Scorbut, toutes les Formes d'Affaiblissement que la Calorification épuisée fait prendre aux symptômes humoraux et solidiques, comme la Calorification n'est débilitée qu'indirectement ou par exploitation, et non directement ou par privation, il ne faut pas recourir de suite aux stimulants directs ; mais on doit les préparer, en guérissant d'abord la gastrite, la métrite, ou les autres Inflammations chroniques et causales. Et ce sera seulement ensuite qu'on administrera avec succès les analeptiques, les amers et les ferrugineux.

ARTICLE 46. — *Les Scrofules : Forme de l'État morbide n° 3
du Cadre pathologique.*

Les Scrofules, ou Humeurs froides, constituent une Maladie
que les Humoristes ont rapportée aux liquides de l'Economie ;
parce qu'ils n'ont considéré qu'un résultat sécrétoire, plutôt que de
remonter à la cause fonctionnelle du mal, comme nous allons le
faire. Sous les causes prédisposantes de l'hérédité, d'un régime
grossier, d'un air vicié, d'une habitation froide et humide, les
Scrofules se développent. L'hérédité imprime le cachet de la constitution écrouelleuse, où l'on observe l'ampleur des narines, la
grosseur des lèvres, la saillie des pommettes, les têtes volumi-
neuses des articulations. Le régime grossier engendre des gastro-
entérites latentes, qui finissent par produire, sinon toujours des
excoriations intestinales superficielles, des ulcères longtemps méconnus, du moins constamment des altérations et des épaississe-
ments du mucus ; et ce mucus altéré est absorbé par les chylifères
et les lymphatiques trop échauffés, qui le transportent dans la
circulation, dans les ganglions et dans les divers tissus blancs de
l'Economie. Si le régime vicieux contribue, pour sa part, à pervertir les Activités fonctionnelles du corps, en lui fournissant des
Impondérables malsains ; une cause encore plus directe de leur
dénaturation, c'est l'air froid, sombre et vicié, qui ne fournit pas
assez de calorique, de lumière et d'oxigène à la Calorification vitale.
Aussi cette Calorification se pervertit, n° 4, et s'affaiblit tôt ou
tard, n° 3. Le froid et l'humidité, en resserrant les pores de la peau,
arrêtent les exhalations naturelles du Calorique vital, ainsi que la
vaporisation de la lymphe des extrémités vasculaires ; ce qui forme
un obstacle à l'expansion générale de la Calorification, et aux cours
particuliers des fluides circulatoires. Alors les lymphatiques s'engorgent et se phlogosent lentement, n° 8 ; et les séreuses artérielles,
embarrassées, s'enflamment aussi obscurément et chroniquement.
Ces répercussions du Calorique exhalant et des vapeurs transpi-
rantes, en concentrant momentanément les rayonnements de la
Calorification, l'avivent et la fortifient davantage ; c'est pourquoi
les Scrofuleux ont le teint frais dans le début de leur maladie. Et
c'est pourquoi la Calorification produit des réactions surexcitantes
sur les poumons, le cœur et les artères, et sur les viscères gastriques et intestinaux, quoique les réactions puissent s'opérer aussi
sur la surface cutanée. Et ce sont ces réactions diverses qui dispo-

sent tant le Scrofuleux aux inflammations muqueuses et aux irruptions cutanées. Dans cette première période, la Calorification,
avivée par les concentrations morbifiques, se surexcite chroniquement, n° 1, et donne aux individus une certaine apparence de force,
de fraîcheur et de santé. Et comme les concentrations tégumentaires retiennent le calorique et entravent sa dépense, ce Calorique
rayonnant, déjà suspendu dans son essor vasculaire, tend à se
porter supplémentairement sur l'encéphale, en avivant les fonctions
mentales, n° 25. C'est pourquoi la plupart des Scrofuleux ont l'intelligence facile et passablement d'esprit. Mais cet état de surexcitation première de la Calorification, en occasionnant une artérite
et une lymphatite latentes, font sécréter à la séreuse de l'appareil
vasculaire général, un sérum vicié. De sorte que, dans cette Maladie, l'absorption d'un mauvais mucus intestinal et d'un sérum
altéré, produit dans les vaisseaux une *albumine pervertie*, dont le
passage dans les ganglions les embarrasse et les irrite, les enflamme
et les pervertit chroniquement, nᵒˢ 10 et 11. C'est pourquoi les
Scrofules se symptomatisent surtout par les engorgements, les
phlogoses et les suppurations des ganglions mésentériques, sous-
maxillaires, quelquefois bronchiques, axillaires, etc. Voilà ce qui
engendre les indurations ganglionnaires du carreau, et les abcès
froids qu'on observe souvent dans les diverses parties du corps.
Bien plus, comme l'albumine et la fibrine perverties du sang
sont combinées par le Calorique vital avec les carbonates et
les phosphates salins, il en résulte qu'elles se déposent dans les
articulations, qui s'engorgent et se gonflent en Tumeurs blanches,
n° 10 ; ou bien elles sont distribuées aux périostes, qui s'enflamment et suppurent, et aux os, qui se ramollissent, ou se carient et
se nécrosent, n° 11 ; ce qui engendre le rachitis, la Maladie de
Pot, etc. Mais alors l'Affection est à son comble ; et cet état général
suppose une altération profonde dans la Fonction centrale de la
Calorification, et dans les fonctions particulières des artères et des
vaisseaux lymphatiques, des muqueuses de l'estomac et des intestins, des ganglions mésentériques, etc. Le mucus vicié des sécrétions et parfois des excoriations intestinales, qui est absorbé par
les chylifères, et le sérum altéré, qui est sécrété par la séreuse des
artères et des lymphatiques, se combinent ensemble dans le sang,
pour produire le *substratum* pondérable de l'Élément strumeux,
lequel est surtout constitué par un Impondérable *calorique dénaturé*
et mordant, n° 10. C'est cet *Élément strumeux*, enveloppé de prin-

cipes albumineux et stéariques, qui est la matière première des tubercules. Aussi cette *matière strumeuse* finit-elle par empétrer les ganglions, parfois le tissu cellulaire, le foie et la rate, mais le plus souvent les sommets des poumons, où elle se coagule par la plus grande chaleur de ces viscères. Alors les Scrofules sont arrivées à leur plus haut degré, et constituent le principe conditionnel de la *Phthisie tuberculeuse*, qui les termine souvent si malheureusement. Mais tous ces désordres ne s'établissent pas sans que la Calorification ne se débilite, n° 3, et sans que la constitution ne se détériore, n° 4 ; aussi la Cachexie strumeuse survient, n° 4 ; les fonctions splanchniques s'affaiblissent graduellement, n° 9 ; le sang devient pâle et diffluent, et les urines restent constamment aqueuses, n° 9. On observe la pâleur, la langueur, la faiblesse, l'amaigrissement hectique, n°s 3 et 5. Les digestions sont laborieuses, et la diarrhée est épuisante ; celle-ci finit par devenir colliquative, n° 11, et par emporter les malades réduits au marasme le plus complet.

Telle est l'explication que la Doctrine de l'Impondéralisme donne de la Maladie scrofuleuse. Comme toutes les autres Affections ontologisées par les Vitalistes, les Humoristes et les Solidistes, cette Maladie n'est évidemment qu'une collection d'*États fonctionnels morbides* de nos Impondérables. Elle se compose de tous ceux que nous avons numérotés selon notre Cadre pathologique. Et ce sont ces derniers qui la constituent essentiellement, elle et ses diverses Formes, par leur action directe sur les liquides et sur les solides. — Pour guérir, il faudra donc d'abord remédier aux causes morbifiques par les soins hygiéniques, c'est-à-dire, par l'assainissement des principes respirables et nutritifs ; ensuite il faudra combattre tous les États fonctionnels morbides coexistants, en leur opposant les méthodes curatives qui leur conviennent respectivement.

Article 47. — *Fièvres éruptives : Formes diverses de l'État morbide n° 5 du Cadre pathologique.*

Quand la Calorification vitale est, à la fois, viciée et fébricitée par des miasmes, des virus ou des venins, sa Pyrexie spécifique prend des Formes symptomatiques bien différentes que dans les cas de Fièvre franche. En effet, l'absorption des principes infectieux et contagieux nécessite de sa part une coction fébrile particulière, qui engendre des réactions splanchniques diverses, et qui produit des dépurations humorales variées. Ce sont les Réactions et les Dépurations critiques, effectuées généralement sur la peau, qui ont inspiré la dénomination de *Fièvres éruptives*, qui ont fait croire à leur pluralité, qui les ont fait individualiser ; tandis que la diversité des *Eruptions* ne constitue que des *Formes* multiples d'un seul et même phénomène, c'est-à-dire, de la coction *pyrétique* et *virulente* de la Calorification, n° 5. Aussi, n'est-ce que la différence des Causes infectieuses et contagieuses qui produit la différence des Coctions, et la variété des Réactions et des Dépurations critiques : c'est pourquoi ces dernières prennent, selon leurs principes morbifiques, les Formes rubéoleuse, scarlatineuse, varioleuse, miliaire, pestilentielle, etc. Mais, dans tous ces cas, l'acte fonctionnel et pyrétique de la Calorification est toujours identique ; il ne varie pas en mouvement vital ; il n'est qu'altéré en nature et en nutrition ; et il est troublé diversement dans ses réactions et ses crises sur les gaz, sur les humeurs, sur les solides ; et c'est cette diversité réactive et critique qui change seule les Formes symptomatiques de son activité centrale, de ses transports universels, de ses dépurations cutanées. La Pyrexie spécifique de la Calorification à *Réactions éruptives* a pour symptôme essentiel et commun un mouvement fébrile, n° 5, qui est dû à l'absorption, à la combustion et à l'expansion des principes morbifiques. L'expansion vitale, quand elle est modérée, détermine des symptômes bénins, toujours relatifs à la spécificité des virus, et toujours dépendants des modes de Réaction, que le Calorique général effectue sur les différents plexus et sur les différents viscères. Voilà ce qui détermine les caractères *formels* de la Rougeole, de la Scarlatine, de la Variole, etc. — La Rougeole s'accompagne de larmoiements, de coryza et de toux, n° 11, pendant que des taches rouges et anguleuses couvrent successivement les diverses parties du corps, n° 11. — La Scarlatine débute par une angine avec déglutition difficile, n° 11, tandis que la peau s'injecte de taches granitées d'un rouge écarlate, n° 11, avec ardeur et prurit, n° 55. Ces deux maladies se terminent en cinq ou neuf jours par la desquamation de l'épiderme, à mesure que la Calorification se purifie et s'apaise, et à mesure que l'expansion de son Calorique se détend et se limite. — Dans la Variole, le mouvement fébrile, commun à la Rougeole et à la Scarlatine, n° 5, ne détermine pas de taches, mais des boutons d'abord rouges, qui se changent en pustules aréolées, n° 11. Leur éruption est déterminée par la coction et l'expansion fébriles de la Calorification, qui se calme momentanément après cet effort vital, mais qui se fébricite

de nouveau sous la trop grande concentration de son Calorique
cutané, pour produire la suppuration ou la dépuration variolique.
Alors le pus s'écoule, se dessèche et forme des croûtes qui tombent
dans l'ordre de leur formation.— Si, dans la Rougeole, dans la Scarlatine et la Variole, les symptômes éruptifs apparaissent successivement au cou, au thorax, aux membres supérieurs, à l'abdomen
et aux membres inférieurs, cette succession doit être attribuée aux
efforts excentriques et critiques de la Calorification vitale, dont
l'Agent calorique en réaction se porte d'abord sur l'encéphale,
ensuite sur les plexus du thorax, et en dernier lieu sur les plexus
abdominaux, pour aboutir à la peau et aux muqueuses par les nerfs
tégumentaires. Si la trame des muqueuses est plus consistante que
le derme, l'éruption y est faible ou nulle, et la peau est envahie et
supporte tout l'effort critique. Le phénomène contraire a lieu dans
la fièvre typhoïde, celle à Réaction psorentérique et fuliginosante ;
mais ce phénomène s'opère par les mêmes lois dynamiques ou par
l'expansion du Calorique vital, réactif et critique. Seulement,
comme le derme, à la puberté, a acquis plus de force et de résistance que les muqueuses, c'est pourquoi ces dernières sont le plus
souvent affectées critiquement, et se tuméfient, se boutonnent,
s'ulcèrent et suppurent. L'enfance et l'âge adulte présentent donc
un antagonisme marqué dans l'opposition texturale du derme et
des muqueuses à l'expansion vitale. C'est cette condition organique
qui fait prédominer, dans l'âge tendre, les Réactions éruptives ;
tandis que, plus tard, ce sont les réactions muqueuses, ulcéreuses,
typhoïdes et fuligineuses qui sont les plus fréquentes.

Nous venons d'expliquer les symptômes généraux et la marche
ordinaire des Affections infectieuses de la Calorification en Pyrexie, n° 5 ; mais la Calorification viciée et fébrile est susceptible
aussi de donner aux symptômes des formes diverses, selon les âges
et les tempéraments. C'est ainsi que la Pyrexie avec perversion
peut prendre, tantôt la Forme inflammatoire et pleuro-pneumoni-
que, tantôt la Forme bilieuse et gastro-intestinale, tantôt la Forme
muqueuse et catarrhale, tantôt la Forme ataxique, cérébrale, délirante, convulsive, tantôt la Forme adynamique, putride, typhoïde,
fuligineuse. Mais quelles que soient ces Formes, elles sont toujours
les effets consécutifs d'un même phénomène fonctionnel, je veux
dire, de la Calorification pervertie et fébricitée ; et ce sont ces Réactions variables, projetées sur les différents appareils splanchniques
et avec des intensités diverses, qui causent toute la différence des

aspects symptomatiques, des épiphénomènes congestifs, hémorrhagiques, phlegmoneux, et des Eruptions exanthématiques, pustuleuses, psorentériques, fuligineuses, etc. Alors, n'Ontologisez pas chacun de ces effets, ne les Personnifiez pas en Maladies distinctes ; mais rapportez-les uniquement à l'état primitif, vicié et fébrile de la Calorification vitale, afin qu'en attaquant la cause originelle des désordres, vous puissiez vaincre facilement ses effets consécutifs et *formels*. — Le traitement consistera surtout dans les délayants et les antiphlogistiques, qui calmeront la Fièvre, et dans les acidules et les laxatifs, qui purifieront l'Agent de la Calorification et les fluides dont elle s'alimente. Car Lactance l'a dit : « *Anima e sanguine alitur, ut lumen ex oleo.* » — Pour conclure, déclarons que dans les Maladies éruptives, les Etats fonctionnels morbides, primitifs et dominants, sont les n°⁸ 5 et 11 du Cadre pathologique.

ARTICLE 48. — *Affections comateuses : Formes diverses de l'Etat morbide n° 6 du Cadre pathologique.*

Les Médecins métaphysiciens ignorent les Agents et les Lois des trois Fonctions principales de la Vie, de la Locomotion et de la Sensorialité, et ne savent pas le triple rôle que remplit le triple Appareil de l'Innervation. L'analyse des phénomènes physiologiques ne leur a pas encore démontré que le système nerveux encéphalo-spinal produit la Calorification vitale, l'Electrisation locomotive et l'Activité phosphorique du Sensorium. C'est pourquoi, confondant toutes ces opérations dans une vague idée de l'innervation, et personnifiant abstractivement ses désordres morbides, ils ont individualisé les troubles nerveux, et ils en ont fait un ordre particulier sous le nom d'Affections comateuses. Mais ces prétendues Affections comateuses ne sont que des Formes symptomatiques, et résultent des *Etats morbides* des trois Agents impondérables qui exécutent les trois Fonctions centrales de l'Innervation, ou la Chaleur, la Motilité et la Sensibilité générales. — L'Apoplexie, l'Asphyxie, la Syncope, etc., ne sont pas des entités pathologiques, des Individualités morbides, mais la collection d'Etats fonctionnels bien distincts. — L'*Apoplexie* provient d'une hémorrhagie cérébrale, laquelle comprime, suspend et abolit, d'abord les Fonctions locomotive et sensoriale, n°ˢ 18 et 30, et ensuite la Calorification vitale elle-même, n° 6. C'est pourquoi l'Apoplexie se caractérise symptomatiquement par la perte totale ou partielle de la Locomotion, n°ˢ 18 ou 24, par la perte de connaissance, ou le coma, n° 30. Dans le principe du mal, la Calorification vitale se soutient encore et sécrète et irradie le Calorique général ; c'est pourquoi les fonctions respiratoires, circulatoires, sécrétoires, excrétoires et perspirantes se maintiennent pendant quelque temps. Mais au fur et à mesure que les Fluides moteur et sensible s'épuisent par l'extinction de leurs Foyers sécréteurs, comme ils ne peuvent plus animer les muscles respirateurs, ni convoquer des éléments réparateurs, la Calorification vitale finit par s'affaiblir, par ne plus irradier qu'un Calorique général insuffisant. Et comme ce Calorique vital ne peut contracter convenablement les poumons et le cœur, la respiration s'embarrasse et devient stertoreuse, la circulation languit et le pouls s'amincit, et la Chaleur générale diminue graduellement jusqu'à la mort, n° 6, c'est-à-dire jusqu'à l'Extinction définitive de la Calorification qui conditionne la vie. — L'*Asphyxie* est causée par des *obstacles* qui s'opposent à l'aspiration des principes vivifiants de l'atmosphère : comme les corps étrangers qui interceptent l'air ; comme des mucosités bronchiques, ou des fontes tuberculeuses, ou des hémorrhagies pulmonaires ; comme la compression strangulante du larynx ou de la trachée, la submersion, l'inhalation prolongée des gaz azote, hydrogène sulfuré, acide carbonique, etc. Alors, il en résulte la suspension de la Calorification vitale, qui ne peut plus s'alimenter, n° 6. Et sa cessation momentanée ou définitive entraine immédiatement l'abolition des fonctions respiratoires et circulatoires, n° 12, ainsi que l'Extinction consécutive de la Locomotion générale et partielle, n°s 18 et 24, et l'Extinction de la Sensibilité générale et locale, n°s 30 et 36. — Dans la *Syncope*, ce sont encore les mêmes phénomènes qui se présentent. Cette condition pathologique de l'Organisme peut être causée par l'inanition, par des hémorrhagies ou des excrétions excessives, par des obstacles mécaniques au cours des Impondérables, des gaz et des liquides, par des convulsions hystériques, par des émotions violentes et subites, par des douleurs poignantes. Toutes ces causes agissent, soit en privant la Calorification des principes réparateurs et incessants qui devraient l'aviver, soit en épuisant, en foudroyant, en éteignant soudain les Foyers fonctionnels de la Vie, du Mouvement et de la Sensorialité. Alors l'Organisme tombe en défaillance, se refroidit et pâlit, n° 6 ; la respiration et la circulation s'arrêtent, n° 12 ; la Locomotion est anéantie, n° 18 ; il y a perte complète de connaissance, n° 30. Et si l'on observe une sueur froide concomitante, on doit l'attribuer à la suspension du Calorique général, et conséquemment à l'évaporation du Calorique textural, lesquels n'étant pas renouvelés, s'échappent passivement des humeurs et des solides. — Telle est l'explication que l'Impondéralisme donne des prétendues Entités comateuses : je doute que d'autres doctrines arrivent jamais à les analyser et à les interpréter aussi rationnellement. Quant au traitement qu'elles réclament, il consistera à rallumer le plus promptement possible les trois fonctions de la Calorification vitale, de l'Electrisation locomotrice et de la Sensorialité, par les moyens chimiques et physiologiques que nous ferons connaître, lorsque nous parlerons des Méthodes curatives.

ARTICLE 47. — *La Congestion active ou la Pléthore locale : Forme de l'Etat morbide n° 7 du Cadre pathologique.*

Les Ontologistes ont personnifié sottement une maladie sous le nom de Congestion active locale, que des Humoristes ont appelée Hyperhémie, et que d'autres ont nommée Pléthore partielle. C'est ainsi qu'on a rapporté au *sang*, qui n'est qu'un effet, une affection purement symptomatique, qu'on doit rattacher à une Cause *impondérable*, et au Calorique vital lui-même. Dans l'état de ténèbres où se trouve encore la Physiologie, dans la confusion des explications métaphysiques où elle est plongée, les Princes officiels de la science s'égarent dans des hypothèses abstraites et absurdes au sujet des Causes congestives. Les plus Philosophes admettent une irritabilité organique, soit générale, soit locale ; et ils se contentent de cette expression vague, *l'irritabilité,* sans tenter d'expliquer son essence et ses lois. Les Humoristes, moins généralisateurs, invoquent la Pléthore générale comme cause provocante des Congestions sthéniques. Les Anatomistes, d'un esprit encore plus étroit, attribuent ces Affections à la vascularité morbide des solides, parce qu'elles frappent le plus souvent les tissus les plus aréolaires. Mais ces hypothèses sont aussi fausses que bornées : elles sont toutes marquées au coin de l'obscurité, de l'ignorance et de l'abstraction. — Dans les phénomènes de l'organisme, il y a trois choses essentielles à considérer : 1° les Facteurs fonctionnels, 2° les Agents de transmission, 3° les Points de résistances. Et pour les expliquer, il ne faut ni métaphysique, ni invention chimérique ; mais il faut seulement recourir à la Chimie, à la Physiologie et à la Mécanique. — 1° Les *Facteurs fonctionnels* sont le Calorique central, l'Electricité centrale, l'Elément phosphorique central. Le Calorique central produit la Calorification ou la Vie, en attirant, en sécrétant et en irradiant le principe de la Chaleur générale. L'Electricité centrale exécute la Locomotion, en attirant, en sécrétant et en irradiant le principe de la Motilité générale. L'Elément phosphorique central effectue la Sensorialité, en attirant, en sécrétant et en dégageant le principe de la Sensibilité générale. Voilà les trois Facteurs des trois Fonctions primordiales de l'Organisme : supprimez ces trois Facteurs, vous tarirez du même coup les trois Fonctions de la Vie, du Mouvement et du Sentiment. L'Organisme se compose donc de trois Appareils principaux, fonctionnant chimiquement sous l'influence de trois Impondérables, qui sont les Facteurs primordiaux de la Physiologie. Et les Lois suprêmes de l'Organisme, inhérentes à ces Facteurs, sont l'attraction, la sécrétion chimique et l'irradiation. — 2° Les *Agents de transmission* ne sont autres que le Calorique général, que la Motilité générale, que la Sensibilité générale, qui sont *irradiés* par les Facteurs fonctionnels, par les trois Fonctions centrales et primordiales de la Physiologie. Les Agents de transmission sont donc des *Impondérables* de même nature que leurs Facteurs respectifs : aussi vont-ils transmettre, dans les trois grands Appareils de l'Innervation, et la Vitalité, et le Mouvement, et le Sentiment. C'est sous leur influence physique d'expansion que les organes particuliers s'activent, se vivifient, se contractent et fonctionnent ; et c'est sous leur influence chimique que s'opèrent les mouvements intestins et les transformations moléculaires. C'est pourquoi nous les nommons les *Impondérables rayonnants,* et nous les considérons comme les *Agents de transmission,* puisqu'ils transmettent, en effet, les influences des Fonctions centrales dans les départements splanchniques, pour y déterminer et y entretenir l'exercice des fonctions particulières. Aussi, ces fonctions particulières des viscères locaux de la Caloricité, de la Motilité et de la Sensibilité, seraient-elles complétement annulées, si les trois atmosphères de la Calorification vitale, de l'Electrisation locomotive, de la Phosphorescence sensoriale, étaient suspendues par l'extinction de ces trois Fonctions centrales, sécrétantes et irradiantes. — 3° Les *Points de résistance* sont les organes particuliers, qui reçoivent l'influx des trois Impondérables rayonnants, c'est-à-dire, du Calorique vital, du Fluide moteur et du Fluide sensible. Les organes particuliers sont saturés de l'Impondérable physiologique, qui convient respectivement à leur nature ; et s'ils ne le recevaient pas, ils se paralyseraient et ne fonctionneraient plus. Mais le tribut qu'ils puisent dans l'expansion des trois grands *Facteurs fonction-nels*, et l'Activité dynamique qu'ils empruntent dans l'assimilation des *Agents de transmission*, les animent, les rendent plus ou moins irritables, c'est-à-dire. contractiles; et leur contractilité est tou-jours relative à la quantité de l'Impondérable congénère qu'ils s'approprient. Voilà pourquoi la susceptibilité et l'élasticité des organes sont si différentes ; voilà pourquoi ces organes *résistent* ou cèdent si diversement aux courants d'expansion des Agents de transmission, ou des trois Impondérables rayonnants, calorique, moteur et sensible. C'est la susceptibilité de subir leur influence qui a inspiré l'idée abstraite de la *sensibilité organique ;* et c'est leur élasticité, ou la faculté de se révolter contre cette influence, qui a fait imaginer l'abstraite *contractilité*, soit organique, soit animale, soit invisible, soit apparente. Mais tous ces mots sont faux et onto-logiques ; et ils empêchent de rapporter ces phénomènes chimiques, physiologiques et mécaniques à leurs véritables causes, c'est-à-dire, aux Actions et aux Réactions réciproques, que les Impondérables *rayonnants* et les Impondérables *intégrants* exercent entre eux. Quand les *Rayonnants* ont plus de force, ils *maîtrisent* les organes particuliers au profit des Fonctions centrales ; mais quand les *Inté-grants résistent*, les organes particuliers se resserrent, arrêtent l'essort des Agents rayonnants, au détriment des Fonctions cen-trales, qui s'embrasent, s'embarrassent, s'oppressent, se désor-donnent, et se livrent à des réactions et à des irruptions de déli-vrance. Ce sont leurs efforts irruptifs et réactifs qui causent les mouvements synergiques, les influences sympathiques, les dispo-sitions idiosyncrasiques, les transports, les *congestions actives*, les ébranlements spasmodiques des nerfs, les phénomènes résolutifs, les coctions, les crises, les évacuations, les transpirations sudorales, les météorismes, les vaporisations, les exhalations, etc. La *Con-gestion active* est donc l'effet d'un mouvement morbide et réactif de la Calorification, qui transporte sur un organe quelconque son Calorique entravé, refoulé et turgide. Toute *Congestion active* sup-pose donc trois causes : 1° une résistance viscérale: 2° une op-pression de la Calorification ; 3° une projection dérivative de son Calorique rayonnant. Cette idée nous inspire donc la nécessité d'admettre le Foyer calorificateur comme l'apanage d'un appareil nerveux qui a aussi sa susceptibilité propre, son élasticité spéciale, sa résistance particulière, et, de plus, la puissance de se contracter contre les causes concentriques d'engorgement, d'oppression et d'apoplexie. On sent donc que les idées de la Vie se débrouillent et peuvent se résumer dans des Lois de Physique, de Chimie et de Physiologie. Il en est de même pour le Foyer locomoteur, et de même encore pour le Foyer sensorial. Les Appareils des trois Fonctions centrales, sous l'animation élémentaire de leurs trois Facteurs impondérables, se conduisent, dans leur activité générale, comme un viscère dans son activité particielle : ce que l'on concevra facilement, si l'on pense que l'activité particielle d'un viscère n'existerait pas même, s'il ne l'empruntait aux rayonnements incessants des Impondérables centraux. Or, il faut bien que les Centres fonctionnels s'irritent, se contractent, projettent des irradiations défensives, réactives et résolutives ; puisque les Organes particuliers, que les Impondérables rayonnants ont créés et asservis à l'harmonie physiologique, ont eux-mêmes une atmosphère spéciale, et la force de s'irriter, de se contracter, de réagir, de résoudre leurs engorgements locaux et de les éliminer. Si l'activité physiologique d'un viscère particulier n'est qu'un reflet et un emprunt de l'activité physiologique centrale, admettons donc les mêmes pouvoirs et les mêmes lois dans les trois grands Facteurs de la Calorification vitale, de l'Electrisation locomotive et de la Phosphorescence sensoriale. Eh bien ! c'est la contraction du Centre vital calorificateur qui détermine des projections de Calorique défensif, contre les causes viscérales ou locales de son refoulement ; et ce sont ces projections réactives elles-mêmes qui tendent à résoudre les obstacles morbifiques, qui surexcitent et congestionnent activement les organes, et qui souvent les enflamment, les ulcèrent ou les endurcissent, quand la résolution ne s'effectue pas. — Toute *Congestion active* a donc pour cause occasionnelle une résistance viscérale ; pour cause immédiate un afflux tensif du Calorique local ; et pour cause médiate un effort contractile et irruptif de l'Appareil calorificateur. La connaissance de ces trois causes inspirera facilement un traitement rationnel : puisqu'il ne faudra que dissiper la résistance viscérale, que calmer et dégager la Calorification, et que détendre son Calorique rayonnant. Toute la Médecine philosophique va devenir positive, et se réduira aux explications chimiques et mécaniques, puisque ce sont les puissances chimiques et physiques des Impondérables qui constituent à elles seules les mouvements physiologiques sains et morbides de l'Organisme. — Le symptôme général de la Congestion active est une Exaltation non inflammatoire de la Calorification, cause de plénitude ignée et de pléthore sanguine,

n° 1 ; alors la Chaleur générale est augmentée dans sa source, et la
température de l'organisme se maintient à un degré plus élevé.
C'est l'atmosphère rayonnante du Calorique vital qui surexcite les
fonctions splanchniques, et surtout la sanguification et la circulation : aussi y a-t-il des dispositions aux hémorrhagies sthéniques, aux
augmentations de sécrétions , de vaporisations, d'exhalations, etc.
La partie expansive du Calorique vital rayonnant, qui produit la
Congestion active, est tendue assez vivement sur l'organe congestionné, n° 7, et elle y produit les phénomènes multiples dont la
collection a fait imaginer aux Physiciens et aux Métaphysiciens les
idées de *strictum*, de sthénie, d'irritation. Mais ces expressions
incomplètes et fausses doivent tomber devant les explications plus
rationnelles de l'Impondéralisme. Ainsi, c'est le Calorique vital
rayonnant qui produit par son accumulation : et sa tension plus
vive, et l'augmentation locale de la température, et conséquemment
la vitalité plus grande de l'organe, puisque la vitalité est élémen-
tairement liée à la Caloricité et lui est toujours proportionnelle ;
et l'état métaphysiquement appelé sthénie ou *irritation*, état qui
n'est que la susceptibilité plus grande qu'a le tissu de se contracter
sous l'influx d'un calorique plus condensé et plus ardent ; et le
phénomène de tension ou de *strictum*, qui tient au resserrement
spasmodique des tissus, devenus plus contractiles par l'effet même
de leur plus grande caloricité vitale. De plus, comme le Calorique
est l'agent chimique et physiologique de l'attraction, de la transformation et de l'expansion des éléments pondérables, il n'est pas
étonnant que son accumulation locale et stimulante convoque le
sang, sollicite l'abord des fluides, concentre les humeurs, augmente
la rougeur et le volume de l'organe, provoque la pulsation spasmodique des artères englobées dans la congestion active, détermine
l'engourdissement, la pesanteur et l'endolorissement de la partie
engorgée, en opprimant ses nerfs moteurs et sensitifs. Voilà ce
qui produit aussi l'embarras fonctionnel du viscère, dont les nerfs
organiques sont accablés de sang et de lymphe. Aussi ce viscère ,
par la révolte de son Calorique vital et local, est-il disposé à s'enflammer, ou à se délivrer par une hémorrhagie, ou à se dégager par
une sécrétion plus active, n° 7, ou à résoudre son mouvement
fluxionnaire par délitescence, par vaporisation, par exhalation, etc.
Que si l'organe résiste aux efforts contractifs du Calorique local et à
l'expansion tensive du Calorique général, alors la fluxion augmente,
la congestion s'accroit et peut monter à l'état phlegmasique, n° 8 ;

aussi, à ce degré, influence-t-elle la Calorification vitale, qui est concentrée et opprimée, sinon par le refoulement de son Calorique, du moins par son défaut de dépense, par l'entrave de ses rayonnements, qui doivent être libres et incessants. Aussi la Calorification se surexcite, n° 1; elle peut même se fébriciter, n° 2; et dans ses efforts défensifs de dégagement et de délivrance, elle provoque des mouvements synergiques et sympathiques, n° 7, sur divers appareils, qui deviennent solidaires de sa dérivation résolutive et de son dégagement critique. Voilà ce qui rend si souvent les Congestions ambulantes; ce qui produit les mouvements de Fièvre éphémère ou erratique, n° 2; ce qui détermine des flux sanguins, pituitaires, utérins, vésicaux, hémorrhoïdaux, n° 7; voilà ce qui cause les érysipèles, les engorgements vagues et douloureux des muscles et des articulations, n°s 7 et 51; voilà ce qui produit les éruptions critiques, n°s 2 et 8; les évacuations diarrhéiques, n° 8; les sueurs profuses, les flux copieux d'urines, n° 7, etc. Ainsi la Congestion active, sous les efforts divers de la Calorification, et sous les tensions variées de son Calorique irruptif, peut cesser dans un organe, en même temps qu'il s'en élève une autre ailleurs. Mais c'est un langage vicieux que de dire que la Congestion se déplace et *envahit* un autre viscère; parce qu'une Congestion et une Inflammation ne sont pas des êtres, des personnalités, puisqu'elles ne sont qu'une collection de phénomènes symptomatiques dus à un Agent chimique et physiologique, qui est le Calorique vital. C'est donc lui seul qui peut se déplacer et ambuler, pour déterminer ailleurs d'autres phénomènes congestifs, n° 7, ou inflammatoires, n° 8. — On a remarqué que les Congestions actives avaient une grande tendance à récidiver, et étaient plus ou moins fréquentes chez certains sujets, par exemple, chez les hypochondriaques, les hystériques, les rhumatisants et les goutteux. Mais c'est parce que ces individus ont une Exaltation chronique de la Calorification vitale, n° 1, et parce qu'ils ont de plus des engorgements latents, des phlogoses obscures, des obstructions chroniques, n°s 7 et 8, qui arrêtent l'essor exhalateur du Calorique vital, la vaporisation de la lymphe, le cours du sang, la sortie des excrétions nécessaires. Alors les obstacles pathologiques, en entravant les rayonnements ignés de Calorification, surexcitent son activité, provoquent les contractions de son appareil organique, déterminent les réactions de son Calorique expansif; et c'est ce dernier Impondérable qui produit directement les mouvements synergiques, sympathiques,

tensifs, *congestifs*, hémorrhagiques, sécréteurs, résolutifs, critiques
et évacuateurs. Or, on conçoit que cette série de phénomènes défensifs et dérivatifs s'éveille souvent dans un organisme, qui y est
prédisposé par des engorgements et des obstructions plus ou moins
enracinés, comme chez les vaporeux, les atrabilaires, les rhumatisants et les goutteux. — C'est aussi la fréquence des Congestions
actives qui produit les altérations lentes des viscères habituellement engorgés, telles que le développement excessif de leurs capillaires, leur hypertrophie, leur ramollissement ou leur induration,
leurs transformations diverses et leurs dégénérescences. Mais on
ne doit pas oublier que c'est toujours le Calorique vital qui est
l'Agent de ces désordres anatomiques, par son action chimique et
physiologique sur les instruments passifs et pondérables du corps,
soit gazeux, soit liquides, soit solides. — Telle est l'explication de
la Congestion active et de ses Formes, selon la doctrine de l'Impondéralisme.

Article 50. — *Des Inflammations de l'estomac et des intestins :
Formes de l'État morbide n° 8 du Cadre pathologique.*

Jusqu'aujourd'hui, les phénomènes primordiaux de l'organisme
ont été méconnus des Médecins, parce qu'ils ont toujours employé
un langage métaphysique pour exprimer leurs causes et leurs effets.
C'est ainsi qu'ils se sont contentés des mots : Vie, Innervation,
Propriétés vitales, Irritabilité, Irritation, Inflammation, Fièvre, etc.,
pour désigner les Agents, les Forces, les Causes, les Lois et les
Mouvements sains ou morbides du corps. Aussi, la théorie de la
Médecine est purement spéculative et conjecturale, et sa pratique
est tâtonneuse et empirique. La Vie est une Combustion, une Calorification, une Sécrétion de Calorique, produite par du Calorique
inhérent à un appareil nerveux. Le *Calorique* est donc l'Agent
originel de la Vie et le ressort qui met en jeu toute la Physiologie.
C'est lui qui produit les actes chimiques, physiques, mécaniques
et fonctionnels de l'organisme. Les Propriétés vitales et l'irritabilité
ne sont que des mots abstraits, qui servent à exprimer des effets
occultes et inconnus des Métaphysiciens. L'Irritation, l'Inflammation et la Fièvre ne sont aussi que des *abstractions* ou des *métaphores*, par lesquelles les Ontologistes désignent les principaux actes
pathologiques. Mais si vous admettez des Formes abstraites et métaphysiques pour rendre compte de la Physiologie et de la Pathologie, comment voulez-vous que le Thérapeutiste modifie ces

chimères spéculatives, ces entités sans corps, avec les *Eléments* chimiques et physiques de l'Hygiène, de la Matière médicale et de la Chirurgie? Il faut donc donner à la science des bases plus solides que la Métaphysique. — L'Agent calorique, dans le grand Appareil nerveux encéphalo-spinal et ganglionnaire, produit la Calorification ou la Vie, et dégage, par expansion, le Calorique qu'il a sécrété. Si son activité combustive et sécrétante est plus grande que son degré normal, il y a *Irritation* ou *Exaltation* générale de la Vie ; mais si elle est encore plus exagérée, il y a *Fièvre*. La Fièvre n'est donc qu'un mode violent de l'effectuation de la Vie, c'est-à-dire, de l'exercice de la Calorification. Il en est de même pour la Vitalité locale, qui n'est qu'une Caloricité bornée, c'est-à-dire, une Sécrétion partielle du Calorique textural. Et quand cette Caloricité est suractivée, il y a *Irritation* ou *Surexcitation* de la Vitalité locale ; mais quand elle est encore plus exagérée, il y a *Inflammation* de cette même Vitalité locale. Telles sont les bases positives de la Chimie vivante ou de la Physiologie, et de la Pathologie générale et spéciale. Les Propriétés vitales, mot abstrait, n'expriment que les effets divers d'expansion et d'impulsion, de tension et de contraction du Calorique, soit général ou rayonnant, soit local ou intégrant aux tissus. Mais la science doit bannir toutes ces idées et ces expressions métaphysiques, pour s'attacher uniquement aux Agents physiques et à leurs Lois chimiques et physiologiques, telles que les définit et les explique notre Impondéralisme. Nous allons appliquer notre Doctrine à l'explication de l'*Inflammation*, qui ne sera plus une métaphore, comme le disent encore aujourd'hui les Médecins, mais qui sera bien un phénomène chimique et physiologico-pathologique. — L'*Inflammation* a pour cause directe le Calorique, l'Agent même de la Vie générale et de la Vitalité locale. L'Inflammation peut être produite par le Calorique rayonnant, qui est trop tendu contre un organe, et qui le Phlogose par son accumulation et sa tension. L'Inflammation peut être déterminée aussi par le Calorique textural, qui se contracte, s'efforce, se surexcite et se *phlogose*, sous un obstacle morbifique quelconque, mécanique ou humoral. Le *Calorique* est donc le premier Elément de l'Inflammation ; il est l'Agent originel, causal, effectif de toute Phlogose : sans lui, un tissu ne pourrait *s'enflammer*. — Les causes de l'Inflammation peuvent être directes, comme une contusion, une compression, une stimulation mécanique ou chimique : alors cette cause concentre le

Calorique local, elle refoule, comprime, étouffe le Calorique textural ; et celui-ci, en raison de l'élasticité de ses molécules agglomérées et de son expansivité naturelle, réagit sur les liquides et
sur les tissus qui l'enveloppent. Et comme il éprouve une plus forte
résistance que de coutume, et une plus grande difficulté de rayonnement, de circulation et de dépense, il se surexcite et *s'enflamme :*
c'est ainsi qu'il modifie *inflammatoirement* les gaz, les humeurs, les
tissus organiques et les nerfs divers, englobés dans la sphère de son
activité phlogistique. — Il est des causes mécaniques qui ne provoquent des Inflammations que d'une manière indirecte. Ainsi, le
refroidissement des pieds ou du cuir chevelu refoule les exhalations
ordinaires du Calorique rayonnant, et le reporte sur le Foyer calorificateur, qui réagit et le transporte dérivativement sur la pituitaire devenue solidaire : alors, il en résulte le Coryza. C'est de la
même manière que le refroidissement de la peau, en causant la
suppression du Calorique exhalé par le derme, est refoulé sur le
Foyer calorificateur, qui réagit et le repousse, soit sur les bronches,
pour produire le Catarrhe pulmonaire, soit sur les poumons ou la
plèvre, pour déterminer la Pneumonie ou la Pleurésie. Le froid
n'agit donc ici qu'indirectement ; et c'est le Calorique vital rayonnant qui cause lui-même immédiatement les Inflammations sur les
tissus, où se répercutent les réactions centrales du Foyer calorificateur. Les émotions morales, certains virus et les poisons métalliques, enflamment le cerveau ou les méninges, en concentrant les
irradiations ignées des plexus abdominaux, en les refoulant sur
l'appareil vital, et en sollicitant les réactions défensives et les dérivations élargissantes, par lesquelles cet appareil vital décharge et
tend son Calorique sur la pulpe de l'encéphale ou sur les membranes enveloppantes : c'est par ce choc en retour que surviennent
la Céphalite, la Méningite et toutes les Phlogoses par réaction et
même par métastase. — Une fois qu'une cause d'Inflammation a
agi sur un point de l'organisme, le Calorique du tissu affecté se
contracte, s'accumule, se surexcite et *s'enflamme.* Comme il jouit
de trois *Lois* inhérentes à son essence, il tend à les exercer avec
ardeur. C'est pourquoi il *attire,* il sécrète et il *irradie* avec effort.
Le point malade devient donc un *stimulus* et un centre fluxionnaire,
où les fluides pondérables sont convoqués dans les cellules du tissu,
qui s'engorge, se resserre, s'obstrue et se contracte. De sorte qu'il
se forme là un foyer de Phlegmasie, qui devient un obstacle plus
ou moins considérable pour les irradiations du Calorique général.

Alors ce Calorique général, retenu par cet obstacle obstructif, est refoulé, concentré et bandé entre le Point phlegmasique et le Foyer calorificateur. Ce Foyer, embarrassé et opprimé, s'exalte, se *fébricite*, s'emporte et s'efforce de réagir contre le siége du mal, par les tensions défensives, expansives et résolutives de son Calorique exhalant. Voilà comment et pourquoi la Phlogose provoque la Fièvre, de même que la Fièvre détermine des Phlogoses par ses réactions variées. La Phlogose et la Fièvre sont donc deux phénomènes corrélatifs, qui s'engendrent l'un l'autre dans l'ordre de leur initiative. Et la Phlogose et la Fièvre sont deux phénomènes bien distincts et bien caractérisés : car l'une appartient à la Calorification vitale, et l'autre à la Caloricité locale. Désessencialiser la Fièvre est donc une aussi grande absurdité que de désessencialiser l'Inflammation, puisque toutes les deux tiennent à la nature, à la quantité et à l'activité du Calorique, qui produit, d'une part, la Calorification vitale, et du Calorique, qui produit, d'autre part, la Vitalité locale. L'Agent qui cause la Vie générale est donc aussi le même qui cause la Fièvre. L'Agent qui cause la Vitalité locale est donc aussi le même qui cause l'Inflammation. La Fièvre n'est donc qu'un mode et qu'un degré plus élevé de la Vie générale; et l'Inflammation n'est donc aussi qu'un mode et qu'un degré plus élevé de la Vitalité locale. — Une fois que le Calorique local est concentré par une cause morbifique, une fois qu'il est accumulé, tendu et surexcité à l'Etat inflammatoire, la chaleur de la partie augmente, ce qui devient plus ou moins appréciable par le thermomètre. Le Calorique textural est dès-lors un *stimulus* attractif qui appelle un *fluxus* d'humeurs, c'est-à-dire de sang et de lymphe. L'afflux plus considérable du sang produit la rougeur de la partie malade. Si, au contraire, c'est la lymphe qui domine, il y a œdème. Dans les deux cas, il y a engorgement de liquides, contraction et condensation des tissus, tuméfaction ou augmentation de volume, exagération et quelquefois changement de la vitalité du viscère. Alors la sécrétion s'exalte ou se dénature, par la surabondance, la tension et l'altération du Calorique entravé. Ce dernier s'efforce de vaincre ses obstacles; il emplit les artérioles et y produit des pulsations insolites dues à son arrêt ou à son défaut d'expansion et de liberté. Dans les premiers temps des Phlogoses, la contraction forcée du Calorique produit la sécheresse locale et l'absence de sécrétion. C'est le temps de *crudité* pendant lequel le Calorique est employé à pénétrer, à saturer et à dominer les humeurs qu'il a fait affluer. Alors, il les imprègne petit à petit, il les échauffe, il en fait la *coction*, il les décompose et il les sécrète. Ce sont ses efforts chimiques, résolutifs et éliminateurs qui altèrent et modifient les gaz, la lymphe, l'albumine, les globules, la fibrine et tous les principes du sang, retenus dans le foyer phlegmasique. Et ce sont encore ses efforts d'expansion et de délivrance qui produisent la délitescence, la résolution, la *crise* et toutes les évacuations excrétoires de la partie enflammée. Tantôt le Calorique, morbidement accumulé, s'échappe par une exhalation profuse ; tantôt c'est en provoquant une hémorrhagie critique, par laquelle il décharge sa superfluité et s'équilibre ; tantôt le Calorique superflu se dégage par des vaporisations gazeuses, par des sécrétions muqueuses, visqueuses, d'albumine coagulée, de pseudo-membrane ; mais, fort souvent, il termine le mal par un phlegmon à foyer concentré, ou par une suppuration diffuse, par des ulcérations diverses, par gangrène, etc. Quand il ne peut vaincre l'obstacle pathologique, quand les réactions de la Calorification vitale ont été inpuissantes, quand les tensions du Calorique rayonnant ont été insuffisantes pour résoudre l'engorgement inflammatoire, alors le viscère phlogosé s'endurcit, ou s'hypertrophie, ou se ramollit, ou s'ulcère, ou se transforme et dégénère. Mais pendant ce travail, ordinairement chronique, il s'opère dans l'organisme des surexcitations locales, parfois des inflammations métastatiques, toujours des sécrétions plus actives, ainsi que des exhalations et des excrétions supplémentaires, parce qu'il faut nécessairement que la Calorification vitale dépense la même quantité de Calorique par jour, par heure, par minute ; ce qu'elle tend à faire en en chargeant divers appareils devenus solidaires et suppléants. Voilà ce qui explique les sueurs, les flux d'urine, les éruptions, les catarrhes, les hémorrhagies, qui surviennent dans le cours des maladies obstructives, subaiguës et chroniques. Et l'équilibre général ne s'établit que lorsque la Calorification vitale a créé une voie surnuméraire pour l'irradiation libre du Calorique entravé par l'organe obstrué et induré. On peut l'aider beaucoup dans ses efforts d'harmonisation, par l'établissement d'un émonctoire artificiel, et notamment d'un vésicatoire ou d'un cautère, ou plus sûrement par des spoliations périodiques, au moyen des sangsues, des purgatifs, des diurétiques, etc.

Presque tous les Auteurs métaphysiciens ont considéré la *Douleur* comme la cause primitive de l'Inflammation ; mais c'est la plus grande erreur qu'on puisse commettre. La Douleur n'est pas un phénomène vital ou *organique*, c'est un phénomène de relation ou *animal*; donc ce n'est qu'un Elément secondaire et consécutif. La douleur est causée par la contraction, l'oppression, le pincement, le brûlement du Fluide sensible, dans les nerfs sensitifs qui sont englobés au sein de l'engorgement inflammatoire. La Douleur n'est donc pas un Elément essentiel de la Phlogose; elle n'en est qu'un accident; aussi varie-t-elle selon les organes, et dépend-elle du nombre et de la qualité des nerfs sensitifs envahis par le Calorique enflammant. Ce sont ces considérations qui expliquent pourquoi la Douleur est gravative dans les parenchymes, vive dans les muqueuses, poignante dans les séreuses, lancinante dans le tissu cellulaire, pruriteuse à la peau; et pourquoi la Sensibilité est obtuse dans les tissus blancs, engourdie dans les congestions humorales, paralysée dans les indurations, etc. — On voit, par ces explications, que l'Inflammation est produite par le Calorique; et que c'est cet Impondérable qui préside à l'exécution des symptômes généraux, fébriles, réactifs, et des symptômes locaux, cocteurs et critiques. — Quand la Fièvre s'est allumée, il n'est pas surprenant que la surabondance du Calorique artériel échauffe plus le sang, le plastifie davantage, et conséquemment augmente la *fibrine*. Cette fibrine peut même augmenter dans l'absence de la Fièvre, et lorsqu'il n'y a qu'une simple Surexcitation de la Calorification vitale, sous l'effet refoulant de quelques Phlogoses lentes et obscures, comme dans certains cas d'Hystérie et même de Chlorose par gastrite ou métrite. Il suffit, pour produire de la fibrine en excès de la normalité, que le Calorique vital s'irradie davantage par les plexus cardiaques et artériels, sous l'influence d'un obstacle phlogistique. Alors le Calorique cardiaque et artériel augmente la sanguification, coagule plus d'albumine, façonne plus de globules et compose plus de fibrine. La présence de plus de fibrine dans le sang ne sera donc qu'un simple symptôme qui signifiera une suractivité de la Calorification vitale et de la sanguification, sous l'effet d'une Phlogose existante, aiguë ou subaiguë, ou chronique et même latente. Voilà ce qui inspirera la double indication de détruire la Phlogose, et de tempérer la Calorification, surtout dans l'expansion de son Calorique cardiaque et artériel. — La Phlogose est suraiguë, subaiguë ou chronique, selon les degrés de réaction du Calorique général et du Calorique local. C'est le refoulement, l'emprisonnement, la contrainte de l'atmosphère vitale du Calorique qui provoque les symptômes généraux. Ces derniers sont

produits par la Calorification opprimée, étouffée, violentée, sous
l'ardeur constrictive du Calorique qui sature et active son appareil
anatomique. Alors cet appareil se contracte, s'efforce, réagit, darde
son Calorique, et en décharge des flots impulseurs et embrasants :
tantôt sur les plexus pulmonaires, cardiaques, aortiques, artériels,
pour symptomatiser la *Forme fébrile inflammatoire ;* tantôt sur les
plexus gastriques, mésentériques, intestinaux, hépatiques, spléniques, pour symptomatiser la *Forme fébrile bilieuse ;* tantôt sur
les follicules muqueux, pour symptomatiser la *Forme fébrile pituiteuse ;* tantôt sur les nerfs organiques du derme, pour symptomatiser les *Formes fébriles sudorales, éruptives, miliaires,* etc. ;
tantôt sur les plaques de Payer et les follicules de Brunner, pour
symptomatiser la *Forme fébrile psorentérique ;* tantôt sur la pulpe
grise encéphalo-spinale, pour symptomatiser la *Forme ataxique,
comateuse, délirante, convulsive, tétanique,* etc. ; enfin, tantôt la
Calorification irradie un Calorique si embrasant et si condensé,
parce qu'il est retenu dans l'universalité de l'organisme par des
inflammations tégumentaires très-étendues, qu'il dessèche, ra-
cornit, carbonise et *fuliginose* les muqueuses, en symptomatisant
la *Forme fébrile* dite *typhoïde, adynamique* ou *putride.* — Il en est
de même pour le Calorique local ; car selon ses degrés d'accumulation, de compression, d'ardeur, d'excentricité, de réaction et de
violence, sur les liquides qui l'engorgent et sur les solides qui l'entravent, il produit des Inflammations locales à formes ardentes et
rouges, à formes bleuâtres ou noirâtres, à formes emphysémateuses, œdémateuses, phlegmoneuses, ulcéreuses, gangréneuses,
charbonneuses, etc. On voit donc que tous les symptômes, soit
aigus, soit chroniques, sont causés par le Calorique général et
par le Calorique local. Le Calorique est l'Agent suprême qui
est le ressort unique de la vie, dans ses grands phénomènes
généraux et dans tous ses mouvements locaux. Toute la science
consiste à bien connaître ses Lois moléculaires *d'attraction,*
de *sécrétion* et de *rayonnement ;* parce que ces Lois sont les
bases positives de la Théorie, et sont les indications sûres de la
Pratique. Il est aussi très-important, dans l'analyse des faits
pathologiques, de bien séparer les opérations propres du Calorique, des symptômes qui appartiennent directement au Fluide
moteur et au Fluide sensible ; parce que les symptômes de Motilité
et de Sensibilité animales ne relèvent pas du Calorique, et ne
ressortissent pas des dépendances de la Calorification ou de la Vie

organique, mais dérivent de la Vie animale, dont les nerfs sont consécutivement morbifiés sous l'influence primitive du Calorique. — Nous allons appliquer ces considérations générales sur l'Inflammation à l'explication de la maladie qu'on a personnifiée sous le nom abstrait de Gastro-Entérite. Nous verrons que cette affection, regardée comme une Entité de toute pièce, n'est en réalité qu'une collection d'*Etats morbides fonctionnels*, tels que les définit notre Cadre pathologique. — Mais avant d'entreprendre ce sujet, déclarons qu'on ne pourra jamais bien comprendre la Pathologie générale, si l'on ne connaît pas les Lois exactes de la Physiologie générale ; parce que la Pathologie n'est que la Physiologie désordonnée, de même que la Thérapeutique n'est que l'art de régulariser les Fonctions troublées. Toutes les fois qu'on voudra se rendre compte d'une inflammation, et des dérangements généraux qui la précèdent, l'accompagnent ou la suivent, il faudra se faire une idée précise de l'exercice de la Vie, de ses rayonnements, de ses besoins incessants d'exhalation, de ses dépenses continuelles et sans entraves. Ainsi les observations anatomiques, physiologiques et pathologiques que nous allons faire, au sujet de la Gastro-Entérite, pourront s'appliquer également à l'explication de toutes les autres Maladies inflammatoires : le Praticien n'aura seulement qu'à avoir égard à la différence des appareils et des viscères , où siègent les Désordres fonctionnels. Ainsi , pour étudier la Gastro-Entérite, comme pour toutes les autres phlegmasies, il est indispensable d'avoir toujours présent à l'esprit le dynamisme de la Vie, ou son mode d'exercice, avec ses influences centrales et universelles. La *Vie* , qui tient à l'Appareil nerveux gris encéphalo-spinal et ganglionnaire, est due à la saturation de cet Appareil par une dose de Calorique intégrant. Ce Calorique textural est donc l'Agent originel et chimique de la Vie; il est le facteur primordial de la *Calorification* vitale. La Calorification , ou la *Vie*, est un phénomène chimique de Combustion , qui *attire* , qui *sécrète* et qui *dégage* sans cesse du Calorique renouvelé. Ce dégagement central s'opère par l'expansion d'une atmosphère intense de Calorique, dont les divers rayonnements s'effectuent par toutes les dépendances et les ramifications de l'appareil vital, et notamment: 1° par la masse grise encéphalique, pour animer les instruments de la Locomotion et de la Sensorialité; 2° par les ganglions, les nerfs et les plexus de toutes les régions de l'axe nerveux encéphalo-spinal; 3° conséquemment par les plexus pulmonaires, pour présider aux Fonc-

tions respiratoires ; 4° par les plexus et les nerfs cardiaques , aortiques , artériels, veineux, lymphatiques, pour présider aux
Fonctions circulatoires ; 5° par les plexus et les nerfs de l'estomac,
des intestins et de leurs annexes, pour présider aux Fonctions
digestives et absorbantes ; 6° par tous les plexus et les nerfs des
viscères glandulaires, pour effectuer leurs fonctions d'élaboration ; 7° par tous les plexus et les nerfs des organes excréteurs,
pour opérer les évacuations ; 8° par tous les nerfs des tissus
musculaires et fibrineux, cellulaires et séreux, aponévrotiques
et synoviaux , pour produire la décomposition, la sécrétion, la
tranformation et la transsudation faciles des fluides circulants et
vaporisables ; 9° par tous les nerfs des tissus muqueux et cutanés,
pour dépenser continuellement le Calorique vital expansif, et
pour le chasser excentriquement hors du corps par les exhalations
et les perspirations, qui doivent toujours être libres et sans obstacles de contractions , d'engorgements ou de Phlogoses. C'est
ainsi que les irradiations de l'atmosphère ignée de la Calorification
doivent s'exécuter sans cesse sans nuages et sans orages, c'est-à-
dire, sans Maladies, sans *obstacles morbides*, depuis le centre
combustif ou sécréteur, jusqu'aux dernières limites de l'expansion ou des exhalations tégumentaires. La santé consiste dans la
normalité et la continuité de cet immense rayonnement qu'opère
l'atmosphère ignée de la Calorification vitale. Et la Maladie survient dès qu'un *obstacle* de contraction, d'engorgement, d'Inflammation, s'élève dans un point de l'organisme, et s'oppose aux
courants du Calorique, soit dans l'étendue des nerfs, soit dans le
trajet des liquides, soit dans la vaporisation des gaz, soit dans les
tissus des solides. Alors l'obstacle, en s'opposant aux courants du
Calorique , le fait s'amonceler contre lui, et s'accumuler dans
l'organe affecté, dans les nerfs , dans les vaisseaux, dans les liquides, dans les viscères du voisinage. De sorte que l'atmosphère
générale de la Calorification se trouve entravée dans une partie de
son expansion. Et cette partie expansive de son Calorique , ne
pouvant s'irradier et se dépenser continuellement, finit par se
bander et se tendre plus ou moins violemment, d'une part, entre
la résistance et la contractilité de la Calorification centrale, et d'une
autre part , entre la résistance et la contractilité de la Caloricité
locale morbifiée. Ce sont les effors contractiles, défensifs et réactifs
de la Calorification centrale, qui produisent tous les phénomènes
généraux d'expansion, et qu'on a appelés vaguement fébriles, sy-

nergiques, sympathiques, résolutifs, critiques ; et ce sont les efforts contractiles ,défensifs et réactifs de la Caloricité locale, qui produisent tous les phénomènes locaux, qu'on a appelés aussi vaguement irritatifs, engorgeurs, inflammatoires, cocteurs, suppurateurs, ulcérateurs, etc. — Le Praticien doit donc toujours avoir l'esprit fixé sur trois ordres de phénomènes : 1° sur le Foyer local de la maladie; 2° sur le Foyer vital ; 5° sur l'Etat de tension du Calorique rayonnant, qui est plus ou moins bandé entre ces deux Foyers, et qui est tantôt refoulé plus fortement par le siége du mal, et tantôt repoussé plus énergiquement par le Foyer calorificateur. De la connaissance de ces trois conditions ordinaires dans les Maladies aiguës et chroniques, le Médecin doit induire la nécessité : 1° d'élargir et de délivrer la Caloricité locale entravée ; 2° de débander le Calorique général rayonnant, qui est trop tendu ; 5° de tempérer la Calorification centrale, qui est trop violentée et trop dardante. Voilà les trois principes généraux les plus indispensables et les plus usuels de la Thérapeutique : leur ignorance rendra toujours tout traitement défectueux, empirique et impuissant. Mais cette révélation lumineuse et si précise ne pouvait surgir que de notre Impondéralisme. Nous allons en faire maintenant une application spéciale aux Inflammations des organes digestifs ou à la Gastro-Entérite.

Quand le Calorique général rayonnant, qui doit se dépenser et s'exhaler par les membranes muqueuses du tube digestif, est entravé dans un de ses points par une cause morbifique de contraction, d'engorgement, d'inflammation, il s'accumule contre son obstacle ; il est tendu entre cet obstacle et le Foyer calorificateur ; il surexcite ce dernier et le pousse à des réactions excentriques, en même temps qu'il détermine tous les phénomènes pathologiques locaux. Mais selon le siége morbide, il détermine directement la Stomatite, la Pharyngite, l'OEsophagite, la Gastrite, l'Entérite, la Gastro-Entérite, la Duodénite, l'Iléite, la Cœcite, la Colite, la Rectite; et souvent il détermine indirectement ou par révulsion sympathique, l'Hépatite, la Splénite, la Pancréatite, la Néphrite, etc. Toutes ces phlogoses sont de même nature et produites par le même Agent, ou par le Calorique textural, qui s'exalte sous l'arrêt et la tension du Calorique général rayonnant. C'est le Calorique textural qui détermine les phénomènes locaux ; et c'est le Calorique général qui engendre les phénomènes généraux. S'il y a Gastro-Entérite, le Calorique rayonnant est entravé à la fois dans la nutrition, la sécrétion et l'exhalation des membranes de l'estomac et des intestins ; et la maladie prendra des formes symptomatiques relatives à la force et à l'étendue de l'engorgement inflammatoire, et relatives à la somme du Calorique général entravé et refoulé. Il existe un état de contraction des muqueuses affectées, qui s'oppose à l'exhalation du Calorique vital, à la perspiration des gaz acide carbonique, azote, hydrogène sulfuré, etc., à la vaporisation de la lymphe, au cours du sang, aux mouvements réguliers des fibres organiques. C'est pourquoi le Calorique des plexus et des nerfs abdominaux s'accumule sur le siége du mal, échauffe l'estomac et les intestins, et finit par les enflammer, n° 8. C'est de là que résulte l'ardeur interne que l'on ressent : mais le sentiment de cette ardeur, la soif, et les *Douleurs* gastralgiques ou coliques sont des *Etats fonctionnels* de la vie de relation, nos 31 et 32, et n'appartiennent pas à la vie organique. C'est la surabondance du Calorique local qui accumule aussi le sang dans les viscères digestifs, qui les engorge, qui les rougit, qui les tuméfie ; ce qui, par la continuité des tissus, rend la pointe et les bords de la langue diversement rouges. Mais l'érection inflammatoire de ses papilles doit se rapporter aux efforts d'expansion que fait le Calorique exhalant dans les extrémités de ses nerfs conducteurs. Si la bouche est pâteuse, c'est un effet de l'embarras des nerfs gustatifs, qui sont engorgés dans des fluides trop considérables, trop échauffés et altérés, nos 31 et 34. Si un enduit blanc, jaunâtre ou autre, et plus ou moins épais, plus ou moins sec, recouvre la langue et les muqueuses digestives, cet enduit n'est que l'effet du Calorique surabondant et trop tensif, qui coagule l'albumine du mucus membraneux, qui le dessèche et le rend croûteux ; et quand ce Calorique est encore dans un plus grand degré d'ardeur et de violence, il le brunit, le carbonise, le *fuliginose*, comme dans la forme adynamique ou putride de la Fièvre : ce qui peut arriver dans toutes les maladies suraiguës, qu'on ne peut arrêter. Les nausées et les vomissements, les épistaxis, les rots, les vents, la diarrhée, les pertes de sang par le rectum, sont les effets des efforts réactifs, que le Calorique général opère par les contractions défensives de l'appareil vital. Ce dernier tend à lutter contre les obstacles inflammatoires gastro-intestinaux ; c'est pourquoi il darde son Calorique rayonnant sur les plexus et les nerfs des parties malades, et dans les plexus et les nerfs du voisinage, c'est-à-dire, du foie, de la rate, du pancréas, etc. Alors ces viscères accélèrent leurs sécrétions et leurs excrétions ; et l'estomac et les intestins qui les reçoivent se contractent sous la tension et l'excès du Calorique général qui les pénètre, et se convulsent en produisant les vomissements, les borborygmes, la diarrhée. C'est aussi l'excès de chaleur gastro-intestinale qui décompose les fluides et les matières contenus dans le tube digestif ; qui liquéfie les fèces sous l'excès des sécrétions, ou qui les dessèche et les durcit dans leur insuffisance ; et qui tantôt exhale trop de vapeurs, gazéifie trop de fluides, et produit les éructations et les flatuosités, si fréquentes dans les phlogoses intestinales. — Mais comme, dans l'ordre physiologique, les muqueuses gastro-intestinales doivent perspirer et dépenser à peu près le tiers du Calorique qui rayonne de la Calorification ; comme les viscères abdominaux doivent contenir et faire circuler librement à peu près le tiers du sang total du corps, il s'en suit que les contractions de ces viscères, leurs engorgements et leurs inflammations, s'opposent en obstacles à ces conditions de libre exhalation et de libre circulation. C'est pourquoi le Calorique, et le sang, son instrument passif, sont entravés dans leur cours normal, et sont refoulés, une partie dans la cavité thoracique, et une autre partie dans la cavité encéphalique.

Voilà ce qui provoque les symptômes dits synergiques et sympathiques, qui ne sont que les effets des réactions excentriques du Foyer calorificateur. Les réactions vitales du Calorique rayonnant, en se portant sur les nerfs organiques des poumons, du cœur et des artères, y produisent les symptômes fébriles, la force, la rapidité et la dureté du pouls, l'accélération, la gêne, l'oppression de la respiration, parfois l'engouement pulmonaire, les palpitations brusques et fugaces, n° 7. Le Calorique général et le sang, qui se concentrent dans l'encéphale, dans le rachis et leurs enveloppes, déterminent la céphalalgie, n° 3; l'inquiétude, l'anxiété, l'agitation, l'insomnie, n° 25 ; le délire, les cris, la fureur, n° 26 ; la perte de connaissance, n° 50 ; ou le malaise et la courbature par oppression sanguine, n°s 27 et 15 ; ou l'irritabilité musculaire générale, n° 13 ; ou les convulsions, n° 14 ; ou les spasmes partiels, n° 19 ; ou la prostration, n° 18. Mais tous ces symptômes varient selon les degrés d'exaltation, de violence et de réaction expansive de la Calorification en Pyrexie, n° 2. — Le Médecin philosophe qui lira ces explications, sentira bien que tous ces symptômes dépendent réellement des *Etats fonctionnels des Impondérables*, c'est-à-dire, des troubles des Agents positifs de la Physiologie, ou de la Chimie et de la Dynamique de l'organisme. Il sentira que c'est une absurdité, pour rendre compte de ces phénomènes, que d'invoquer les erreurs du Vitalisme, du Gazisme, de l'Humorisme et du Solidisme, puisque l'*Impondéralisme* explique tout ; puisque tous les *symptômes* des maladies ne font que *signifier* secondairement les désordres primitifs que nous avons rattachés aux Agents impondérables de nos fonctions. Or, comme pour l'Impondéralisme, il n'y a de possibles que 36 *Etats fonctionnels morbides*, caractérisés par notre Cadre pathologique ; comme toutes les Affections ne sont, en dernière analyse, qu'une collection de plusieurs d'entre eux : on reconnaîtra l'immense service que notre Doctrine a rendu à la Séméiotique et à la Symptomatologie, qui sont dès-lors extrêmement simplifiées et facilement praticables. — Quand la Gastro-Entérite est légère, les réactions générales sont faibles ou nulles, et l'on voit peu de symptômes sympathiques et peu de transports révulsifs sur les viscères de l'encéphale et du thorax : aussi la résolution devient facile par un traitement approprié ou libérateur du Calorique local. Mais quand le Calorique exhalant est entravé sur une grande surface du canal alimentaire, son emprisonnement et son refoulement excessif provoquent des révoltes puissantes de la Calorification vitale ; et c'est alors qu'elle s'épuise en efforts violents et suraigus, sous les formes symptomatiques d'une Pyrexie ardente, nº 2 ; du délire, nº 26 ; ou du coma, nº 30 ; des convulsions, nº 14 ; ou de la prostration musculaire, nº 18 ; de l'ataxie et de l'adynamie, expressions abstraites qui désignent les *Etats fonctionnels* divers et coexistants, et les troubles désordonnants, fuliginosants, typhoïdants des trois Impondérables calorique, moteur et sensible. — Dans cette description de la Gastro-Entérite, nous venons de faire connaître les rapports qu'ont les symptômes locaux avec les symptômes de la Calorification vitale, par l'intermédiaire du Calorique général, qui rayonne et se tend dans les plexus et dans les nerfs des organes affectés. Nous répétons que toutes les maladies inflammatoires, soit des viscères thoraciques, tels que le poumon et la plèvre, soit des viscères abdominaux, tels que le foie, la rate, l'utérus, s'expliqueront de la même manière, dans leur formation, dans leur marche et dans leur terminaison. Leur formation sera d'autant plus grave qu'il y aura une plus grande quantité de Calorique entravé dans ses courants et dans son exhalation au travers des tissus phlogosés : aussi, dans ce cas, la Calorification s'effectuera, se violentera, réagira impétueusement, et provoquera les *Etats fonctionnels morbides* les plus dangereux, d'où résulteront la Fièvre ardente et les désordres ataxiques et adynamiques. Leur marche aiguë et mortelle sera d'autant plus rapide que le Calorique général sera empêché dans ses rayonnements et dans ses dépenses tégumentaires, sous de plus larges surfaces ou dans des tissus plus profonds ; parce que la Calorification s'épuisera plus vite dans des efforts plus violents. Mais leur marche sera hectique, quand la Calorification, luttant contre des obstacles insolubles, contre des phlogoses chroniques avec induration, pourra longtemps réparer ses pertes, en même temps qu'elle dépensera son Calorique en excès, par des excrétions et des exhalations supplémentaires, expectorantes, urinaires, diarrhéiques ou sudorales. Cependant, leur terminaison sera d'autant plus promptement heureuse qu'on se hâtera de vite délivrer les entraves phlegmasiques du Calorique local, et de résoudre toutes les résistances et les obstructions du Calorique général rayonnant ; parce que la Calorification, n'étant plus opprimée sous l'étreinte d'une atmosphère morbidement condensée et refoulée, se relâchera convenablement, ne sécrétera que modérément, irradiera son Calorique général avec mesure, et le dépensera en liberté et en suffisance. Avec l'exécution de ces lois primordiales de la physiologie et de ces conditions fondamentales de la santé, les gaz, les liquides et les solides se normaliseront bientôt consécutivement. — Concluons donc de ces considérations théoriques et pratiques sur les inflammations, que l'*Impondéralisme* doit être désormais la véritable Doctrine philosophique de la Médecine.

ARTICLE 51. — *De la Congestion passive : Forme de l'Etat morbide n° 9 du Cadre pathologique.*

Dans la Congestion passive, les Humoristes n'ont vu qu'une accumulation atonique du sang, causée par le défaut de la vitalité locale. Mais ce défaut de vitalité est une expression vague ; et le mot vitalité n'a jamais été positivement défini : c'est un terme abstrait et commode pour désigner l'ignorance de la force occulte, qui active les tissus organiques. La Vitalité locale est causée par le *Calorique* textural, ou intégrant aux fibres des viscères, ainsi qu'aux globules des liquides et aux molécules des gaz. Le *Calorique* est l'Agent impondérable qui constitue la Vitalité, la Contractilité et la Sensibilité, que les Métaphysiciens ont appelées *organiques*, et ont si sottement ontologisées ou personnifiées. Pour l'Impondéralisme, le *Calorique* est l'Agent suprême qui cause la chimie vivante, l'activité physiologique, les contractions fibrillaires et les mouvements mécaniques des instruments de la Vie *organique*. C'est pourquoi son excès d'accumulation produit la chaleur surabondante, la suractivité fonctionnelle et sécrétoire, et tous les phénomènes d'Exaltation locale, que les Physiciens ont attribués au *strictum*, que les Dynamistes ont rapportés au *spasme*, que les Métaphysiciens ont rattachés à la *tonicité*, à la *sthénie*, à l'*irritation*. Mais ces termes défectueux et abstraits ne représentent que la surabondance actuelle du *Calorique* textural. Lorsque ce Calorique inhérent aux viscères est en proportion normale, il n'existe entre eux que l'activité et l'excitation régulières de la santé, ce qui conserve leurs fonctions dans un mode convenable d'exercice : aussi leur chaleur est tempérée, et ils ne reçoivent du sang, de la lymphe et des gaz, que dans des rapports avantageux à eux-mêmes et à la Calorification vitale. Mais quand le Calorique intégrant à un organe est en défaut, en insuffisance, en diminution marquée, alors son activité chimique languit, ses fonctions nutritive, sécrétante, exhalante, sont affaiblies ; et cet organe, faute d'expansion calorique, défensive et suffisante, se laisse accabler *passivement* par des fluides engorgeurs, qui l'embarrassent, qui oppriment son reste de caloricité, et qui finissent ou par l'étouffer complètement et apoplectiquement, ou par la surexciter, la révolter et l'enflammer réactivement. C'est donc cette insuffisance du Calorique textural, intégrant ou local, que les systémateurs ont rattachée les uns au *laxum*, les autres à l'atonie, à l'asthénie, à la subirritation. Mais ces expressions sont abstraites, et les Entités qu'elles représentent ne peuvent pas subir une application supputable et sentie des médicaments chimiques, des modificateurs hygiéniques, des procédés mécaniques. Ces Causes métaphysiques, invoquées par les rêveries de Sthal, d'Hoffmann, de Brown, de Bichat, de Broussais, ne peuvent donc pas se rationnaliser, ne peuvent pas se plier à la sévérité de la science. Quels rapports positifs un Praticien établira-t-il entre les Influences *chimiques* et *physiques* des moyens thérapeutiques, et des *Entités* sans corps et sans prise, comme l'âme, la force vitale, l'atonie et l'asthénie ? Il faut donc, à tout jamais, se défaire de ces termes vicieux et de ces idées fantastiques, pour les remplacer par des Agents élémentaires, atomistiquement actifs, moléculairement calculables, et susceptibles conséquemment d'être gradués dans leur quantité d'application et dans leur degré d'influence. Telle est la tendance vers le Positivisme, que doit prendre la science médicale sous le flambeau actuel de l'Impondéralisme.— C'est donc l'insuffisance du Calorique textural, qui est la cause primitive de la diminution de la vitalité partielle, n° 9. Alors l'organe a perdu une partie de sa température, son activité chimique est diminuée, sa contractilité est amoindrie, sa fonction physiologique est émoussée ; il s'engoue passivement de sang et de lymphe, qui l'accablent encore plus. Mais comme le Calorique et l'oxigène de ces fluides s'évaporent vite, faute d'un renouvellement suffisant, l'organe prend une teinte bleuâtre ou livide, si c'est le sang qui domine en lui ; ou il devient froidement œdémateux ou emphysémateux, si c'est la lymphe ou si ce sont les gaz qui le congestionnent. Dans le premier cas, par le resserrement successif des tissus voisins plus calorifiés, il peut survenir une induration violette ou mélicéritique de la partie malade et peu calorisée ; et dans le second cas, il peut survenir une induration blanche ; mais le plus souvent c'est un ramollissement et une fonte organique qui résultent de l'afflux trop prolongé de la sérosité. Alors les phénomènes locaux de l'affection, tous marqués au coin de la faiblesse et de la langueur, sont relatifs au siége du mal, à la fonction du viscère passivement congestionné : voilà ce qui explique les troubles atoniques des poumons, du cœur, du cerveau, de la matrice, etc., dans leurs congestions dites asthéniques. Et voilà pourquoi ces viscères sont froids, pâles, engoués de lymphe, flasques, ramollis, peu actifs ; laissant diffluer leur sang par des hémorrhagies passives ; ou laissant échapper leur lymphe par des sécrétions atoniques ; s'atrophiant et se relâchant de plus en plus, par une décomposition trop facile, par des excrétions trop ouvertes, par des exhalations trop libres.—La thérapeutique consistera à imprégner l'organe asthénié d'un *Calorique* abondant qui le vivifie, le contracte et le stimule convenablement.

ARTICLE 52. — *Goître et grosse Rate : Formes de l'État morbide n° 10 du Cadre pathologique.*

Presque toujours le Goître, la grosse Rate, la Cyrrhose, les Tumeurs blanches et les Exostoses, sont causés par un Calorique surexcité et vicié. C'est ce qui produit l'altération et l'exagération nutritive des organes, qui sont le siége de ces affections. La cause de ces surexcitations et de ces perversions hypertrophiantes est donc la condition primitive d'un *Impondérable* dénaturé et trop

accumulé. Ces maladies ne sont pas des entités humorales ou solidiques, ou des individualités morbides, attachées à la nature des
liquides ou des tissus. Ici l'Humorisme et le Solidisme sont donc
encore en défaut ; et c'est l'Impondéralisme seul qui doit présider
à la dénomination et à l'explication de ces maladies locales. En
effet, si un gaz, une humeur et un viscère ne peuvent exister, se
former, s'entretenir en santé et se troubler à l'état franc ou sans
perversion , à plus forte raison ne peuvent-ils pas se désordonner
dans leurs mouvements fonctionnels et se vicier dans leur nature
intime, sans l'intervention originelle et causale d'un Calorique
intégrant , trop actif et atomistiquement altéré. C'est donc l'altération conditionnelle et primitive de l'Impondérable vital , qui
détermine les maladies spécifiques des gaz, des liquides et des
solides ; de même que ce sont ses conditions franches ou pures
qui produisent les maladies dites légitimes, franches, sans perversion ou sans spécificité. — Le Goitre est causé par l'absorption de
principes malsains, respirés ou digérés, c'est-à-dire, impondérables
et gazeux, ou pondérables et alimentaires. Il est endémique dans
certaines vallées sombres, insuffisamment échauffées, électrisées et
éclairées par les rayons solaires. Des auteurs l'attribuent à des
eaux glaciales, séléniteuses, privées d'iode. Quoiqu'il en soit, on
doit le rattacher à l'absorption de principes viciés, changés en
Calorique perverti, n° 10, et en molécules organiques altérées,
que le corps thyroïde s'assimile, et avec lesquels il s'hypertrophie.
Ce sont ces principes malsains qui dénaturent le Calorique de cet
organe, qui font dégénérer son tissu, et qui le rendent souvent dur,
lipômateux , mélicéritique, tuberculeux , squirrheux, etc. — La
grosse Rate est aussi une maladie causée par un Calorique local
perverti. Que ce Calorique local se soit dénaturé par des principes
miasmatiques, comme ceux qui déterminent la Fièvre intermittente ; que le Calorique général soit devenu trop brûlant, altéré,
excrémentitiel, impropre à vivifier sainement ; que ce soit la rétention dans le tissu même de la rate, de l'acide carbonique, de l'hydrogène et de l'azote, qu'elle exporte dans ses vaisseaux, et dont elle doit
être débarrassée, en partie, par l'exhalation de la muqueuse gastrique, et en partie, par la veine porte et l'excrétion biliaire ; il n'est
pas moins vrai que c'est le Calorique vital et textural de la rate,
qui, accumulé et vicié, hypertrophie et altère le tissu splénique.
L'essence dégénérée de ce Calorique intégrant n'exerce qu'une activité vicieuse sur les gaz, les humeurs et les fibres du viscère ; il les

combine, les organise et les vivifie morbidement ; et il en résulte une hypertrophie avec altération de substance et souvent avec une dégénérescence particulière. Voilà ce qui explique son engorgement atrabilaire, son infarcissement boueux, son induration noire, ses tubercules, etc. — Nous pourrions expliquer de la même manière la Cyrrhose, les Tumeurs blanches non inflammatoires, les Exostoses, les Loupes, l'Athérôme, le Mélicéris, le Squirrhe, etc. ; car tous ces phénomènes morbides sont dus primitivement à un Calorique local vicié ou virulent, lequel agit spécifiquement sur les pondérables des parties malades, et les active et les compose, de manière à produire les transformations et les dégénérescence qu'on a appelées spécifiques, n° 10.

ARTICLE 53. — *De l'Anthrax malin : Forme de l'Etat morbide n° 11 du Cadre pathologique.*

C'est l'Etat, non-seulement vicié, mais encore enflammé, du Calorique vital intégrant, qui produit les Phlogoses spécifiques. La perversion phlegmasique du Calorique textural est la première cause que l'on doit invoquer, pour expliquer les phénomènes inflammatoires des gaz, des liquides et des solides, qui accompagnent et caractérisent l'Anthrax malin, la Gangrène aiguë, les Phlogoses dartreuse, strumeuse, vénérienne, etc. La différence entre ces Inflammations spécifiques repose uniquement sur la nature et le mode de perversion du Calorique local lui-même. Cette perversion est produite par l'assimilation de principes septiques, virulents, délétères, qui dénaturent et enflamment le Calorique, et qui provoquent, de sa part, une activité violente et une réaction dissolvante sur les fluides et les solides de la partie affectée. — l'Anthrax malin est causé par un virus charbonneux qui altère le Calorique vital et lui fait enflammer et gangréner le tissu qui est le siége du mal. Le travail vicié et phlegmasique se déclare par une *tumeur* dure, circonscrite, très-brûlante, n° 11, très-tensive, extrêmement douloureuse et térébrante, n° 53. Le tissu cellulaire sous-cutané où elle repose, devient d'un rouge livide, par l'altération secondaire du sang ; et comme la lymphe, également pervertie, subit une coction phlegmasique ardente, elle forme une ou plusieurs phlyctènes centrales, que l'impulsion du Calorique vital crève, carbonise, et transforme en une croûte noirâtre, gangréneuse, ou en une escarre charbonneuse. On sent bien que, dans cette Phlogose spécifique, il y a une activité extrêmement violente, brûlante, carbonisante. Mais une telle activité chimique ne peut appartenir qu'à un Impondérable, et notamment qu'au Calorique vital ; et il est évident que si les gaz, les liquides et les solides de l'Anthrax malin sont altérés, décomposés, charbonnés, ulcérés, gangrénés, ils ne peuvent l'être que consécutivement, sous l'action causale, chimique et pathologique du Calorique textural, n° 11.

Article 54. — *De la Gangrène froide : Forme de l'État morbide n° 12 du Cadre pathologique.*

Nous avons établi en principe que le Calorique était, dans l'organisme, le seul Agent de la Vie et des Fonctions, ou de la Chimie physiologique. Sans le Calorique qui sature, en proportion convenable, tout l'appareil nerveux-gris, encéphalo-spinal et ganglionnaire, le mouvement combustif de la Vie générale n'aurait pas lieu : conséquemment ce Calorique saturateur ne s'alimenterait pas, ne se renouvellerait pas, ne vivifierait pas, c'est-à-dire, ne produirait pas l'*Attraction* d'Impondérables respirables et digestibles ; ne les *Sécréterait* pas par le phénomène de la Calorification vitale ; ne les *Irradierait* pas par l'*Expansion* d'un Calorique neuf, capable, par les rayonnements de son atmosphère, de pénétrer les fluides et les tissus, de les vivifier, de les contracter, et de faire opérer aux organes toutes les fonctions auxiliaires de la Physiologie. La plus grande preuve que le Calorique central est l'Agent direct de la Chimie vivante, de la Vitalité générale, c'est que son abolition asphyxique ou apoplectique cause la mort totale. Et la plus grande preuve que le Calorique local est l'agent direct de la Chimie viscérale, de la Vitalité texturale, c'est que, si l'on interrompt son courant par la ligature des nerfs ou des vaisseaux, le froid s'empare du membre ligaturé, il s'engourdit, les prétendues Propriétés vitales s'anéantissent, il n'y a plus ni Caloricité, ni Contractilité organique, ni Motilité, ni Sensibilité ; et de plus, les gaz s'évaporent passivement, les liquides se séparent, les tissus se décomposent, et la putréfaction asthénique préside à la dissolution des molécules et des détritus organiques. Nous allons appliquer ces idées à l'explication de la Gangrène froide ; et les Médecins pourront également les rattacher à la théorie des Paralysies viscérales, des Indurations avec inertie, des Transformations cartilagineuses, osseuses, cornées, qui se caractérisent par un défaut plus ou moins complet de Vitalité, d'Activité chimique, d'Action fonctionnelle, ce qu'on doit attribuer

à l'absence du Calorique textural. — La Gangrène froide est signifiée par l'Extinction de toute action organique, dans un tissu
quelconque. On dit que c'est une mort locale, et l'on a raison ;
parce que le Calorique textural est aboli, et parce que le Calorique
central rayonnant n'y parvient plus, ou, s'il y parvient, n'établit·
plus de rapports chimico-physiologiques avec les Pondérables de
la partie morbifiée. Par l'Abolition du Calorique local, la Vie s'est
donc éteinte : aussi il y a froid et inertie ; la gangrène et la putréfaction surviennent ; les gaz s'exhalent passivement, c'est-à-dire,
d'eux-mêmes, sans impulsion vitale, et par la seule expansivité de
leur Calorique élémentaire. Les liquides se décomposent ; les solides tombent en détritus. Tout cela indique donc une mort partielle, n° 12. Mais autour du siége de cette putréfaction asthénique,
la Vitalité locale est normale, la Caloricité vitale est dans sa puissance ; et de plus, la Vitalité générale y étend ses rayonnements
de Calorique avec diffusion. C'est pourquoi autour de la gangrène
froide il existe deux sortes de Réaction : la première est exercée
par le Calorique textural des parties saines ; et la seconde est
effectuée par le Calorique central rayonnant. Ce sont ces deux
Réactions combinées qui, par leur influence expansive et contractile, finissent souvent par *échauffer* et par *enflammer* la partie gangrénée, par la faire suppurer, par séparer ses communications
cellulaires et vasculaires, et par la convertir en une escarre fétide,
qui se détache plus ou moins promptement, en ne laissant à nu
qu'une plaie simple, calorifiable ou revivifiable. Que si cette séparation entre les parties morbifiées et les parties saines ne s'opère
pas, alors la gangrène s'étend, la putréfaction envahit les tissus
voisins, et l'individu meurt par les troubles graves et de résorption qui surgissent dans les fonctions principales de l'organisme.

Article 55. — *De l'Irritabilité générale de la Locomotion :
Forme de l'État morbide n° 13 du Cadre pathologique.*

Les Affections morbides de la Fonction locomotrice, ou, comme
on dit, de la Motilité générale, sont toujours secondaires aux Affections primitives de la Vitalité centrale ou de la Caloricité générale.
Ce sont les États fonctionnels de cette dernière, francs ou viciés,
exaltés ou affaiblis, fébriles ou apyrétiques, suspendus ou annihi-
lés, qui produisent des États fonctionnels analogues et consécutifs
dans l'Appareil exécuteur de la Locomotion. — L'Irritabilité musculaire générale, n° 13, est l'Exaltation apyrétique de l'Electrisation

encéphalo-spinale, c'est-à-dire, de la Fonction qui sécrète, dégage et irradie l'Électricité locomotrice, le Fluide moteur, ou l'Agent impondérable des mouvements volontaires. Alors l'Appareil électrisateur est exalté consécutivement à la Surexcitation primitive de la Calorification vitale. Cette dernière, suractivée ou par des stimulations directes provenues des digestions et des absorptions, ou par des stimulations indirectes dérivées des engorgements viscéraux qui entravent, refoulent et concentrent son Calorique rayonnant, la Calorification, dis-je, s'exalte par ces causes ; elle produit trop de Calorique rayonnant, elle s'en pénètre trop ; son Appareil nerveux, composé de la substance grise encéphalospinale, s'oppresse et se contracte sous l'entrainement du sang convoqué par sa surexcitation ; et la congestion calorique et sanguine encéphalo-rachidienne retentit en même temps sur les deux Appareils nerveux de la Locomotion et de la Sensorialité. C'est pourquoi ces deux Fonctions se surexcitent aussi, mais consécutivement, nᵒˢ 15 et 25 ; et leurs Appareils fonctionnels s'exaltent d'autant plus qu'ils reçoivent plus de Calorique et de sang par les nerfs et les vaisseaux carotidiens et vertébraux, et contigument par la pulpe grise encéphalo-spinale. C'est donc la saturation de l'Appareil locomoteur central, par une grande quantité de Calorique et d'Impondérables contenus dans le sang, et c'est aussi son oppression congestive, qui concentrent, contractent et surexcitent la Fonction locomotrice, et qui lui fait sécréter et irradier surabondamment le Fluide électro-moteur. Aussi, l'Axe encéphalo-rachidien en est imprégné et embarrassé, et les nerfs musculaires en sont imbus et agacés. Voilà ce qui produit l'Irritabilité musculaire générale, l'agitation et la grande impressionnabilité des nerfs moteurs, les tressaillements subits aux moindres émotions, la disposition maladive aux spasmes et aux convulsions, la chorée active, etc.

Article 56. — *De l'Ataxie de la Locomotion : Forme de l'État morbide nᵒ 14 du Cadre pathologique.*

L'Ataxie de la Motilité générale est une Entité chimérique, imaginée par les Métaphysiciens. Ce mot abstrait, appliqué à la Locomotion, sert à exprimer son activité fébrile, ses perturbations graves, ses écarts les plus désordonnés. Mais l'Ataxie de la Motilité générale n'est jamais que consécutive à l'Ataxie primitive de la Calorification vitale, et à celle de son Calorique rayonnant. Quand la

Calorification vitale est en Pyrexie violente, ou quand, sans être en Pyrexie, elle darde tensivement et désordonnément son Calorique, soit dans les plexus pulmonaires, cardiaques, artériels, mésentériques, etc., soit contre les Axes nerveux qui sont les siéges et les instruments de la Locomotion et de la Sensorialité, alors, il en résulte une congestion grave et intense du Calorique et du sang sur l'encéphale et sur la moelle épinière ; et c'est cette oppression énorme qui contracte, violente et convulse la Fonction locomotive. Voilà ce qui réduit l'Agent électrisateur à l'Etat morbide n° 14, et voilà ce qui lui fait manifester les symptômes caractéristiques de cet Etat fonctionnel si bouleversé. Alors l'Ataxie locomotive se déclare par la loquacité fébrile, les spasmes multipliés, tous les emportements musculaires du délire, les soubresauts des tendons, les convulsions générales, les contractions épileptiques, éclampsiques, tétaniques.

Article 57. — *De l'Affaiblissement de la Locomotion : Forme de l'Etat morbide n° 15 du Cadre pathologique.*

La Fonction électrisante, qui produit la Locomotion en dégageant le Fluide moteur général, est presque toujours affaiblie secondairement sous la débilité primitive de la Calorification vitale, sous la pénurie de son calorique rayonnant, sous l'insuffisance des Impondérables et du sang, qui devraient stimuler, activer et maintenir en rapports les trois Appareils rachidiens de la Calorification, de la Locomotion et de la Sensorialité. Alors la moelle épinière se relâche, l'Appareil locomoteur se détend, s'amollit, s'affaiblit, s'énerve et languit. Cet Affaiblissement de l'Agent fonctionnel locomoteur est *direct*, c'est-à-dire, par privation de stimulus calorique et d'aliments sanguins. Mais l'Agent fonctionnel locomoteur peut aussi se débiliter *indirectement*, sous l'Exaltation fébrile ou non fébrile de la Calorification, sous la congestion active du Calorique et du sang : alors l'Appareil locomoteur subit un affaiblissement indirect que j'appelle de contraction, de congestion active, d'oppression, d'étouffement. Et tandis que, dans le cas de débilité directe ou par privation, il faudra des stimulants électriques directs; dans le cas de débilité indirecte ou par oppression, il faudra, pour guérir, recourir à des anticaloriques directs, c'est-dire, à des antiphlogistiques et à des spoliations sanguines. — L'Affaiblissement de la Locomotion se caractérise symptomatiquement par la dilatation des pupilles, la débilité de la voix, la courbature la fatigue, le brisement des membres, l'engourdissement général, la prostration de l'appareil musculaire, nᵒ 15.

Article 58. — *De la Viciation apyrétique de la Locomotion : Forme de l'Etat morbide nᵒ 16 du Cadre pathologique.*

Comme c'est le Calorique vital qui se change en Agent électrique propre à opérer la Fonction de la Locomotion, il s'ensuit que, quand le Calorique se vicie par des absorptions pervertissantes, l'Electrique locomoteur se dénature aussi, et ne produit qu'une Fonction altérée. Voilà pourquoi le Fluide moteur falsifié suit les impulsions du Calorique vital vicié, et engendre les symptômes musculaires de l'ivresse morbide, l'agitation raphanique, le tremblement mercuriel, les spasmes qui accompagnent les affections saturnines, et même l'irritabilité locomotive des hypochondriaques, des hystériques et des fous, dont le sang trop échauffé est chroniquement carbonisé par un Calorique vital perverti, nᵉ 16.

Article 59. — *De la Viciation fébrile de la Locomotion : Forme de l'Etat morbide nᵒ 17 du Cadre pathologique.*

Quand la Calorification vitale est en Pyrexie spécifique par des absorptions miasmatiques, virulentes ou toxiques, elle ne sécrète qu'un Calorique violent et perverti comme elle, et qu'un sang imprégné d'Impondérables altérés. Mais ces Impondérables du sang, en abordant les Facteurs fonctionnels de la Locomotion et de la Sensorialité, ne peuvent leur faire sécréter aussi que des Fluides moteur et sensible, analoguement ardents et viciés. C'est pourquoi les Fonctions locomotrice et sensoriale, qui supportent les réactions et les perturbations directes de la Calorification empoisonnée et violentée, sont entraînées par le Calorique cardiaque, carotidien, cérébral et spinal, dans une ataxie spécifique, relative et secondaire. — L'Ataxie spécifique de la Locomotion, toujours consécutive à celle de la Calorification vitale, se traduit par les symptômes musculaires, spasmodiques, convulsifs, contractifs, éclampsiques, épileptiques et tétaniques, qui succèdent aux empoisonnements, aux infections délétères, aux venins violents, nᵒ 17.

Article 60. — *De l'Abolition de la Locomotion : Forme de l'Etat morbide nᵒ 18 du Cadre pathologique.*

Toutes les fois que, dans une Maladie, vous voyez la Locomotion suspendue ou abolie, vous devez attribuer ce phénomène à l'Etat

morbide n° 18 du Cadre pathologique, c'est-à-dire, à la Cessation
d'activité de l'Agent électrique encéphalo-spinal, qui était chargé
d'opérer la Fonction locomotive, de sécréter et d'irradier le Fluide
moteur dans les nerfs musculaires. Mais l'Abolition temporaire ou
définitive de la Locomotion peut être directe et par privation d'E-
lectricité saturante ; ou bien elle peut être indirecte, ou par oppression apoplectique du Calorique et du sang. Dans les Syncopes,
cette Abolition est directe, et il faut des médicaments fortement
électriques et pénétrants. Mais dans l'Asphyxie et l'Apoplexie,
dans la Forme adynamique ou fuligineuse de la Fièvre, dans la
Léthargie typhoïde, cette Abolition de la Locomotion est indirecte,
ou par compression, par étouffement de la moelle épinière : dans
ce dernier cas, il faudra d'abord traiter, dégager et régler la Calorification, parce que, quand ses rayonnements seront libres et
équilibrés, ils iront rapidement rallumer et ressusciter l'Electrisation qui préside à la Locomotion. — Les symptômes de la Suspension de la Fonction locomotrice sont la résolution du corps, l'inertie
musculaire, la prostration complète, n° 18, qu'on observe dans la
Syncope, l'Asphyxie, l'Apoplexie, la Léthargie, et dans le Collapsus
des attaques violentes d'Hystérie et d'Epilepsie. — Etablissons
donc comme des aphorismes importants : qu'il n'existe pas de
Maladies primitives de la Locomotion ; que ses désordres généraux
sont toujours consécutifs à ceux de la Calorification vitale et de son
Calorique rayonnant ; et que ses symptômes divers ne sont que des
modes pathologiques de l'Agent fonctionnel et central de l'Electrisation.

ARTICLE 61. — *De l'Irritabilité locale de la Locomotion : Forme
de l'Etat morbide n° 19 du Cadre pathologique.*

Les Affections morbides de la Motilité locale sont presque toujours secondaires aux troubles primitifs de la Vitalité locale, ou de
la Caloricité partielle. C'est pourquoi, selon que la Caloricité vitale
des tissus qui avoisinent les muscles est franche ou viciée, exaltée
ou affaiblie, enflammée ou non enflammée, suspendue ou annulée,
on voit survenir des conditions morbides semblables dans les nerfs
des faisceaux musculaires. C'est donc le Calorique vital qui fait
sentir ses influences de nature et d'ardeur au Fluide impondérable
qui rayonne dans les nerfs de la Motilité locale. Aussi, toutes les
fois que ces derniers sont englobés dans un Foyer d'exaltation
franche et non inflammatoire du Calorique local, ils s'exaltent par

l'excès de stimulation et de compression du Fluide moteur ; et il en résulte les phénomènes caractéristiques de l'Irritabilité musculaire partielle. Ainsi le spasme tonique, le tic, le clignotement, la crampe, le priapisme, etc., ne peuvent pas être considérés comme des Entités morbides, puisqu'ils ne sont que des symptômes qui témoignent seulement l'Exaltation franche et non inflammatoire du Fluide moteur local, nᵒ 19, et puisque ces symptômes ne sont que consécutifs à un Etat analogue du Calorique des tissus voisins.

ARTICLE 62. — *Des Convulsions partielles : Forme de l'Etat morbide nᵒ 20 du Cadre pathologique.*

On ne doit pas ériger en Individualités morbides les Convulsions partielles et les Contractures locales, parce que ces phénomènes limités de la Motilité musculaire ne sont aussi que des effets consécutifs du Calorique local. Lorsque ce dernier est enflammé et produit une Phlogose franche, il opprime et enflamme de la même manière le Fluide moteur des nerfs musculaires, qui se trouvent engagés dans la phlegmasie. Alors ce Fluide moteur, crispé et enflammé, fait produire à ses nerfs et à leurs faisceaux musculaires des spasmes violents, des crampes atroces, des convulsions partielles, des contractures locales, une tension tétanique, des trismus, nᵒ 20. Ne personnifiez donc pas ces symptômes, ne les érigez donc pas en Maladies ni distinctes, ni primitives, puisqu'ils ne sont que des effets secondaires et que des Formes morbides de l'Agent moteur local.

ARTICLE 63. — *De l'Affaiblissement de la Motilité locale : Forme de l'Etat morbide nᵒ 21 du Cadre pathologique.*

Il est rare que le Fluide moteur qui rayonne par les nerfs musculaires éprouve une diminution locale idiopathique ; presque toujours sa débilité est occasionnée directement par un Affaiblissement primitif du Calorique local ou de la Vitalité partielle. Quand la Caloricité est diminuée dans un tissu, il en résulte ordinairement un engorgement passif de sang noir et de lymphe, qui émousse les nerfs moteurs, qui neutralise leur Fluide rayonnant, qui amortit sa faculté tensive et contractile. Alors cet Affaiblissement de l'Impondérable moteur se reconnaît à la difficulté de certains mouvements musculaires, à l'engourdissement d'un membre ou d'un doigt, aux fourmillements, à la pesanteur et à la gêne de quelques muscles, à l'embarras de la parole, à la débilité de la voix, à la llaccidité du pénis, n° **21**. Tous ces modes d'Affaiblissement de la Motilité locale tiennent à la partie motrice où l'Impondérable moteur est en insuffisance.

ARTICLE 64. — *De la Viciation non inflammatoire de la Motilité locale : Forme de l'État morbide n° 22 du Cadre pathologique.*

Le Fluide moteur local se vicie presque toujours secondairement à la Viciation primitive du Calorique local, sous l'effet d'assimilations texturales pervertissantes. Alors le Fluide moteur, consécutivement altéré dans l'engorgement spécifique qui avoisine les nerfs musculaires, produit des désordres relatifs à sa Viciation, et dénature les mouvements partiels des muscles. C'est de là que résultent les spasmes et les tressaillements, n° 2'4, qui surviennent dans le corps des muscles et dans certains membres, sous l'effet des engorgements produits par l'absorption et la localisation des éléments saturnins, mercuriels, strychniques, etc.

ARTICLE 65. — *De l'Inflammation spécifique de la Motilité locale : Forme de l'État morbide n° 23 du Cadre pathologique.*

La Motilité locale est due à l'Activité fonctionnelle du Fluide moteur, qui est irradié de l'Appareil locomoteur central dans les nerfs musculaires. Mais ce Fluide moteur, dans les névrilèmes et dans les muscles où il rayonne, est susceptible de s'exalter, de s'affaiblir, de s'enflammer et de se vicier, sous l'action primitive du Calorique local des tissus avoisinants, notamment des gaines celluleuses qui entourent les nerfs et les muscles. C'est pourquoi, lorsque les névricules moteurs sont englobés dans une Inflammation spécifique, ils s'enflamment et se pervertissent aussi ; et l'Impondérable moteur se dénature, se violente, et produit des symptômes consécutifs relatifs à sa Viciation et à sa Phlogose. Voilà pourquoi il détermine, dans les inflammations vénériennes, cancéreuses, gangréneuses, etc., des spasmes, des tics, des crampes, des convulsions partielles, des contractures, des tensions tétaniques, qui marquent les degrés de sa perversion et de son ardeur, n° 23.

ARTICLE 66. — *De la Paralysie de la Motilité locale : Forme de l'État morbide n° 24 du Cadre pathologique.*

Les Vitalistes et les Métaphysiciens ont fait une Entité de la Paralysie du mouvement local. Mais cette Paralysie n'est pas une

Maladie personnelle, comme ils l'entendent : ce n'est qu'un symptôme qui indique l'Abolition du Fluide moteur local, dans un ou plusieurs nerfs musculaires; et presque toujours cette Abolition paralysante est due, ou à une absence de Caloricité, ou à un engorgement apoplectique, qui oppriment et désélectrisent les nerfs moteurs. Alors l'Agent impondérable de la Motilité locale étant suspendu ou annulé, ne peut effectuer ni son rayonnement, ni sa Fonction locomotive. C'est donc consécutivement que surviennent les symptômes de paralysie dans les parties motrices. Et c'est à ces causes qu'on doit attribuer la chute de le paupière supérieure, l'impossibilité de l'érection, la paraplégie, l'hémiplégie, etc., n° 24.

Art. 67. — *De l'Irritabilité générale de la Sensorialité : Forme de l'État morbide n° 25 du Cadre pathologique.*

Les Affections pathologiques de la Sensorialité ou de la Fonction qui constitue le Sentiment et qui sécrète le Fluide sensible, sont ordinairement secondaires aux dérangements primitifs de la Calorification ou de la Vitalité centrale. Ce sont les Etats fonctionnels morbides de cette dernière, francs ou viciés, exaltés avec ou sans fièvre, suspendus ou abolis, qui produisent des Etats fonctionnels analogues et consécutifs dans l'Appareil cérébral, où siège et s'opère la Sensorialité. — L'Irritabilité sensoriale, n° 25, est l'Exaltation apyrétique de l'Activité chimico-phosphorique, qui produit le phénomène de l'Illumination sensoriale, et qui sécrète et irradie l'Agent impondérable de la Sensibilité générale. L'Irritabilité sensoriale n'est pas une Entité morbide, mais l'Exaltation d'une Activité fonctionnelle, de celle qui est inhérente au Principe phosphorique qui sature, anime et sensibilifie la pulpe mentale, l'instrument de la pensée. L'Irritabilité sensoriale n'est donc qu'un élément pathologique simple, qu'un mode morbide de l'Agent sensorialisant. Presque toujours cet Etat survient, non idiopathiquement, mais consécutivement et par contiguïté, sous l'Exaltation première de la pulpe grise encéphalique et du phénomène calorificateur. La surabondance du Calorique cérébral, ainsi que sa contrainte, produisent l'engorgement et l'oppression de la substance blanche, où siège la Sensorialité ; et la Fonction mentale s'exalte, s'exagère, sécrète avec plus d'énergie et de tension l'Impondérable sensible, c'est-à-dire, l'Agent des Opérations intellectuelles et le Fluide subtil de la Sensibilité générale. Voilà ce qui engendre la surexcitation des sens, l'irritabilité du moral, l'extrême activité de la pensée, l'exaltation de l'imagination, l'éclat brillant des yeux, l'expression animée de la physionomie, le besoin irrésistible d'exha ler ses pensées par une loquacité bruyante, par des gestes accentués, par des écrits passionnés. Tous ces symptômes sensoriaux, ainsi que l'agacement de la Sensibilité et l'Hyperesthésie, ne sont que des modes morbides de l'Agent sensorial trop stimulé, n° 25.

ARTICLE 68. — *De l'Ataxie de la Sensorialité : Forme de l'État morbide n° 26 du Cadre pathologique.*

L'Ataxie de la Sensorialité, qui a été érigée en une Entité pathologique par les Vitalistes et les Métaphysiciens, n'est qu'une abstraction qui exprime les divers symptômes par lesquels se décèle l'État fébrile de l'Agent sensorial, n° 26. La Fièvre sensoriale est toujours consécutive à la Fièvre de la Calorification, qui violente et entraîne son activité par les réactions impulsives et les irradiations intenses du Calorique cardiaque, carotidien et cérébral. Le Calorique et le sang son esclave, engorgent, oppriment et phlogosent la pulpe sensoriale, la contractent, la convulsent et l'exaltent excessivement et fébrilement ; c'est pourquoi l'Agent sensorial, crispé et désordonné, trahit son État fonctionnel si exagéré, par des symptômes caractéristiques et *ataxiques*. Et ces symptômes formels sont : l'exaltation extraordinaire des organes sensitifs, l'agitation bouillonnante du moral, l'égarement, le délire, n° 26, les cris et la fureur, n°ˢ 14 et 26, les émotions bouleversantes de la Fièvre dite ataxique, n° 26, les souffrances vives, les douleurs déchirantes, n° 52. — Qu'on ne fasse donc pas une Individualité morbide de l'Ataxie sensoriale ; mais qu'on rattache ses symptômes moraux, intellectuels et sensitifs, à l'État fonctionnel et pyrétique de l'Agent impondérable qui opère l'Activité mentale ou le Phénomène sensorial.

ARTICLE 69. — *De l'Affaiblissement de l'Esprit : Forme de l'État morbide n° 27 du Cadre pathologique.*

Le Sentiment, l'Intelligence, l'Esprit, l'Imagination, sont les effets d'un Phénomène unique, qui est l'Illumination mentale, l'Activité sensoriale, ou la Fonction qui sécrète et dégage la Sensibilité générale. La subtilité, la sagacité, l'étendue et la puissance de l'Esprit, de l'Imagination, du Génie, ne tiennent qu'à la quantité et à l'exquisité de l'Impondérable phosphorique ou lumineux, qui opère le phénomène *chimique* du Sentiment et de la Pensée.

De sorte que les hommes bornés, qui ne sont animés et sensibiliés que par un Fluide grossier, peuvent, en raison de son abondance et de sa force, n'avoir pas l'esprit débilité, quoiqu'il soit fort limité dans le rapport de sa capacité. Aussi, en prenant chaque homme, tel qu'il fût congénitalement conditionné, ne considérons-nous son esprit affaibli que lorsque sa Fonction sensoriale, quelles qu'en soient la nature et l'activité constitutionnelles, est tombée à un degré plus bas dans la sécrétion et dans l'irradiation de la Sensibilité générale. La débilité morbide de la Sensorialité est presque toujours secondaire à l'Affaiblissement de la Sécrétion vitale du Calorique cérébral. L'Agent calorique de l'encéphale étant en insuffisance, et transportant peu d'Impondérables et de sang à la substance blanche, n'alimente et ne stimule pas convenablement l'Activité phosphorique de l'Agent sensorial. Alors la Fonction de l'Illumination mentale se relâche et se débilite, et son Affaiblissement se traduit par les symptômes suivants : moral languissant, caractère énervé, esprit amolli, pensée fatiguée, sensibilité générale émoussée, apathie, somnolence, nᵒ 27.

ARTICLE 70. — *De la Perversion apyrétique de l'Esprit : Forme de l'Etat morbide nᵒ 28 du Cadre pathologique.*

Comme c'est le Calorique vital qui combine les éléments subtils du sang et qui les transforme en Impondérable inflammable, phosphorique et sensorial, pour produire le Phénomène fonctionnel de la Sensorialité, il s'en suit que, lorsque le Calorique vital se vicie par des absorptions malsaines et spécifiques, l'Agent sensorial se pervertit aussi, dénature sa Fonction, et exprime son altération d'essence et d'activité par des symptômes caractéristiques, toujours relatifs aux causes pervertissantes. La perversion du moral, la dénaturation du sentiment, l'altération de l'intelligence, la viciation des idées, la falsification de la Sensibilité, sont donc des effets consécutifs, quoique liés directement à un trouble spécifique de l'Agent fonctionnel sensorial. On ne doit donc pas faire une Entité, ou une Individualité pathologique, d'un Etat fonctionnel, qui n'est qu'un élément simple des maladies, et qui n'appartient qu'à un seul Facteur de la physiologie, à l'Agent sensorial. — Les symptômes de la Perversion spécifique de l'Esprit sont : une altération insolite du moral, un sentiment morbide des choses, des hallucinations étranges, des aberrations fantastiques, une aliénation virulente ou toxique, quoique apyrétique, nᵒ 28.

ARTICLE 71. — *De la Viciation fébrile de l'Esprit : Forme de l'État morbide n° 29 du Cadre pathologique.*

Lorsque la Calorification vitale est à la fois fébricitée et dénaturée, le Calorique qu'elle sécrète est ardent et vicié comme elle; c'est pourquoi ce Calorique ne fait produire à l'organe sensorial qu'un Impondérable embrasé et altéré comme lui. Voilà la cause primitive qui détermine les symptômes consécutifs de l'*Ataxie spécifique* de la Sensorialité. Ces symptômes sont : la Fièvre spécifique du Sensorium, son aliénation ataxique, son délire virulent, médicinal ou toxique; la raison est désordonnée et pervertie, l'imagination est ardente et falsifiée, la conscience des choses est altérée et égarée; on éprouve un doute bouleversant sur son identité; on croit à une transformation morbide de sa personnalité; on est en proie à une agitation vertigineuse et à des perturbations sensoriales extraordinaires. Tous ces symptômes ne sont que les effets de l'*État fonctionnel* morbide n° 29 du Cadre pathologique. Aussi doit-on les rattacher et les identifier tous à cet Élément simple des maladies complexes.

ARTICLE 72. — *De la Perte de connaissance : Forme de l'État morbide n° 30 du Cadre pathologique.*

Quoique la Perte de connaissance puisse être idiopathique, cependant elle est ordinairement causée par la Cessation primitive de la Calorification; c'est pourquoi elle est temporaire ou définitive, selon les vicissitudes de cette dernière, à moins qu'elle ne résulte d'une congestion apoplectique, de la section ou de la ligature des artères carotides et vertébrales, ou d'autres causes mécaniques. Alors, la Sensorialité pourrait être suspendue ou éteinte, sans que la Calorification vitale s'arrêtât ou s'abolît. Mais comme l'Agent impondérable qui exécute la Fonction sensoriale ne recevrait plus de la Calorification, le tribut des principes caloriques, électriques et lumineux, avec lesquels il s'alimente, se répare, entretient l'Activité mentale, constitue le Sensorium, sécrète et irradie la Sensibilité générale, il s'ensuit que cette Fonction sensoriale cesserait, suspendue momentanément ou détruite pour toujours, n° 30. Voilà le phénomène morbide que présente l'Agent sensorial, dans la Perte de connaissance, qui survient comme élément pathologique simple, dans les Maladies complexes, nommées ontologiquement Syncope, Asphyxie, Apoplexie, Léthargie, Mort apparente.

ARTICLE 73. — *De la Surexcitation de la Sensibilité locale, ou de l'Hyperesthésie : Forme de l'État morbide n° 31 du Cadre pathologique.*

Les Affections morbides de la Sensibilité locale sont rarement idiopathiques ; presque toujours elles sont consécutives aux dérangements primitifs de la Vitalité particlle, ou de la Caloricité locale. C'est pourquoi, selon que la Caloricité des tissus qui avoisinent les parties sensitives, est franche ou viciée, exaltée ou affaiblie, enflammée ou non phlogosée, suspendue ou abolie, on voit survenir des conditions morbides semblables dans les nerfs sensitifs limitrophes. C'est donc le Calorique textural ou local qui fait éprouver ses influences de nature, d'activité et de maladie au Fluide impondérable qui exécute la Sensibilité locale. Aussi, toutes les fois que des nerfs sensitifs sont englobés dans une Surexcitation franche de la Caloricité viscérale, ils s'exaltent secondairément par l'effet de la compression et de la stimulation excessive du Fluide sensible qui les parcourt ; et il en résulte le phénomène pathologique qu'on a personnifié et ontologisé sous le nom abstrait d'Hyperesthésie. Cette hyperesthésie n'est donc pas une Individualité morbide, une Entité maladive ; mais elle n'est qu'un simple Elément des Maladies ; et cet Elément, qui n'appartient pas à la Vie organique, qui tient à la Vie de relation, et qui est l'apanage unique des nerfs sensitifs, est exclusivement inhérent à l'essence même de l'Agent impondérable de la Sensibilité locale : il indique que ce dernier est suractivé, est dans un état d'Exaltation morbide, n° 31 : ce qui est témoigné par une Sensibilité plus vive, plus agacée, accompagnée de souffrance, de prurit, de cuisson, en un mot, d'Hypersthésie relative au degré de l'engorgement et de l'ardeur du Calorique viscéral qui la cause.

ARTICLE 74. — *Des Douleurs inflammatoires : Forme de l'État morbide n° 32 du Cadre pathologique.*

On a fait une Entité morbide de la Douleur ou des *Douleurs* ; mais la Souffrance, quelque vive qu'elle soit, n'est qu'un Elément morbide qui appartient seulement aux nerfs sensitifs, et qui n'est qu'un mode de violence fonctionnelle de l'Impondérable sensible. Les Douleurs inflammatoires, qui sont les plus vives, ne sont jamais primitives ; elles sont toujours consécutives aux Phlegmasies des viscères organiques, et surviennent toutes les fois que des nerfs sensitifs sont englobés dans un foyer de Phlogose. Les Douleurs inflammatoires ont donc pour cause conditionnelle une phlegmasie viscérale ; et c'est le Calorique lui-même enflammé qui phlogose l'Impondérable sensible , qui le comprime dans l'engorgement phlegmasique , qui le pince , le brûle , le déchire , le torture et lui fait éprouver les *Douleurs* plus ou moins poignantes qui accompagnent les diverses Inflammations franches. Voilà ce qui provoque les symptômes sensitifs et douloureux qui surgissent dans les rhumatismes articulaires et la goutte , dans les phlegmons, les otites, les gastrites, les entérites , les brûlures , etc. Aussi est-ce absurde de personnifier ces *Douleurs*, et d'en faire des Individualités morbides distinctes , sous les noms de névralgies, de sciatique, d'otalgie , d'odontalgie, de gastralgie , de coliques, etc., n° 32 ; d'autant plus que la Douleur est produite identiquement dans tous les nerfs sensitifs, par un seul et même Agent, qui est le fluide sensible. Les Douleurs ne varient donc que par le siége textural qui avoisine les nerfs sensitifs, et que par le degré d'intensité de la Phlogose, ou du Calorique local enflammé. — Retenons donc que les Névralgies et les Douleurs n'entrent , dans la collection des symptômes complexes qui composent les Maladies, que comme un Elément simple, attaché uniquement au Fluide sensible secondairement enflammé.

ARTICLE 75. — *De l'Affaiblissement de la Sensibilité locale : Forme de l'État morbide n° 33 du Cadre pathologique.*

Ce n'est que bien rarement que le fluide sensible, l'Agent de la Sensibilité locale, éprouve une diminution partielle idiopathique ; presque toujours cette diminution est déterminée par un affaiblissement primitif de la Caloricité locale des tissus qui avoisinent les nerfs sensitifs. Quand la Caloricité est diminuée dans un tissu , il en résulte ordinairement un engorgement passif de liquides , une congestion atonique de sang noir et de lymphe, qui engourdissent, émoussent, débilitent les nerfs sensitifs, et tendent à diminuer et à affaiblir consécutivement le Fluide sensible. Alors cet Impondérable sensitif témoigne son insuffisance et son peu d'activité, par les fourmillements, l'engourdissement , la pesanteur, l'énervation et l'obtusité de la partie affectée. Tous ces symptômes ne font donc qu'indiquer la Diminution du Fluide sensible local, n° 33 ; et c'est à ce titre seul que cet Agent, ainsi morbidement modifié, entre, comme Elément simple, dans la collection des Phénomènes complexes des Maladies.

Article 76. — *De la Viciation non inflammatoire de la Sensibilité locale : Forme de l'Etat morbide n° 34 du Cadre pathologique.*

Le Fluide sensible local se vicie presque toujours consécutivement à l'Altération primitive du Calorique local : c'est ce qui arrive quand ce dernier, perverti par des absorptions insalubres ou virulentes, forme des engorgements spécifiques non phlegmasiques. Voilà pourquoi le Calorique local influence analoguement et dénature relativement l'Agent impondérable de la Sensibilité locale, qui anime et parcourt les nerfs sensitifs englobés dans les engorgements spécifiques. Voilà ce qui produit consécutivement les sensations insolites, les souffrances étranges, les Douleurs singulières et non franches, n° 34, qui s'éveillent dans les engorgements non inflammatoires dartreux, strumeux, vénériens, etc., n° 10. — Cette Sensibilité non franche n'est donc qu'un Elément morbide simple, qui doit être distingué et combattu, en dehors de l'Elément spécifique qui le détermine. C'est l'analyse exacte des Eléments impondérables et simples des maladies, qui seule pourra rendre le Diagnostic sûr et précis, et rendre la Thérapeutique rationnelle et efficace.

Article 77. — *De l'Inflammation spécifique de la Sensibilité locale : Forme de l'Etat morbide n° 35 du Cadre pathologique.*

La Sensibilité locale est due à l'Activité fonctionnelle de l'Impondérable sensible, qui est irradié de sa source cérébrale dans l'appareil nerveux sensitif, dans la moelle des nerfs sensitifs et sur les surfaces sensibles, par où il se dépense et s'exhale. Mais l'Impondérable sensible est susceptible de s'exalter, de s'affaiblir, de s'enflammer et de se vicier, sous l'activité morbide primitive du Calorique local, et notamment de celui des tissus qui avoisinent les névrilèmes sensitifs et les gaines celluleuses qui les enveloppent. C'est pourquoi, lorsque les névrilèmes sensitifs sont englobés dans la sphère d'une Inflammation spécifique, ils s'enflamment et se pervertissent aussi spécifiquement ; et leur Fluide sensible se dénature et se violente, en produisant des symptômes consécutifs, relatifs à sa Viciation et à sa Phlogose. Voilà pourquoi il détermine secondairement, dans les Inflammations scrofuleuses, syphilitiques, cancéreuses, gangréneuses, charbonneuses, etc., n° 11, des Douleurs indéfinissables , des souffrances extraordinaires. des prurits excessifs, des cuissons intolérables, des ardeurs térébrantes, des élancements déchirants, n° 35, qui marquent les degrés de Perversion et de Phlogose du Fluide sensible partiel, ou de la Sensibilité locale.

ARTICLE 78. — *De la Paralysie de la Sensibilité locale : Forme de l'Etat morbide n° 36 du Cadre pathologique.*

Les Médecins métaphysiciens, c'est-à-dire, tous les Vitalistes, ont fait une Entité morbide de la Paralysie de la Sensibilité locale. Mais cette Paralysie n'est pas une Maladie proprement dite, ce n'en est qu'un Elément simple et qu'un symptôme qui tient uniquement à l'Abolition du Fluide sensible dans une partie sensitive. Presque toujours cette Abolition du Fluide sensible, qui entraine directement la paralysie locale du Sentiment, est causée primitivement par une absence de Caloricité locale, par des engorgements compresseurs, énervants et épuisants, qui empêchent l'irradiation normale de l'Impondérable sensible dans ses névrilèmes trop opprimés, trop resserrés et comme ligaturés. De même que la Caloricité locale est nécessaire pour stimuler convenablement la Motilité locale, elle est aussi indispensable pour activer convenablement la Sensibilité locale, pour entretenir et aviver le Fluide sensible. Mais si le Calorique des tissus voisins des nerfs sensitifs manque, s'il est émoussé, amorti, annulé, il paralyse secondairement les nerfs sensitifs, dont la moelle se fige, s'obstrue, et met un obstacle aux irradiations normales du Fluide sensible. Telle est la cause la plus ordinaire qui amène la Paralysie de la Sensibilité locale et ses formes diverses relatives aux siéges anatomiques où elle survient. Ainsi la cécité, la surdité, l'anosmie, l'agustie, l'atactie, l'anesthésie, la paralysie du sentiment dans la paraplégie et dans l'hémiplégie, ne sont que des symptômes qui expriment l'abolition du Fluide sensible local, et l'Etat morbide n° 36 du Cadre pathologique.

ARTICLE 79. — *Conclusions générales sur la Pathologie.*

La Physiologie de notre Organisme est un ensemble de Phénomènes fonctionnels qui s'enchainent sous des Lois de dépendance, de solidarité et d'influence réciproques. La première Fonction est la Vie, la Calorification, la Combustion vitale, ou l'Activité chimique qui sécrète, irradie et dépense l'Agent calorique de la Vitalité générale. La seconde Fonction est la Locomotion, l'Electrisation,

ou l'Activité chimique qui sécrète, irradie et dépense l'Agent impondérable des Mouvements musculaires. La troisième Fonction
est la Sensorialité, l'Illumination mentale, ou l'Activité chimique
qui sécrète, irradie et dépense l'Agent impondérable de la Sensibilité générale. Les trois Fonctions principales de la Physiologie
ont donc pour Agents élémentaires et chimiques trois Impondérables respectifs, qui s'activent et se renouvellent dans trois Appareils
distincts. Mais ces trois Impondérables, qui sont le Calorique vital,
le Fluide moteur et le Fluide sensible, ne produisent pas seulement
les trois Fonctions centrales de la Vie, de la Locomotion et de la
Sensorialité ; ils produisent encore les Fonctions particlles de la
Vitalité, de la Motilité et de la Sensibilité locales, dans les dépendances anatomiques, extrêmes et texturales des trois grands Systèmes nerveux. Ce sont donc les trois Impondérables calorique, électrique et lumineux, qui ont pris les Formes organiques du Fluide
vital, du Fluide moteur et du Fluide sensible, pour présider aux
Fonctions principales de la Physiologie, ainsi qu'à ses Opérations
auxiliaires, secondaires et viscérales ou instrumentales. Ce sont
les Lois élémentaires des Impondérables, ou l'Attraction, la Sécrétion et l'Expansion, qui exécutent tous les Phénomènes chimiques,
fonctionnels et mécaniques, et qui entretiennent l'Organisme dans
son Activité physiologique. Puisque ce sont les Impondérables qui
causent, par leur nature, par leur force chimique, par leurs irradiations physiques, les conditions d'existence et d'exercice de la
Vitalité, de la Motilité et de la Sensibilité générales et locales, il
est donc logique de considérer la Doctrine de l'*Impondéralisme*
comme la véritable Synthèse de la Médecine, comme le Système
philosophique le plus rationnel et le plus judicieusement praticable.
Comme ce sont les Impondérables qui produisent les Phénomènes
occultes, qui ont inspiré aux Métaphysiciens leur Principe vital et
leurs Propriétés vitales, il est donc juste que le Vitalisme soit subordonné à l'excellence de l'Impondéralisme. Comme ce sont encore
les Impondérables qui forment les Gaz, les Liquides et les Solides
du corps, qui leur impriment leur influx vital, leur force chimique,
leur expansibilité physique, leur contractilité physiologique, et
toutes leurs modifications pathologiques, il sera donc encore conséquent de subordonner à l'Impondéralisme les utopies si incomplètes du Gazisme, de l'Humorisme et du Solidisme. L'Impondéralisme sera donc la Doctrine prépondérante qui présidera aux
progrès futurs de la Médecine par la révélation de sa théorie et par

les succès de son application. Mais de ce que les Impondérables soient les Agents primitivement Dépositaires des Lois physiologiques, en même temps que les Patients originels des Maladies, il ne faudra pas cependant, pour cette cause, négliger les Gaz, les Liquides et les Solides du corps; parce que ces Pondérables sont leurs instruments directs; parce qu'ils réflètent immédiatement leurs modes d'affections; parce qu'ils constituent les Symptômes chimico-physiques, et inspirent les Signes déductibles à l'aide desquels on peut reconnaître la nature et le degré de morbidité des Impondérables; enfin parce que c'est en agissant aussi sur les Pondérables gazeux, liquides et solides, qu'on peut influencer les Impondérables fonctionnels eux-mêmes et les ramener au type de la santé. Mais tout doit se faire, en Médecine, dans l'intérêt des Agents impondérables; et c'est primitivement à eux qu'on doit rattacher les Symptômes, les Signes, le Diagnostic, le Pronostic, les Indications curatives particlles, ainsi que le Traitement général. — Nous avons reconnu six Agents impondérables fonctionnels : 1° le Calorique central, 2° le Fluide moteur central, 3° le Fluide sensible central, 4° le Calorique local, 5° le Fluide moteur local, 6° le Fluide sensible local. Ce sont ces six Agents impondérables qui seuls produisent respectivement la Vitalité, la Motilité et la Sensibilité centrales, ainsi que la Vitalité, la Motilité et la Sensibilité locales. Puisque ce sont ces six Agents qui sont primitivement malades, et puisque les Gaz, les Liquides et les Solides ne sont jamais morbifiés que consécutivement, il est donc indispensable d'ériger en *Eléments pathologiques principaux* les seuls *Etats fonctionnels morbides des Impondérables;* tandis que les Etats maladifs des Gaz, des Liquides et des Solides ne constitueront que des *Eléments pathologiques secondaires* ou accessoires, dont on tiendra compte seulement pour la valeur des symptômes et des signes, et pour arriver à bien diagnostiquer les Affections des Impondérables. — Les Etats fonctionnels morbides des Impondérables centraux et locaux ne sont qu'au nombre de 36, ainsi que l'indique notre Cadre pathologique. Les Impondérables centraux de la Calorification, de la Locomotion et de la Sensorialité en forment 18, puisque chacun d'eux est susceptible : 1° de s'exalter sans fièvre, 2° de s'exalter avec fièvre, 3° de s'affaiblir, 4° de se vicier sans fièvre, 5° de se vicier avec fièvre, 6° de s'abolir ; et les Impondérables locaux de la Caloricité, de la Motilité et de la Sensibilité particlles en forment aussi 18, puisque chacun d'eux est susceptible : 1° de s'exalter sans inflammation , 2° de s'exalter avec inflammation , 3° de s'affaiblir, 4° de se vicier sans inflammation, 5° de se vicier avec inflammation, 6° de s'abolir. Les 36 *États fonctionnels morbides*, consignés dans notre Cadre pathologique, sont les Éléments primordiaux et les plus importants des maladies. Toute Affection en est composée d'un plus ou moins grand nombre. Toute Affection est donc complexe, et conséquemment décomposable dans ses Éléments pathologiques, c'est-à-dire, dans les *États fonctionnels morbides* dont la coexistence, la coïncidence et la réunion la constituent telle qu'elle est. Une Maladie n'est donc pas une Entité indivisible , une Individualité morbide , une Affection personnifiée, une chose unique et d'une seule pièce. Une Maladie n'est donc qu'une *Collection d'États morbides des Agents impondérables fonctionnels;* et cette Collection d'Etats morbides principaux des Impondérables est toujours plus ou moins accompagnée d'Etats morbides, mais secondaires ou accessoires, des Gaz, des Humeurs, des Organes, dont les troubles constamment consécutifs ne doivent pas entrer comme Éléments primitifs et intégrants des Maladies, mais seulement comme Éléments adjuvants et symptomatiques. Le mot Maladie, pour la Doctrine de l'Impondéralisme , ne veut dire autre chose qu'une Condition pathologique quelconque de l'Organisme, qu'une situation morbide du corps, qu'une Affection indéterminée de l'économie. Cette Maladie ou cette Affection, quelle qu'elle soit, suppose toujours la coexistence et la complication de plusieurs *États fonctionnels morbides* du Cadre pathologique. Ce sont ces Etats fonctionnels morbides, coexistants et coïncidants, qui seuls déterminent la nature et le degré de la Maladie, ou de la Condition pathologique actuelle de l'organisme. On ne peut donc connaître cette Condition pathologique actuelle qu'en *analysant les États fonctionnels morbides coexistants.* C'est leur énumération complète qui seule la caractérisera et la diagnostiquera ; et quand on connaîtra tous les Etats fonctionnels morbides coexistants et combinés, on aura tous les Éléments nosogéniques et principaux, ou séméiotiques, essentiels et primitifs de la maladie, c'est-à-dire, ceux des Agents impondérables affectés ; et par eux on aura aussi, du même coup, tous les Éléments non nosogéniques, ou accessoires, symptomatiques, indirects et consécutifs de la maladie , c'est-à-dire, ceux des Instruments gazeux , liquides et solides. Voilà l'idée la plus générale qu'on doit avoir de la *Maladie,* qui n'est qu'une condition pathologique quelconque de l'organisme. Mais si l'on veut spécifier une condition pathologique particulière de l'économie, il faut éviter le langage erroné des Ontologistes, des Métaphysiciens et des Vitalistes, qui personnifiaient les Maladies sous les idées et les noms de pléthore, de goutte, de fièvre bilieuse, de chlorose, de scrofules, de phthisie pulmonaire, d'asthme, d'asphyxie, de congestion active, de gastrite, de pneumonie, de congestion passive, d'engorgement strumeux, de pustule maligne, de gangrène atonique, d'irritabilité musculaire, de convulsions, de chorée, de prostration, de spasme, de trismus, de paralysie du mouvement, de folie apyrétique, de délire ataxique, de perte de connaissance, d'hyperesthésie, de gastralgie, de rhumatisme, de névralgie, de paralysie du sentiment, etc. Toutes ces prétendues Maladies ne sont que des créations abstraites, que des individualités supposées, que des personnifications fausses. Car ce qui les constitue toutes n'est autre chose qu'un Assemblage variable de plusieurs des 56 *Etats fonctionnels morbides* de notre Cadre pathologique. Ces 56 Etats fonctionnels morbides forment seuls toutes les Maladies possibles, en se combinant par 2, par 5, par 8, etc., et en agissant, par des opérations chimiques et physiques relatives à leur nature et à leur degré d'activité, sur les gaz, sur les liquides et sur les solides du corps. Dans toutes les Maladies, c'est-à-dire, dans toutes les Conditions pathologiques possibles de l'économie, le *Diagnostic* consistera donc à décomposer les *Etats fonctionnels morbides* coexistants, à les séparer les uns des autres, à les envisager individuellement, à les transcrire les uns au-dessous des autres ; et leur réunion complète conditionnera et caractérisera la Position morbide du malade, exprimera entièrement sa Situation pathologique totale et tous ses Eléments partiels nosogéniques. La Médecine philosophique doit donc être purement *analytique*. Déjà Pinel avait entrevu son véritable caractère ; mais il s'est égaré, sous l'influence des Vitalistes de son siècle, dans des généralisations et dans des descriptions abstraites, qui sont tout à fait en opposition avec le titre et la pensée de sa Nosographie. Il admettait l'Etre Fièvre, l'Etre Inflammation, l'Etre Hémorrhagie, l'Entité Névrose, l'Entité Lésion organique. Il a donc fallu nous dépouiller de ces erreurs ténébreuses, qui embrouillaient la pathologie ; il nous a fallu rejeter toutes ces Entités morbides et toutes ces Généralisations métaphysiques, qui servaient de dénominations individuelles et de classifications nosologiques aux Maladies toujours complexes ; il nous a fallu débrouiller, dans les phénomènes si compliqués des

Affections, d'abord quelles étaient les Causes ou les Agents fonctionnels, ensuite quels étaient les Effets ou les Patients fonctionnels. Nous avons découvert que les *Agents* étaient les *Impondérables* calorique, électrique et lumineux, sous les formes des Fluides vital, moteur et sensible ; et nous avons encore découvert que les *Patients* étaient les *Pondérables* gazeux, liquides et solides, sous les formes des vapeurs organiques, des humeurs et des viscères. Alors, ayant reconnu que les *Impondérables* étaient les Agents suprêmes et uniques de la Physiologie, nous avons senti qu'ils devaient être conséquemment les Agents primitifs de la Pathologie ; tandis que les Gaz, les Liquides et les Solides, en qualité d'Instruments passifs, devaient être les Patients morbides et encore des Patients de second ordre, puisque les Impondérables sont toujours malades avant eux. Cette double révélation devait donc nous conduire, dans l'analyse des Eléments morbides essentiellement nosogéniques, à reconnaitre les principaux, ou ceux des Impondérables, et les secondaires, ou ceux des Pondérables. C'est pourquoi nous avons reconnu l'existence des 56 *Etats fonctionnels morbides* du Cadre pathologique ; c'est pourquoi nous les avons considérés comme les seuls *Eléments primitifs* des maladies ; et c'est pourquoi nous n'avons regardé les affections des pondérables gazeux, liquides et solides, que comme des *Eléments consécutifs*, qui surviennent toujours sous l'action causale, chimique, physiologique et pathologique des Impondérables. Dans toute Maladie quelconque, on analysera donc *ceux des 56 Etats fonctionnels morbides* qui coexistent ; on les réunira et on les transcrira dans l'ordre hiérarchique de notre Cadre pathologique ; et la lecture de leur somme observée donnera l'idée complète des Conditions pathologiques complexes et actuelles de l'Organisme affecté. Alors on aura un *Diagnostic* précis et sûr, qui sera fondé sur la connaissance exacte des Lois de la Physiologie, et sur l'analyse la plus scrupuleuse des Eléments morbides, primitifs et essentiels. C'est donc à ce résultat pratique si extraordinaire que la Médecine est aujourd'hui arrivée, sous les inspirations transcendantes de l'Impondéralisme. Toutes les fois donc qu'un Malade, c'est-à-dire, qu'un Organisme troublé dans ses fonctions se présentera à votre diagnostic, pour bien préciser ses Conditions pathologiques présentes, vous n'aurez qu'à étudier, à l'aide de nos 56 *Descriptions des Eléments nosogéniques*, quels sont les Etats fonctionnels morbides qui coexistent et se compliquent. Et selon que la Calorification, la Locomotion, la Sensorialité, et la Vitalité, la Motilité, la Sensibilité locales, présenteront tels ou tels troubles d'exaltation ou d'affaiblissement, de fièvre ou d'inflammation, de viciation ou d'abolition, vous n'aurez qu'à distinguer et mentionner ceux des troubles qui tomberont symptomatiquement et séméiotiquement sous votre investigation, c'est-à-dire, vous n'aurez qu'à collectionner les *États fonctionnels morbides* dont vous aurez reconnu la coexistence, la coïncidence, la complication ; et leur Enumération seule vous donnera le Diagnostic des *Éléments principaux*, dont l'ensemble constitue et l'abstraction générale appelée la *maladie*, et l'entité spéciale appelée soit phthisie, soit scrofules, chlorose, fièvre typhoïde, scorbut, peste, variole, pneumonie, gastrite, gastralgie, coliques, emphysème, météorisme, hydropisie, convulsions, douleurs, etc. Dans le diagnostic d'une maladie, il faut donc séparer tout ce qui tient aux Pondérables gazeux, liquides et solides, qui ne fournissent que les *symptômes*, et qui n'expriment que des *effets* consécutifs, de ce qui appartient aux Impondérables, qui inspirent les *signes*, et qui expriment la nature et l'énergie des *Causes* mêmes des Fonctions. Tout l'intérêt du diagnosticien doit donc se porter sur les Impondérables et sur leurs modes d'affection individuelle ; tandis qu'il n'envisagera les désordres des pondérables gazeux, liquides et solides, que comme des moyens passifs et intermédiaires, propres à le renseigner sur les États fonctionnels morbides des Impondérables. Mais une pratique médicale, faite dans cet esprit, implique évidemment la suprématie de l'Impondéralisme. Ce qui m'a étonné le plus, quand j'ai conçu cette Doctrine, c'est que son avènement ait autant tardé dans la science, puisque, depuis plusieurs siècles, la chimie a démontré qu'il n'y avait que les Impondérables qui pussent gazéifier, liquéfier et solidifier la matière pondérable. Or, si une telle Loi existe pour les éléments de la Nature universelle, comment n'a-t-on pas compris plus tôt qu'elle devait exister de même pour les éléments de l'Organisme animal, dans l'état de santé comme dans celui de maladie ? Espérons donc que notre Doctrine, fondée sur une révélation aussi puissante, va faire prendre à notre art un vigoureux élan vers sa rationalité complète et sa perfection définitive. L'Impondéralisme est la Doctrine finale qui doit fermer l'ère des Systèmes philosophiques de la Médecine ; et l'Histoire, après lui, ne pourra plus en enregistrer que d'insignifiants et que d'imparfaits. Si le soleil de la science est à son apogée, profitons donc de sa lumière étincelante pour faire fructifier toutes les branches accessoires qu'elle embrasse , et pour leur imprimer l'unité de direction et de théorie qui doit assurer la gloire de notre art et le bonheur de l'humanité.

ARTICLE 80. — *Résumé de la Pathologie.*

La Pathologie est la science des Maladies. Les Maladies ne sont que des dérangements des Fonctions. Comme les Fonctions sont des phénomènes causés par des Agents impondérables et par des Instruments pondérables , il s'ensuit que les Maladies ne sont que des dérangements primitifs des Agents impondérables, accompagnés de dérangements consécutifs des Instruments pondérables. Les Impondérables sont donc les Dépositaires originels et les Acteurs principaux des Maladies. Les Pondérables sont donc les Patients accessoires ou les Ressorts secondaires des Maladies. — Comme les Impondérables calorique , électrique et lumineux, qui activent , vivifient et animent l'Organisme , causent en lui : 1° la Calorification vitale , 2° l'Electrisation locomotive, 5° l'Illumination sensoriale, 4° la Vitalité locale, 5° la Motilité locale, 6° la Sensibilité locale , et comme il n'y a pas d'autres Fonctions primitives que celles-là, il en résulte qu'aucune Maladie ne peut exister en dehors des dérangements des Impondérables , qui causent la Vitalité, la Motilité, la Sensibilité centrales , et la Vitalité, la Motilité, la Sensibilité locales. Ce seront donc nécessairement les *Etats fonctionnels* des 6 Agents impondérables qui seront désordonnés dans tous les cas possibles de maladies. Mais les dérangements des six Agents fonctionnels se réduisent à 36 modes, ainsi que le prouve notre Cadre pathologique. Ces 56 Modes morbides des 6 Agents fonctionnels seront donc les 36 Eléments uniques et primitifs des Maladies ; car les désordres des Pondérables gazeux , liquides et solides , ne sont que secondaires et symptomatiques. Nulle Maladie ne pourra donc exister sans qu'elle soit constituée par un ensemble plus ou moins complexe de quelques-uns des 36 Etats nosogéniques de nos Agents fonctionnels. Pour diagnostiquer une maladie , il faudra donc reconnaitre , à l'aide des symptômes et de nos descriptions des 56 Eléments pathologiques, quels sont les *Etats fonctionnels* qui sont morbides, quelle est leur nature, quel est leur degré d'activité, quel est leur nombre , quelle est leur complication. Car c'est leur combinaison qui constitue la condition originelle de la maladie ; c'est leur nature diversifiée qui en forme le caractère ; c'est leur degré d'exaltation qui en fait la violence ;

c'est leur réaction sur les départements splanchniques, sur les fonctions auxiliaires, sur les gaz, sur les liquides et sur les solides, qui en soulève les symptômes formels. — Une maladie ne sera donc ni supposable, ni possible, sans l'existence de plusieurs des conditions suivantes : ou la Calorification, ou la Locomotion, ou la Sensorialité seront exaltées sans fièvre ou avec fièvre, seront affaiblies, seront viciées sans fièvre ou avec fièvre, seront abolies ; ou la Vitalité, ou la Motilité, ou la Sensibilité locales seront exaltées sans inflammation ou avec inflammation, seront affaiblies, seront viciées sans inflammation ou avec inflammation, seront abolies. Ces conditions pathologiques constituent les 36 États morbides de nos Agents fonctionnels, tels que les décrit notre Cadre pathologique. Pour qu'une Maladie soit possible, il faudra donc, pour condition indispensable, la coexistence simultanée, la combinaison actuelle de plusieurs de ces 36 Éléments pathologiques, de ces 36 États fonctionnels morbides. Pour le Diagnostic, il ne faudra donc que s'attacher à reconnaître, par les symptômes, ceux des 36 États fonctionnels qui sont dérangés, soit ceux de la Calorification vitale, soit ceux de l'Electrisation locomotive, soit ceux de l'Illumination sensoriale, soit ceux de la Caloricité viscérale, soit ceux de la Motilité locale, soit ceux de la Sensibilité partielle. *Le Diagnostic consistera donc dans l'annotation des États fonctionnels morbides coexistants*, coïncidants, simultanés. Et le mot que vous emploierez, pour exprimer la somme totale des États fonctionnels actuellement morbides, ne sera qu'une abstraction, qu'une *dénomination complexe des divers Éléments unitaires de la maladie*. Tous les Vocabulaires des Nosographies anciennes et contemporaines ne sont remplis que de termes abstraits, qui englobent tous les Éléments d'une maladie en une idée simple, en une Entité unique, dans une Individualité distincte, bref, dans une Personnification fausse, qui semble donner un corps et une âme à l'Etre-Maladie. Mais cette Glossologie est absurde, elle entraîne aux erreurs les plus graves. Elle empêche d'analyser et de distinguer les véritables Eléments morbides, qui ne sont autres que les *Etats fonctionnels dérangés des Agents impondérables*. Ainsi les mots gastrite, pneumonie, fièvre typhoïde, scrofules, phthisie, asthme, etc., supposent des Etres pathologiques, que le Vitaliste métaphysicien doit prendre de toute pièce et corps à corps ; tandis que l'Impondéraliste les analyse, et dans leurs Eléments *séméiotiques* ou primitifs attachés aux Impondérables, et dans leurs Eléments *symptomatiques* ou secondaires attachés aux Pondérables. Et reconnaissant quels sont les Impondérables malades, soit celui de la Calorification, soit celui de la Locomotion, soit celui de la Sensorialité, soit celui de la Caloricité viscérale, soit celui de la Motilité locale, soit celui de la Sensibilité partielle, il note tous ceux qui sont dérangés, il les inscrit dans leur ordre hiérarchique, il tient compte de leur diverse combinaison, et il les combat individuellement par un traitement complexe et prudemment réparti. L'analyse des véritables Eléments pathologiques est donc à la fois la base du Diagnostic et le fondement de la Thérapeutique. Mais, avant notre Doctrine de l'Impondéralisme, est-ce qu'on connaissait les véritables Eléments des maladies; est-ce qu'on savait que ces Eléments étaient inhérents aux Impondérables fonctionnels; est-ce que le Vitaliste ne les rattachait pas à des abstractions appelées Propriétés vitales; est-ce que le Pneumatiste ne les attribuait pas aux Gaz oxygène, hydrogène, azote; est-ce que l'Humoriste ne les faisait pas dépendre du sang, de la pituite ou de la bile; est-ce que le Solidiste ne les identifiait pas avec les conditions physiques des Solides? Est-ce que depuis vingt-cinq siècles hippocratiques, galiéniques, sthaliens, browniens, on a fait la Médecine des *Causes premières et chimiques* de la Physiologie et de la Pathologie, c'est-à-dire, la Médecine des *Agents impondérables* de l'organisme; est-ce qn'on n'a pas toujours pratiqué la Médecine des Effets secondaires, chimiques, physiques et mécaniques, c'est-à-dire, la Médecine des Gaz, des Liquides et des Solides? Ne soyons donc pas étonnés si tous les Systèmes médico-philosophiques sont tombés dans l'impuissance et le discrédit; ne soyons pas surpris si notre art a toujours été conjectural et empirique. Je le demande aux hommes de bonne foi, pouvait-il en être autrement? Mais, maintenant que la Chimie a porté son flambeau dans les mystères les plus occultes de la Physiologie et de la Pathologie; maintenant que l'Impondéralisme nous a révélé la *Méthode analytique*, par laquelle nous pouvons reconnaître les véritables Eléments des Maladies attachés à l'essence même des Agents impondérables de nos Fonctions, on doit sentir qu'une nouvelle époque commence pour l'art médical; qu'il va se dépouiller de sa rouille antique et de ses erreurs modernes, pour prendre enfin le caractère d'une science certaine, aussi sûre dans le Diagnostic des maladies qu'efficace dans leur Traitement.

CHAPITRE VII.

DE LA MATIÈRE MÉDICALE.

La matière médicale traite des Substances impondérables et pondérables, qu'on emploie en maladie, dans un but curatif, tandis
que l'Hygiène s'occupe de celles qu'on emploie en santé, dans un
but alimentaire, conservateur ou préservatif. Cependant on se sert
aussi des substances de l'Hygiène dans le traitement des maladies ;
mais alors cette application spéciale doit prendre le nom de *Diététique*, science extrêmement importante, qui rend aux Médecins
éminents presque autant de services que la Pharmacologie elle-
même. Ainsi, on se nourrit et on se guérit au moyen d'Impondérables et de Pondérables alimentaires et médicamenteux. Toute
substance qui n'est ni alibile, ni curative, est inerte ou toxique.
Les aliments et les médicaments se présentent à nous sous les
formes des substances animales, végétales et minérales. Toutes ces
substances sont diversement composées d'Impondérables et de
Pondérables élémentaires ou intégrants. Les Impondérables y sont
renfermés sous les formes du Calorique, de l'Electricité, de la Lumière, à l'état de combinaison. Les Pondérables y sont renfermés
sous les formes des divers gaz, liquides et solides de la Nature, à
l'état de combinaison intime, ou de simple mélange. Comme les
Impondérables calorique, électrique et lumineux, sont les seuls
Agents de l'Univers, les seuls puissances chimiques, physiques et
physiologiques, ils sont aussi les seules Causes et les uniques
sources des *Propriétés médicamenteuses*. Les gaz, les liquides et les
solides n'auront donc de force chimique, de vertu dynamique, de
propriété hygiénique, de puissance médicinale, qu'en raison directe
des Impondérables qui les constituent. Aussi, plus une substance
possédera d'Impondérables, plus elle sera active ; et plus elle
sera encroûtée de Pondérables, plus elle sera inerte. — Tout, dans
la Nature, n'est composé que d'Impondérables et de Pondérables.
Toutes les forces universelles, astrales, planétaires, minérales,
végétales, animales, c'est-à-dire, toutes les forces chimiques, physiques et physiologiques, tiennent exclusivement aux Impondérables, dont les combinaisons variées différencient ces forces dans
les Etres. Conséquemment, les forces minérales, végétales et animales sont identiques, sont congénères, homogènes, puisqu'elles
dérivent des mêmes Impondérables. C'est pourquoi les forces chi-

miques et organiques, vitales et animales des animaux, peuvent
s'alimenter et se guérir, non-seulement avec les forces identiques
des aliments et des médicaments, mais encore avec les forces également identiques de toutes les substances animales elles-mêmes.
C'est pourquoi les végétaux s'assimilent les minéraux ; pourquoi
les végétaux se nourrissent, s'entretiennent et se développent avec
leurs détritus et leurs émanations réciproques ; pourquoi les animaux s'entre-détruisent et s'entre-dévorent. Si donc la constitution et l'activité de notre organisme, en raison des Impondérables
qui nous organisent et nous animent, sont identiques, homogènes,
congénères avec tous les *Eléments* qui nous entourent, il ne s'agira
que de tirer partie de ces éléments, de les combiner convenablement, et de les employer pour nourrir et traiter nos Impondérables
physiologiques. Il est impossible de modifier les Agents impondérables de nos Fonctions, par d'autres Eléments que les Impondérables et les Pondérables de la Nature universelle, et notamment
que ceux qui nous servent d'aliments, de moyens hygiéniques et
de médicaments. Ce sont donc les Impondérables et les Pondérables intrinsèques aux substances médicinales, qui, par leur
application, leur absorption, leur solubilité, leur coction, leur assimilation et leur élimination, pourront seuls modifier, et les *Etats
fonctionnels morbides de nos Impondérables* physiologiques, et les
symptômes consécutifs de nos Pondérables gazeux, liquides et
solides. Il faudra donc combiner les Impondérables hygiéniques et
médicinaux, et les Pondérables qui les masquent plus ou moins,
dans des proportions de surabondance, d'insuffisance, de spécificité, propres à réintégrer nos Etats fonctionnels dans leur normalité. — Nous avons dit que les Impondérables seuls étaient les
sources exclusives des propriétés chimiques et dynamiques des
médicaments. Aussi peut-on imaginer une échelle de graduation
dans l'activité intime des substances médicinales. Ainsi : 1° l'eau
fraiche, les mucilages de gomme, de guimauve et de lin, les solutions acidules, les décoctions d'orge et de gruau, contiennent bien
peu d'Impondérables élémentaires comparativement à la grande
quantité de leurs Pondérables intégrants. 2° Les laxatifs, tels que
les décoctions de pruneaux, de tamarins et de manne, l'huile de
ricin, les sels minoratifs, possèdent déjà un peu plus d'Impondérables constitutionnels, et moins de Pondérables saturateurs.
3° Les amers, tels que la petite centaurée, la gentiane, le quinquina, renferment déjà plus d'Impondérables condensés. 4° Les

astringents, comme le cachou, la gomme kino, l'extrait de ratanhia, les sels de plomb, contiennent des Impondérables encore plus concentrés. 5° Les excitants, tels que la sauge, le romarin, le gayac, l'extrait de salsepareille, tous les aromatiques, les alcooliques, les diffusibles éthérés et ammoniacaux, possèdent évidemment bien plus d'Impondérables constitutifs, tandis qu'ils renferment comparativement bien moins de Pondérables intégrants. 6° Les rubéfiants, les vésicants et les caustiques rougissent les tissus, font des ampoules, *enflamment* et produisent des *escarres ;* donc ces effets prouvent qu'ils contiennent des Impondérables intrinsèques, en une quantité si grande, qu'elle donne à ces médicaments la *force potentielle* du feu, du cautère brûlant dit *actuel.* Les *Caustiques,* tels que le nitrate d'argent, le beurre d'antimoine, les acides purs, les alcalis de potasse et de soude, l'eau bouillante elle-même, ne *brûlent,* ne consument et ne détruisent donc les tissus que parce qu'ils ne sont réellement que des Impondérables très-condensés, liquéfiés ou solidifiés avec très-peu de Pondérables intégrants. Aussi, que fait la Chimie dans la préparation des médicaments ? Elle ne fait, d'une part, que concentrer et extraire le plus possible tous les Impondérables constitutionnels, et d'autre part, que réduire, condenser et séparer leurs Pondérables intrinsèques. Aussi ces derniers ne sont-ils que des résidus passifs, que des précipités de plus en plus inertes, qui se présentent sous les formes concrètes de la gomme, de la fécule, du ligneux, du charbon, des cendres et des terres. Mais les médicaments chargés d'Impondérables, par le dépouillement et la séparation de leurs Pondérables, s'offrent à nous sous les formes successivement plus actives et plus chaudes du gluten, des extraits toniques et aromatiques, des résines, des baumes, des alcoolats, des essences, des éthers, des acides nitrique et sulfurique, etc. Nous conclurons donc qu'il existe une force unique pour tous les Médicaments, et que cette force réside exclusivement dans les proportions de leurs Impondérables constitutifs. Mais, comme nous l'avons prouvé, s'il y a *identité* dans la force ignée universelle, dans les forces physiologiques, dans la puissance des modificateurs hygiéniques, dans les forces qui président aux réactions pathologiques, dans les vertus médicinales, l'art du médecin ne consistera donc qu'à bien diriger cette Force générale des Impondérables, pour la conservation de la santé et pour la guérison des maladies.

Les Propriétés *dynamiques* ou actives des médicaments dépendent : 1° de la quantité des Impondérables intrinsèques qui les constituent ; 2° de leur nature, soit *calorique*, soit *électrique*, soit *lumineuse*. Les Pondérables n'ont que des propriétés passives : 1° ou de simple résistance physique à l'action des Impondérables physiologiques ; 2° ou de neutralisation chimique, en saturant trop ces mêmes Impondérables, qui en sont proportionnellement amortis.— Les médicaments qui sont le plus chargés de *Calorique* élémentaire agissent surt'ut sur la Calorification vitale et sur la Caloricité locale. Ceux qui possèdent plus d'*Electricité* intégrante agissent principalement sur l'Electrisation locomotive et sur la Motilité locale. Ceux qui contiennent le plus de *Lumière* combinée influencent particulièrement l'Illumination sensoriale et la Sensibilité locale. — Si donc la force générale des médicaments repose exclusivement sur la condition et l'activité des Impondérables, les Forces spéciales des remèdes tiennent à leur nature ou calorique, ou électrique, ou lumineuse. — Mais les Pondérables, quoique sans propriétés actives d'aucune sorte, sont cependant susceptibles d'influencer, et nos trois Foyers fonctionnels, et nos trois Agents impondérables locaux ; mais leur influence n'est que passive ou mécanique, parce qu'elle ne s'opère que par obstacle physique, c'est-à-dire, en refoulant nos Impondérables, soit sur leurs sources centrales, soit sur les points morbides de leur activité locale. Le Praticien devra donc tenir compte, à la fois, et des propriétés actives ou *dynamiques* des Impondérables, et des propriété passives ou *mécaniques* des Pondérables ; car c'est en combinant ces deux sortes de propriétés, et c'est en les opposant, avec opportunité et proportions, aux Lois dynamiques et mécaniques de l'organisme, qu'on réussira dans le traitement.

De même que les Agents de l'hygiène, les substances médicinales agissent de deux manières : 1° par obstacle, contact, stimulation ; et 2° par absorption, dissolution, assimilation. — Par leur *contact*, les Agents pharmaceutiques agissent sur les téguments internes et externes, et conséquemment sur les rayonnements extrêmes des nerfs vitaux, moteurs et sensitifs, et par ces derniers sur les Foyers fonctionnels de la Calorification, de la Locomotion et de la Sensorialité. Une stimulation de contact peut donc retentir jusqu'aux Foyers de nos trois grandes Fonctions centrales, et jusqu'aux foyers de toutes nos fonctions viscérales, soit dans leur état de santé, soit dans leur état de maladie. — Par leur *dissolution* dans l'organisme, les médicaments absorbables et assimilables agissent :

1° sur les Fonctions centrales de la Calorification vitale, de l'Electrisation locomotive, de l'Illumination sensoriale ; et 2° sur les activités locales du Calorique viscéral, du Fluide moteur et du Fluide sensible. — Les médicaments impressionnants peuvent s'appeler *locaux*, parce que leur principal effet est une stimulation locale. Les médicaments solubles peuvent s'appeler *généraux*, parce que leur principal effet est une stimulation centrale d'une de nos trois grandes Fonctions. Cependant, il est des médicaments locaux qui sont absorbables, et qui exercent des influences centrales ; et il existe des médicaments généraux qui sont capables de provoquer des réactions centrales, et de retentir sur les viscères, en y produisant des stimulations locales. Dans l'emploi de ces sortes de médicaments, on aura donc égard à la double propriété qu'ils ont de stimuler, à la fois, localement et centralement.

Les *Médicaments locaux*, soit qu'ils agissent seulement par stimulation immédiate ou physique, soit qu'ils agissent encore par absorption interne et par dissolution chimique, exercent quatre sortes de modifications médicinales : 1° ou ils sont *Raréfiants* ; 2° ou ils sont *Equilibrants* ; 3° ou ils sont *Concentrants* ; 4° ou ils sont *Spécifiques*. On doit prêter une grande attention à la description que nous allons faire de ces propriétés spéciales des médicaments ; parce que nos explications, conformes à l'esprit de l'Impondéralisme, changent complètement la matière médicale antique et contemporaine, pour lui imprimer le caractère réformateur de notre nouvelle Doctrine.

1° Les médicaments locaux *Raréfiants* sont ceux qui, par leur contact, amollissent, dilatent et ouvrent les pores, produisent le *laxum*, relâchent les tissus, et par conséquent laissent rayonner, exhaler et dépenser une grande quantité d'Impondérables physiologiques, au travers des fibres organiques humectées, moins contractées et plus élargies. Alors les Impondérables fonctionnels, éprouvant moins d'obstacles par les pores ainsi modifiés et plus ouverts, ne sont plus arrêtés aussi morbidement, ne s'accumulent plus aussi abondamment, ne résistent plus aussi tensivement ; mais, au contraire, trouvant un accès plus libre et un dégagement facile, ils s'irradient sans entrave, ils circulent avec aisance, ils s'évaporent sans contrainte ; et leurs phénomènes d'exaltation locale et de phlogose partielle se dissipent par l'action adoucissante et apéritive des médicaments *Raréfiants*. Les Raréfiants locaux doivent leur propriété médicinale au peu d'Impondérables intrinsèques qu'ils possèdent, et à la grande quantité de Pondérables qu'ils contiennent, sous les formes mucilagineuses, albumineuses, huileuses, graisseuses, gélatineuses, etc. Aussi, quand les Raréfiants locaux sont appliqués en topiques, en onctions, en fomentations, en bains, non-seulement ils saturent, absorbent et neutralisent les Impondérables calorique, moteur et sensible de la partie malade, mais encore ils dilatent les pores, clarifient les humeurs, diminuent les gaz, amoindrissent les obstacles pondérables ; ce qui fait exhaler et dépenser plus librement et en très-grande abondance les Impondérables centraux ou les rayonnants, et les intégrants ou ceux de l'organe affecté. C'est donc ainsi que les Raréfiants débilitent à la fois généralement et localement. Par l'explication de ces effets à la fois chimiques et mécaniques, on comprendra facilement que l'application des sangsues et des ventouses scarifiées déterminerait un affaiblissement encore plus marqué, puisque le dégorgement considérable de Pondérables sanguins, lymphatiques et gazeux qui en résulterait, enleverait une grande cause de résistance et de refoulement pour les Impondérables, c'est-à-dire, produirait un plus grand vide par où le Calorique vital et les Fluides moteur et sensible s'exhaleraient et se dépenseraient plus profusément. Les Raréfiants locaux ont donc pour propriété directe de remédier à l'*Exaltation* non enflammée ou enflammée de nos *Impondérables locaux*.

2° Les Agents locaux *Équilibrants* sont ceux qui ne sont ni trop raréfiants, ni trop concentrants, mais convenables, c'est-à-dire, capables d'entretenir les irradiations, les exhalations et les dépenses normales de nos Impondérables, soit rayonnants, soit intégrants. Les Equilibrants locaux sont donc des moyens hygiéniques ou diététiques, employés pour conserver la santé et prévenir les maladies : tels sont les vêtements, les cosmétiques, les bains, les lotions, et tous les moyens capables de pondérer convenablement les activités locales de nos trois Impondérables et d'entretenir la facilité normale de leurs rayonnements et de leurs exhalations.

5° Les médicaments locaux *Concentrants*, par leur contact constrictif, produisent le *strictum*, resserrent les tissus, contractent les fibres, ferment les pores, engorgent et oblitèrent les pertuis interstitiels, par où les Impondérables devraient librement s'irradier et s'exhaler. Alors ces Impondérables sont arrêtés dans leur expansion par l'obstacle qui résulte d'un tel effet médicinal : aussi s'accumulent-ils contre cet obstacle local, ils se condensent, ils se tendent, et sont ainsi retenus et refoulés depuis cet obstacle jusqu'aux centres des Foyers fonctionnels, qui eux-mêmes s'en trouvent surexcités. Aussi ces derniers réagissent-ils, dans le rapport de leur excitation, contre l'action médicamenteuse ; et c'est de leur réaction plus ou moins continue, forte ou vive, que résultent les effets locaux dits astringents, toniques ou stimulants, qui succèdent à l'application des Concentrants, et notamment des liniments fortifiants et stimulants, des topiques et des bains faits avec les espèces aromatiques, des emplâtres vésicants, etc. Les Concentrants locaux doivent donc leurs propriétés contractantes et excitantes à la quantité de leurs Impondérables intrinsèques, quantité qui est trop grande comparativement à la minorité de leurs pondérables intégrants. C'est pourquoi les Impondérables médicinaux maîtrisent et arrêtent l'expansion des Impondérables physiologiques, provoquent leurs réactions et condensent leurs tensions au profit de la partie affectée, qui s'en trouve fortifiée et stimulée. Les Concentrants locaux seront donc propres à combattre directement tous les Etats fonctionnels morbides d'*affaiblissement* de nos *Impondérables locaux*.

4° Les *Spécifiques* locaux sont des Agents *Purifiants*. Ils doivent aux combinaisons particulières de leurs Impondérables intégrants la propriété chimique et physiologique de récorporer, de régénérer et d'assainir les éléments des parties viciées et dénaturées. Tels sont tous les spécifiques locaux, le soufre, l'iode, le mercure, etc.

Les *Médicaments généraux* sont ceux qui peuvent être ingérés et absorbés ; qui peuvent se *dissoudre* dans les trois Foyers fonctionnels de la Calorification vitale, de l'Electrisation locomotrice, de l'Illumination sensoriale ; qui peuvent déterminer des modifications directes sur ces Foyers fonctionnels ; qui peuvent provoquer leurs réactions plus ou moins violentes ; enfin, qui peuvent être assimilés au profit des activités centrales et locales. Mais les médicaments généraux, avant d'être absorbés, agissent aussi par *contact* immédiat, par stimulation directe, sur les exhalations des Impondérables rayonnants et intégrants : c'est pourquoi, comme les médicaments locaux, ils sont aussi susceptibles de produire, sur les parties qu'ils impressionnent et influencent, des effets ou *Raréfiants*, ou *Equilibrants*, ou *Concentrants*, ou *Spécifiques*. Mais, envisagés au point de vue de leur absorbabilité, de leur *solubilité*, de leur assimilabilité, les médicaments généraux sont encore : 1° ou *Raréfiants*, 2° ou *Equilibrants*, 3° ou *Concentrants*, 4° ou

Spécifiques, par rapport aux trois Foyers fonctionnels de la Calorification vitale, de l'Electrisation locomotive, de l'Illumination sensoriale. C'est donc par la seule raison qu'ils peuvent influencer, chimiquement et physiologiquement, ces trois Activités centrales, que les médicaments sont appelés *généraux*.

1° Les médicaments généraux *Raréfiants* sont ceux qui possèdent peu d'Impondérables intrinsèques, et qui contiennent, au contraire, beaucoup de Pondérables solubles et assimilables. Tels sont tous les émollients gommeux et mucilagineux, et tous les tempérants acidules et rafraichissants. Aussi leurs Principes pondérables, en soûlant trop les Impondérables qui opèrent nos trois grandes Fonctions centrales, les saturent, les diminuent de quantité, les relâchent et les affaiblissent : voilà ce qui débilite la Calorification vitale, l'Electrisation locomotive et l'Illumination sensoriale, dont les Agents impondérables sont comme noyés et chimiquement émoussés par les Pondérables émollients et tempérants, qui les abordent avec le sang. Les spoliations sanguines artificielles, les exhalations considérables, les sueurs profuses, les hémorrhagies abondantes, et toutes les évacuations excessives, soit par les purgations énergiques, soit par les diurétiques très-actifs, soit par les sudorifiques forts et les étuves, débilitent indirectement et affaiblissent extrêmement les trois grands Foyers fonctionnels, parce que ces effets *raréfient* trop l'atmosphère des Agents physiologiques ; parce qu'ils opèrent dans les vaisseaux un large vide, qui est promptement occupé par les Impondérables rayonnants ; parce que toutes ces pertes humorales et gazeuses diminuent la résistance, la concentration et l'emprisonnement des Impondérables ; parce que ces pertes d'éléments organiques si nombreux privent les Foyers fonctionnels des Principes gazéifiables et impondéralisables, avec lesquels ils s'entretenaient dans une stimulation convenable, et dans une réparation suffisante. Toutes les fois donc qu'on déterminera des évacuations considérables, soit par la saignée, soit par les purgations ou les sueurs, les liquides qu'on aura fait sortir du corps, seront autant de conditions de moindre résistance contre les expansions, les exhalations et les dépenses du Calorique vital, du Fluide moteur et du Fluide sensible ; et cet effet médicinal *raréfiant* affaiblira nécessairement les Fonctions, en laissant échapper trop librement nos Impondérables par les nerfs, les plexus, les vaisseaux, les viscères et les téguments trop relâchés, trop ouverts et trop exhalants. Alors les trois Foyers fonctionnels de la Calorification, de la Locomotion et de la Sensorialité, n'ayant pas leurs Impondérables assez coercés, assez retenus par la contraction des tissus, par la plénitude des vaisseaux, par la plasticité du sang, par la densité des organes, subiront un affaiblissement chimique, une débilité dynamique, un relâchement physiologique, une détente mécanique, qui se manifesteront par des symptômes de faiblesse générale. Telle est donc l'explication des effets débilitants des médicaments généraux dits *Raréfiants*.

2° Les *Equilibrants* généraux sont les moyens ordinaires et hygiéniques qui entretiennent la Vie, la Locomotion et la Sensorialité, par leur absorption, par leur *solubilité*, par leur décomposition dans nos Foyers fonctionnels, par leur propriété chimique, réparatrice et nutritive. Les Equilibrants doivent leur vertu pondérante à la combinaison spéciale de leurs Impondérables et de leurs Pondérables intégrants. Tels sont les principes chimiques de l'air, des aliments et des boissons. Incorporés et assimilés en nature et en proportions convenables, ces principes hygiéniques excitent, activent, nourrissent, entretiennent, équilibrent suffisamment nos trois Foyers fonctionnels, et les maintiennent en santé.

3° Les médicaments généraux *Concentrants* sont ceux qui possèdent beaucoup d'Impondérables solubles et assimilables, comparativement à la minorité de leurs Pondérables élémentaires. Tels sont les toniques, les sudorifiques, les aromatiques, les diffusibles. Aussi, par l'absorption, la décomposition, la condensation de leurs propres Impondérables dans nos trois Foyers fonctionnels, ils surexcitent plus ou moins vivement ces derniers, et ils les font réagir proportionnellement à l'activité médicinale, à la force dynamique qu'ils leur infusent. Quand on a introduit trop d'Impondérables dans nos Foyers fonctionnels, soit tout d'un coup comme dans l'ivresse, soit d'une manière continue comme par un régime échauffant ou par une tonification persistante, il s'ensuit que nos trois Foyers fonctionnels sont trop saturés d'Impondérables et sont trop activés par eux : alors leur sécrétion chimico-physiologique augmente, et ils dégagent des Impondérables calorique, moteur et sensible, avec beaucoup trop d'abondance et de force. Leurs irradiations sont très-tendues dans les nerfs, les plexus, les vaisseaux, les liquides, les organes, les tissus. Tout l'organisme est en turgescence, sous l'afflux trop considérable des Impondérables fonctionnels. Alors les liquides se plastifient, les solides se contractent et se condensent, les téguments se resserrent, tous les pores se crispent et tendent à se fermer sous le stimulus des **Impondérables** condensés qui les animent. Alors les contractions des viscères sécréteurs les empêchent de sécréter et d'excréter convenablement ; alors les contractions des viscères conducteurs et perspirateurs les empêchent d'exhaler suffisamment. Si donc les dépenses humorales et les évaporations des Impondérables sont entravées, il en résulte une plénitude générale et un état de contrainte universelle, qui enrayent l'essor des Impondérables fonctionnels, qui font obstacle à leurs rayonnements, qui les coercent trop et qui les emprisonnent dans l'économie. Aussi s'accumulent-ils contre tous les tissus ; aussi se tendent-ils contre tous les viscères. Mais leur accumulation étant aussi incessante que leur irradiation des Foyers fonctionnels, il s'ensuit qu'ils finissent par se condenser d'abord en dessous des téguments et des membranes, et par être refoulés et concentrés ensuite sur les Foyers fonctionnels. Ceux-ci s'en avivent, s'en exaltent encore plus ; leurs appareils crispés font des efforts d'expansion, de dégagement et d'irruption ; et ils se livrent à des mouvements violents de réaction sur les viscères excréteurs, sur les tissus exhalateurs, sur toutes les voies par où ils peuvent se soulager, se délivrer, et dépenser le superflu des Impondérables qui les compriment et les étouffent. Voilà comment agissent les *Concentrants* généraux ou solubles, quand on les emploie trop énergiquement : aussi peuvent-ils produire la sueur et la fièvre par des effets analogues à ceux des engorgements et des phlegmasies. Il faudra donc ne s'en servir qu'avec mesure, pour obtenir une *concentration* conforme à l'effet thérapeutique qu'on veut obtenir ; et cette concentration pourra s'effectuer dans les divers degrés, soit de la *tonification* par les amers et les ferrugineux, soit de la *surexcitation* par les stimulants vineux, aromatiques, sudorifiques, diffusibles, etc., selon les besoins actuels de l'organisme.

4° Les médicaments généraux *Spécifiques* ou *Purifiants* doivent leurs propriétés aux combinaisons particulières de leurs Impondérables intégrants, solubles et plus ou moins assimilables. Tels sont le soufre, l'iode, le mercure, l'arsenic, etc. Ces substances, par leur dissolution et leur décomposition dans nos Foyers fonctionnels, sont susceptibles, par l'activité chimique de leurs Impondérables, de modifier nos Agents physiologiques centraux, de les renforcer, de les dépouiller de leurs altérations spécifiques, de les assainir, de les reconstituer et de les régénérer. Mais on ne doit pas oublier que les *Purifiants* généraux sont encore excessivement *concentrants,* et que leur emploi exige les plus grandes précautions, pour ne pas produire des réactions trop violentes, pour ne pas provoquer une Fièvre médicinale dangereuse, pour ne pas déterminer des Phlogoses spécifiques graves.

Nous ne terminerons pas ce sujet sans déclarer que, dans toutes les opérations produites par les Médicaments *locaux* ou impressionnants, et par les Médicaments *généraux* ou solubles, il n'y a pas que les Impondérables de nos trois Fonctions centrales, et les Impondérables de nos trois Activités locales, qui sont influencés. Car, en dehors de la Calorification, de la Locomotion, de la Sensorialité, de la Vitalité locale, de la Motilité partielle, de la Sensibilité locale, il y a aussi les Gaz, les Humeurs et les Solides, qui sont modifiés par les substances médicinales. Mais il faut bien se pénétrer que ces derniers éléments, qui sont pondérables et passifs, ne sont jamais modifiés que secondairement, que consécutivement, sous la modification primitive de nos Impondérables fonctionnels. Aussi faut-il principalement administrer les médicaments dans l'intérêt des Impondérables fonctionnels eux-mêmes, plutôt que dans l'intérêt de leurs Instruments pondérables ; puisque ceux-ci ne peuvent se bonifier que par l'amélioration primitive et conditionnelle des Agents physiologiques qui les constituent et les animent. En vain, dans un organisme malade, vous seriez arrivés à régulariser en apparence la nature, les proportions et l'activité des gaz, des liquides et des solides ; les conditions principales, ou les Eléments primitifs de la maladie, persisteront toujours, tant que vous n'aurez pas régularisé les Etats morbides des Impondérables fonctionnels. Cette loi capitale caractérise donc suffisamment l'esprit, les moyens et le but de l'*Impondéralisme.*

Article 1er. — *Enumération des principaux Médicaments.*

1° Les *Raréfiants* sont : les saignées, les sangsues, les ventouses scarifiées et sèches, la gomme, la guimauve, le lin, les fécules, les semences froides, l'orangeade et toutes les limonades acidules, les tisanes délayantes, les potions adoucissantes, les fomentations huileuses, les injections mucilagineuses, le beurre, l'axonge, la cire, les bains tièdes, ceux au son et à la gélatine, en un mot, toutes les ingestions et les applications de nature émolliente. Ces moyens raréfiants saturent, délayent, absorbent, neutralisent, *affaiblissent* nos Impondérables, ne leur opposent pas un *obstacle* suffisant, ne les refoulent pas assez, ne les condensent pas assez, mais, au contraire, les laissent s'évaporer outre mesure : aussi leurs rayonnements se détendent, les gaz diminuent d'abondance et de densité, les liquides s'éclaircissent et s'émoussent, les solides s'humectent trop, s'amollissent, se relâchent, et n'exécutent leurs fonctions qu'avec lenteur et débilité. C'est ainsi que les *Raréfiants* produisent directement la *médication affaiblissante.*

2° Les *Equilibrants* sont : les principes albumineux, féculents, gélatineux, fibrineux des aliments, les légumes, les viandes faites, les boissons, l'air atmosphérique, les vêtements, et tout ce qui nous impressionne, nous stimule, nous répare, nous nourrit et nous conserve convenablement. Les Equilibrants extérieurs, tels que le climat, l'atmosphère, l'habitation, les vêtements, les bains, pondèrent l'exhalation du Calorique cutané, de manière à mettre ses dépenses permanentes en harmonie avec les besoins expansifs de la Calorification vitale. Les Equilibrants intérieurs, solubles ou assimilables, tels que l'air respiré, les aliments et les boissons, fournissent avec mesure des Impondérables et des Pondérables *combustibles*, dont les uns sont propres à aviver et à entretenir convenablement les Activités centrales de la Calorification, de la Locomotion, de la Sensorialité, et les Activités locales de la Caloricité, de la Motilité et de la Sensibilité ; et dont les autres sont propres à réparer en suffisance les gaz, les liquides et les solides, dont les éléments se détruisent par les opérations vitales, par la désassimilation et les exhalations, par les sécrétions et les excrétions. Les Equilibrants sont donc, à la fois, des stimulus suffisamment contenteurs, et des aliments convenablement réparateurs.

3° Les *Concentrants*, qui agissent dans plusieurs degrés de force médicinale, sont : les laxatifs, les toniques, les astringents, les excitants diurétiques et sudorifiques, les stimulants alcooliques et aromatiques, les vomitifs et les purgatifs, les diffusibles, les principes âcres des narcotiques, les rubéfiants, les vésicants, les caustiques. Parmi ces Concentrants, les uns fournissent une quantité considérable d'Impondérables ardents, qui se dissolvent dans nos trois Foyers fonctionnels, ce qui les exalte plus ou moins violemment ; tandis que les autres s'opposent en *obstacles* locaux aux irradiations de nos Impondérables calorique, moteur et sensible ; ce qui d'abord les arrête et les accumule, et ce qui les refoule et les concentre ensuite sur les Foyers fonctionnels, en provoquant leurs réactions plus ou moins énergiques, et en déterminant leurs tensions plus ou moins impulsives et contractantes. Aussi, par ce surcroît de force irruptive des Impondérables physiologiques, les expansions du Calorique vital, du Fluide moteur et du Fluide sensible, sont plus intenses et plus pénétrantes ; et consécutivement les gaz sont plus multipliés et plus condensés, les liquides sont plus liés et plus plastifiés, les solides sont plus saturés d'Impondérables, plus échauffés, plus animés, plus resserrés, plus résistants, plus irritables, plus contractiles et plus vigoureusement fonctionnants. Les Concentrants sont donc, à la fois, ou des stimulus fortement contenteurs de nos Agents subtils, ou des aliments beaucoup trop surexcitants. On comprendra donc qu'ils produisent, selon les degrés des réactions vitales, et selon les siéges splanchniques et viscéraux, des effets soit laxatifs, vomitifs, purgatifs, soit toniques, astringents, stimulants, soit diurétiques, sudorifiques, diffusibles, soit rubéfiants, vésicants, caustiques. — Les *Contre-stimulants* des Italiens ne sont, pour la plupart, que des Concentrants très-énergiques, qui n'agissent que par *révulsion* sur un point de l'économie. Aussi est-ce leur effet local, *révulsif ou concentrant*, qui attire sur ce point médicamenté tout l'effort de la réaction vitale, toute la tension du Calorique général, qui est ainsi détourné d'un autre point morbide qu'il accablait et qu'il enflammait. C'est ainsi que par les Contre-stimulants et les révulsifs, on dégage des organes trop fortement et trop longtemps opprimés par les réactions de la Calorification vitale, réactions qui les entretenaient dans un état grave d'engorgement, de phlogose, et souvent de détérioration. Les Contre-stimulants sont donc des Concentrants violents, qui surexcitent *directement* nos Foyers fonctionnels, et notamment la Calorification vitale. Mais quand ils causent des spoliations abondantes, quand ils déterminent des évacuations excessives, leur effet consécutif est d'affaiblir *indirectement* la Vie et les Fonctions, dont les éléments réparateurs sont considérablement diminués par ces pertes humorales. Alors les Impondérables fonctionnels, n'étant plus suffisamment coercés, s'échappent outre mesure de leurs Foyers sécréteurs ; leurs rayonnements s'exécutent profusément et sans mesure ; et leurs exhalations, trop favorisées et trop précipitées, épuisent les activités centrales de la Calorification, de la Locomotion et de la Sensorialité. C'est ainsi que les Contre-stimulants finissent par *déprimer* la Combustion vitale, par amoindrir ses irruptions cardiaques et artérielles, par ralentir et rapetisser le pouls, par amener la langueur générale de l'organisme, et par causer quelquefois la mort subite, par éventement brusque et paralysie du Foyer calorificateur.

4° Les *Spécifiques*, ou *Purifiants*, doivent leurs propriétés régénératrices et assainissantes à la combinaison singulière de leurs éléments chimiques. Ils élaborent, fondent, consument et éliminent les diverses altérations, dont peuvent être frappés les trois Foyers de la Calorification, de la Locomotion et de la Sensorialité, et les trois Activités locales de la Caloricité, de la Motilité et de la Sensibilité, ainsi que les gaz, les liquides et les solides du corps : mais ces derniers Pondérables ne sont jamais purifiés et reconstitués que consécutivement, après la régénération primitive de nos Impondérables fonctionnels. Les principaux Purifiants sont : l'air pur, un régime sain, l'exercice, le petit lait, les acidules, la limonade sulfurique, le vinaigre, les laxatifs salins, la quinine, les vomitifs, les purgatifs, les antiscorbutiques, les dépuratifs, les diurétiques, les sudorifiques, les bains de vapeurs, les diffusibles, le soufre, le mercure, l'iode. Parmi ces Spécifiques, les uns purifient l'organisme en ouvrant et en forçant des émonctoires engorgés et obstrués, en excitant des sécrétions embarrassées, en rétablissant des excrétions suspendues, en chassant de l'économie des résidus et des détritus excrémentitiels, qui y étaient vicieusement retenus. Mais d'autres Spécifiques, par leurs Impondérables pénétrants et mordants, stimulent énergiquement nos Agents physiologiques, se dissolvent atomistiquement dans nos Foyers fonctionnels, modifient et assainissent chimiquement leurs Facteurs impondérables, les reconstituent dans leurs propres éléments, les dépouillent de leurs particules viciées, les régénèrent intégralement, les activent encore plus et les condensent, augmentent leurs forces sécrétantes, multiplient leurs irradiations : alors, consécutivement à ces effets primitifs, nos Impondérables chimiquement purifiés et renforcés, assainissent *spécifiquement* les pondérables gazeux, liquides et solides du corps, les dépouillent de leurs principes virulents, de leurs scories dartreuses et scrofuleuses, de leurs résidus excrémentitiels, et de tous les détritus étrangers ou organiques qui avaient été vicieusement résorbés et assimilés, et qui étaient devenus les causes pathologiques des perversions humorales et des transformations viscérales.

ARTICLE 2. — *Des Médicaments spéciaux.*

Les Agents de l'Hygiène et de la Matière médicale agissent sur nous de deux manières : 1° par l'impression que font leurs éléments sur les Impondérables de nos téguments ; et 2° par la dissolution et l'assimilation de leurs éléments, dans nos Foyers fonctionnels centraux, et dans les Activités locales et texturales des viscères. L'action des Agents de l'Hygiène et de la matière médicale est de deux sortes : 1° ou elle est virtuelle, dynamique ou chimique ; 2° ou elle est mécanique, par inertie moléculaire, par résistance physique. Ce sont les Impondérables qui sont les Dépositaires et les Auteurs des forces chimiques, et qui les impriment aux gaz, aux liquides et aux solides, qu'ils constituent, organisent et animent. Aussi les tissus et les viscères sont-ils d'autant plus actifs, contractiles, sécréteurs et assimilateurs, qu'ils contiennent plus d'Impondérables constitutifs. Par contre, les Pondérables, étant inertes et passifs, impriment d'autant plus d'inertie, de passivité et de résistance aux liquides et aux solides, qu'ils entrent en plus grande abondance dans leur constitution. Voilà pourquoi les parties blanches, gélatineuses et osseuses, encroûtées de chondrine et de sels calcaires, sont les moins vivifiées et les moins actives de l'économie. C'est donc un principe absolu, que ce sont les Impondérables qui imposent et conditionnent, par leur nature et leurs proportions, les Propriétés chimiques et physiologiques des gaz, des liquides et des solides organiques, ainsi que les Propriétés chimiques et thérapeutiques des substances médicinales. Mais de même que le Calorique produit la Vitalité centrale et la Vitalité locale, de même que l'Electricité produit la Motilité centrale et la Motilité locale, de même que l'Elément lumineux produit la Sensorialité et la Sensibilité locale ; de même encore ces effets *spéciaux* se rencontrent dans les substances hygiéniques et médicinales. En effet, les aliments et les médicaments qui seront le plus pénétrés de *Calorique* moléculaire, fourniront beaucoup de Principes ignés à l'organisme ; c'est pourquoi ils influenceront surtout la Calorification vitale et la Caloricité locale. Les aliments et les médicaments qui contiendront le plus d'*Electricité* élémentaire, fourniront beaucoup de principes *électriques* à l'organisme ; c'est pourquoi ils agiront spécialement sur l'Electrisation locomotrice et sur la Motilité locale. Les aliments et les médicaments qui renfermeront le plus de Principes *lumineux* intrinsèques, en infuseront considérablement dans l'organisme ; c'est pourquoi ils modifieront plus particulièrement l'Illumination sensoriale et la Sensibilité locale. On sent donc que ces effets *spéciaux* des aliments et des médicaments tiennent absolument à la nature chimique et diverse des Impondérables calorique, électrique et phosphorique. C'est par la même condition d'activité essentielle que chacun d'eux s'est créé, dans l'organisme, un appareil nerveux distinct et des dépendances texturales et viscérales homogènes, sur lesquels il exerce son pouvoir spécial, à la fois chimique et physiologique. S'il y a des différences dans les Fonctions chimiques et physiologiques de nos appareils nerveux et de nos organes, il faut donc uniquement les attribuer à la nature *spéciale* et différente des Agents fonctionnels qui nous vivifient, nous meuvent et nous sensibilifient, c'est-à-dire, des Impondérables qui nous *échauffent*, nous *électrisent* et nous *illuminent* animalement. Et si les aliments et les médicaments exercent des influences bien distinctes, les unes relatives à notre Caloricité générale et locale, les autres relatives à notre Électricité générale et locale, des troisièmes à notre Activité phosphorique, sensoriale et locale, il faudra attribuer ces propriétés spéciales, à la nature, soit calorique, soit électrique, soit lumineuse, des Agents alibiles et médicinaux. — Mais nous n'absorbons pas que des Impondérables alimentaires et médicamenteux ; nous ingérons aussi des Pondérables, qui sont susceptibles de se dissoudre dans nos Fonctions, de se mêler à nos Impondérables, de les saturer, de les affaiblir, de les neutraliser chimiquement, d'opposer une résistance mécanique ou réflective, ou insuffisante et réfractive, à leurs irradiations centrales et à leurs exhalations texturales. C'est la combinaison *spéciale* des divers rapports susceptibles d'exister entre les Impondérables et les Pondérables alimentaires et médicinaux, qui rend les aliments et les médicaments : 1° ou *Raréfiants*, quand ils favorisent trop le cours des Impondérables ; 2° ou *Équilibrants*, quand ils les conservent dans leur activité normale ; 3° ou *Concentrants*, quand ils les arrêtent, les accumulent et les refoulent ; 4° ou *Spécifiques* et *Purifiants*, quand ils les assainissent et les régénèrent. Les propriétés raréfiantes, équilibrantes, concentrantes, purifiantes, ne sont donc encore que des effets *spéciaux*, que les aliments et les médicaments produisent, en vertu de leurs conditions chimiques élémentaires, ou des combinaisons particulières de leurs Impondérables et de leurs Pondérables constituants. — Quand les Principes solubles des aliments et des médicaments sont absorbés, sécrétés et assimilés, ils sont transformés en Impondérables et en Pondérables constitutifs et passagers de notre économie ; et ils peuvent devenir ou physiologiques, ou pathologiques, ou thé-

rapeutiques, selon qu'ils réparent , désordonnent, ou régularisent
nos trois Foyers fonctionnels, nos trois Impondérables rayonnants,
et les Impondérables locaux ou inhérents aux gaz , aux humeurs ,
aux tissus organiques. Une partie de ces effets médicinaux, résulte
des Impondérables assimilés , dont les trois formes primordiales,
ignée , *électrique* et *lumineuse*, se changent en nous, soit en Calorique vital, soit en Fluide moteur, soit en Fluide sensible. L'autre
partie de ces effets médicinaux , résulte des Pondérables absorbés,
dont les molécules, sous l'action chimique et physiologique des
Impondérables, se changent en gaz , en liquides et en solides
divers. Mais si les Impondérables médicamenteux influencent nos
Foyers fonctionnels et leurs rayonnements splanchniques, d'une
manière directe, activante et renforçante, il n'en est pas de même
des Pondérables absorbés. En effet , les Pondérables médicinaux
qui sont absorbés et assimilés, tendent plutôt à saturer, à affaiblir
et à neutraliser l'activité de nos Impondérables fonctionnels ; conséquemment ils exercent un pouvoir indirect d'opposition et d'antagonisme : c'est pourquoi ils sont ou *anticaloriques* , ou *antiélectriques*, ou *antilumineux*, selon qu'ils opèrent leur dissolution ,
ou dans la Calorification vitale , ou dans l'Electrisation locomotive,
ou dans l'Illumination sensoriale. Mais si les Impondérables médicinaux absorbés se changent, par l'activité décomposante et assimilante de nos Foyers fonctionnels, en Impondérables physiologiques,
ces derniers seront donc relatifs à eux, en nature, en abondance et
en activité. Et si les Pondérables médicinaux absorbés se changent
aussi en Pondérables physiologiques, gazeux , liquides et solides,
ces derniers seront donc encore proportionnels à eux , en nature,
en quantité, en capacité de saturation et de résistance. La saturation des Impondérables par les Pondérables affaiblira nos Agents
fonctionnels, de la même manière qu'on affaiblit le vin en l'éten-
dant d'eau , et de la même manière qu'on neutralise un acide avec
un alcali pour former un sel neutre. Mais la résistance physique
que les molécules des Pondérables alimentaires et médicinaux
opposent aux irradiations nerveuses et aux exhalations humorales
des Impondérables, arrête l'essor de ces derniers, les accumule
localement, les refoule sur les Foyers sécréteurs et expansifs,
surexcite ces Foyers, les opprime, les perturbe, les porte à des
réactions excentriques, expulsives, résolutives et délivrantes. Il
survient donc une lutte d'antagonisme, d'une part, entre les
rayonnements tensifs des Impondérables fonctionnels, et d'autre

part, entre la résistance mécanique des **Pondérables** médicinaux. Cette lutte de nos **Agents** physiologiques contre les **Agents** pharmaceutiques a pour but de saturer ces derniers, de les cuire, de les décomposer, de les sécréter, de les dissoudre, de les éliminer. On comprendra facilement que cette lutte physiologique et médicinale engendrera des effets aussi variés que les médicaments ; et que ces effets retentiront diversement sur la Calorification vitale et sur la Caloricité viscérale, sur l'Electrisation locomotrice et sur la Motilité partielle, sur l'Illumination sensoriale et sur la Sensibilité locale, et conséquemment sur les divers départements splanchniques, sur les diverses voies d'exhalations muqueuses et cutanées. Ce sont les effets variés de l'activité physiologique des **Impondérables** et de l'activité médicinale des **Agents** pharmaceutiques, qui, par leurs combinaisons, leurs oppositions, leurs luttes, leurs résistances et leurs réactions réciproques, ont inspiré l'idée de la puissance *spéciale* des médicaments. Mais cette puissance spéciale n'est ordinairement que leur manifestation dernière, à la suite des mouvements physiologiques, pathologiques et thérapeutiques, et à la suite des efforts que nos **Impondérables** fonctionnels font pour dompter les obstacles morbides, et pour résoudre et éliminer les substances médicinales. Ainsi, quand la réaction de l'organisme contre l'activité médicamenteuse a surtout influencé l'expansion de nos Impondérables cérébraux, on a dit que les médicaments étaient *céphaliques*. Quand l'expansion du Calorique pulmonaire a été surtout excitée, les remèdes ont été appelés *expectorants*. Quand l'expansion du Calorique gastrique a été surtout activée, les médicaments ont été dits *stomachiques*, si l'effet a été léger et continu ; mais si l'effet a été brusque et violent, ils ont été nommés *vomitifs*. Lorsque les médicaments ont déterminé une réaction vitale forte et dissolvante, sur les plexus hypogastriques, et lorsque cette réaction vitale a donné au Calorique de ces plexus une grande puissance de gazéification et d'exhalation, avec expulsion de flatuosités résultantes, on a nommé *carminatifs* les médicaments dont la digestion et l'élimination étaient la cause occasionnelle de ces effets réactifs. Mais si la réaction vitale gastro-intestinale se traduisait par des évacuations fécales abondantes, les médicaments prenaient la dénomination de *purgatifs*. Si la réaction vitale, dans ses efforts pour sécréter, éconduire et excréter les molécules médicinales, portait son activité plutôt sur les glandes salivaires, plutôt sur le plexus rénal, plutôt sur le plexus hépatique, plutôt sur les glandes séminales, plutôt sur l'exhalation cutanée, alors on attribuait ses effets physiologico-thérapeutiques, à des vertus *spéciales*, dites *sialagogue, diurétique, cholagogue, aphrodisiaque, sudorifique*. Mais ces vertus *spéciales* sont loin de tenir uniquement à la nature chimique de leurs détenteurs pharmaceutiques ; ces vertus spéciales ne sont pas absolument électives, et ainsi prédestinées par l'essence de leurs Impondérables et de leurs Pondérables ; parce que tous les effets *spéciaux* précités varient autant que les causes morbifiques, que les engorgements, que les phlogoses, que les complications, que les forces constitutionnelles, que les prédominances tempéramentales, que les mouvements pathologiques combinés, que les coctions, que les réactions expansives, que les tensions résolutives, que les crises individuelles. Ne considérons donc les médicaments que comme les causes occasionnelles de tous leurs effets *spéciaux*, mais non comme leurs agents effectifs directs ; car les Impondérables et les Pondérables médicinaux ne sont que des moyens auxiliaires, que des ressorts secondaires, que des intermédiaires artificiels, que des occasions d'efforts, de lutte et de réactions, par lesquels les Impondérables physiologiques multiplient leur activité et leur force, et irradient plus violemment leurs dégagements défensifs et résolutifs, en produisant des crises variées. Ce sont ces crises variées qui ont fait imaginer les Propriétés *spéciales* des médicaments, et qui les ont fait attribuer à des conditions chimiques élémentaires, tandis que le plus souvent elles ne tiennent qu'à la *résultante* actuelle des mouvements défensifs opérés par nos Agents fonctionnels. Cette proposition est tellement vraie, que nos Impondérables physiologiques, même sans le concours d'aucuns médicaments, et seulement par leurs luttes naturelles contre les causes morbifiques et contre les engorgements morbides, produisent journellement les effets attribués aux prétendues Activités *spéciales* des remèdes. En effet, combien de fois les malades ne délirent-ils pas sans *céphaliques* ; ne toussent et ne crachent-ils pas sans *expectorants* ; ne vomissent-ils pas sans *émétiques* ; n'ont-ils pas des selles abondantes et diarrhéiques sans *purgatifs* ; ne rendent-ils pas des flatuosités fréquentes sans *carminatifs* ; ne salivent-ils pas sans *sialagogues* ; n'urinent-ils pas copieusement sans *diurétiques* ; ne suent-ils pas profusément sans *sudorifiques* ; n'ont-ils pas des érections sans *aphrodisiaques* ; ne sont-ils pas affectés de convulsions sans *strychnine* ; ne sont-ils pas plongés dans l'assoupissement ou le coma sans *narcotiques*, etc. Si donc tous ces effets divers résultent de la variété des réactions et des crises de la Calorification vitale et de nos divers Impondérables fonctionnels contre les *Etats* pathologiques constitutifs des maladies, croyez que la plupart des médicaments n'en provoquent des semblables que par les deux raisons suivantes : 1° u que par le concours de leur assimilation et par la force consécutive qu'ils impriment à nos Foyers et à nos Agents physiologiques ; 2° ou que par la résistance plus grande, que la difficulté de leur coction et de leur élimination leur oppose, en surcroît des résistances morbides à combattre. Voilà la double cause qui augmente les mouvements pathologiques, et qui, surtout dans les cas de complications, fait tant varier les synergies, les transports internes du Calorique vital, les expansions tensives des Fluides moteur et sensible, et les crises résolutives, et toutes les évacuations par exhalations, par flatuosités, par catarrhes, par déjections. L'action des médicaments *spéciaux* est donc fondée sur les modes divers des réactions et des dépenses de nos Impondérables fonctionnels ; et ces réactions et ces dépenses varient autant que la combinaison des obstacles morbides, ajoutée à la combinaison des obstacles médicinaux. On adoptera facilement nos explications, quand on saura que c'est par les mêmes Lois dynamiques et chimiques qu'agissent les causes morbides et que se conduisent nos maladies. Ainsi la frayeur débilite la Calorification vitale, la Locomotion et la Sensorialité, en portant toute l'expansion du Calorique général et toute la masse du sang sur les plexus opistogastriques et abdominaux. Alors les Appareils calorificateur, locomoteur et sensorial tombent dans le collapsus, sous l'insuffisance du Calorique encéphalique, et sous une congestion passive de sang noir. Et comme le Calorique général ne rayonne aussi qu'insuffisamment par les plexus pulmonaires et cardiaques, la respiration s'oppresse, la circulation s'affaiblit et souvent s'arrête. Tandis que l'extrême tension du Calorique général, dans les plexus abdominaux, exalte les fonctions des intestins et des glandes annexes, ce qui produit fréquemment, dans la terreur, des urines et des déjections involontaires. Ce serait par des explications dynamiques et mécaniques analogues qu'on pourrait expliquer : comment la colère tonifie, fait délirer et convulse ; comment la gaité dilate, fait évaporer et guérit ; comment des inflammations, différentes en nature et en siége, font vomir ; comment le froid fait éternuer, saliver, tousser et expectorer, suer, uriner et dévoyer ;

et comment les refroidissements provoquent des réactions qui enflamment la plèvre, le poumon, les bronches, les gaînes musculaires, les capsules synoviales, etc. Si ce sont les Impondérables qui, sous l'occasion des causes morbifiques et des agents thérapeutiques, produisent les maladies, les symptômes, les réactions, les crises et les guérisons, il faut donc que l'Impondéralisme soit la véritable Doctrine de la Médecine.

Malgré ces considérations sur l'action des aliments et des médicaments *spéciaux* dans l'état de maladie, nous devons cependant faire observer que, donnés dans l'état de santé, ils agissent sur nos Foyers fonctionnels et sur nos Impondérables d'une manière assez constante, c'est-à-dire, en provoquant des réactions et des modifications assez définies, toujours relatives à la nature de leurs Impondérables et de leurs Pondérables. Comme les médicaments généraux, ils sont susceptibles de produire des effets *raréfiants*, *équilibrants*, *concentrants*, *purifiants*. La viande, le vin, les toniques fixes, le fer, agissent surtout sur la Calorification vitale et sur la Caloricité locale. Les alcooliques, les aromatiques, la strychnine, opèrent surtout sur l'Electrisation locomotive et sur la Motilité locale. Les essences, les éthers, le phosphore, la lumière, agissent surtout sur l'Illumination mentale et sur la Sensibilité locale. On sent bien que ces différences de modifications spéciales ne tiennent qu'à la prédominance des Impondérables caloriques, électriques et lumineux, inhérents aux substances médicinales : aussi cette spécialité médicamenteuse a-t-elle une cause essentiellement chimique. C'est par une loi analogue dans les pondérables, que l'albumine convient plus particulièrement aux nerfs, la fibrine aux muscles, la gélatine aux membranes vasculaires et séreuses, la matière minérale aux os et à l'épiderme. Parmi les stimulants spéciaux de la vie animale, les uns contiennent plus d'Impondérable électrique, les autres plus d'Impondérable lumineux, d'autres encore un mélange égal de ces deux principes subtils. Aussi leurs effets médicinaux dépendent, à la fois, et de ces conditions chimiques, et des parties nerveuses qui sont le siége de l'activité, des réactions, des dépenses qu'ils provoquent. C'est pourquoi le romarin et la sauge avivent les sens, les spiritueux remontent le moral, le café stimule la pensée, la mélisse fortifie la mémoire, le vin renforce la voix, l'arnica et la brucine surexcite la locomotion, le poivre, la moutarde et les cantharides agacent les organes génitaux. Si la mandragore porte à la tristesse, à la haine, à la colère, c'est parce que sa digestion pénible concentre trop le Calorique gastro-intestinal, opprime et sature l'activité céphalique et provoque des réactions morbides. Si les vins inspirent la gaité, c'est que leurs Impondérables intrinsèques augmentent ceux de la Vitalité, de la Locomotion et de la Sensorialité, et s'exhalent par une expansion facile et débordante. Les Emménagogues, tels que la rue et la sabine, doivent leurs effets au mode de coction et à la nature de leurs Impondérables, qui sont surtout irradiés et éconduits par les plexus utérins et génitaux : voilà ce qui les rend ménorrhagiques et aphrodisiaques. Les anthelmintiques agissent par leurs Impondérables pénétrants, qui ne sont que concentrants pour nous, mais qui sont toxiques pour les vers. Les narcotiques sont composés de deux principes fort contraires : 1° d'Impondérables âcres et très-irritants ; 2° de Pondérables brûlés et fort réduits. Ce sont ces Pondérables *antilumineux* qui saturent, neutralisent et annulent notre Fluide sensible. Les vésicants et les caustiques sont constitués, au contraire, par un Impondérable calorique extrêmement condensé et ardent : voilà pourquoi les vésicants échauffent et rougissent, et pourquoi les caustiques consument et dévorent. Mais le médecin philosophe, qui sera bien initié aux principes occultes de notre Impondéralisme, saura qu'on peut souvent retirer de la médecine morale des effets analogues à ceux des médicaments. C'est ainsi que les bons procédés, les paroles consolantes, les lueurs d'espérance qu'on donne aux malades, sont susceptibles de renforcer leur Sensorium, leur Locomotion et leur Calorification. Alors les Impondérables qui rayonnent de l'âme du médecin vont activer les Foyers fonctionnels de son client, produire leurs réactions salutaires, et faciliter leurs expansions entravées. C'est par la même raison que d'odieux traitements, des contrariétés indignes, des pronostics imprudents, peuvent causer et aggraver les maladies, et prostrer syncopalement les personnes délicates et trop sensibles. Dans ce dernier cas, les Impondérables qui s'échappent des agresseurs vont refouler et concentrer ceux des Foyers fonctionnels du malade ; alors ces Foyers s'oppriment, s'embarrassent, se congestionnent encore plus ; et c'est ainsi que la mort peut parfois survenir sous le coup d'une nouvelle accablante ou d'une menace terrible. C'est en vain que le Magnétisme revendiquera à son profit l'explication de tous ces faits. Le *Magnétisme,* tel qu'il a toujours été, n'est qu'un système creux, manquant de base positive ou chimique. Il n'a été, dans son origine, qu'une aspiration vague vers la vérité, c'est-à-

dire, vers notre Impondéralisme. Aussi est-il englobé aujourd'hui
par notre Doctrine, qui n'admet d'autres influences physiques,
intellectuelles et morales que celles qui dérivent des Agents impondérables de la nature et de l'homme. Aussi le Fluide magnétique
de Mesmer, qui n'a jamais été ni expliqué ni bien précisé, n'est-il
autre chose que le dégagement de nos Im[ ]dérables calorique,
moteur et sensible, à divers degrés de combinaison, d'intensité et
d'impulsion. Le Fluide magnétique des magnétiseurs n'est que
l'irradiation simultanée de leurs Impondérables moteur et sensible,
sous l'expansion d'une volonté énergique, dont l'atmosphère rayonnante refoule les Impondérables moteur et sensible de leurs patients, et les concentre sur leurs Foyers fonctionnels, qui s'engorgent, s'oppriment, se congestionnent passivement, s'affaiblissent,
s'endorment et se suspendent. Toutes ces manœuvres ne s'exécutent que par l'action réciproque des Impondérables rayonnants,
dont les plus forts concentrent et paralysent les plus faibles.

ARTICLE 5. — *Classification de la Matière médicale.*

Les Médicaments sont composés d'Impondérables et de Pondérables. Leurs Impondérables causent seuls leur activité dynamique
ou leurs propriétés *chimiques*. Leurs Pondérables ne sont que des
agents passifs de saturation, de neutralisation et d'affaiblissement ;
cependant, par l'*obstacle* d'inertie et de résistance qu'ils opposent
aux Impondérables fonctionnels, ils provoquent des phénomènes
mécaniques de refoulement, et sont la cause des réactions physiologiques et thérapeutiques, par la lutte résolutive et éliminatrice
qu'ils occasionnent. — Les Médicaments, en raison de la nature et
de la force de leurs Impondérables, et en raison de la quantité, de
la solubilité et de la résistance de leurs Pondérables combinés,
sont : ou *Raréfiants,* ou *Equilibrants*, ou *Concentrants*, ou spécifiquement *Pvrifiants*, ou *Spéciaux*. Ces effets à la fois dynamiques,
chimiques et mécaniques, s'effectuent primitivement par rapport
aux Impondérables fonctionnels, et consécutivement par rapport
aux Pondérables gazeux, liquides et solides du corps ; puisque ces
derniers ne sont jamais que des instruments passifs et secondaires
de la puissance chimique, physiologique, pathologique et thérapeutique des Impondérables fonctionnels. Nous aurions pu baser
la Classification des Médicaments sur leurs Propriétés raréfiantes,
équilibrantes, concentrantes, spécifiques et spéciales; mais cette
Classification serait trop générale et ne s'appuyerait que sur la

chimie physiologique : il me paraît plus rationnel de la particulariser davantage, et de la fonder encore sur la chimie pathologique, c'est-à-dire, sur le pouvoir que chaque catégorie de Médicaments possède de modifier plus particulièrement un des 36 *États morbides* du Cadre pathologique. Ainsi la Classification reposera uniquement sur les Impondérables de l'organisme et non sur les Pondérables du corps. Elle dépendra d'abord de la *nature* primordiale, soit *calorique*, soit *électrique*, soit *lumineuse* des Impondérables fonctionnels. Elle dépendra ensuite de leurs degrés d'*activité*. Elle tiendra compte encore de leur altération *spécifique* acquise. C'est ainsi que la Classification médicale sera fondée, à la fois, sur les trois conditions physiques, chimiques et pathologiques de la nature élémentaire, de l'exaltation accidentelle et de la spécificité actuelle des Impondérables fonctionnels. Quant aux divisions secondaires, elles s'appuyeront sur les propriétés également chimiques qu'ont les médicaments de modifier plus particulièrement : 1° soit la Calorification vitale, 2° soit l'Électrisation locomotive, 3° soit l'Illumination sensoriale, 4° soit la Caloricité locale, 5° soit la Motilité locale, 6° soit la Sensibilité locale. Toutes les substances médicinales seront donc groupées selon leur possibilité d'influencer spécialement nos Impondérables généraux et locaux, c'est-à-dire, selon qu'ils seront susceptibles : 1° soit de les affaiblir, 2° soit de les défiévrer et de les désenflammer, 3° soit de les fortifier, 4° soit de les purifier lorsqu'ils sont sans fièvre et sans inflammation, 5° soit de les purifier lorsqu'ils sont avec fièvre et avec inflammation, 6° soit de les ressusciter quand ils sont abolis. Toute substance qui ne nourrit pas et qui ne peut pas produire une de ces six modifications pharmaceutiques, n'est pas *médicinale;* elle est inerte et inutile, ou elle est toxique et nuisible. Mais faisons observer que, parmi ces six modifications pharmaceutiques, il y en a plusieurs qui sont *analogues* dans leurs effets ; tandis qu'il y en a d'autres qui sont *antagonistes*, et tandis qu'il y en a d'autres encore qui s'exercent *spécifiquement*. Ainsi les Médicaments qui pourront, à la fois, diminuer l'exaltation sans fièvre et l'exaltation avec fièvre, l'exaltation sans inflammation et l'exaltation avec inflammation de nos Impondérables généraux et locaux, qu'ils soient sains ou viciés, seront des *analogues* et seront des *Affaiblissants*. Ainsi les Médicaments qui pourront, à la fois, corroborer nos Impondérables généraux et locaux quand ils seront affaiblis, et les ressusciter quand ils seront abolis, seront analogues entre eux ; mais étant des *For-*

tifiants, ils seront *antagonistes* avec les remèdes précédents. Et les Médicaments qui pourront purifier et régénérer nos Impondérables généraux et locaux, quand ils seront viciés soit sans fièvre ou avec fièvre, soit sans inflammation ou avec inflammation, seront des analogues entre eux ; mais comparativement aux deux espèces de médicaments précédents, ils seront des *spécifiques*. — De ces considérations, nous induirons que le *Cadre pharmacologique* doit être établi ainsi qu'il suit :

1re CLASSE. — Médicaments modificateurs de la Chaleur générale.

1 — 1er ORDRE. *Affaiblissants* de la Surexcitation sans fièvre de la Chaleur générale.

2 — 2e —. *Affaiblissants* de la Surexcitation avec fièvre de la Chaleur générale.

3 — 3e — *Fortifiants* de l'Affaiblissemnnt de la Chaleur générale.

4 — 4° — *Purifiants* de la Viciation sans fièvre de la Chaleur générale.

5 — 5° — *Purifiants* de la Viciation avec fièvre de la Chaleur générale.

6 — 6e — *Ressuscitants* de l'Abolition de la Chaleur générale.

2e CLASSE. — Médicaments modificateurs de la Chaleur locale.

7 — 1er ORDRE. *Affaiblissants* de la Surexcitation sans inflammation de la Chaleur locale.

8 — 2e — *Affaiblissants* de la Surexcitation avec inflammation de la Chaleur locale.

9 — 3e — *Fortifiants* de l'Affaiblissement de la Chaleur locale.

10 — 4° — *Purifiants* de la Viciation sans inflammation de la Chaleur locale.

11 — 5° — *Purifiants* de la Viciation avec inflammation de la Chaleur locale.

12 — 6e — *Ressuscitants* de l'Abolition de la Chaleur locale.

3e CLASSE. — Médicaments modificateurs de la Motilité générale.

13 — 1er ORDRE. *Affaiblissants* de la Surexcitation sans fièvre de la Motilité générale.

14 — 2e — *Affaiblissants* de la Surexcitation avec fièvre de la Motilité générale.

15 — 3e — *Fortifiants* de l'Affaiblissement de la Motilité générale.

16 — 4e — *Purifiants* de la Viciation sans fièvre de la Motilité générale.

17 — 5e — *Purifiants* de la Viciation avec fièvre da la Motilité générale.

18 — 6e — *Ressuscitants* de l'Abolition de la Motilité générale.

4e CLASSE. — Médicaments modificateurs de la Motilité locale.

19 — 1er ORDRE. *Affaiblissants* de la Surexcitation sans inflammation de la Motilité locale.

20 — 2e — *Affaiblissants* de la Surexcitation avec inflammation de la Motilité locale.

21 — 5e — *Fortifiants* de l'Affaiblissement de la Motilité locale.

22 — 4e — *Purifiants* de la Viciation sans inflammation de la Motilité locale.

25 — 5e — *Purifiants* de la Viciation avec inflammation de la Motilité locale.

24 — 6e — *Ressuscitants* de l'Abolition de la Motilité locale.

5e CLASSE. — Médicaments modificateurs de la Sensorialité ou de la Sensibilité générale.

25 — 1er ORDRE. *Affaiblissants* de la Surexcitation sans fièvre de la Sensibilité générale.

26 — 2e — *Affaiblissants* de la Surexcitation avec fièvre de la Sensibilité générale.

27 — 3e — *Fortifiants* de l'Affaiblissement de la Sensibilité générale.

28 — 4e — *Purifiants* de la Viciation sans fièvre de la Sensibilité générale.

29 — 5° — *Purifiants* de la Viciation avec fièvre de la Sensibilité générale.

30 — 6e — *Ressuscitants* de l'Abolition de la Sensibilité générale.

6e CLASSE. — Médicaments modificateurs de la Sensibilité locale.

51 — 1er ORDRE. *Affaiblissants* de la Surexcitation sans inflammation de la Sensibilité locale.

52 — 2e — *Affaiblissants* de la Surexcitation avec inflammation de la Sensibilité locale.

53 — 3e — *Fortifiants* de l'Affaiblissement de la Sensibilité locale.

34 — 4ᵉ   —   *Purifiants* de la Viciation sans inflammation de la
          Sensibilité locale.

35 — 5ᵉ   —   *Purifiants* de la Viciation avec inflammation de la
          Sensibilité locale.

36 — 6ᵉ   —   *Ressuscitants* de l'Abolition de la Sensibilité locale.

Tel est notre Cadre pharmacologique. On voit qne ces 6 Classes correspondent à la nature de nos 6 Impondérables ; et l'on voit encore que ces 36 Ordres correspondent directement aux 36 Etats morbides possibles de nos 6 Impondérables. Aussi chaque Ordre de médicaments est-il propre à combattre chaque Etat morbide qui lui correspond parallèlement. C'est ainsi que la Matière médicale est simplifiée dans son esprit et dans son application. Quant à ce qui concerne les effets particuliers de chaque substance médicamenteuse, employée soit à l'extérieur, soit à l'intérieur, c'est à l'expérience pratique à le décider et à le confirmer. Mais cette expérimentation est du ressort de la chimie physiologico-pathologique ; et une fois que cette dernière science a reconnu et indiqué les propriétés générales, spéciales et spécifiques des médicaments, c'est la Thérapeutique qui doit les classer selon nos catégories, et qui doit apprendre à s'en servir selon l'esprit de l'Impondéralisme. C'est pourquoi toute autre classification que la nôtre serait vague ou arbitraire, et ne serait pas fondée sur la chimie physiologique et pathologique. — **Maintenant, nous allons procéder à l'Explication** des 36 Divisions du *Cadre pharmacologique.*

Article 4. — 1ʳᵉ Classe. — *Médicaments de la Chaleur générale.*

Les Médicaments de la Chaleur générale agissent surtout sur la *Calorification* vitale, sur la Fonction primordiale de la **Physiologie,** Fonction qui sécrète le Calorique général. Ces médicaments doivent leurs propriétés à leurs éléments chimiques *impondérables* et *pondérables.* Comme leurs éléments ont été assemblés, combinés et transformés par le *Calorique* universel qui *domine* en eux, ils sont devenus propres à influencer la Calorification par leur solubilité et leur assimilabilité. Leur influence est triple, et tient : 1° à la nature *hétérogénéiquement anticalorique* de leurs Pondérables ; 2° à la nature *homogénéiquement calorique* de leurs Impondérables ; 3° à la nature *spécifiquement calorique* de leurs Impondérables singulièrement modifiés. Voilà ce qui rend les Médicaments de la Chaleur générale propres à produire leurs six modifications pharmaceutiques sur la Calorification vitale.

1ᵉʳ Ordre. Les *Affaiblissants* de la Surexcitation *sans fièvre* de la Chaleur générale, quand ils sont absorbés par l'Appareil calorificateur, débilitent la Calorification, affaiblissent la Sécrétion du Calorique général, diminuent la source de la Chaleur vitale, raréfient l'atmosphère du Calorique rayonnant, relâchent son expansion au travers des plexus et des nerfs viscéraux, affaiblissent sa force vivifiante et contractante sur les tissus, rendent conséquemment les fonctions organiques moins vivaces, diminuent les perspirations tégumentaires du Calorique, affaiblissent secondairement la gazéification et l'exhalation des gaz, ralentissent tertiairement la formation, l'impulsion, l'élaboration et les concrétions des liquides, émoussent et énervent consécutivement l'action vitale, contractile et fonctionnelle des solides. Tous ces effets, qui affaiblissent la Calorification et la Chaleur générale, s'obtiennent par les principes solubles des Emollients et des Acidules. On doit attribuer les propriétés de ces remèdes à la minorité de leurs Impondérables caloriques, et à l'extrême abondance de leurs Pondérables *anticaloriques*. Ces Médicaments sont : l'eau de gomme, de guimauve, de lin, de chiendent, la limonade et l'orangeade faites sans les écorces des fruits, les solutions de groseilles, les macérations de fruits acidules et muqueux, le petit lait, les sirops de cerises, de framboises, d'orange, de berbéris, de vinaigre, d'acide tartrique ; la diète, le régime végétal, etc.

2ᵉ Ordre. Les *Affaiblissants* de la Surexcitation *avec fièvre* de la Chaleur générale, sont analogues en nature et en action aux médicaments précédents. Mais comme ils doivent produire un effet affaiblissant bien plus prononcé sur la Calorification fébricitée, on les emploie en plus grande abondance et avec plus de rigueur ; et on leur adjoint des procédés chirurgicaux propres à obtenir une débilitation très-marquée et très-prompte. Ces procédés chirurgicaux sont les saignées plus ou moins répétées, les applications réitérées de sangsues et de ventouses scarifiées. Les spoliations sanguines générales enlèvent une masse de liquides, qui privent la Calorification de ses aliments les plus immédiats. Et le vide vasculaire qui résulte de cette soustraction, en donnant plus d'emplacement à l'atmosphère du Calorique général, diminue les efforts universels de ses réactions expansives, et les efforts partiels de sa tension locale. Les spoliations sanguines par les sangsues et les ventouses, ont pour effets directs d'enlever les engorgements et les phlogoses, et conséquemment de détruire les obstacles qui arrêtent le Calorique général rayonnant, qui le refoulent et le concentrent sur la Calorification : aussi est-ce un moyen précieux pour extirper les causes locales de la Fièvre, et pour enrayer promptement les Maladies aiguës et graves. Les Antifébriles embrassent aussi l'abstinence absolue, les émollients internes et externes, les bains tièdes, etc.

3ᵉ ORDRE. Les *Fortifiants* de l'Affaiblissement de la Chaleur générale, par leur solubilité dans l'Appareil calorificateur, avivent et renforcent la Calorification vitale, stimulent et accélèrent la Sécrétion du Calorique central, accroissent la source de la Chaleur universelle, condensent l'atmosphère du Calorique excentrique, augmentent son irruption rayonnante au travers des plexus et des nerfs viscéraux, multiplient sa force vivifiante et contractante sur les tissus, rendent conséquemment les fonctions organiques plus vivaces, renforcent les perspirations tégumentaires du Calorique, accroissent secondairement la gazéification et les vaporisations, accélèrent tertiairement la formation, l'impulsion, les sécrétions et les excrétions des liquides, aiguisent et activent consécutivement les mouvements fonctionnels des solides. Tous ces effets qui corroborent la Calorification et la Chaleur générale, résultent de l'absorption et de l'assimilation des principes solubles des analeptiques, des amers, des toniques, des ferrugineux, des stimulants alcooliques et aromatiques. On doit attribuer les propriétés de ces remèdes à l'infériorité de leurs Pondérables anticaloriques, et à l'extrême abondance de leurs Impondérables *caloriques*. Ces médicaments sont les viandes faites, les vins vieux, la gentiane, le quinquina, les labiées, les baumes, les spiritueux, etc. Mais comme ces substances médicinales renferment bien plus d'Impondérables caloriques les unes que les autres, on comprend que l'emploi des plus faibles donnera lieu à la Médication simplement *fortifiante*, tandis que l'usage des plus fortes produira la Médication *surexcitante*.

4ᵉ ORDRE. Les *Purifiants* de la Viciation *sans fièvre* de la Chaleur générale, doivent à la nature *spécifique* de leur Calorique intégrant le pouvoir d'assainir et de reconstituer l'Agent central de la Calorification, quand il est altéré dans son essence, sans être fébricité dans son activité fonctionnelle. Tels sont les dépuratifs amers, les antiscorbutiques, les sulfureux, les iodiques, les mercuriaux, qui se dissolvent dans l'appareil nerveux de la vie, et conséquemment dans le Foyer calorificateur lui-même.

5ᵉ ORDRE. Les *Purifiants* de la Viciation *avec fièvre* de la Chaleur générale sont analogues en nature et en action spécifiques aux médicaments précédents. Mais comme il est nécessaire de détruire la Pyrexie autant que la Viciation, on leur adjoint les Antipyrétiques de l'Ordre n° 2, c'est-à-dire, les saignées, les sangsues et les ventouses, qui doivent toujours précéder leur emploi. Les délayants acidules et salins, les limonades minoratives, sont aussi d'excellents Purifiants antipyrétiques.

6° ORDRE. Les *Ressuscitants* de l'Abolition de la Chaleur générale sont analogues en nature chimique et en activité pharmaceutique aux médicaments de l'Ordre n° 5, c'est-à-dire, aux Fortifiants et aux Surexcitants. Ils ressuscitent la Calorification suspendue ou abolie, en infusant dans l'Appareil calorificateur un Calorique dense et ardent. Tels sont les alcooliques, les huiles volatiles et les ammoniacaux.

ARTICLE 5. — 2° Classe. — *Médicaments de la Chaleur locale.*

Les Médicaments de la Chaleur locale agissent surtout sur la Caloricité locale, sur la Vitalité particlle, sur la Fonction qui sécrète et dégage le Calorique des tissus viscéraux. Ils doivent aussi leurs propriétés à leurs éléments constitutifs, impondérables et pondérables, qu'on emploie en application ou en stimulation locale. Leur influence chimique est triple, et tient : 1° à la nature *hétérogénéiquement anticalorique* de leurs Pondérables ; 2° à la nature *homogénéiquement calorique* de leurs Impondérables ; 5° à la nature *spécifiquement calorique* de leurs Impondérables particulièrement combinés et modifiés. Voilà ce qui rend les Médicaments de la Chaleur locale propres à produire leurs six modifications pharmaceutiques sur la Caloricité viscérale, sur la Vitalité particlle des tissus.

1er ORDRE. Les *Affaiblissants* de la Surexcitation *sans inflammation* de la Chaleur locale, diminuent le Calorique textural, en le saturant trop et en l'absorbant, parce qu'ils contiennent très-peu d'Impondérables intrinsèques, et comparativement beaucoup de Pondérables élémentaires. Voilà pourquoi ils produisent des effets *anticaloriques*. Tels sont les embrocations huileuses et mucilagineuses, les cataplasmes de farine de graines de lin, toutes les applications émollientes, les bains locaux de son et de gélatine. Ces remèdes, en délayant, en saturant et en diminuant le Calorique textural, éclaircissent les liquides et amollissent les solides du viscère médicamenté, ouvrent ses pores et laissent dégager une plus grande somme de Calorique ; ce qui produit un effet local trèsaffaiblissant sur la Surexcitation non inflammatoire de la Caloricité partielle.

2ᵉ Oɴᴅʀᴇ. Les *Affaiblissants* de la Surexcitation *avec inflammation* de la Chaleur locale , sont analogues en nature et en action aux Médicaments précédents. Mais comme ils doivent produire un effet débilitant bien plus prononcé, sur la Caloricité phlogosée , on les emploie avec plus de tenacité, et on leur adjoint les saignées locales par les sangsues ou les ventouses scarifiées. Ces derniers moyens, en enlevant du sang, désobstruent les engorgements, font un vide où le Calorique local s'élargit, ouvrent des voies par où ce Calorique s'échappe abondamment avec les gaz et les liquides de la partie spoliée. Il résulte de cette Médication , et une détente générale qui dissipe la Fièvre, et un relâchement local qui amortit l'Inflammation. — Les bains tièdes , les étuves , les fumigations partielles, les onctions avec les corps gras, les lavements et les injections de nature émolliente, n'affaiblissent et ne désenflamment la Caloricité locale , qu'en ouvrant les pores et qu'en favorisant l'exhalation et la dépense du Calorique rayonnant et du Calorique textural.

3ᵉ Oʀᴅʀᴇ. Les *Fortifiants* de l'Affaiblissement de la Chaleur locale, soit en raison de l'obstacle que leurs Pondérables opposent à l'exhalation du Calorique, soit en raison de la contraction fibrillaire que produisent leurs Impondérables intrinsèques, arrêtent et entravent le Calorique local, l'accumulent et le tendent, augmentent la Caloricité viscérale, accroissent sa Vitalité , stimulent son mouvement fonctionnel ; ce qui peut s'exécuter à différents degrés, par l'application locale des toniques , des astringents et des excitants.

4ᵉ Oʀᴅʀᴇ. Les *Purifiants* de la Viciation *sans inflammation* de la Chaleur locale, doivent leur vertu assainissante à la nature *spécifique* de leur Calorique constitutif. Tels sont les bains, les topiques, les onctions, pratiqués avec les crucifères, le quinquina, le soufre, le styrax , l'iode et le mercure.

5ᵉ Oʀᴅʀᴇ. Les *Purifiants* de la Viciation *avec inflammation* de la Chaleur locale, reconstituent et désenflamment spécifiquement le Calorique viscéral, lorsqu'il est à la fois perverti et phlogosé. Ces Médicaments sont les mêmes que ceux de l'Ordre précédent nᵒ 4 ; mais comme il est nécessaire de détruire la Phlogose, même avant la Viciation, on les associe avec les procédés anti-inflammatoires de l'Ordre nᵒ 2. Ainsi les saignées locales, les ventouses scarifiées, les topiques émollients, suivis plus tard des dépuratifs locaux, constitueront, par leur ensemble, les remèdes de l'Ordre n° 5.

6e Ordre. Les *Ressuscitants* de l'Abolition de la Chaleur locale, sont analogues en nature chimique et en activité pharmaceutique aux Médicaments de l'Ordre n° 5 de cette Classe, c'est-à-dire, aux Fortifiants et aux Stimulants de la Caloricité viscérale. Seulement ils sont encore plus ardents. On doit attribuer leur propriété ravivante et ressuscitante à l'extrême abondance et à l'excessive concentration de leur Calorique élémentaire. Tels sont les onguents stimulants, la flamme à petites dimensions, les rubéfiants, les vésicants, les caustiques, les métaux incandescents.

Article 6. — 5e Classe. — *Médicaments de la Motilité générale.*

Les Médicaments de la Motilité générale agissent surtout sur l'*Electrisation* animale, c'est-à-dire, sur la Fonction encéphalospinale qui sécrète l'Electricité centrale, qui produit la Locomotion, qui dégage le Fluide moteur ou l'Agent subtil du mouvement dans les nerfs musculaires. Ces Médicaments doivent leurs propriétés à leurs éléments chimiques, impondérables et pondérables. Comme leurs éléments ont été assemblés et combinés surtout par l'*Electricité* universelle, qui domine en eux, ils sont devenus propres à influencer l'Electrisation locomotive, par leur solubilité et leur assimilabilité. Leur influence pharmaceutique est triple, et tient : 1° à la nature *hétérogénéiquement antiélectrique* de leurs Pondérables ; 2° à la nature *homogénéiquement électrique* de leurs Impondérables ; 5° à la nature *spécifiquement électrique* de leurs Impondérables singulièrement modifiés. Voilà ce qui rend les Médicaments *électriques* généraux ou solubles, propres à produire leurs six modifications pharmaceutiques sur la Locomotion, sur la Motilité générale.

1er Ordre. Les *Affaiblissants* de la Surexcitation *sans fièvre* de la Motilité générale, quand ils sont absorbés par l'Appareil de l'Electrisation, débilitent la Fonction locomotive, ralentissent la Sécrétion du Fluide moteur, diminuent la Source de l'Electricité animale, affaiblissent l'expansion de l'Impondérable moteur dans les nerfs musculaires, produisent le relâchement général de l'Appareil locomoteur, tendent à causer l'engourdissement et la prostration de la Motilité générale. Tous ces effets qui affaiblissent l'Electrisation et la Locomotion, s'obtiennent par les principes solubles de l'assa fœtida, du musc, de la valériane, etc. Ces remèdes doivent leurs vertus à la grande abondance de leurs Pondérables *antiélec-*

triques, et à la minorité de leurs Impondérables *électriques*. C'est pourquoi leurs Pondérables tendent à saturer, a neutraliser et à engourdir l'Agent fonctionnel de notre Electrisation locomotive.

2ᶜ Ordre. Les *Affaiblissants* de la Surexcitation *avec fièvre* de la Motilité générale, sont les mêmes que les précédents ; seulement la condition de la fièvre exige qu'on leur associe les Affaiblissants directs de la Fièvre de la Calorification, qui doivent toujours précéder leur emploi. Ainsi les Médicaments de l'Ordre nᵒ 2 de la 5ᵉ Classe se composeront, à la fois, et des Médicaments de l'Ordre nᵒ 1 de cette 5ᵉ Classe, et de plus, des Médicaments de l'Ordre nᵒ 2 de la 1ʳᵉ Classe, ou des *Antipyrétiques* directs.

5ᵉ Ordre. Les *Fortifiants* de l'Affaiblissement de la Motilité générale, par leur solubilité dans l'Appareil électrisateur ou locomoteur, stimuleront et accéléreront la Sécrétion du Fluide électrique central, augmenteront son expansion dans les nerfs moteurs, corroboreront et activeront les mouvements musculaires, imprimeront une grande énergie à tout le système de la Locomotion. C'est ainsi qu'agiront la noix vomique, la brucine et la strychnine. Ces Médicaments doivent leur propriété chimico-physiologique à la quantité très-considérable de leurs Impondérables *électriques* constitutifs.

4ᵉ Ordre. Les *Purifiants* de la Viciation *sans fièvre* de la Motilité générale, purifient spécifiquement l'Agent fonctionnel de l'Electrisation locomotive, quand cet Agent est altéré et sans pyrexie. Ces Médicaments sont les dépuratifs aromatiques, les diffusibles, les ammoniacaux, que l'on combine avec les laxatifs, les vomitifs et les purgatifs.

5ᵉ Ordre. Les *Purifiants* de la Viciation *avec fièvre* de la Motilité générale, sont les mêmes que les précédents ; mais comme il faut non-seulement *purifier* l'électrisation locomotrice, mais encore la *défièvrer*, on leur adjoint les *Antipyrétiques*. De sorte que les remèdes de cet Ordre nᵒ 5, résultent, à la fois, et des médicaments de l'Ordre nᵒ 4 de la 5ᵉ Classe, et des médicaments de l'Ordre nᵒ 2 de la 1ʳᵉ Classe, dont l'emploi doit toujours être primitif.

6ᵉ Ordre. Les *Ressuscitants* de l'Abolition de la Motilité générale raniment l'Electrisation suspendue, rétablissent la Locomotion momentanément éteinte, par l'effet de leurs Impondérables *électriques* qui sont si abondants et si énergiques. Tels sont les alcooliques et les aromatiques réunis à la brucine et à la strychnine.

ARTICLE 7. — 4° Classe. — *Médicaments de la Motilité locale.*

Les Médicaments de la Motilité locale agissent principalement sur la Motilité partielle, sur la contractilité musculaire, ou plutôt sur l'Agent électrique local qui préside à leurs mouvements particuliers. Ils doivent leurs vertus à leurs Impondérables et à leurs Pondérables élémentaires, qu'on emploie en application locale. Leur influence chimique est triple, et tient : 1° à la nature *hétérogénéiquement antiélectrique* de leurs Pondérables ; 2° à la nature *homogénéiquement électrique* de leurs Impondérables ; 3° à la nature *spécifiquement électrique* de leurs Impondérables particulièrement modifiés. Voilà ce qui rend les Médicaments de la Motilité locale capables de produire leurs six modifications curatives sur la Motilité partielle.

1ᵉʳ ORDRE. Les *Affaiblissants* de la Surexcitation *sans inflammation* de la Motilité locale, diminuent l'Electricité partielle des nerfs musculaires, saturent, absorbent et affaiblissent le Fluide subtil des nerfs moteurs où on les applique, ce qui débilite et engourdit la Motilité locale. Ils doivent leur propriété médicinale à la quantité de leurs Pondérables *antiélectriques,* quantité qui est très-grande comparativement à la somme de leurs Impondérables *électriques.* Tels sont le camphre, le musc, le castoréum, dans leur emploi local.

2ᵉ ORDRE. Les *Affaiblissants* de la Surexcitation *avec inflammation* de la Motilité locale, sont analogues aux précédents quant à leur nature *antiélectrique.* Ce sont la cire, le blanc de baleine, les émollients antispasmodiques, dont les applications saturent et engourdissent le Fluide moteur. Mais comme il ne faut pas seulement affaiblir cet Impondérable fonctionnel, mais encore le désenflammer, on leur adjoindra l'acupuncture, l'électro-puncture, et surtout les sangsues et les ventouses, qui sont les moyens de l'Ordre n° 2 de la 2ᵉ Classe.

3ᵉ ORDRE. Les *Fortifiants* de l'Affaiblissement de la Motilité locale, stimulent le Fluide moteur des nerfs musculaires, par l'excès de leur Electricité intégrante, qui contracte ces nerfs, qui arrête et concentre l'expansion de l'Impondérable moteur, qui l'accumule et l'excite localement. Tels sont les liniments faits avec les teintures de bois de couleuvrée et de noix vomique, les pommades composées de brucine et de strychnine.

4ᵉ ORDRE. Les *Purifiants* de la Viciation *sans inflammation* de la

Motilité locale, assainissent le Fluide subtil des nerfs moteurs , par leur Électricité spécifique intégrante. Tels sont les teintures de myrrhe et d'aloès, le baume de soufre, l'éther acétique.

5° ORDRE. Les *Purifiants* de la Viciation *avec inflammation* de la Motilité locale, sont les mêmes que les précédents ; mais comme il faut non-seulement purifier, mais encore désenflammer l'Agent de la Motilité locale, dont les nerfs sont englobés dans une Phlogose spécifique , il faudra leur adjoindre : 1° les *Anti-inflammatoires* , compris dans l'Ordre n° 2 de la 2ᵉ Classe ; et 2° les Purifiants de la Caloricité locale, compris dans l'Ordre n° 4 de la 2ᵉ Classe. C'est ainsi que les Médicaments de cet Ordre n° 5, comprendront, à la fois : 1° l'usage des sangsues, des ventouses, des topiques émollients ; 2° l'emploi local du soufre, de l'iode, du mercure ; et 3° le secours du camphre, de l'aloès, de la myrrhe.

6° ORDRE. Les *Ressuscitants* de l'Abolition de la Motilité locale, raniment et rétablissent l'activité fonctionnelle de l'Agent moteur dans les muscles paralysés ; ce qu'ils opèrent par l'excessive quantité des principes *électriques* qu'ils renferment. Tels sont la teinture de noix vomique et de cantharides, les pommades de strychnine, de vératrine, de phosphore, et le galvanisme.

ARTICLE 8. — 5ᵉ Classe. — *Médicaments de la Sensorialité ou de la Sensibilité générale.*

Les Médicaments de la Sensibilité générale agissent surtout sur l'*Illumination* sensoriale, sur la Fonction encéphalo-spinale, qui constitue la Sensorialité, qui sécrète et dégage le Fluide sensible, ou l'Agent de la Sensibilité centrale. Ils doivent leurs propriétés pharmaceutiques à leurs éléments *chimiques*, impondérables et pondérables. Comme leurs éléments ont été associés surtout par le principe *lumineux* de la nature, ce principe lumineux domine dans leur essence ; ce qui les rend propres à influencer l'Illumination sensoriale, ou le Foyer sécréteur de la Sensibilité générale , par leur solubilité et leur assimilation. Leur influence est triple et tient : 1° à la nature *hétérogénéiquement antilumineuse* de leurs Pondérables ; 2° à la nature *homogénéiquement lumineuse* de leurs Impondérables ; 3° à la nature *spécifiquement lumineuse* de leurs Impondérables singulièrement modifiés. Voilà ce qui rend les Médicaments de la Sensibilité générale propres à exercer leurs six modifications pharmaceutiques sur l'Illumination sensoriale, sur la Sensorialité, c'est-à-dire, sur la Fonction mentale.

1ᵉʳ Ordre. Les *Affaiblissants* de la Surexcitation *sans fièvre* de la Sensibilité générale, quand ils sont absorbés par l'Appareil sensorial ou sensibilificateur, débilitent la Sécrétion de la Sensibilité centrale, affaiblissent l'expansion de l'Impondérable sensible, raréfient l'atmosphère de la Sensibilité universelle, tendent à émousser le Sentiment dans le système des nerfs sensitifs et sur les surfaces sensibles. Ces effets résultent du petit nombre de leurs Impondérables lumineux constitutifs, comparativement à la grande quantité de leurs Pondérables *antilumineux*. Voilà pourquoi les éléments pondérables de l'opium, de la morphine, de la narcotine, et de tous les stupéfiants privés de leurs principes stimulants et âcres, quand ils sont absorbés par l'Illumination sensoriale, tendent à l'engourdir et à l'énerver.

2ᵉ Ordre. Les *Affaiblissants* de la Surexcitation *avec fièvre* de la Sensibilité générale, sont les mêmes que les précédents ; mais il faut les adjoindre consécutivement aux *Antipyrétiques* de l'Ordre n° 2 de la 1ʳᵉ Classe, parce que ces derniers sont les moyens les plus prompts pour guérir tous les États fonctionnels fébriles.

3ᵉ Ordre. Les *Fortifiants* de l'Affaiblissement de la Sensibilité générale, activent, corroborent, surexcitent la Fonction sensoriale, parce qu'ils possèdent intrinsèquement beaucoup d'Impondérables *lumineux*. Ces Impondérables lumineux vont se dissoudre dans le Foyer de l'Illumination mentale, vont augmenter le Facteur chimiquement identique de cette Fonction, accroissent son activité, son ardeur, sa force et son expansion. De sorte que le moral devient plus ferme, la pensée plus vive, le sentiment plus aigu, la Sensibilité générale plus dense et plus irritable. Tels sont les vins capiteux, les alcooliques, les aromatiques, le thé, le café, les liqueurs, les essences, les éthers.

4ᵉ Ordre. Les *Purifiants* de la Viciation *sans fièvre* de la Sensorialité et de la Sensibilité générale qui en émane, assainissent *spécifiquement* l'Illumination mentale, supposée altérée et sans fièvre. Tels sont tous les stimulants aromatiques, balsamiques, diffusibles, unis aux dépuratifs, aux spécifiques et aux évacuants.

5ᵉ Ordre. Les *Purifiants* de la Viciation *avec fièvre* de la Sensibilité générale, tendent à régulariser et à purifier *spécifiquement* la Fonction sensoriale, quand elle est à la fois fébrile et pervertie. Ces Médicaments ne sont autres que les précédents, mais que l'on fait précéder des *Antipyrétiques* compris dans l'Ordre n° 2 de la 1ʳᵉ Classe.

6ᵉ Ordre. Les *Ressuscitants* de l'Abolition de la Sensibilité générale, ressuscitent, raniment, rétablissent la Sensorialité suspendue ou éteinte, par la solubilité de leurs principes chimiques, si abondamment chargés d'Impondérables *lumineux*. Alors ces Impondérables lumineux s'infusent dans l'Appareil sensorialisant, pénètrent la substance blanche encéphalique, alimentent et ravivent son Activité phosphorique, et rallument soudain l'Illumination mentale, rétablissent la Sensorialité, ressuscitent le Sentiment, réparent et entretiennent la sécrétion des idées et le dégagement de la Sensibilité générale. Les substances les plus remarquables par l'extrême condensation et la force vive de leurs Impondérables lumineux, identiques à l'Agent fonctionnel de notre Sensorialité, sont les vins généreux, les essences, les éthers, l'alcali volatil, l'acide phosphorique, etc.

Article 9. — 6ᵉ Classe. — *Médicaments de la Sensibilité locale.*

Les Médicaments de la Sensibilité locale agissent principalement sur la sensibilité des parties où on les applique. Ils modifient diversement le Fluide sensible des nerfs sensitifs de la surface médicamentée. Ils doivent leurs propriétés à leurs Impondérables et à leurs Pondérables élémentaires, qu'on emploie localement, en topiques, onctions, bains, fumigations, etc. Leur influence chimique est triple, et tient : 1° à la nature *hétérogénéiquement antilumineuse* de leurs Pondérables ; 2° à la nature *homogénéiquement lumineuse* de leurs Impondérables ; 3° à la nature *spécifiquement lumineuse* de leurs Impondérables singulièrement modifiés. Voilà ce qui rend les médicaments de la Sensibilité locale, capables d'effectuer leurs six modifications pharmaceutiques sur la Sensibilité particielle.

1ᵉʳ Ordre. Les *Affaiblissants* de la Surexcitation *sans inflammation* de la Sensibilité locale, par l'effet de leurs Pondérables *antilumineux*, saturent, absorbent et diminuent chimiquement et physiologiquement le Fluide sensible partiel, ou l'Agent impondérable des nerfs sensitifs locaux. C'est ainsi qu'agissent les principes pondérables de la thridace, de la jusquiame, de la belladone, de l'opium, sur les parties sensibles où on les applique.

2ᵉ Ordre. Les *Affaiblissants* de la Surexcitation *avec inflammation* de la Sensibilité locale, sont les mêmes médicaments que les précédents, pour diminuer l'Impondérable sensible ; mais comme il faut en même temps détruire la Phlogose organique qui enflamme le Fluide sensible, on leur adjoint les *Anti-inflammatoires* de l'Ordre n° 2 de la 2e Classe. C'est ainsi que les désenflammants de la Sensibilité locale consisteront dans la réunion : 1° des sangsues, des ventouses, des topiques émollients, qui favorisent la vaporisation et l'épuisement du Calorique phlogosé ; et 2° des applications narcotiques opiacées, belladonnées, morphinées, qui débiliteront l'Agent enflammé de la Sensibilité locale.

3e Ordre. Les *Fortifiants* de l'Affaiblissement de la Sensibilité locale, corroborent et stimulent l'Agent de la Sensibilité partielle, par l'extrême abondance de leurs Impondérables *lumineux*, comparativement à la minorité de leurs Pondérables *antilumineux*. Tels sont les baumes, les essences, les éthers acétique et sulfurique, employés localement.

4e Ordre. Les *Purifiants* de la Viciation *sans inflammation* de la Sensibilité locale, assainissent et reconstituent le Fluide sensible vicié, par l'effet chimique de leurs éléments lumineux *spécifiques*. Tels sont le savon noir, les alcalis, les résines, les baumes, la staphysaigre, la cévadille, le tabac, l'huile de cade, etc. Mais ces agents opéreront plus sûrement leur effet sur la Sensibilité locale viciée, si on leur adjoint les Purifiants de la Caloricité locale altérée, qui sont le soufre, le mercure, l'iode, l'arsenic.

5e Ordre. Les *Purifiants* de la Viciation *avec inflammation* de la Sensibilité locale, résultent de la combinaison triple : 1° des désenflammants de la Caloricité locale, ou n° 2 de la 2e Classe ; 2° des Spécifiques de la Caloricité locale, ou n° 4 de la 2e Classe ; et 3° des Médicaments précédents, ou n° 4 de la 6e Classe. Ainsi ce seront les sangsues, les ventouses, les topiques émollients, utilisés avec le soufre, le mercure, l'iode, l'arsenic, et associés en même temps avec les alcalis, les résines, les huiles empyreumatiques.

6e Ordre. Les *Ressuscitants* de l'Abolition de la Sensibilité locale, en raison de l'excessive abondance de leur *lumière* intégrante, qui est *homogène* au Fluide sensible, ressusciteront, raviveront, rétabliront la Sensibilité locale éventée ou paralysée. Tels sont les applications aromatiques, alcooliques, éthérées, phosphorées, ammoniacales, l'insolation, la flamme à petite dimension, les lotions caustiques, les armatures électriques.

Article 10. — *Conclusion sur la Matière médicale.*

Nous établissons en principe, que les Substances hygiéniques et médicinales ne peuvent agir sur nos Agents fonctionnels, que par l'intervention de leurs Impondérables et de leurs Pondérables constitutifs. Ce sont les Impondérables qui sont les seules Causes des Propriétés dynamiques ou chimiques des Médicaments ; tandis que les Pondérables sont les causes de leurs effets physiques et mécaniques. Les Médicaments modifient la nature chimique de nos Agents fonctionnels, par la solubilité et l'assimilation de leurs Impondérables intégrants ; et ils modifient les rayonnements, les refoulements et les réactions physiologiques et mécaniques de nos Agents fonctionnels, par la résistance de leurs Pondérables élémentaires, également absorbés, dissous et distribués. — Les Remèdes généraux agissent sur les activités centrales de nos Agents fonctionnels, et les Remèdes locaux agissent sur les activités locales de ces mêmes Agents fonctionnels, de quatre manières : 1° soit en les *Raréfiant*, ou en les affaiblissant ; 2° soit en les *Equilibrant*, ou en les entretenant convenablement ; 3° soit en les *Concentrant*, ou en les fortifiant ; 4° soit en les *Purifiant*, ou en les régénérant *spécifiquement*. Quant aux effets *spéciaux* des Médicaments, ils tiennent aux réactions diverses de nos Agents fonctionnels généraux et locaux, sous les résistances variables des engorgements organiques et des digestions médicinales. — Si l'Activité générale des Médicaments dépend de la présence conditionnelle des Impondérables *calorique*, *électrique* et *lumineux*, dont la combinaison harmonique constitue le Fluide universel, que j'ai nommé le *Phlox*, ou l'Ame subtile et primordiale de la Nature ; les Propriétés chimiques particulières dépendent des manifestations plus considérables, soit caloriques, soit électriques, soit lumineuses de ce *Fluide suprême*, dans les substances médicinales qu'il compose et modifie si diversement. Comme les Impondérables universels et médicinaux sont homogènes en nature élémentaire, et analogues en activité chimique à nos Impondérables fonctionnels, il en résulte que les Impondérables alimentaires et médicamenteux seront propres, par leur solubilité et leur assimilation, à influencer chimiquement et physiologiquement nos Impondérables fonctionnels. Mais les Eléments *caloriques* des Remèdes modifieront surtout la Calorification et le Calorique général, ainsi que la Caloricité partielle ou le Calorique local. Tandis que les Eléments *électriques* des Remèdes modifieront surtout l'Electrisation et le Fluide moteur général, ainsi que la Motilité partielle ou le Fluide moteur local. Et tandis que les Eléments *lumineux* des Remèdes modifieront surtout l'Illumination sensoriale et le Fluide sensible général, ainsi que la

Sensibilité particlle ou le Fluide sensible local. Ces modifications toujours actives auront pour caractère la force, la stimulation ou la spécificité. — La passivité des médicaments, ou leur résistance moléculaire contre les irradiations de nos Impondérables physiologiques, dépend de la présence conditionnelle de leurs Pondérables intégrants. Or, l'ensemble de tous les Pondérables de l'Univers constitue la *Matière* inerte et totale de la Nature, que j'ai nommée l'*Aphlox*, et qui sert de pâte servile et malléable à l'activité des Impondérables du monde. Mais chaque Impondérable calorique, électrique, lumineux, en s'appropriant une parcelle de cette matière inerte, en s'incorporant à elle, en se brûlant en elle, et en s'en détachant ensuite par son extinction et son évaporation, imprime aux Pondérables ainsi modifiés des Propriétés chimiques antagonistes, qui les rendent ou *anticaloriques*, ou *antiélectriques*, ou *antilumineux*. Et les Pondérables *anticaloriques*, dissous dans l'organisme, sont susceptibles de saturer, de neutraliser et d'affaiblir la Calorification, ainsi que le Calorique général et local. Tandis que les Pondérables *antiélectriques* satureront, diminueront et débiliteront notre Locomotion, ainsi que le Fluide moteur général et local. Et tandis que les Pondérables *antilumineux* satureront et engourdiront la Sensorialité, ainsi que le Fluide sensible général et local. Il fallait donc, pour rationnaliser la Matière médicale, que la science établit des rapports chimiques précis entre les Principes alimentaires et médicamenteux, et les Agents fonctionnels de la Calorification vitale, de l'Electrisation locomotive et de l'Illumination sensoriale. La pratique médicale ne pouvait devenir judicieuse et certaine qu'avec cette condition didactique. Aussi le Vitalisme, le Pneumatisme, l'Humorisme et le Solidisme, ne devaient jamais aboutir qu'à des applications conjecturales, hasardées, empiriques et infructueuses, par l'impossibilité d'établir des rapports scientifiques exacts entre les Forces abstraites des médicaments, et 1° les Forces abstraites des propriétés vitales, et 2° les Opérations secondaires des gaz, des liquides et des solides. Les erreurs capitales de la science, jusqu'aujourd'hui, proviennent donc : 1° d'avoir méconnu la nécessité, l'initiative et la Causalité des Impondérables physiologiques, alimentaires et médicamenteux ; et 2° d'avoir théorisé et érigé en Agents dynamiques, ou en Principes primitifs, soit des Abstractions, comme le Principe vital, les Propriétés vitales, l'Irritabilité, l'Excitabilité, l'Irritation, la Force médicamenteuse, les Propriétés médicinales, etc. ; soit des Effets purement consécutifs, comme les Gaz, les Liquides et les Solides. Mais tout cet échafaudage de la Philosophie métaphysique, pneumatique, humorale et organicienne, va s'écrouler sous la sévérité et la lucidité des Principes et des Lois de l'*Impondéralisme*. — Dans cette Doctrine, les Impondérables sont les Dépositaires de l'activité chimique, physiologique, pathologique, médicinale et thérapeutique ; et les Pondérables ne sont que des instruments passifs, et que des moyens de coercition, de saturation et de résistance. De même que nous avions expliqué la Pathologie par les Impondérables physiologiques, nous devions donc expliquer aussi la Matière médicale, à la fois, par les Impondérables physiologiques et pathologiques. C'est pourquoi nous avons fondé la Classification pharmacologique, et sur nos 36 sortes d'Activités fonctionnelles, et sur les 36 sortes d'Etats morbides dont leurs Agents sont susceptibles. Nous n'avions donc pas à nous occuper des propriétés vitales, ni des gaz, ni des liquides, ni des solides ; puisque les propriétés vitales sont des abstractions, ou des effets occultes et mal exprimés de nos Impondérables constitutifs ; et puisque les gaz, les humeurs et les viscères sont aussi des espèces d'abstractions, en tant qu'ils n'existent jamais seuls, ou sans être pénétrés, vivifiés et activés par les Impondérables, qui les forment, les organisent, les nourrissent, les entretiennent, les décomposent, les morbifient et les guérissent primitivement. Toutes les fois donc que les Vitalistes voudront agir sur les Propriétés vitales, et toutes les fois que les Pneumatistes, les Humoristes et les Solidistes voudront médicamenter les Gaz, les Liquides et les Solides, ils n'auront, les uns et les aures, qu'à adresser primitivement leurs modificateurs hygiéniques et pharmaceutiques aux Agents physiologiques, c'est-à-dire, aux Impondérables fonctionnels eux-mêmes : s'ils le font dans l'esprit de notre Doctrine et conformément à nos Principes chimiques, ils verront bientôt les Gaz, les Humeurs et les Organes se régulariser consécutivement, sous le rétablissement initial et conditionnel des Impondérables. L'Impondéralisme n'est donc que la théorie et que la pratique des véritables *Causes chimiques*, physiologiques et pathologiques de l'Organisme ; tandis que les autres Systèmes, comme le Vitalisme, le Gazisme, l'Humorisme et le Solidisme, ne font que la Médecine des seuls *Effets chimiques*, physiologiques et pathologiques du corps. Mais entre la Doctrine des *Causes* et celle des *Effets*, le choix ne peut être douteux ; puisque la première conduit à la vérité, à la certitude et aux succès ; tandis que la seconde ne mène qu'à l'erreur, à l'empirisme et aux désastres.

Nous ferons observer, en terminant la Pharmacologie , que si, dans la Pathologie, nous avons reconnu trente-six *États fonctionnels morbides*, comme les Éléments des Maladies et comme les bases du *Diagnostic*, dans notre *Matière* médicale, nous venons de reconnaître aussi trente-six *Ordres pharmacologiques* , propres à combattre corps à corps les trente-six Éléments des maladies, et propres à constituer le *Traitement*. Pour trouver le traitement propre à remédier à une maladie quelconque, il ne faudra que choisir, dans le Cadre pharmacologique , les *Ordres médicamenteux* qui correspondront directement aux Ordres du Cadre pathologique, c'est-à-dire, aux *numéros* des États fonctionnels morbides coexistants, et dont la réunion constitue la maladie actuelle, l'ensemble des Ordres médicamenteux ainsi trouvés et combinés, composera la *Médication* exigée. Ces considérations prouvent que l'Impondéralisme tend, non-seulement au rationalisme théorique, mais encore à une pratique certaine et mathématique.

CHAPITRE VIII.

DE LA THÉRAPEUTIQUE.

La Thérapeutique apprend à guérir les Maladies, en combattant leurs Éléments individuels, c'est-à-dire, les divers *États fonctionnels morbides* dont ces Maladies se composent. C'est dans le but de régulariser primitivement les Impondérables physiologiques, et consécutivement les Gaz, les Liquides et les Solides, que la Thérapeutique emploie les Impondérables et les Pondérables de l'Hygiène et de la Matière médicale , l'influence de la Médecine morale et les procédés de la Chirurgie. L'esprit doctrinal de la Thérapeutique est de redresser la Physiologie morbide, selon les Lois et les Préceptes de l'*Impondéralisme,* en composant le Traitement dans l'intérêt primordial de nos *Impondérables fonctionnels* , qui sont les Agents de toute Causalité, et en ne considérant les Pondérables gazeux, liquides et solides de l'organisme, que comme des Effets , que comme des Instruments secondaires, quoique pourtant indispensables. Aussi ne cherchera-t-on à modifier ces Instruments pondérables et passifs du corps , que dans l'intention d'améliorer la condition plus capitale des Impondérables fonctionnels. D'ailleurs, il ne faut jamais oublier qu'on ne peut agir directement sur les gaz seuls, ni séparément sur les liquides, ni exclusivement sur les solides ; parce que , étant pénétrés, vivifiés et mus sans cesse

par leurs Impondérables constitutifs, et par les Impondérables
rayonnants et exhalants qui les parcourent continuellement, ces
Instruments passifs du corps ne ressentent des influences physiologiques, ne subissent des dérangements pathologiques, n'éprouvent des impressions médicinales, ne reçoivent des modifications
thérapeutiques, que par l'activité conditionnelle et l'entremise
première de leurs Impondérables intégrants et des Impondérables
rayonnants. Vouloir faire de la Médecine, sans tenir compte, avant
tout, des *Impondérables* qui nous *vivifient*, nous *meuvent* et nous
sensibilifient, ce serait se livrer à une pratique aveugle. Si donc ce
sont les Impondérables qui causent la Physiologie, par leurs effets
dynamiques, chimiques et mécaniques sur les Pondérables gazeux,
liquides et solides du corps ; si ce sont encore les Impondérables
qui causent les Maladies, par leurs propres dérangements fonctionnels ; il est certain que la Thérapeutique ne pourra se concevoir que par la régularisation primitive et absolument indispensable des Impondérables morbides. La science n'a donc plus à
s'occuper de Métaphysique médicale, sous les noms abstraits de
Vitalisme, de Propriétés vitales, d'Excitabilité, d'Irritation ; elle
rejetera aussi la Médication synthétique des Gaz et des Liquides,
sous les noms de Pneumatisme et d'Humorisme ; elle proscrira
aussi le traitement initial des Solides, sous les noms de Solidisme :
de sorte que, désormais, le Vitalisme, le Gazisme, l'Humorisme
et le Solidisme seront regardés comme des Systèmes défectueux ;
puisqu'ils ne se fondent que sur des *Effets* et non sur des *Causes* ;
et de sorte que l'*Impondéralisme* sera considéré comme la véritable
Doctrine, comme la base philosophique et sûre de la Médecine ;
puisqu'il théorise les *Causes premières* ou les *Impondérables*, et
puisqu'il leur subordonne les *Effets secondaires* des *Pondérables*.
Nous concluons donc que la Thérapeutique ne pourra être exacte
qu'en se fondant sur l'Impondéralisme et sur les Principes chimiques, anatomiques, physiologiques, hygiéniques, pathologiques
et pharmacologiques, que nous avons établis dans les chapitres
précédents. La chimie de l'organisme peut pécher par la nature et
la quantité de ses Impondérables et de ses Pondérables. L'anatomie peut être troublée dans ses rapports viscéraux. La physiologie
peut être dérangée dans les Lois d'activité de ses Agents fonctionnels, soit centraux, soit locaux. — L'Hygiène peut faillir dans les
Modificateurs qui nous impressionnent ou que nous assimilons. La
Pathologie peut présenter des désordres constitués, par la coexis-

tence de plusieurs États morbides des Agents fonctionnels, généraux et locaux. La Pharmacologie dispose d'Agents dynamiques et
chimiques, qui sont , ou homogénéiquement, ou spécifiquement ,
ou hétérogénéiquement caloriques et anticaloriques, électriques et
antiélectriques, lumineux et antilumineux. Il faut bien connaître
les explications que nous avons données précédemment sur ces
grandes vérités , puisqu'elles sont les fondements didactiques de
l'*Impondéralisme*.

Le Médecin n'est que le ministre qui modifie les activités physiologiques et pathologiques par les activités pharmaceutiques ,
diététiques , morales et chirurgicales : c'est-à-dire , le Médecin
combat les dérangements de nos Impondérables fonctionnels et de
leurs instruments pondérables , par les Impondérables et les Pondérables de l'Hygiène et de la Matière médicale, selon les Règles
thérapeutiques que nous établirons. Puisque nous avons réduit la
Pathologie entière à l'existence primitive des 36 États morbides
possibles de nos Agents fonctionnels ; et puisque nous avons prouvé
que toutes les maladies , quelles qu'elles soient, n'étaient formées
que par leur coexistence et leur combinaison plus ou moins complexe , la Thérapeutique générale n'aura à guérir que 36 *sortes
d'États morbides* : ce qui simplifiera extrêmement cette branche
importante de la Médecine. Pour guérir ces 36 sortes d'États morbides , il ne faudra qu'employer les Impondérables et les Pondérables pharmaceutiques , selon les 36 *Méthodes* que nous décrirons
bientôt. Mais disons d'avance que, pour réussir, on devra diagnostiquer exactement quelle est la nature des Impondérables fonctionnels qui sont malades , quel est leur degré de surexcitation. Si ce
sont les Agents fonctionnels *centraux* qui sont affectés, on observera : 1° s'ils sont exaltés sans fièvre ; 2° s'ils sont exaltés avec
fièvre ; 3° s'ils sont affaiblis ; 4° s'ils sont viciés sans fièvre ; 5° s'ils
sont viciés avec fièvre ; 6° s'ils sont abolis. Et si ce sont les Agents
fonctionnels *locaux* qui sont morbifiés, on reconnaîtra : 1° s'ils sont
exaltés sans inflammation ; 2° s'ils sont exaltés avec inflammation ;
3° s'ils sont affaiblis ; 4° s'ils sont viciés sans inflammation ; 5° s'ils
sont viciés avec inflammation ; 6° s'ils sont abolis. Alors, selon
qu'un ou plusieurs de ces États fonctionnels morbides coïncideront
pour constituer la maladie actuelle , on les attaquera ensemble et
individuellement, en opposant à chacun d'eux les seuls *Ordres
pharmacologiques* , dont les numéros correspondront aux numéros
des seuls *États pathologiques* diagnostiqués. On verra , par ce pro-

cédé si facile, qu'on pratiquera la Thérapeutique selon les principes
suivants : 1° Administrer les substances homogénéquement, spécifiquement et hétérogénéiquement caloriques, pour soigner les
six États fonctionnels de la Calorification vitale, et les six États
fonctionnels de la Caloricité locale. 2° Recourir aux substances
hyperélectriques, spécifiquement électriques, et antiélectriques,
pour soigner les six États fonctionnels de l'Electrisation locomotive, et les six États fonctionnels de la Motilité locale.
5° Utiliser les substances hyperlumineuses, spécifiquement lumineuses et antilumineuses, pour soigner les six États fonctionnels
de l'Illumination sensoriale, et les six États fonctionnels de la
Sensibilité locale. Il est entendu qu'on ne médicamentera pas tous
ces 56 États fonctionnels ; qu'on respectera ceux qui sont normaux
ou sains ; qu'on ne combattra, ensemble ou individuellement, que
ceux qui seront morbides, qui coexisteront, et dont la combinaison
constituera la *condition pathologique présente* du malade consultant.
— Par ces principes de traitement, on voit qu'on doit employer
les Médicaments selon les lois : 1° de leur homogénéité, 2° de leur
hétérogénéité, 5° de leur spécificité. C'est ainsi que la Thérapeutique des Contraires, *contraria contrariis opponenda*, sera ordonnée
pour tous les Ordres nosogéniques, dont les numéros sont 1, 2,
5, 6. Tandis que la Thérapeutique des Semblables, *similia similibus
curantur*, sera consacrée à tous les Ordres nosogéniques, dont les
numéros sont 4 et 5. Voilà comment notre Doctrine, mettant à
profit toutes les vérités antérieures de notre art, absorbera dans sa
théorie et réconciliera dans sa pratique les Systèmes antagonistes
et faussement exclusifs de l'Hypersthénisme et de l'Hyposthénisme
allopathiques, et du Spécificisme *homœopathique*. Il faudra donc
diagnostiquer lesquelles des Fonctions centrales qui sont troublées,
soit isolément, soit complexement, et si c'est la Calorification, ou
l'Electrisation locomotive, ou l'Illumination sensoriale. Il faudra
aussi diagnostiquer lesquelles des Fonctions locales qui sont encore
désordonnées, soit isolément, soit multiplement, et si c'est la Caloricité locale, ou la Motilité partielle, ou la Sensibilité locale. Et
alors on combattra leurs Agents impondérables fonctionnels morbides avec des Impondérables et des Pondérables médicinaux, qui
seront ou *contraires*, ou *analogues*, ou *spécifiques* à la nature de
ces Agents fonctionnels. C'est ainsi que la Thérapeutique de l'Impondéralisme puise dans la Chimie et dans la Physiologie les bases
positives de sa Théorie et de sa Pratique.

Nous avons reconnu que les Médicaments modifiaient : 1ᵒ les trois Agents centraux de nos trois Foyers fonctionnels ; 2ᵒ les trois Agents particuliers de nos trois sortes d'Activités locales ; 3ᵒ les gaz, les humeurs et les tissus. Mais nous avons déclaré que les Pondérables gazeux, liquides et solides, n'étaient jamais modifiés que consécutivement à la modification primitive de nos Impondérables physiologiques. Nous avons encore établi que les modifications des Médicaments ne pouvaient s'opérer que par deux sortes d'effets : 1ᵒ soit par leur *dissolution* centrale, ou surabondante, ou équilibrante, ou insuffisante, ou purifiante, ou ressuscitante ; 2ᵒ soit par leur *stimulation* locale, ou trop refoulante, ou équilibrante, ou trop raréfiante, ou purifiante, ou ressuscitante. Toutes ces modifications centrales et locales ne s'effectuent que par l'intervention conditionnelle et indispensable des Impondérables caloriques, électriques et lumineux des médicaments, avec le secours passif de leurs Pondérables. Ce sont donc les Eléments caloriques, électriques et lumineux des Substances médicinales qui influencent, modifient, harmonisent et guérissent : 1ᵒ le Calorique central et local, et conséquemment la Calorification vitale et la Caloricité partielle ; 2ᵒ l'Electricité centrale et locale, et conséquemment l'Electrisation locomotive et la Motilité partielle ; 3ᵉ l'Activité phosphorique centrale et locale, et conséquemment l'Illumination sensoriale et la Sensibilité partielle. Voilà ce qui explique la possibilité de régulariser la chimie vivante, les rapports anatomiques, les lois physiologiques, les relations hygiéniques, les dérangements pathologiques. Nous proclamons, d'une manière absolue, que les Désordres maladifs reposent primitivement sur les Affections des Impondérables, et que ce sont leurs *Etats fonctionnels morbides* qui constituent seuls les *Eléments des Maladies* les plus simples comme les plus compliquées. C'est pourquoi le Traitement se pratiquera dans leur intérêt initial, ou dans l'intention première de les réintégrer dans leur normalité. Si donc les troubles des gaz, des liquides et des solides ne sont jamais que consécutifs aux dérangements des Impondérables, on en conclura nécessairement que la Médication qu'on exercera sur les Pondérables ne se fera jamais qu'auxiliairement, qu'intermédiairement, pour arriver à la curation primitive et conditionnelle de nos *Impondérables fonctionnels.* Ce sera dans ce but qu'on emploiera les Pondérables anticaloriques, antiélectriques et antilumineux des Médicaments, et qu'on les appliquera en *stimulation* locale, ou qu'on les ingérera en *dissolution* centrale,

pour modifier thérapeutiquement nos Impondérables physiologiques. — Mais, dans l'administration des Impondérables et des
Pondérables médicamenteux, soit solubles, soit impressionnants,
il sera important de ne pas méconnaitre la nature des remèdes, ni
leur énergie, afin de ne pas froisser l'essence et les degrés d'activités
de nos Etats fonctionnels morbides : sinon l'on déterminerait des
maladies médicinales, soit spécifiques, soit contraires. On proportionnera toujours la nature et l'activité des substances pharmaceutiques à la nature, à l'intensité, à la spécificité des Eléments
pathologiques, et en tenant compte, en même temps, de la constitution, du tempérament, de l'âge, du sexe, et de toutes les conditions physiologiques, hygiéniques et pathologiques. C'est l'ensemble
de toutes ces conditions qui constitue les Indications thérapeutiques.
— On appelle *Indications* les considérations propres à inspirer un
Traitement rationnel. Il y a plusieurs sortes d'Indications : 1° la
Chimie, qui apprend la nature élémentaire de nos Impondérables
fonctionnels centraux et locaux, et leurs modes d'action sur les
Pondérables gazeux, liquides et solides ; 2° l'Anatomie, qui montre
les rapports et les prédominances comparatives des appareils ; 3° la
Physiologie, qui révèle les rapports et les prédominances des fonctions ; 4° l'Hygiène, qui fait connaitre l'influence des modificateurs ;
5° la Pathologie, qui indique ceux des trente-six *Etats fonctionnels
morbides*, dont la combinaison actuelle constitue la Maladie existante. Cette dernière source des Indications est donc la plus importante et la plus féconde. Elle portera à rechercher quels sont
les Etats fonctionnels, qui sont dérangés en même temps pour
composer la Maladie présente ; elle portera à reconnaitre quels sont
les dérangements coïncidents, qui se trouvent : 1° dans la Calorification vitale ou dans la Chaleur générale ; 2° dans la Caloricité
viscérale ou dans la Vitalité partielle ; 3° dans l'Electrisation locomotive ou dans la Motilité générale ; 4° dans la Motilité locale ;
5° dans l'Illumination mentale ou dans la Sensibilité générale ;
6° dans la Sensibilité locale. Et l'on fera cette investigation diagnostique de ceux des trente-six Etats fonctionnels morbides qui
coexisteront, afin de leur opposer, individuellement et directement,
des moyens curatifs soit contraires, soit analogues, soit spécifiques
à leur nature chimique, et toujours appropriés aux degrés de leur
activité morbide. Ce sera donc, avant tout, la Thérapeutique des
Lois chimiques et physiologiques des Impondérables fonctionnels
qu'il faudra faire. On pratiquera conséquemment la *Médecine sé-*

méiotique selon l'*Impondéralisme*, et non la *Médecine symptomatique*,
comme la comprenaient les Vitalistes, les Pneumatistes, les Humoristes et les Solidistes, c'est-à-dire, les Métaphysiciens, les Pseu-
dochimistes et les Mécaniciens. Nos prédécesseurs, en fondant leur
diagnostic sur les symptômes passifs et consécutifs des Gaz, des
Liquides et des Solides, ou sur des mots creux comme les Propriétés
vitales, ne pouvaient aboutir qu'à une pratique conjecturale, empirique et défectueuse. Toute la Philosophie médicale repose sur
la vérité de sa théorie. Dès que cette base manque, tout s'écroule,
le diagnostic est sans indication sûre, et l'application est sans raison
légitime. C'est ce qui est arrivé pour tous les Systèmes qui ont
précédé l'Impondéralisme. Comme ils n'ont jamais théorisé, ou que
des Abstractions, ou que des Effets physiques, ou que des Effets
chimiques, ils devaient aboutir à l'erreur séméiotique, à la contradiction symptomatique, aux désastres cliniques, par l'incohérence
de leurs Principes abstraits et de leurs Causes secondes, avec les
exigences pathologiques des Agents fonctionnels méconnus. Si ces
Agents fonctionnels sont les *Causes* primordiales et uniques de la
Chimie vivante et de la Dynamique physiologique, on doit donc
théoriser les Lois de ces Agents, qui sont les Impondérables calorique, électrique et lumineux de l'Organisme. C'est pourquoi
l'*Impondéralisme*, qui est la Doctrine de ces Agents et de ces Lois,
est la seule base possible, sûre et vraie de la Médecine philosophique et pratique. Dans cette Doctrine, qui exprime si bien les
lois et l'enchaînement des phénomènes physiologiques, on ne
prescrit jamais rien d'empirique ni de hasardé; parce qu'on voit
les rapports positifs que les Agents de Causalité ont avec les effets
symptomatiques et avec les modificateurs thérapeutiques. Aussi
tout traitement est-il toujours prévu, combiné et proportionné,
selon la nature et l'activité des Etats fonctionnels morbides. —
Les *symptômes* n'ont réellement de valeur qu'autant qu'ils se rapportent à la Dynamique vitale, ou à la Calorification fondamentale,
et aux Fonctions auxiliaires viscérales et animales qui dépendent
de son Calorique rayonnant. Les *symptômes* n'ont d'intérêt qu'autant qu'ils expriment en quoi l'harmonie des Agents impondérables,
soit centraux, soit locaux, est troublée. Quand leur expression ne
se transforme pas en *signes d'Eléments nosogéniques*, c'est-à-dire,
quand elle n'indique pas directement les Etats fonctionnels morbides existants, c'est qu'elle ne se rapporte pas aux Impondérables;
alors elle n'est d'aucune utilité réelle pour la compréhension de la

nature chimique et de l'activité pathologique des Agents physiologiques ; parce que les symptômes sensibles que vous observez dans ce cas, ne tombent que sur les gaz, que sur les liquides et que sur les solides. Mais qu'importerait la connaissance des rôles sibilants dans la poitrine, des borborygmes dans les intestins, de l'épanchement de la plèvre ou du péritoine, de la rétention des fèces durcies dans le gros intestin, si vous ne rattachez pas séméiotiquement ces symptômes gazeux, liquides et solides, à leurs causes premières, à l'état pathologique des Impondérables fonctionnels ? Ne sont-ce pas ces Impondérables qui, en contractant trop violemment la muqueuse enflammée et tuméfiée des bronches, entravent la libre exhalation des gaz sibilants ; qui, en resserrant trop quelques valvules conniventes dans les intestins phlogosés et gonflés, retiennent les flatuosités murmurantes ; qui, en ne pénétrant pas suffisamment la plèvre ou le péritoine, ne les vivifient pas assez, ne saturent pas convenablement la lymphe épanchée, ne la vaporisent pas, ne la gazéifient pas, et la laissent en stagnation atonique et hydropique dans les poches séreuses ? Et n'est-ce pas encore le Calorique vital qui, par sa surabondance trop contractante, ou par sa pénurie paralysante, retient, dans l'intestin trop crispé ou trop inerte, les matières fécales durcies et desséchées ? Puisqu'il ne s'opère pas un seul phénomène, dans l'organisme, qui n'invoque, pour cause effective, l'intervention première d'un Agent impondérable, comme provocateur initial de tous les symptômes gazeux, liquides et solides, ne considérez donc les phénomènes morbides, présentés par les Pondérables, que comme des moyens physiques secondaires, qui doivent vous inspirer les *signes rationnels*, c'est-à-dire, qui doivent vous exprimer les dérangements mêmes des Agents primitifs de la Physiologie, et vous indiquer quels sont les Impondérables fonctionnels qui sont morbides, qui coexistent, et dont l'ensemble constitue la Maladie actuellement recherchée. Ces observations tendent : 1° à ne faire considérer les *Symptômes* physiques des gaz, des liquides et des solides, que comme des moyens secondaires propres à inspirer les *Signes* ; 2° à rapporter exclusivement ces symptômes physiques des Pondérables aux dérangements primitifs des Impondérables fonctionnels ; 3° à spécifier exactement par eux la nature et le degré d'activité des Impondérables morbifiés. C'est donc dans cette *Spécification intellectuelle* que consiste le *Signe diagnostique*, qui est la base fondamentale de l'*Indication thérapeutique*. Aussi, dans la **Doctrine de l'Impondéralisme**, ne peut-il exister une seule *indication* curative qui ne doive être *signi-fiée* d'avance par l'*État morbide* d'un Impondérable fonctionnel. C'est donc seulement pour arriver à cette *signification* conditionnelle des dérangements des *Agents* physiologiques, que l'on interroge les symptômes consécutifs des gaz, des liquides et des solides. Aussi n'est-ce pas à ces derniers, n'est-ce pas aux Pondérables qu'on adressera directement le Traitement. Et si l'on agit sur eux, ce ne sera que pour arriver, par leur intermédiaire, à régulariser les États primitifs et bien plus importants des *Impondérables* fonc-tionnels; puisque, quand ces derniers sont guéris, les gaz, les humeurs et les organes sa rétablissent secondairement dans leurs conditions et dans leurs proportions normales. Finalement, con-cluons donc que la Pathologie et la Thérapeutique du Gazisme, de l'Humorisme et du Solidisme ont toujours été fausses en principe, puisqu'elles ne pouvaient s'appuyer que sur des Effets ou sur des *Symptômes;* et concluons encore qu'on doit désormais les subor-donner à la Pathologie et à la Thérapeutique de l'*Impondéralisme*, puisque ce dernier se fonde sur les Causes de la Physiologie, sur les Agents fonctionnels eux-mêmes, sur leurs dérangements qui constituent les *Signes* originels des Maladies et les *Indications* pri-mitives du Traitement. Quels que soient donc les désordres patho-logiques qui existent dans les Fonctions premières, secondaires et tertiaires de l'organisme, dans toutes les Opérations auxiliaires des viscères, dans la constitution, dans la quantité et dans les mouve-ments des gaz, des liquides et des solides, le Praticien devra toujours remonter des Effets aux Causes, et transformer les *Symptômes sensibles* des Pondérables en *Signes rationnels* ou indicatifs des États morbides des Impondérables. Et ce sera dans le but de réintégrer primitivement ces Impondérables que s'exercera la Thérapeutique, soit en agissant d'emblée sur ces Impondérables eux-mêmes, soit en n'arrivant à eux que par l'entremise de la curation des gaz, des liquides et des solides. Mais, quels que soient les Systèmes régnants, quels que soient les siècles de civilisation ou de barbarie que l'humanité ait encore à traverser, toute cure ne pourra s'effectuer heureusement que par l'application, selon les principes de notre Doctrine, des *Impondérables* soit moraux, soit hygiéniques, soit médicamenteux.

Les *Signes pronostics* se baseront également sur la nature et le mode d'activité des Impondérables morbides. Comme nous savons, par l'Impondéralisme, que la Calorification constitue la Vie, que

l'Electrisation constitue la Locomotion, que l'Illumination phosphorique de l'encéphale constitue la Sensorialité, que la Caloricité
particlle constitue la Vitalité locale, que le Fluide moteur partiel
constitue la Motilité locale, que le Fluide sensible partiel constitue
la Sensibilité locale, nous avons dans l'Etat de ces fonctions et de
leurs Agents impondérables, non-seulement les Signes diagnostiques des Maladies, mais encore les Signes pronostiques propres à
indiquer la possibilité de leur terminaison heureuse ou malheu-
reuse. Comme la Calorification centrale exécute et conditionne la
Vie; comme elle secrète le Calorique général, qui entretient les
fonctions organiques auxiliaires, et qui se transforme en Fluide
moteur et en Fluide sensible, pour opérer la Locomotion et la Sensorialité, il s'ensuit que le point essentiel du Pronostic est de savoir
si la Calorification vitale pourra se conserver ou si elle s'éteindra.
Le plus grand effort de la Thérapeutique sera donc d'entretenir et
de sauver la Calorification vitale; puisque tout repose sur elle,
puisque tout dépend d'elle, puisque les Fonctions organiques et
les Fonctions animales, ne sont que ses annexes, et des moyens
d'élaboration alimentaire et de conservation défensive. Aussi les
Etats morbides des Opérations secondaires de la Physiologie n'ont-
ils d'importance que par l'influence qu'ils exercent sur la Calorification vitale, que parce qu'ils la troublent et la compromettent, en
opprimant ou en exagérant son activité, et en provoquant ses réactions ardentes et consumantes. Tous les Moyens curatifs seront
donc consacrés à l'intérêt primordial et supérieur de la Calorification vitale, à la conservation finale de laquelle tout sera destiné et
sacrifié, puisque cette Fonction constitue la *Vie*. Sans doute, il
faudra constamment s'efforcer de régulariser tous les *Etats fonctionnels morbides* coexistants; mais ceux de la *Calorification* seront
toujours les plus importants; et tous les autres, par rapport à elle,
ne seront jamais considérés que comme auxiliaires et secondaires,
et ne seront jamais traités que dans son intérêt primitif et majeur.
Quoique cette vérité soit le pivot capital de l'Impondéralisme, nous
n'en proclamerons pas moins que la Thérapeutique doit se baser à
la fois : 1° sur les Lois de la Calorification vitale, de l'Electrisation
locomotrice, de l'Illumination sensoriale; 2° sur les Activités locales
du Calorique textural, du Fluide moteur partiel, du Fluide sensible
local; 3° sur les troubles consécutifs des Gaz, des Liquides et des
Solides; 4° sur les Causes morbifiques, soit solubles, soit impres-
sionnantes; 5° sur les Etats fonctionnels comparatifs des Opéra-

teurs splanchniques et des Exhalateurs tégumentaires ; 6° sur les
attractions et les absorptions, les expansions et les irradiations, les
sécrétions et les élaborations, la nutrition et la désassimilation, les
excrétions et les crises. Mais toutes les Causes de ces phénomènes
sont *symptomatisées* et *signifiées* par nos trente-six *Éléments nosogéniques.* C'est pourquoi, pour connaître la *condition pathologique
d'un malade,* on n'aura plus qu'à *diagnostiquer* ceux des trente-six
Éléments morbides qui coexistent, et dont la combinaison constitue
la maladie actuelle. De sorte que ce sera l'ensemble même des
Éléments morbides que l'on aura diagnostiqués, qui composera l'ensemble des *médications curatives.* Et comme notre Cadre thérapeutique se composera de trente-six *Méthodes curatives,* parallèlement
correspondantes aux trente-six *États* de notre Cadre pathologique,
on n'aura plus : 1° qu'à prendre, parmi ces Méthodes, celles qui
correspondront directement aux numéros des États morbides
diagnostiqués ; et 2° qu'à les combiner entre elles, pour composer
le traitement ainsi indiqué. C'est à ce rationalisme mathématique
qu'est parvenu l'Impondéralisme ! Certes, si pour savoir prescrire
un Traitement, il ne faut que faire correspondre respectivement
les *Méthodes curatives* indiquées aux *États morbides* diagnostiqués,
et, à cet effet, ne consulter que nos deux *Cadres pathologiques et
thérapeutiques,* on ne pourra plus dire que la Pratique de la Médecine soit difficile.

Article 1er. — *Des Médications générales.*

Méthode curative, ou Médication, sont deux mots synonymes
qui expriment l'ensemble des principes médicaux et des moyens
médicinaux avec lesquels on traite une *condition pathologique* de
l'organisme. Cette condition pathologique, qui embrasse tous les
phénomènes morbides d'un malade quelconque, était, avant nos
travaux, ontologisée, personnifiée, individualisée sous le nom
abstrait de *Maladie,* et spécifiée sous les noms unitaires de phthisie,
de scrofules, de chlorose, de pneumonie, de gastrite, de névralgie, etc. Mais, pour l'Impondéralisme, il n'existe pas une seule
entité morbide, une seule maladie individuelle, une seule affection
ainsi simplifiée, isolée, et existante en corps ou d'une seule pièce.
Toutes les Maladies sont des troubles complexes, qui résultent de
la coexistence de plusieurs États fonctionnels morbides de nos
Agents impondérables. Comme il n'existe que trente-six *États
morbides* ou *Éléments nosogéniques,* comme c'est leur combinaison

variée qui forme toutes les conditions morbides des malades, ou toutes les Maladies personnifiées jusqu'aujourd'hui , la Thérapeutique ne pourra se composer que de trente-six *Méthodes* particulières, respectivement propres à guérir les trente-six Eléments pathologiques. Toutes les Méthodes générales et spéciales qui ont embrouillé notre art jusqu'à présent, pourront donc se réduire à nos trente-six Méthodes curatives. Les anciens admettaient plusieurs Méthodes générales. La *préservatrice* tendait à prévenir les maladies. La *curative* cherchait à les guérir radicalement. La *palliative* adoucissait les maux incurables. L'*expectante* se fiait à l'autocratie de la nature. L'*agissante* faisait une médecine active et prompte. La *perturbatrice* secouait violemment la machine, dans l'espoir de la régulariser et d'abréger ainsi la maladie. La *rationnelle* fondait le traitement sur des principes théoriques, mais qui ont toujours été défectueux. L'*empirique* rejetait toute théorie, pour ne consulter que l'expérience et imiter aveuglément les moyens qui avaient déjà réussi. On voit que toutes ces méthodes sont générales et reposent sur des idées préconçues, et non sur les indications spéciales des phénomènes pathologiques. Mais comme les idées préconçues des anciens ne se basaient pas sur les véritables Agents chimiques et physiologiques de l'organisme, leur Thérapeutique générale fut aussi absurde que hasardée et désastreuse. Notre Impondéralisme, au contraire, se fondant sur la nature et les lois des Facteurs impondérables de nos Fonctions, *préviendra* les Maladies, en écartant tous les obstacles qui pourraient entraver leur activité, leur expansion et leur exhalation. Il *guérira* toutes les affections, en remédiant aux Surexcitations, aux Affaiblissements, aux Viciations, aux Abolitions de nos Agents fonctionnels. Il ne *palliera* que dans des cas désespérés ; mais il ne reconnait point d'affections incurables au début ; il pense qu'il ne peut en exister que par invétération, impéritie et ignorance. Il sera toujours *agissant*, parce qu'il y a toujours des Impondérables à modifier et à régulariser. Il ne sera jamais *expectant*, parce que la dynamique pathologique n'a pas d'autocratie intelligente, parce qu'elle peut se détraquer promptement sous l'influx désordonné des Agents fonctionnels, et sous la stimulation éventuelle des Modificateurs externes ; d'ailleurs, tout retard au soulagement des Impondérables opprimés, surexcités, affaiblis, détériorés, abolis, est une cause d'aggravation, de danger et de mort. L'Impondéralisme ne sera *perturbateur* que dans des cas extrêmes, que pour des motifs connus, que pour un but prévu, c'est-à-dire, quand il faudra sauver la Calorification vitale, l'Electrisation et la Sensorialité, par des révulsions héroïques, par des dérivations puissantes. Mais les *Médications générales* de l'Impondéralisme embrassent toutes ces Méthodes systématiques des anciens. Elles consistent dans des changements que l'on fait subir aux *Etats morbides généraux et locaux des Impondérables,* par des moyens pharmaceutiques que l'on emploie selon des principes fixes et dans un but déterminé. Nous reconnaissons cinq Médications générales, qui sont : 1° la raréfiante et débilitante, 2° l'équilibrante et conservatrice, 3° la concentrante et stimulante, 4° la purifiante et révulsive, 5° la spéciale et spécifique. Mais nous devons observer que les méthodes générales ne sont, en quelque sorte, que des arsenaux, où le praticien va reconnaître le nombre et les espèces d'armes avec lesquelles il pourra combattre les maladies, prises dans le sens abstrait ou ontologique des Métaphysiciens. C'est ainsi que Thémison ne voyant partout que le *laxum* et le *strictum,* que Brown ne reconnaissant que la *sthénie* et l'*asthénie*, ces Auteurs ne recouraient qu'aux méthodes générales des *contraires.* Ces Auteurs n'analysaient donc pas les éléments particuliers des maladies, et conséquemment ne les attaquaient pas individuellement ; mais ils pratiquaient leur médication générale en masse sur l'organisme, qu'ils considéraient comme une monade unitaire, comme une cellule simple. Ce n'est plus ainsi qu'on doit pratiquer la médecine. Puisque les Maladies ont des Eléments complexes, on ne doit chercher à les guérir que par la curation séparée de leurs Eléments simples : ce qui est du ressort de nos trente-six *Méthodes spéciales.* Je le répète donc, qu'on ne considère nos Médications générales que comme des préceptes préparatoires, où le Médecin peut s'initier aux généralités de la Thérapeutique et se pénétrer de l'esprit didactique qui préside aux applications pratiques de l'Impondéralisme.

Les médications générales portent spécialement leur action sur l'appareil de la Calorification vitale, en modifiant son Facteur, qui est le Calorique central ou encéphalo-spinal. En agissant sur l'Appareil vital et sur la Calorification, les Médications générales influencent du même coup, par l'entremise du Calorique rayonnant, et les Fonctions auxiliaires de la respiration, de la circulation, de la digestion, de l'absorption, de la Caloricité, des sécrétions, de la nutrition, des exhalations, des excrétions ; et les fonctions secondaires de la Locomotion centrale et de la Motilité particlle ; et les fonctions tertiaires de la Sensorialité et de la Sensibilité locale. Ainsi les Médications générales se rapportent principalement à l'Appareil fondamental de la Calorifi. tion , qui tient tout l'organisme sous sa dépendance par la chaîne des ganglions du trisplanchnique, et par le Calorique vital qui rayonne à travers tous leurs nerfs et leurs plexus dans tous les appareils anatomiques secondaires, dans tous les gaz, les liquides et les solides, que ce Calorique rayonnant anime et fait fonctionner. La Calorification vitale est donc la Fonction primordiale et pivotale de l'organisme. C'est pourquoi, en la modifiant par les Médications générales , sa modification retentit identiquement sur toutes ses dépendances splanchniques, sur toutes les fonctions annexes, sur tous les fluides, sur tous les tissus, c'est-à-dire , sur l'universalité de l'organisme. Bien connaître les Médications générales , c'est donc savoir les moyens de modifier facilement la Calorification générale , et la manière d'imprimer à l'économie entière une disposition inverse à la maladie et conforme à la santé. **Nous allons voir comment les Médica**tions générales opèrent ces résultats sur la Calorification vitale, et par contre coup , 1° sur les fonctions auxiliaires dites *orgnniques* , et 2° sur les fonctions secondaires et tertiaires dites *animales* , ou de la Locomotion et de la Sensorialité.

Article 2. — *La Médication raréfiante.*

La *Médication raréfiante* affaiblit la Calorification vitale, et avec elle tout l'organisme, par le repos , par la diminution des modificateurs physiques, intellectuels et moraux, par l'abstinence, par les saignées, par les émollients et les tempérants, par les bains tièdes , les cataplasmes , les injections , etc. — Le repos affaiblit, en relâchant les muscles , en distendant les capillaires , en ouvrant les pores interstitiels , en favorisant le libre rayonnement du Calorique vasculaire , en facilitant son exhalation par les muqueuses et par la peau dilatées. Alors la Calorification centrale, trouvant plus de voies ouvertes pour dépenser son Calorique rayonnant, en est moins saturée, en est moins avivée, elle se relâche, se ralentit et s'affaiblit. — **La diminution des modificateurs physiques, intellec**tuels et moraux, agit de la même manière. Puisque ces modificateurs impressionnent moins l'exhalation du Calorique rayonnant, qui s'opère par les surfaces des téguments, des intestins, des poumons et du cœur, du cerveau et du cervelet, ils favorisent la dépense expansive du Calorique vital par ces vastes voies d'évaporation : conséquemment, la Calorification tend à perdre tout son Calorique, au fur et à mesure qu'elle le sécrète ; et comme ses modificateurs hygiéniques sont insuffisants, ils n'en concentrent pas assez dans son Foyer, ce qui l'appauvrit et la débilite. — L'abstinence, en privant la Calorification des Impondérables alimentaires, diminue son Agent calorique, qui ne peut plus s'entretenir qu'avec les Impondérables respirables et les résorptions ; c'est pourquoi la Calorification vitale s'affaiblit et languit. — Les saignées générales, par la vaste spoliation du sang, enlèvent des Impondérables alimentaires à la Calorification ; mais leur effet affaiblissant provient surtout du vide qui s'opère dans les vaisseaux, dans les parenchymes, dans les voies d'exhalation. Alors le Calorique rayonnant, trouvant plus d'espace pour se loger et plus d'issues pour se dépenser, se détend, s'irradie profusément du Centre vital, et se dépense outre mesure par les pores perspirateurs trop relâchés. — Les Emollients et les Tempérants, introduits dans la circulation, saturent le Calorique des vaisseaux et des nerfs, l'absorbent et le neutralisent, l'entraînent dans l'excrétion urinaire ou avec les transpirations cutanées, et en privent d'autant la Calorification ainsi affaiblie. — Les bains tièdes, par l'absorption abondante de l'eau, agissent comme les émollients et les tempérants. Mais si on les considère sous le rapport de leur action raréfiante sur la peau, ils agissent comme les bains de vapeurs, en dilatant les pores cutanés, en ouvrant trop les voies de l'exhalation circonférencielle, en faisant dépenser une somme énorme de Calorique transpirateur. Alors le Calorique central, ne trouvant pas assez de résistance, ni de coercition, se relâche et s'appauvrit, et la Calorification s'épuise et s'amortit. — Tel est l'esprit de la Médication *raréfiante*, qui débilite la Calorification vitale et avec elle tout l'organisme, soit en spoliant du Calorique, soit en empêchant sa réparation, soit en ne le concentrant pas assez sur le Foyer calorificateur, soit en ne le coerçant pas assez dans les vaisseaux, dans les capillaires, dans les parenchymes, dans les voies muqueuses et cutanées d'exhalation. Alors la Calorification se relâche et se ralentit ; les nerfs et les plexus dégagent moins de Calorique rayonnant ; les fonctions accessoires de la respiration, de la circulation, de la digestion, de la Locomotion, de la Sensorialité, recevant moins de Calorique vivifiant, se débilitent, les gaz diminuent, les liquides se clarifient, les solides s'amollissent et s'énervent, et la Chaleur vitale se dépense passivement et outre mesure, au travers de tous les tissus relâchés, par tous les pores trop ouverts, par les excrétions trop facilitées, par les exhalations trop favorisées. — La Médication raréfiante est directement applicable aux *Etats fonctionnels pathologiques* n⁰ˢ 1 et 2, 7 et 8, 13 et 14, 19 et 20, 25 et 26, 31 et 32. Mais c'est avec les spécifiques appropriés qu'on l'appliquera encore aux *Eléments pathologiques* n⁰ˢ 5 et 11, 17 et 23, 29 et 35, et même aux n⁰ˢ 4 et 10, 16 et 22, 28 et 34, s'il y avait surexcitation fonctionnelle.

ARTICLE 3. — *La Médication équilibrante.*

La *Médication équilibrante* n'est autre chose que l'Hygiène appliquée, sous le nom de *Diététique*, à la curation des Maladies. Par l'emploi judicieux des modificateurs externes ou impressionnants, et des modificateurs internes ou solubles, d'une part on concentre et l'on coerce suffisamment le Calorique rayonnant, et d'une autre part on alimente et on entretient convenablement la Calorification vitale. Par la Diététique bien ordonnée, on harmonise la Calorification vitale, l'Electrisation locomotive, l'Illumination sensoriale ; on proportionne aux besoins actuels des fonctions accessoires les rayonnements du Calorique pulmonaire, du Calorique cardiaque et artériel, du Calorique gastro-intestinal, du Calorique encéphalique, du Calorique des surfaces exhalantes, muqueuses et cutanées; on équilibre l'expansion du Fluide moteur et du Fluide sensible, dans les nerfs musculaires et sensitifs. La Diététique tâche de rétablir l'harmonie des fonctions, et de guérir : 1° en normalisant les rapports des modificateurs hygiéniques avec les courants divers du Calorique splanchnique et avec les différentes voies du Calorique exhalateur, qui ne doivent être ni trop concentrés ni trop relâchés ; et 2° en alimentant le Foyer Calorificateur, selon ses besoins actuels ; selon le vide ou la plénitude de l'Atmosphère calorique universelle ; selon les conditions pathologiques du Calorique général rayonnant et du Calorique local intégrant ; selon que ces deux agents de la vie sont ou trop retenus par des contractions phlegmasiques, ou trop dépensés par des dilatations atoniques. — Pour régulariser la vie et les fonctions dérangées, la Diététique emploie les choses naturelles, usuelles, domestiques, en concours avec les médicaments. Ainsi retenons que, pour aider à guérir, la Diététique

s'unit à la Matière médicale , et applique à l'organisme malade tous
les Agents de l'Hygiène , tels que l'air, les aliments, les boissons,
les vêtements , l'exercice, etc., qu'on doit proportionner toujours
aux exigences des *États fonctionnels morbides* coexistants, à ceux
de la Calorification vitale comme à ceux de la Caloricité locale , à
ceux de la Locomotion comme à ceux de la Motilité particlle, à
ceux de la Sensorialité comme à ceux de la Sensibilité locale. Ainsi
tous les *Ordres pathologiques*, sans exception , seront susceptibles
d'être heureusement modifiés par la Médication équilibrante.

ARTICLE 4. — *La Médication concentrante.*

La *Médication concentrante* , selon les divers cas de faiblesse ,
s'exerce dans des degrés différents : ou elle fortifie, ou elle stimule ,
ou elle exalte la Calorification vitale, et par elle toutes les fonctions
organiques et animales. La Médication concentrante s'opère : par
l'exercice , par l'augmentation des modificateurs , par le régime
analeptique, par les toniques , les astringents et les stimulants,
par les bains froids, aromatiques, sulfureux, par les applications
excitantes. — L'exercice fortifie , en resserrant les muscles , en
rétrécissant les capillaires , en contractant les pores interstitiels,
en enrayant le rayonnement du Calorique vasculaire, en entravant
son exhalation par la peau plus condensée. Alors la Calorification
centrale , trouvant moins de voies ouvertes pour dépenser son
Calorique rayonnant, en est plus saturée , en est plus activée ;
aussi elle se contracte davantage, s'accélère et se renforce. —
L'augmentation des modificateurs physiques, intellectuels et moraux, agit de la même manière. Puisque ces modificateurs impressionnent trop fortement l'exhalation du Calorique rayonnant, qui
s'opère par les viscères pulmonaires , cardiaques, intestinaux ,
cérébraux, cutanés, ils concentrent et entravent la dépense expansive du Calorique général par ces vastes soupiraux d'évaporation.
Conséquemment, la Calorification tend à concentrer à son profit
tout le Calorique qu'elle sécrète ; et comme les modificateurs
hygiéniques de ses débouchés exhalateurs, par leur excès de stimulation, empêchent ses dépenses , arrêtent ses transpirations ,
refoulent son Calorique dans son Foyer vital, la Calorification trop
surchargée de Calorique ne peut évidemment que s'en fortifier et
s'en exalter. C'est par le même mécanisme que les engorgements
inflammatoires excitent une Pyrexie d'autant plus vive qu'ils sont

plus vastes et plus longtemps résistants. — Le régime analeptique, en remplissant la Calorification d'Impondérables alimentaires surabondants, accélère sa Fonction combustive, augmente son Agent calorique, qui trouve déjà dans l'oxigène atmosphérique un moyen constant d'entretien. C'est pourquoi la Calorification vitale, fortement réparée, s'active et se fortifie. — Les toniques et les stimulants solubles, en fournissant à la Calorification des Impondérables encore plus abondants et plus vifs que les analeptiques, l'accélèrent, l'exagèrent, la stimulent, la surexcitent; ce qui accroît la densité de l'Atmosphère calorique générale, ce qui condense et tend fortement les courants de Calorique rayonnant; et ce qui dispose la Calorification aux réactions énergiques et ardentes, quand on a l'impéritie d'employer ces moyens stimulateurs dans les maladies aiguës et même dans les obstructions chroniques. — Les astringents, les bains froids, les liniments aromatiques, et tous les concentrants muqueux et cutanés, par leur impression trop crispante sur les téguments, resserrent trop fortement les voies externes d'exhalation du Calorique rayonnant, empêchent sa dépense et sa sortie du corps, le refoulent dans l'intérieur de l'organisme, augmentent la densité et la force expansive de l'Atmosphère calorique générale, tendent avec plus d'énergie les irradiations splanchniques du Calorique vital, font concentrer trop de Calorique dans l'Appareil nerveux de la Calorification; ce qui exalte sa Fonction combustive, ce qui accroît son irritabilité, ce qui la fait se contracter avec vigueur contre ses obstacles refoulants; ce qui la dispose aux réactions synergiques, aux efforts résolutifs, aux solutions critiques. — Ainsi la Médication concentrante renforce et surexcite la Calorification par deux sortes d'effets : 1° parce que les Concentrants solubles infusent dans nos Foyers fonctionnels une quantité considérable d'Impondérables nutritifs ou médicinaux; et 2° parce que les Concentrants impressionnants contractent et ferment les débouchés exhalateurs, refoulent et emprisonnent davantage le Calorique rayonnant, resserrent les solides, épaississent et retiennent les liquides, arrêtent et coercent les gaz. Alors la Calorification vitale, enrichie de plus de Calorique concentré, et nourrie par des fluides plus chargés d'Impondérables, se fortifie et se surexcite dans les proportions des stimulants employés : c'est de là que résultent, et la force médicinale de l'organisme, et le succès consécutif du traitement tonificateur. — La Médication concentrante est directement applicable aux *Ordres pathologiques* n°s 3 et 6, 9 et

12, 15 et 18, 21 et 24, 27 et 50, 55 et 56. Mais c'est avec les spécifiques qn'on les appliquerait encore aux *Ordres pathologiques* n⁰ˢ 4 et 10, 16 et 22, 28 et 54, s'il y avait affaiblissement fonctionnel.

Article 5. — *La Médication purifiante et révulsive.*

Nous avons réuni dans une seule Médication l'emploi des moyens *purifiants et révulsifs*, parce qu'ils sont utilisés le plus souvent ensemble, pour assainir, dégorger et reconstituer les Agents fonctionnels pervertis et les viscères altérés. La Médication purifiante et révulsive a un triple but : 1° Elle tend à purifier par les *spécifiques* les éléments dénaturants. 2° Elle cherche à détourner par des *révulsifs* et des *dérivatifs* les réactions et les tensions morbides du Calorique vital, les amas vicieux des liquides, les engorgements inflammatoires des solides. 5° Elle s'efforce aussi d'accumuler l'Agent calorique et les fluides, où l'on veut les diriger dans l'intérêt de la guérison. — La Méthode purifiante est applicable aux Eléments pathologiques n⁰ˢ 4 et 5, 10 et 11, 16 et 17, 22 et 23, 28 et 29, 54 et 55, c'est-à-dire, lorsque les Agents centraux de la Calorification, de la Locomotion et de la Sensorialité sont viciés sans fièvre ou avec fièvre, et lorsque les Agents locaux de la Caloricité, de la Motilité et de la Sensibilité partielles sont viciés sans inflammation ou avec inflammation. — Les laxatifs purifient l'organisme de ses scories hépatiques, spléniques, pancréatiques, muqueuses et saburrales, carboniques et biliaires. Les vomitifs sont des spoliatifs et des dérivatifs généraux pour la Calorification vitale, et des révulsifs particuliers pour les inflammations pulmonaires. Les purgatifs, qu'on emploie si fréquemment dans les affections chroniques qui ne siègent pas dans les intestins, sont des spoliatifs, des purificateurs et des révulsifs généraux. En favorisant et en augmentant les sécrétions du foie, de la rate et du pancréas, ils agissent à la fois sur les liquides artériels, veineux et lymphatiques, dont ces trois glandes sont les dépurateurs respectifs. Les diurétiques évacuent les résidus salins et terreux du sang, par l'excrétion urinaire. Les sudorifiques font sortir le Calorique brûlé et usé du corps, et font exhaler les miasmes gazeux par la peau. Les diffusibles font évaporer les Impondérables superflus et enivrants, les gaz asphyxiants, les principes infectieux, les virus contagieux. Les *Spécifiques* assainissants et reconstituants sont les dépuratifs amers, les sulfureux, les alcalins, les mercuriaux, les iodiques, les arsenicaux. Ils combattent, neutralisent et éliminent les principes viciants et virulents ; ils régénèrent, réparent et rétablissent leurs Agents fonctionnels et leurs instruments organiques altérés et troublés. Les épispastiques et les caustiques purifient, désobstruent, dérivent, révulsent et rongent.

Il est bien important de connaître les lois de la *dérivation* et de la *révulsion*. Ces deux phénomènes thérapeutiques ne doivent s'exercer sur les Pondérables gazeux, liquides et solides, que dans le but de soulager et de délivrer l'expansion des Impondérables centraux, rayonnants et locaux, de la Chaleur, de la Motilité et de la Sensibilité. — Pour l'expansion vitale du Calorique à travers les plexus et les nerfs gastro-intestinaux, hépatiques, spléniques, etc., on emploie les sangsues épigastriques, abdominales, anales, etc. On recourt aussi, selon les cas, aux laxatifs, aux vomitifs, aux purgatifs. On peut encore rubéfier le ventre, les cuisses ou les mollets. Pour l'expansion vitale du Calorique irradié dans les plexus pulmonaires, on utilise les saignées du bras, les expectorants ; les sudorifiques, si les causes morbides sont transpirables ; les vomitifs brusques et contro-stimulants ; les purgatifs, surtout pour les cas anciens ; les ventouses, les vésicatoires, les cautères, les sétons. — Pour l'expansion vitale du Calorique encéphalique, qui constitue et anime la Locomotion et la Sensorialité par sa transformation en Électricité et en Lumière, on saigne les saphènes ou les jugulaires, on met des ventouses scarifiées ou des sangsues à la nuque ou sous les apophyses mastoïdes, on prescrit les purgatifs, les lavements drastiques, les sinapismes, les vésicatoires au cou ou sur les jambes. — Pour l'expansion vitale du Calorique, qui rayonne dans les nerfs et dans les dépendances viscérales du plexus hypogastrique, on rétablit les menstrues par les emménagogues, les hémorrhoïdes par les aloétiques, les urines par les diurétiques, les fèces par les purgatifs ; et l'on peut dériver aussi par des sangsues à la vulve ou à l'anus, et par des vésicatoires abdominaux. — Pour l'expansion vitale du Calorique qui rayonne et s'exhale par les membranes artérielles, veineuses et lymphatiques, on spolie, on dérive, on révulse par les saignées, les vomitifs, les purgatifs, les diaphorétiques, les diurétiques et les exutoires.—Pour l'expansion vitale du Calorique rayonnant, qui s'exhale par les réseaux nerveux et vasculaires du derme, on agit directement sur lui par les sudorifiques, les fumigations, les onctions et les bains ; et on le modifie indirectement, en opérant sur la muqueuse gastro-intestinale des révulsions et des spoliations vomitives et purgatives. — Pour l'expansion vitale du Calorique rayonnant, qui perspire en si grande abondance par les réseaux nerveux et vasculaires de la muqueuse gastro-intestinale, on agit sur le derme par des sudorifiques, des frictions stimulantes, des bains salins, des vésicatoires. — Mais, généralement, il y a contre-indication des *révulsions* violentes dans les maladies aiguës, tandis qu'elles sont plus favorables dans la détente, dans la résolution et dans les cas chroniques. Et autant les grandes spoliations *dérivatives* peuvent être utiles dans les affections aiguës, autant elles sont nuisibles dans les cas de chronicité ; car alors c'est sur le mal même qu'il faut plutôt agir, par des saignées capillaires fréquentes, propres à désobtruer et à désenflammer les tissus affectés. Ce moyen sera d'autant plus sûr et prompt, qu'on aura respecté davantage les forces de la Calorification, et plus ménagé le Calorique et le sang des grands vaisseaux. — Quant à l'esprit qui doit guider dans les tentatives de *purification*, dans les cas aigus, il faudra agir avec la plus grande prudence. On commencera par les antiphlogistiques, par les *anticaloriques* propres à abattre la Fièvre et à amortir les inflammations ; ensuite, seulement, on recourera aux Purifiants, et encore à ceux qui ne pourront ni rallumer, ni exaspérer, ni entretenir les mouvements fébriles et phlegmasiques. Mais dans les cas chroniques et apyrétiques, on peut, d'emblée et sans inconvénient, administrer tous les *Purifiants* et tous les *Révulsifs* qui seront indiqués ; car c'est alors qu'ils procurent le plus de succès.

Article 6. — *Des médications spéciale et spécifique.*

Nous avons rangé, dans un même paragraphe, les Médications *spéciale* et *spécifique*, en raison des corrélations thérapeutiques qui existent entre elles. Cependant ces deux Méthodes, si elles sont analogues en apparence, sont loin d'être identiques dans leur but et dans leurs moyens. Voici en quoi elles diffèrent. La médication *spéciale* se compose de procédés curatifs, qui sont propres à traiter un État morbide particulier, mais qui peuvent être utiles aussi pour en modifier plusieurs autres. Tandis que la Médication *spécifique* n'embrasse que des agents médicinaux d'un caractère *sui generis*, et seulement applicables à un seul genre de maladies avec perversion identique, c'est-à-dire, à des États fonctionnels entachés de la même Viciation *spécifique.* Une affection spécifique est un état

d'altération particulière, soit des Agents fonctionnels centraux,
soit des agents fonctionnels locaux ; et alors les gaz, les humeurs
et les solides qui sont sous la dépendance de ces Impondérables
viciés, sont aussi altérés, mais secondairement. C'est pourquoi, à
mesure que les Impondérables fonctionnels se régénèrent par
l'action des Spécifiques, les Pondérables pervertis se reconstituent
et se normalisent aussi, mais consécutivement. — Les Médications
spéciale et spécifique ne peuvent agir sur nos Agents impondérables : 1° qu'en les *raréfiant*, 2° qu'en les *équilibrant*, 5° qu'en
les *concentrant*, 4° qu'en les *purifiant*. Comme toute tentative thérapeutique ne peut se baser que sur ces quatre Méthodes, il s'ensuit
que les Médications spéciale et spécifique y sont implicitement ren-
fermées. — La Médication spéciale est celle qui s'attache à modifier
telle fonction, par les moyens francs et contraires qui lui sont
propres. La Médication spécifique est celle qui s'efforce d'assainir
tel genre de viciation, par les Spécifiques régénérateurs qui lui
sont appropriés. — Nous allons donner quelques exemples d'application de ces deux Médications. — On agit spécialement sur le
Calorique cardiaque et artériel, ou sur la *circulation*, par les
saignées, les sangsues, les diurétiques, les évacuants intestinaux,
les sudorifiques, les étuves ; et l'on n'oubliera pas que tous ces
moyens agissent d'abord sur la Calorification vitale, avant de modifier le Calorique cardiaque qui impulse la circulation. On influence
le Calorique pulmonaire et la *respiration*, par les saignées, les ventouses, les vomitifs contre-stimulants, les purgatifs, les expectorants, les sudorifiques, les vésicatoires, les cautères. On modifie le
Calorique vital qui rayonne par les plexus gastro-intestinaux, et
qui opère la *digestion*, la sécrétion du mucus, la perspiration intestinale, au moyen des sangsues anales, épigastriques, abdominales ; et par les acidules, les émollients, les laxatifs, les vomitifs,
les purgatifs, les cataplasmes, les lavements, les emplâtres, les
vésicatoires. L'*absorption* est activée par les saignées, les évacuants, les étuves, les amers, les iodiques, les mercuriaux. Les
sécrétions sont excitées par leurs stimulants respectifs : c'est ainsi
que les diurétiques agissent plutôt sur les reins, les sudorifiques
sur la peau, les purgatifs sur les intestins et le foie, les sialagogues
sur les glandes salivaires, les errhins sur la pituitaire, les emménagogues sur l'utérus, les céphaliques sur les Agents fonctionnels de la Locomotion et de la Sensorialité. Voilà autant
d'exemples de la Médication *spéciale*. Mais tous ces effets médi-

cinaux sont francs, et on doit les rattacher : 1° soit à l'homogénéité
de nature et d'activité qui existe entre les Impondérables médicamenteux et les Impondérables intégrants des viscères excités ;
2° soit aux divers modes de réaction, que les efforts de coction
et d'élimination des molécules pharmaceutiques imposent à l'Appareil *calorificateur*, à ses irradiations splanchniques, aux activités locales et spéciales du Calorique vital, aux fonctions glandulaires, aux sécrétions, aux exhalations, aux excrétions. —
Nous allons voir que la Médication *spécifique* réclame à peu près
les mêmes explications. Le quinquina est *fébrifuge*, résolutif et
éliminateur, quand les éléments qui causent la fièvre sont solubles
et vaporisables, comme le sont les miasmes paludéens. C'est pourquoi la quinine et les antipériodiques échouent dans la fièvre
continue, qui tient à une phlogose. Les *antiscorbutiques* possèdent
intrinséquement des Impondérables médicinaux, énergiques et
récorporatifs, qui se changent en Calorique physiologique, pour
reconstituer les fonctions, les fluides et les solides. Le soufre, les
dépuratifs et les sudorifiques sont *antidartreux*, parce que l'expansion générale du Calorique qu'ils provoquent, entraine et dissipe
les scories humorales qui congestionnent, enflamment et dénaturent les fonctions de la peau. Tous les *antidotes* alexitères n'ont de
vertu que par la subtilité, l'ardeur et la grande expansibilité de
leurs *Impondérables* élémentaires, qui renforcent le Foyer vital,
qui aiguisent et multiplient le Calorique rayonnant, et donnent à
ce dernier la force de décomposer et d'entrainer les miasmes et les
venins. Les mercuriaux, les iodiques, les arsenicaux, doivent leurs
propriétés *spécifiques* à des *Impondérables* violents, qui sont bien
supérieurs en activité, même aux principes virulents de la syphilis,
des scrofules, des ulcères rongeants ; c'est pourquoi ils possèdent
la force consumante, reconstituante et *spécifique* qui les caractérise,
et qui les rend propres à combattre et à purifier les viciations vénériennes, strumeuses et cancéreuses. — Proclamons donc que, dans
tous les cas d'application des Médications spéciale et spécifique,
l'action thérapeutique ne s'opère jamais que par l'intervention
primitive de la Calorification vitale, qui est la Fonction pivotale de
la Physiologie saine et morbide, et que par l'intervention hiérarchique des Fluides calorique, moteur et sensible, dans lesquels les
Impondérables médicamenteux, spéciaux ou spécifiques, se transforment pour les renforcer, pour les régénérer, pour leur imprimer
leurs vertus chimiques, pour provoquer leurs réactions, leurs

coctions, leurs sécrétions, leurs crises, et enfin pour leur faire effectuer leurs opérations curatives.

ARTICLE 7. — *Conclusion sur les Médications générales.*

Avant la fondation de notre Impondéralisme, on n'avait aucune idée précise des Agents fonctionnels et distincts de la Calorification vitale, de la Locomotion, de la Sensorialité, et de la Caloricité, de la Motilité, de la Sensibilité locales. On ignorait la dépendance hiérarchique de ces Fonctions centrales et locales. On ne savait pas que tout l'ensemble de l'organisme, et ses Impondérables, et ses gaz, et ses liquides, et ses solides, et les opérations splanchniques, reposaient sur le Phénomène primordial et conditionnel de la Calorification vitale, et sur l'expansion de son Calorique au travers des nerfs et des plexus viscéraux. Alors on ne savait pas non plus que les Maladies vraiment *générales*, dans la plus grande extension du mot, tenaient à cette Calorification maintenant si bien définie. Ce sera donc uniquement à cette Fonction radicale et suprême, qu'on rapportera les Médications générales que nous avons nommées *raréfiante ou affaiblissante, équilibrante ou conservatrice, concentrante ou stimulante, purifiante et révulsive, spéciale et spécifique.* En effet, tous les effets, même les plus circonscrits, même les plus locaux de ces Médications, retentissent jusqu'au centre de l'Appareil *calorificateur*, pour modifier son Impondérable fonctionnel, et pour influencer sa Combustion vitale. Je suis donc parvenu à préciser cette idée, que c'est la *Calorification* vitale elle-même ou la Fonction capitale de la *Vie*, que l'on veut influencer par l'usage des *Médications générales*. Comme la science aura maintenant ce point fixe de but et de modification, elle ne s'égarera plus désormais dans des applications vagues sur des Forces indéfinies et métaphysiques, comme la force vitale des Vitalistes, leur Archée, leur Excitabilité, leur Irritabilité, leur Innervation, etc. Toutes les fois qu'on voudra pratiquer une Médication générale, ce sera donc l'Agent *Impondérable* central et fonctionnel de la *Calorification vitale*, qu'on cherchera à modifier. Alors on sentira qu'on peut le traiter heureusement, par des *éléments* et des forces *chimiques*, analogues à sa nature et à son activité chimiques. Alors la Médecine comprendra qu'elle entre dans une ère nouvelle d'application positive et d'appréciation certaine ; elle comprendra qu'elle quitte les régions nuageuses des abstractions antiques, pour aborder sur le terrain plus ferme des *Eléments chimiques,* et des *Impondérables* physiologiques, hygiéniques, pathologiques, médicinaux et physiologico-thérapeutiques. Alors la Médecine pressentira qu'elle est près du rationalisme, de la vérité et de la certitude ; et que pour arriver à sa perfection finale, elle n'a plus besoin que de poursuivre ses recherches et que de rallier ses travaux, sous le flambeau et sous la bannière de l'Impondéralisme.

Mais si les Médications générales ne se rapportent qu'à la Fonction primordiale et suprême de la Calorification vitale, on sent bien qu'il n'y a pas qu'elle à soigner dans l'organisme ; puisqu'il y y encore, en dehors d'elle, les Fonctions centrales de l'Electrisation locomotive et de l'Illumination sensoriale, et les Fonctions viscérales de la Caloricité, de la Motilité et de la Sensibilité partielles. Quoique, par les Médications générales, on influence directement et primitivement la Calorification vitale, et que, par cette dernière, on modifie aussi consécutivement les autres Fonctions de la Motilité et de la Sensibilité, on doit comprendre que les *Médications générales* seraient insuffisantes pour traiter convenablement et particulièrement ces dernières ; et si l'on n'avait qu'elles, leur application serait trop vague, et le praticien serait trop souvent embarrassé. Il est donc nécessaire de rendre la science plus positive, plus précise, et de la rapprocher autant que possible de la certitude mathématique. A cet effet, il faut particulariser davantage les Médications ; il faut les approprier à tous les *Etats fonctionnels morbides,* il faut les diviser en autant d'*Ordres thérapeutiques* qu'il existe d'*Eléments nosogéniques.* Or, comme nous avons reconnu trente-six *Etats fonctionnels pathologiques*, nous avons créé aussi trente-six *Méthodes curatives,* qui leur sont directement correspondantes, et qui seront propres à les combattre respectivement, et, pour ainsi dire, corps à corps. C'est la description de ces trente-six Méthodes nouvelles, qui constituera la *Thérapeutique* que les classiques ont appelée *spéciale,* par antithèse à la *générale.*

Article 8. — *Réunion du Cadre pathologique et du Cadre thérapeutique.*

De même que la Pathologie, par l'analyse séméiotique des symptômes, nous a démontré dans les *Agents fonctionnels* l'existence possible de leurs trente-six *Etats morbides* constitutifs du Cadre pathologique ; de même la Thérapeutique embrassera, dans sa Classification, trente-six *Méthodes curatives,* qui seront respectivement appropriées à chacun de ces trente-six Etats fonctionnels morbides. Et pour mieux faire sentir les correspondances qui enchaînent les Méthodes curatives aux Etats morbides, nous allons réunir dans un même tableau le Cadre pathologique et le Cadre thérapeutique.

CADRE PATHOLOGIQUE.

1re Classe. — Etats fonctionnels morbides de la Calorification vitale, ou de l'Agent impondérable qui produit la Chaleur générale.

1 — 1er Ordre. Exaltation sans fièvre

2 — 2e   —   Exaltation avec fièvre

5 — 5e   —   Affaiblissement
4 — 4e   —   Viciation sans fièvre

5 — 5e   —   Viciation avec fièvre

6 — 6e   —   Abolition

> de la Calorification vitale, ou de l'Agent fonctionnel qui sécrète la Chaleur générale.

2e Classe. — Etats fonctionnels morbides de la Vitalité partielle, de la Caloricité viscérale, ou de l'Agent impondérable qui produit la Chaleur locale.

7 — 1er Ordre. Exaltation sans inflammation

8 — 2e   —   Exaltation avec inflammation

9 — 5e   —   Affaiblissement
10 — 4e   —   Viciation sans inflammation

11 — 5e   —   Viciation avec inflammation

12 — 6e   —   Abolition

> de la Vitalité partielle, ou de l'Agent fonctionnel qui cause la Caloricité locale.

5e Classe. — Etats fonctionnels morbides de l'Electrisation, de la Locomotion, ou de l'Agent impondérable qui produit la Motilité générale.

13 — 1er Ordre. Exaltation sans fièvre

14 — 2e   —   Exaltation avec fièvre

15 — 3e   —   Affaiblissement
16 — 4e   —   Viciation sans fièvre

17 — 5e   —   Viciation avec fièvre

18 — 6e   —   Abolition

> de l'Electrisation, de la Locomotion, ou de l'Agent fonctionnel qui cause la Motilité générale.

CADRE THÉRAPEUTIQUE.

1re Classe. — Thérapeutique des Etats fonctionnels morbides de l'Agent de la Calorification vitale, ou de la Chaleur centrale.

1 — 1er Ordre. Méthode affaiblissante de l'Exaltation sans fièvre

2 — 2e — Méthode affaiblissante de l'Exaltation avec fièvre

5 — 5e — Méthode fortifiante de l'Affaiblissement

4 — 4° — Méthode purifiante de la Viciation sans fièvre

5 — 5e — Méthode purifiante de la Viciation avec fièvre

6 — 6e — Méthode ressuscitante de l'Abolition

> de l'Agent fonctionnel calorificateur, ou de la Vie, de la Chaleur générale.

2e Classe. — Thérapeutique des Etats fonctionnels morbides de l'Agent impondérable de la Vitalité locale, ou de la Chaleur partielle.

7 — 1er Ordre. Méthode affaiblissante de l'Exaltation sans inflammation

8 — 2e — Méthode affaiblissante de l'Exaltation avec inflammation

9 — 5e — Méthode fortifiante de l'Affaiblissement

10 — 4e — Méthode purifiante de la Viciation sans inflammation

11 — 5e — Méthode purifiante de la Viciation avec inflammation

12 — 6e — Méthode ressuscitante de l'Abolition

> de l'Agent impondérable de la Caloricité locale.

5e Classe. — Thérapeutique des Etats fonctionnels morbides de l'Agent impondérable de l'Electrisation, ou de la Motilité générale.

15 — 1er Ordre. Méthode affaiblissante de l'Exaltation sans fièvre

14 — 2e — Méthode affaiblissante de l'Exaltation avec fièvre

15 — 5e — Méthode fortifiante de l'Affaiblissement

16 — 4e — Méthode purifiante de la Viciation sans fièvre.

17 — 5e — Méthode purifiante de la Viciation avec fièvre

18 — 6e — Méthode ressuscitante de l'Abolition

> de l'Agent impondérable qui produit la Locomotion, ou la Motilité générale.

SUITE DU CADRE PATHOLOGIQUE.

4ᵉ Classe. — Etats fonctionnels morbides de l'Agent impondérable qui cause la Motilité locale.

19 — 1ᵉʳ Ordre. Exaltation sans inflammation

20 — 2ᵉ   —   Exaltation avec inflammation

21 — 3ᵉ   —   Affaiblissement
22 — 4ᵉ   —   Viciation sans inflammation

23 — 5ᵉ   —   Viciation avec inflammation

24 — 6ᵉ   —   Abolition

> du Fluide moteur partiel, ou de l'Impondérable qui cause la Motilité locale.

5ᵉ Classe. — Etats fonctionnels morbides de l'Illumination mentale, de la Sensorialité, ou de l'Agent impondérable qui sécrète la Sensibilité générale.

25 — 1ᵉʳ Ordre. Exaltation sans fièvre

26 — 2ᵉ   —   Exaltation avec fièvre

27 — 3ᵉ   —   Affaiblissement
28 — 4ᵉ   —   Viciation sans fièvre

29 — 5ᵉ   —   Viciation avec fièvre

30 — 6ᵉ   —   Abolition

> de la Sensorialité, de l'Agent impondérable qui produit le Sentiment et la Sensibilité générale.

6ᵉ Classe. — Etats fonctionnels morbides de la Sensibilité locale, ou de l'Agent impondérable qui cause la Sensibilité partielle.

31 — 1ᵉʳ Ordre. Exaltation sans inflammation

32 — 2ᵉ   —   Exaltation avec inflammation

33 — 3ᵉ   —   Affaiblissement
34 — 4ᵉ   —   Viciation sans inflammation

35 — 5ᵉ   —   Viciation avec inflammation

36 — 6ᵉ   —   Abolition

> de la Sensibilité partielle, ou de l'Agent impondérable qui produit la Sensibilité locale.

SUITE DU CADRE THÉRAPEUTIQUE.

4ᵉ Classe. — Thérapeutique des Etats fonctionnels morbides du Fluide impondérable, qui cause la Motilité locale.

19 — 1ᵉʳ Ordre. Méthode affaiblissante de l'Exaltation sans inflammation
20 — 2ᵉ — Méthode affaiblissante de l'Exaltation avec inflammation
21 — 3ᵉ — Méthode fortifiante de l'Affaiblissement
22 — 4ᵉ — Méthode purifiante de la Viciation sans inflammation
23 — 5ᵉ — Méthode purifiante de la Viciation avec inflammation
24 — 6ᵉ — Méthode ressussitante de l'Abolition

> du Fluide moteur partiel, qui produit la Motilité locale.

5ᵉ Classe. — Thérapeutique des Etats fonctionnels morbides de l'Illumination mentale, de la Sensorialité, ou de l'Impondérable central qui cause la Sensibilité générale.

25 — 1ᵉʳ Ordre. Méthode affaiblissante de l'Exaltation sans fièvre
26 — 2ᵉ — Méthode affaiblissante de l'Ealtation avec fièvre
27 — 3ᵉ — Méthode fortifiante de l'Affaiblissement
28 — 4ᵉ — Méthode purifiante de la Viciation sans fièvre
29 — 5ᵉ — Méthode purifiante de la Viciation avec fièvre
30 — 6ᵉ — Méthode ressussitante de l'Abolition

> de l'Agent impondérable de la Sensorialité, qui cause le Sentiment et la Sensibilité générale.

6ᵉ Classe. — Thérapeutique des Etats fonctionnels morbides de l'Agent impondérable partiel, qui produit la Sensibilité locale.

31 — 1ᵉʳ Ordre. Méthode affaiblissante de l'Exaltation sans inflammation
32 — 2ᵉ — Méthode affaiblissante de l'Exaltation avec inflammation
33 — 3ᵉ — Méthode fortifiante de l'Affaiblissement
34 — 4ᵉ — Méthode purifiante de la Viciation sans inflammation
35 — 5ᵉ — Méthode purifiante de la Viciation avec inflammation
36 — 6ᵉ — Méthode ressuscitante de l'Abolition

> du Fluide sensible partiel, qui cause la Sensibilité locale.

Faisons observer que l'inspection des deux Tableaux précédents suffit pour faire voir les rapports directs, qui existent entre les *six classes* et *les trente-six Ordres du Cadre pathologique*, et *les six Classes* et *les trente-six Méthodes curatives du Cadre thérapeutique*. Les correspondances sont parfaites, c'est-à-dire, les trente-six Méthodes curatives sont parallèlement appropriées aux trente-six Etats pathologiques. C'est sur cette corrélation intime de chaque *Elément morbide* avec son *Elément curatif*, que se baseront la facilité et la certitude de la Thérapeutique ; puisque, si le *diagnostic* d'une maladie quelconque s'établit par la somme des numéros des Etats morbides coexistants, qui forment cette maladie, le *traitement* s'établira de même par la somme des numéros des Méthodes curatives, qui correspondront directement aux Etats morbides coexistants. Désormais le Traitement ne sera donc plus ni difficile, ni conjectural, puisqu'il sera indiqué naturellement et mathématiquement par le Diagnostic.

ARTICLE 9. — *Application de la Glossologie de l'Impondéralisme à la Thérapeutique.*

Dans l'*Exposition de la Doctrine des Impondérables*, publiée en 1852, nous avions voulu éviter les abstractions médicales et les longueurs des périphrases employées pour exprimer les Etats morbides et leur Méthodes curatives. Mais nous avons déjà fait observer que la nouveauté de notre Dialecte avait rebuté les Médecins, qui ne paraissent plus s'attacher aux études sérieuses, et qui ne demandent que des lectures faciles. Cependant, comme nous pressentons que la science finira par se simplifier et par se préciser, et comme nous espérons qu'elle ne pourra se compléter et se perfectionner que par l'Impondéralisme, nous croyons, dans ce chapitre, que les esprits superficiels pourront d'ailleurs passer, devoir appliquer notre *Vocabulaire doctrinal* au Cadre thérapeutique, de même que, dans l'Article 58 de la Pathologie, nous l'avons déjà appliqué au Cadre pathologique. Nous allons donc réunir, dans un même Tableau, les Cadres pathologique et thérapeutique, exprimés dans les termes *néologiques* de l'Impondéralisme. On verra que les Dénominations adaptées aux *trente-six Etats fonctionnels morbides* exprimeront, à la fois, et l'Impondérable fonctionnel qui est malade, et la Modification pathologique qu'il subit. Et l'on verra encore que les Dénominations adaptées aux *trente-six Méthodes curatives* exprimeront, à la fois, et l'Impondérable fonctionnel que l'on traite, et sa modification morbide que l'on combat. Certes, un langage aussi indicatif et aussi précis ne peut que prévaloir sur les *abstractions et les circonlocutions* qu'on est obligé d'employer pour exprimer tant de choses et tant d'idées, c'est-à-dire, pour exprimer, à la fois, en termes vulgaires, et les Agents fonctionnels, et leurs Modifications morbides, et les Médications spéciales que leurs divers genres de nature et d'activité réclament.

RÉUNION

DU CADRE PATHOLOGIQUE ET DU CADRE THÉRAPEUTIQUE,

EXPRIMÉS DANS LE DIALECTE DE L'IMPONDÉRALISME.

1re Classe. *Pyropathie.*

1. 1er Ordre. Hyperpyrisme.
2. 2e — Pyrexie.
3. 3e — Hypopyrisme.
4. 4e — Cacopyrisme.
5. 5e — Cacopyrexie.
6. 6e — Apyrisme.

2e Classe. *Phloxopathie.*

7. 1er Ordre. Hyperphloxie.
8. 2e — Phlogose.
9. 3e — Hypophloxie.
10. 4e — Cacophloxie.
11. 5e — Cacophlogose.
12. 6e — Aphloxie.

3e Classe. *Electropathie.*

13. 1er Ordre. Hyperélectrisme.
14. 2e — Electrexie.
15. 3e — Hypoélectrisme.
16. 4e — Cacoélectrisme.
17. 5e — Cacoélectrexie.
18. 6e — Abélectrisme.

1re Classe. *Pyrothérapie.*
MÉTHODES :

1. 1er Ordre. Hypopyrisante.
2. 2e — Antipyrétique.
3. 3e — Hyperpyrisante.
4. 4e — Anticacopyrique.
5. 5e — Anticacopyrétique.
6. 6e — Antiapyrique.

2e Classe. *Phloxothérapie.*
MÉTHODES :

7. 1er Ordre. Hypophloxante.
8. 2e — Antiphlogosique.
9. 3e — Hyperphloxante.
10. 4e — Anticacophloxique.
11. 5e — Anticacophlogosique.
12. 6e — Antiaphloxique.

3e Classe. *Electrothérapie.*
MÉTHODES :

13. 1er Ordre. Hypoélectrisante.
14. 2e — Antiélectrétique.
15. 3e — Hyperélectrisante.
16. 4e — Anticacoélectrique.
17. 5e — Anticacoélectrétique.
18. 6e — Antiabélectrique.

4e Classe. *Phosopathie.*	4e Classe. *Phosothérapie.*
	Méthodes :
19. 1er Ordre. Hyperphosie.	19. 1er Ordre. Hypophosante.
20. 2e — Phosose.	20. 2e — Antiphososique.
21. 3e — Hypophosie.	21. 3e — Hyperphosante.
22. 4e — Cacophosie.	22. 4e — Anticacophosique.
23. 5e — Cacophosose.	23. 5e — Anticacophososique.
24. 6e — Aphosie.	24. 6e — Antiaphosique.

5e Classe. *Lucopathie.*	5e Classe. *Lucothérapie.*
	Méthodes :
25. 1er Ordre. Hyperlucisme.	25. 1er Ordre. Hypolucisante.
26. 2e — Lucexie.	26. 2e — Antilucétique.
27. 3e — Hypolucisme.	27. 3e — Hyperlucisante.
28. 4e — Cacolucisme.	28. 4e — Anticacolucique.
29. 5e — Cacolucexie.	29. 5e — Anticacolucétique.
30. 6e — Alucisme.	30. 6e — Antialucique.

6e Classe. *Aristophosopathie.*	6e Classe. *Aristophosothérapie.*
	Méthodes :
31. 1er Ordre. Hyperaristophosie.	31. 1er Ordre. Hypoaristophosante.
32. 2e — Aristophosose.	32. 2e — Antiaristophososique.
33. 3e — Hypoaristophosie.	33. 3e — Hyperaristophosante.
34. 4e — Cacoaristophosie.	34. 4e — Anticacoaristophosique.
35. 5e — Cacoaristophosose.	35. 5e — Anticacoaristophososique.
36. 6e — Abaristophosie.	36. 6e — Antiabaristophosique.

Nous pourrions motiver la légitimité des Termes néologiques de ces deux Tableaux, par les considérations suivantes :

1° En parlant des six Classes pathologiques, n'est-il pas plus simple et plus exact de dire : Pyropathie, Phloxopathie, Electropathie, Phosopathie, Lucopathie, Aristophosopathie, au lieu de dire : Maladies de la Chaleur générale, de la Chaleur locale, de la Motilité générale, de la Motilité locale, de la Sensibilité générale, de la Sensibilité locale ? Attendu que les mots Chaleur, Motilité, Sensibilité, soit générales, soit locales, n'expriment que des Effets, font abstraction des Causes, et font même considérer ces Effets comme étant les Causes fonctionnelles elles-mêmes. Ce langage des Métaphysiciens est donc impropre, inexact et trompeur. Tandis que nos termes ont le triple avantage d'exprimer, et l'Agent fonctionnel lui-même, et sa nature chimique, et l'extension de sa Fonction.

2° En parlant des six Ordres pathologiques de la Chaleur générale, n'est-il pas plus simple et plus exact de dire : Hyperpyrisme, Pyrexie, Hypopyrisme, Cacopyrisme, Cacopyrexie, Apyrisme ; au lieu d'Exaltation sans fièvre, d'Exaltation avec fièvre, d'Affaiblissement, de Viciation sans fièvre, de Viciation avec fièvre, d'Abolition de la Chaleur générale? Attendu que ces dernières expressions vulgaires n'indiquent que des idées métaphysiques et des effets fonctionnels ; tandis que nos termes techniques signifient que c'est l'Agent suprême de la causalité et de la vitalité générales qui est lui-même malade, et dans son mode d'activité et dans son essence même.

5° Ces observations, faites pour les six Ordres pathologiques de la Chaleur générale, sont également applicables aux six Ordres morbides de la Chaleur locale, à ceux de la Motilité générale et locale, et à ceux de la Sensibilité générale et locale. — Si l'on prend un Etat morbide quelconque de notre Cadre pathologique, comme le mot *Pyrexie* n° 2, par exemple, ne sentons-nous pas que ce mot, par lui-même, annonce que l'Agent de la Chaleur générale est non-seulement malade, m is qu'il est encore fébricité. Si c'est le mot *Phlogose* n° 8, n'indi e-t-il pas que c'est l'Agent de la Chaleur locale qui est non-seulement malade, mais qui est encore enflammé ? Eh bien ! si ces deux expressions ont paru vraies et sont consacrées depuis la plus haute antiquité, quoiqu'on n'y ait jamais songé à l'Impondéralisme, pourquoi donc ne pas en adopter de semblables pour dénommer des Etats fonctionnels morbides ; que les découvertes successives de la science sont appelées à révéler et à consacrer? Quand nous disons *Hypoélectrisme* n° 15, ce mot n'exprime-t-il pas très-bien que c'est l'Agent de la Motilité générale qui est non-seulement malade, mais qui est encore affaibli dans son activité fonctionnelle, dans son effectuation de la locomotion, dans sa sécrétion et son dégagement du fluide homogène qui produit la Motilité générale ? Si nous prenons les mots *Cacolucexie* et *Cacoaristophosose* n°s 29 et 35, est-ce qu'ils n'expriment pas très-bien, le premier, que l'Agent de la Fonction sensoriale est à la fois dénaturé et fébricité, et le second, que l'Agent de la Sensibilité locale est à la fois perverti et enflammé? Eh bien! ce que nous disons des termes que nous venons de prendre pour exemples, n'est-il pas aussi bien applicable à toutes les autres dénominations de nos États fonctionnels pathologiques; et faut-il que le style médical reste toujours embourbé dans les périphrases, et obscurci par les abstractions? Pour la science actuelle, que veulent dire les mots : *fièvre*, inflammation, affection spécifique, surexcitation nerveuse, irritation sécrétoire, molimen hémorrhagique, sthénie viscérale, atonie, paralysie, et tant d'autres termes vagues, abstraits, obscurs, qui ne reposent que sur des utopies creuses et vieillies, sur une logomachie vicieuse, sur des effets sans Causes ni chimiques, ni physiques, comme les propriétés vitales? Est-ce que dans un siècle de Positivisme comme le nôtre, où la chimie soumet tout au creuset et où la physique mesure même la quantité et la tension du Calorique et de l'Électricité, on peut se permettre encore d'expliquer les forces et les phénomènes par des expressions abstraites, quand on voit, par l'expérience, que tout ce qui se fait dans l'Univers, ne s'opère que par des Agents concrets et des activités moléculaires? Bannissons donc la Métaphysique de la science ; ne rattachons notre esprit qu'à des Causes réelles, ou qu'à des Agents chimiquement fonctionnels ; appuyons notre langage sur des mots concrets et fidèles qui expriment, à la fois, et la nature de ces Agents, et leurs Modes divers d'activité.

4° **Ce** que nous venons de dire pour le Cadre pathologique, nous pouvons encore l'appliquer au Cadre thérapeutique. — Ainsi, en parlant des six Classes curatives, n'est-il pas plus simple et plus commode de dire : Pyrothérapie, Phloxothérapie, Électrothérapie, Phosothérapie , Lucothérapie , Aristophosothérapie ; plutôt que **Thérapeutique** de la Chaleur centrale, de la Chaleur locale, de la **Motilité** centrale, de la Motilité locale, de la Sensibilité centrale, de la Sensibilité locale ? Attendu que ce n'est ni la Chaleur, ni la Motilité, ni la Sensibilité générales et locales, que l'on traite ; attendu que ces Propriétés vitales n'ont jamais été que des abstractions sans corps, ou que des effets physiologiques sans Causes effectives connues. Tandis que nos Termes techniques expriment que l'on traite des Agents impondérables de Causalité ; et signifient qu'on distingue leur nature , leur activité chimique et leur siége. Notre Vocabulaire néologique est donc préférable au langage métaphysique aujourd'hui généralement employé.

5° **En** parlant des six Ordres thérapeutiques de la Chaleur générale, n'est-il pas plus simple et plus exact de dire : Méthodes hypopyrisante, antipyrétique, hyperpyrisante, anticacopyrique, anticacopyrétique, apyrique, au lieu de Méthodes curatives de l'Exaltation sans fièvre, de l'Exaltation avec fièvre, de l'Affaiblissement, de la Viciation sans fièvre, de la Viciation avec fièvre, de l'Abolition de la Chaleur générale? Attendu que ces dernières expressions vulgaires ne rappellent encore que des choses métaphysiques et que des effets fonctionnels ; tandis que nos mots techniques signifient que c'est l'*Agent de la causalité* et de la vitalité générales, qu'on traite, non-seulement selon sa nature chimique et selon sa fonction physiologique, mais encore selon ses divers degrés d'activité et de viciation morbides.

6° Ces observations, faites pour les six Ordres thérapeutiques de la Chaleur générale, sont également applicables aux six Ordres thérapeutiques de la Chaleur locale, à ceux de la Motilité générale et locale, à ceux de la Sensibilité générale et locale. — Si l'on prend une Méthode curative quelconque de notre Cadre thérapeutique, comme la Méthode *antipyrétique* n° 2, par exemple, ne comprenons-nous pas que cette expression, par elle-même, indique que la médication porte, non-seulement sur l'Agent fonctionnel de la Chaleur générale, mais encore sur son mode morbide d'activité qui est fébrile? Si nous prenons pour exemple la Méthode *antiphlogosique* n° 2, cette dénomination n'annonce-t-elle pas que c'est l'Agent de la Chaleur locale qui est traité, non-seulement dans sa nature calorique, mais encore dans son activité inflammatoire? Si ces deux Méthodes vous paraissent convenablement nommées, et si la science les a déjà, en quelque sorte, consacrées par les expressions équivalentes, mais moins fidèles, des Méthodes fébrifuge et antiphlogistique, pourquoi ne pas adopter des mots analogues, pour spécifier les autres Méthodes curatives, et pour les adapter individuellement aux Agents fonctionnels eux-mêmes, en même temps qu'aux conditions actuelles de leur nature et de leur activité morbides? Quand nous disons Méthode *hyperélectrisante* n° 15, est-ce que ce mot n'exprime pas très-bien, d'après les explications et les conventions linguistiques de notre Physiologie, que c'est l'Agent électrique de la Motilité générale que l'on traite, et dans sa nature chimique, et dans son affaiblissement pathologique? Si nous admettons les Méthodes *anticacolucique* et *anticacolucétique* n°ˢ 28 et 29, pour exprimer les Médications de la Sensibilité générale viciée sans fièvre, et de la Sensibilité générale viciée avec fièvre, les racines communes de ces deux mots n'indi-

quent-elles pas directement que c'est l'Agent vicié de la Sensibilité
générale que l'on traite ; tandis que leurs *désinences* différencielles et
conventionnelles signifient suffisamment que la première Méthode
n° 28 traite cet Agent vicié étant sans fièvre, et que la seconde Méthode n° 29 traite cet Agent vicié étant exalté fébrilement ? Eh bien !
ce que nous venons de dire des Méthodes curatives précitées, nous
pourrions l'appliquer à chacune de toutes les autres de notre Cadre
thérapeutique ; car elles sont toutes bien nommées, bien appropriées et également justifiées. Concluons donc que notre Vocabulaire doctrinal, qui n'offre de difficultés que dans ses *six racines* et
dans ses *six désinences néologiques*, est le langage le plus positif et le
le plus exact, et qu'il n'a pas l'inconvénient de porter sur des
abstractions, comme les Propriétés vitales, ni sur des effets sans
causes, comme les Entités fièvre, inflammation, irritation, atonie,
spasmes, névralgies, etc. Les grands avantages du dialecte de l'Impondéralisme sont : 1° de spécifier quel est l'Agent causal et fonctionnel qui est malade ; 2° d'exprimer sa nature chimique ; 3° de
faire connaître son office physiologique ; 4° de signifier son degré
d'activité morbide ; 5° d'indiquer si son essence est franche ou si
elle est viciée ; 6° de détruire l'entité maladie ; 7° d'enlever aux
gaz, aux liquides et aux solides l'initiative d'être malades ; 8° de
rattacher uniquement aux Impondérables fonctionnels , centraux
et locaux, les conditions primitives des maladies ; 9° de considérer
ees conditions morbides primitives , non-seulement comme les
attributs des Impondérables physiologiques, mais encore comme
leurs modifications moléculaires, comme leurs troubles élémentaires, comme leurs altérations chimiques et dynamiques. Par les
mêmes raisons, les avantages de notre Dialecte doctrinal retentiront dans le langage de la Thérapeutique ; et les noms de nos
Méthodes curatives exprimeront qu'elles s'adressent : 1° aux Agents
de causalité fonctionnelle ; 2° à leur nature chimique ; 3° à leur
office physiologique ; 4° à leurs degrés d'activité pathologique ; 5° à
leur essence franche ou viciée ; 6° primitivement, aux conditions
morbides et élémentaires des Impondérables ; 7° consécutivement,
aux conditions morbides secondaires des gaz , des liquides et des
solides ; 8° non aux abstractions pathologiques, appelées fièvre,
irritation, inflammation , atonie , hémorrhagie, hydropisie, névrose, sans qu'on rattache ces idées métaphysiques à des agents
concrets de causalité ; 9° non aux entités fièvre typhoïde, petite-
vérole, scarlatine, pneumonie, gastrite, gastralgie, asthme, hé-

moptysie , ménorrhagie , emphysème , météorisme , pléthore , chlorose, scrofules, phthisie, splénisation, hépatisation, squirrhe, transformation, etc., sans qu'on rattache analytiquement ces symptômes complexes des gaz, des liquides et des solides, aux Agents fonctionnels, ou aux Impondérables conditionnels qui les causent primitivement. Notre langage doctrinal tend à faire sentir et à établir : que toutes les maladies, telles quelles ont été expliquées jusqu'aujourd'hui dans les Nosographies existantes, ne sont pas des Êtres d'une seule pièce, ne sont pas des individualités entières , mais ne sont que des groupes d'*Eléments pathologiques* , combinés multiplement ; et qu'il n'existe pas d'autres Eléments nosogéniques primitifs, que les *trente-six Etats fonctionnels morbides*, constitutifs de notre Cadre pathologique. Dans toute Maladie qui se présentera, on analysera donc individuellement tous les Etats fonctionnels morbides qui la composeront ; on les inscrira le, uns au-dessous des autres, selon leur ordre hiérarchique ; on considérera leur somme comme l'expression exacte du *diagnostic ;* et on leur appliquera, comme *traitement* indiqué et complet , toutes les Méthodes curatives qui leur correspondront directement dans notre Cadre thérapeutique. C'est ainsi que l'on pratiquera la *Médecine analytique* des *Impondérables fonctionnels*, ou des véritables *Eléments* primitifs des Maladies, et non la *Médecine* symptomatique, conjecturale et empirique des abstractions , des entités , des effets consécutifs, des gaz, des liquides, des solides.

Pour compléter notre Réforme doctrinale, nous n'avons plus qu'à décrire les *trente-six Méthodes curatives*, qui sont propres à régulariser respectivement les *trente-six Eléments morbides* de toutes les affections possibles : ce qui est du ressort de la *Thérapeutique spéciale.*

ARTICLE 10. — *Premier Elément thérapeutique, ou Méthode curative n° 1, propre à combattre l'Exaltation sans fièvre de la Chaleur générale.*

Toutes les fois qu'un organisme malade présentera une augmentation non fébrile de la Chaleur générale, il faudra considérer ce phénomène comme le *signe* de l'existence du premier Elément pathologique, et par conséquent comme l'*indication* qui nécessite l'emploi du premier Elément thérapeutique, ou de la Méthode curative n° 1. Mais ce n'est pas la Chaleur générale qu'on s'attachera à traiter, parce que cette Chaleur générale n'est qu'un effet

et le produit d'une Fonction. C'est donc l'Agent impondérable qui
cause cette Fonction, qu'on cherchera à modifier. Cet Impondérable est le Calorique central, qui sature l'Appareil calorificateur,
qui produit la Calorification et la Vie, qui sécrète la Chaleur générale, qui dégage le Calorique rayonnant dans les nerfs et les plexus
splanchniques, dans les gaz, les liquides et les solides, dans toutes
les voies d'exhalations, dans tous les viscères exécuteurs des opérations auxiliaires, vitales et animales. Lors donc que le Calorique
central sera *exalté* franchement et sans fièvre, on considérera son
Etat fonctionnel morbide comme l'Elément pathologique n° 1, qui
appelle l'emploi de la Méthode curative n° 1. Les moyens dont se
compose cette Méthode sont : le régime blanc, les aliments et les
boissons les moins chargés d'Impondérables intrinsèques ; les saignées ; les sangsues et les ventouses scarifiées, placées sur les
engorgements qui font obstacle à la diffusion et à la dépense du
Calorique général ; les acidules, les tempérants, les mucilagineux,
tous les émollients, les bains tièdes ; les tisanes nitrées et tartarisées, les laxatifs doux, les sels neutres très-étendus d'eau fraîche ;
les lotions et les injections adoucissantes, les bains de vapeurs.
Ces moyens calment la Combustion vitale, ralentissent la Calorification, saturent son Agent calorique, diminuent les gaz, délayent
les liquides, relâchent les solides. Ils affaiblissent l'activité du
Foyer calorificateur, raréfient l'Atmosphère du Calorique général,
abaissent la température universelle, détendent les expansions et
les réactions du Calorique vital dans les cavités splanchniques. Ils
débilitent aussi chimiquement le Calorique local, et leur action
retentit consécutivement sur les Impondérables fonctionnels de la
Locomotion et de la Sensorialité. Les saignées, les sangsues anales,
les *anticaloriques* tempérants et émollients, relâchent et ralentissent le Foyer vital, en dissipant les contractions texturales, en
enlevant les engorgements, en dissipant les plénitudes vasculaires
et viscérales, en détruisant les résistances qui refoulaient et con-
centraient trop le Calorique rayonnant sur la Calorification surexcitée. Alors son Agent impondérable diminue d'activité, reprend
son degré d'action fonctionnelle, et en se régularisant, il normalise
du même coup l'exaltation de la Chaleur générale, qui n'est que
son effet direct. — On emploie la Méthode curative n° 1 toutes les
fois que la *Calorification est surexcitée sans fièvre ;* elle s'adressera
uniquement à cet *Elément* des maladies, sans préjudice des autres
Méthodes que pourraient réclamer les autres Etats morbides co-

existants. Les Affections complexes dans lesquelles on utilise la Méthode curative n° 1, pour combattre l'Elément morbide appelé Exaltation sans fièvre de la Chaleur générale, sont : la plénitude calorique, la turgescence gazeuse, la pneumatose sthénique, la pléthore sanguine, la polylymphie active, le rhumatisme apyrétique, la disposition constitutionelle aux érythèmes généraux, aux érysipèles périodiques, aux hémorrhagies intermittentes, aux crises nerveuses, aux attaques d'hypochondrie et d'hystérie, à la goutte vague, aux gonflements articulaires, à la gravelle, aux calculs, à l'hypertrophie du cœur, à la migraine, aux congestions périodiques, etc. Toutes ces affections complexes sont autant de signes que la Calorification vitale est *surexcitée* sans fièvre, a une habitude fonctionnelle trop active, sécrète plus de Calorique général qu'il n'en faut pour la consommation de l'organisme. C'est pourquoi la Méthode curative n° 1 doit être comprise en première ligne dans leur traitement pour attaquer cet Elément pathologique principal; ce qui se fera, je le répète, sans préjudice des *autres* Méthodes curatives propres à combattre les *autres* Etats morbides coexistants, et surtout les Exaltations de la Chaleur locale, qui s'allient si souvent à l'Exaltation de la Chaleur générale. Mais dans tous les cas possibles, le traitement devra toujours être subordonné à l'intérêt primordial et à la conservation capitale de la *Calorification*, puisque c'est cette Fonction qui constitue et qui est la *Vie*.

ARTICLE 11. — *Deuxième Elément thérapeutique, ou Méthode curative n° 2, propre à combattre l'Exaltation fébrile de la Chaleur générale.*

Toutes les fois qu'un malade, dans les phénomènes multiples qui l'affectent, présentera une Exaltation fébrile de la Chaleur générale, on s'attachera à détruire cet Elément pathologique, comme un des plus graves de son affection complexe. Ici nous supposons que la Fièvre est franche, c'est-à-dire, que la Calorification est exaltée fébrilement, sans que son Agent fonctionnel trop ardent soit cependant vicié dans sa nature. Alors, par notre Méthode antifébrile n° 2, on s'efforcera de diminuer la somme de l'Agent calorificateur, et d'abaisser son activité si violente au degré physiologique. — La Méthode curative n° 2, propre à normaliser la Fièvre de la Calorification, ne sera que l'emploi plus large et plus énergique de la Méthode n° 1, propre à normaliser sa surexcitation non fébrile. Cependant, on y ajoutera des modifications nouvelles, relatives aux formes et aux périodes de la **Pyrexie. Les** moyens antifébriles sont : les saignées générales plus ou moins abondantes, et répétées selon les indications; les sangsues, les ventouses scarifiées, les boissons acidules fraîches ou glacées, les anticaloriques émollients en tisanes, potions, lotions, bains, injections, cataplasmes, etc. On comprendra facilement pourquoi on doit employer ces moyens, beaucoup plus abondamment et beaucoup plus énergiquement que dans la Méthode n° 1, puisqu'il s'agit d'abaisser et de réduire un *Etat vital*, un mouvement fonctionnel bien plus violent et plus exagéré. — Les effets et le but de ces moyens sont : d'*affaiblir* l'Agent calorificateur, de modérer son activité *pyrétique*, de diminuer considérablement la sécrétion de la Chaleur générale, de relâcher les expansions du Calorique rayonnant, qui est trop réactif et trop tendu dans les départements splanchniques et contre ses viscères exhalateurs; de diminuer les gaz, de tempérer et de délayer les liquides, de relâcher et d'émousser les solides, de détremper et d'émouvoir les engorgements, d'apaiser les phlogoses, d'activer l'absorption générale et les résorptions, ce qui facilite tant la résolution des obstacles morbides, ou des causes inflammatoires et fébriles. — On appliquera ces moyens antifébriles, et aux formes symptomatiques qu'imprime l'Agent calorificateur en Pyrexie, par ses réactions splanchniques, et aux périodes diverses que parcourt son mouvement morbide, dans ses efforts de résolution et de délivrance. 1° On saignera plus abondamment au début de la Fièvre et dans sa forme *inflammatoire*, ou dans sa réaction à la fois pulmonaire, cardiaque et artérielle. 2° On saignera moins dans ses formes *bilieuse*, *muqueuse*, *éruptive*, *ataxique*, ou dans ses réactions gastro-hépatique, folliculeuse, cutanée, cérébrale ; mais on pratiquera surtout des émissions sanguines locales sur les nerfs, sur les plexus, sur les viscères, qui sont le siége des réactions et des tensions vitales. 3° On ne saignera que rarement ou pas du tout, quand la Calorification se sera maintenue en Pyrexie jusqu'à son collapsus, quand elle se sera créé des voies supplémentaires d'exhalation, quand elle se sera épuisée par des efforts ardents, notamment dans sa forme fébrile dite *fuligineuse* ou *typhoïde* ; ce qui n'empêchera pas d'appliquer des sangsues sur les points phlogosés, et en nombre proportionnel aux indications inflammatoires. Car, en détruisant les Phlogoses locales qui refoulent et oppriment le Calorique central, loin d'affaiblir la Calorification vitale, on la délivrera, au contraire, et on la

fortifiera. Le mouvement fébrile et *hectique* de l'Agent calorificateur ne guérira jamais que par la solution et la curation préalables
des engorgements et des Phlogoses chroniques, qui l'ont causé et
l'entretiennent. — On ne confondra pas les mouvements *ataxiques*
de la Locomotion et de la Sensorialité, avec les désordres fébriles
de la Calorification, parce qu'ils ne sont ordinairement que des
conséquences symptomatiques de la Calorification primitivement
fébricitée et désordonnée. D'un autre côté, comme les mouvements
ataxiques de la Locomotion et de la Sensorialité sont des *Eléments*
morbides différents, et notamment les n°s 14 et 26 du Cadre pathologique, il sera nécessaire, quand ils se présenteront aussi, d'allier
dans le traitement leurs Méthodes curatives particulières n°s 14 et
26, à la Méthode antifébrile n° 2, en les subordonnant toujours à
l'initiative et à l'intérêt de cette dernière. — L'application de la
Méthode antifébrile n° 2 n'empêchera pas non plus l'emploi
de la Méthode anti-inflammatoire n° 8, propre à combattre les
Phlogoses déterminantes ; de même qu'elle n'empêchera pas non
plus d'utiliser toutes les Méthodes curatives propres à combattre
tous les autres *Eléments* pathologiques coexistants, tous les autres
Etats fonctionnels morbides complicants. En effet, le Traitement
général doit résulter de la combinaison harmonique de toutes les
Méthodes thérapeutiques spéciales, propres à combattre tous les
Etats morbides particuliers dont est actuellement frappé un organisme.

ARTICLE 12. — *Troisième Elément thérapeutique, ou Méthode
curative n° 3, propre à remédier à l'Affaiblissement de la
Chaleur générale.*

Quand un organisme malade offrira une diminution de la Chaleur générale, il faudra considérer ce phénomène comme le signe
de l'Etat fonctionnel morbide n° 3, et conséquemment comme
l'Elément pathologique qui indique l'application de la Méthode
curative n° 3. Mais ce n'est pas uniquement la diminution de la
Chaleur générale qu'on cherchera à combattre, parce que cette
Chaleur générale n'est qu'un effet. Mais on s'attachera à sa cause
fonctionnelle, qui est la Calorification vitale. C'est donc l'Agent
impondérable ou le Calorique central qui produit la Calorification
vitale, que l'on s'efforcera de traiter, selon les préceptes et les
moyens de la Méthode curative n° 3, que nous allons décrire.
Lorsque l'Agent central de la Calorification sera diminué dans sa

somme et dans son activité, il ne sécrétera que peu de Calorique rayonnant; il n'en irradiera pas assez dans les nerfs et dans les plexus splanchniques, dans les liquides et dans les solides ; la température générale s'abaissera, la vitalité totale languira, et il en résultera l'affaiblissement universel de l'organisme. On rapportera donc cet Affaiblissement général à l'Agent calorificateur lui-même, qui est insuffisant, fatigué ou épuisé. Alors on emploiera l'ensemble des moyens corroborants suivants : l'air pur, les analeptiques, le vin, les amers, le fer, le quinquina, les stimulants, les frictions excitantes, le massage, les bains aromatiques, ceux de rivière ou de mer, l'exercice, la gymnastique, un sommeil prolongé, les consolations morales, l'excitation des passions, la gaîté, les distractions, les voyages, le séjour aux eaux minérales. Ces moyens thérapeutiques, qui constituent la Méthode curative n° 3, agissent, les uns par impression, et les autres par assimilation. Ils remplissent l'Appareil calorificateur d'Impondérables homogènes au Calorique, qui attisent la combustion vitale, qui avivent la Fonction sécrétante de la Chaleur générale, qui la fortifient, la stimulent et font dégager beaucoup de Calorique rayonnant; ce qui, consécutivement, augmente les gaz, plastifie les liquides, échauffe et condense les solides; ce qui rend l'*attraction* centrale plus avide, la *Calorification* sécrétante plus active, l'*expansion* de l'Atmosphère vitale plus irritable et plus réactive contre l'impression des modificateurs. Les moyens de la Méthode fortifiante de la Calorification, n° 3, régularisent les fonctions; font résoudre les effets des refroidissements; décomposent, vaporisent ou éliminent les miasmes et les venins ; et en donnant lieu à la formation de beaucoup de Calorique vital et splanchnique, ils multiplient les globules, ils augmentent la fibrine, ils concrètent le sang, ils corroborent les solides, ils facilitent et renforcent toutes les opérations fonctionnelles. — On utilise la Méthode curative n° 3 contre l'Affaiblissement de la Calorification vitale, dans la diminution de la Chaleur générale, quand la Vie est languissante ; dans l'asthénie ou l'atonie universelle, comme disaient les Browniens et les Stahliens ; dans la débilité chronique des fonctions vitales, dans l'impuissance et la stérilité par faiblesse constitutionnelle ; dans les cas de démence sénile, de scorbut franc, d'hydrohémie, d'anémie, de chlorose directe, d'hémorrhagies atoniques, d'hydropisies passives, de pneumatoses asthéniques, de convalescence, de sueurs par débilité, de polyurie passive, d'exhalations, de sécrétions et d'évacuations par relâche-

ment, atonie et décaloricité ; dans le cas de refroidissement subit
et horripilant, d'algidité cholérique ; toutes les fois que la Calorification vitale est directement appauvrie, engourdie, épuisée ;
enfin lorsqu'il faut relever la force générale de l'organisme et favoriser les crises difficiles ou imparfaites. Mais on doit avoir soin de
n'employer les fortifiants de la Calorification vitale que lorsqu'elle
est affaiblie *directement*, ou par inanition, privation, épuisement ;
et non lorsqu'elle est affaiblie *indirectement*, ou par accablement,
dépression, enchaînement sous des maladies encore existantes,
comme dans la léthargie fébrile, comme dans l'état *adynamique* des
Pinélistes. Dans ce dernier cas, il faut d'abord guérir les affections
locales qui causent l'oppression de la Calorification, qui la prostrent
indirectement en la forçant à des tensions décentralisantes et épuisantes ; et c'est seulement ensuite qu'on prescrit les corroborants
et les stimulants de la Combustion vitale.—L'emploi de la Méthode
fortifiante de la Calorification peut se faire dans trois degrés distincts, qui sont : 1° l'analeptique, 2° le tonique, 3° l'excitant, qui
est lui-même ou simple, ou diffusible, ou sudorifique. — Comme
toutes les Maladies ne sont formées que par la complication plus ou
moins nombreuse de plusieurs de nos *trente-six États fonctionnels
pathologiques*, le Praticien devra démêler, par son diagnostic analytique, quels sont ceux qui coexistent pour constituer l'affection
présente. Et s'il reconnaît que l'*État fonctionnel morbide n° 3* est
du nombre des Éléments nosogéniques qui composent cette affection, il l'attaquera par la Méthode curative n° 3, laquelle combattra
efficacement l'Affaiblissement direct de la Calorification vitale.
Mais l'emploi de cette Méthode n'empêchera pas d'appliquer, en
même temps, celles qui conviendront à tous les autres *Éléments
pathologiques coïncidants et complicants ;* parce que le Traitement
général ne peut être complet que par la réunion de toutes les
Méthodes propres à détruire tous les États fonctionnels morbides
coexistants. Il s'agira donc de combiner toutes ces Méthodes, de
les harmoniser entre elles, et de les pratiquer toujours dans l'intérêt curatif et primitif de la Calorification, puisque cette Fonction
fait la *Vie*.

ARTICLE 15. — *Quatrième Élément thérapeutique, ou Méthode
curative n° 4, propre à guérir la Viciation sans fièvre de la
Chaleur générale.*

Quand l'Agent impondérable de la Calorification vitale sera perverti dans sa nature, sans qu'il soit fébricité dans son activité fonctionnelle, il faudra assainir son essence par la Méthode purifiante n° 4. Ses moyens reconstitueront le Calorique central altéré, régénéreront la Calorification pervertie, purifieront le Calorique rayonnant et le Calorique textural dénaturés ; et, conséculivement, ils détruiront la Viciation secondaire des Impondérables de relation, des gaz, des liquides et des solides. La Méthode purifiante n° 4 se compose principalement des Spécifiques, et auxiliairement des évacuants et des révulsifs. Mais il faut les proportionner aux exigences de cette Médication, qui suppose la Calorification vitale seulement *viciée* dans son Facteur, mais non *fébricitée* dans son activité. Les Spécifiques sont formés d'Impondérables élémentaires, singulièrement modifiés et d'une nature très-vive ; c'est pourquoi ils ont la propriété de réintégrer le Calorique vital, et de lui donner la force régénératrice suffisante pour assainir les humeurs et les viscères. Les Spécifiques décomposent, rongent, consument et éliminent les miasmes, les psores, les virus, les détritus, les scories vitales ; et ils transforment et reconstituent les parties organiques altérées. — Les principaux Purifiants sont : les laxatifs, les vomitifs, les purgatifs, les diurétiques alcalins, les dépuratifs amers, les antiscorbutiques, les sudorifiques, l'alcali volatil, les alexitères, les sulfureux, les mercuriaux, les iodiques, les arsenicaux, le chlorure de baryum, etc. On emploie la Méthode purifiante, simple et non antifébrile, ou n° 4, contre la Viciation apyrétique de la Calorification, État fonctionnel nosogénique n° 4, que le diagnostic analytique reconnaît dans les affections complexes, appelées ontologiquement syphilis, morve, scrofules, scorbut, dartres, gale, etc. — Une remarque importante à faire ici, c'est que l'Agent calorificateur peut non-seulement être vicié dans sa nature chimique, mais peut être en même temps, ou affaibli, ou surexcité dans son activité fonctionnelle. Alors il faudra toujours employer la Méthode n° 4 pour l'assainir ; mais s'il est affaibli, on devra lui adjoindre la Méthode fortifiante n° 3 ; tandis que s'il est surexcité, on lui adjoindra la Méthode affaiblissante n° 1. Tel est l'esprit qui doit guider dans la distinction des Éléments pathologiques, et dans le choix des Éléments thérapeutiques propres à combattre toutes les conditions morbides et simultanées de leur nature et de leur activité. C'est ainsi que, si plusieurs Viciations locales, soit de la Caloricité n° 10, soit de la Motilité n° 22, soit de la Sensibilité n° 34, coexistaient avec la Viciation générale de la Calorification n° 4, il faudrait

nécessairement combattre toutes ces perversions locales , tous ces
Éléments pathologiques individuels nᵒˢ 10 , 22 et 54 , par leurs
Méthodes curatives correspondantes nᵒˢ 10 , 22 et 54 , sans préjudice de la Méthode nᵒ 4, propre à purifier l'Altération apyrétique
de la Calorification vitale nᵒ 4.

ARTICLE 14. — *Cinquième Élément thérapeutique, ou Méthode
curative nᵒ 5, propre à guérir la Viciation avec fièvre de la
Chaleur générale.*

Quand le Phénomène chimico-physiologique qui constitue la
Vie est à la fois vicié et fébricité, c'est que son Agent impondérable
est perverti dans sa nature, et fébrile dans son activité. Alors on doit
combattre, à la fois : 1° son Elément pathologique de *fièvre*, par la
Méthode antipyrétique nᵒ 2, et 2° son Elément pathologique de
viciation, par la Méthode purifiante nᵒ 4. C'est pourquoi la Méthode
actuelle nᵒ 5, n'est autre chose que l'emploi combiné des deux
Méthodes curatives nᵒˢ 2 et 4 : c'est l'assemblage de ces deux dernières qui la constitue entièrement. La méthode nᵒ 5 se compose
des préceptes et des moyens propres à combattre la *fièvre spécifique*
de l'Impondérable vital, de l'Agent calorificateur ; elle tendra non-
seulement à détruire ses différentes causes de viciation élémentaire,
mais encore ses différents degrés d'exaltation fébrile , et de plus,
les diverses formes symptomatiques que prennent ses réactions.
Ces formes symptomatiques , dites inflammatoire , bilieuse , muqueuse, éruptive , ataxique, adynamique , surviennent lorsque la
Calorification fébricitée porte les réactions et les tensions de son
Calorique rayonnant, soit dans les plexus des poumons, du cœur et
des artères ; soit dans les plexus et les viscères de l'estomac, du
duodénum et du foie ; soit sur les follicules de la muqueuse iléale ;
soit dans les réseaux nerveux et vasculaires de la peau ; soit sur les
méninges et sur la pulpe encéphalo-spinale ; soit sur les membranes
gastro-intestinales embrasées et fuliginosées. — La Méthode curative propre à combattre la Viciation fébrile de l'Agent calorificateur
se compose des procédés suivants. 1° Par l'emploi modéré des
saignées, et par l'usage plus large des sangsues ou des ventouses,
surtout au début, on maîtrisera le mouvement pyrétique. 2° Par
les laxatifs salins très-étendus et plus ou moins renouvelés, on
purifiera le sang, ce qui vaudra mieux que de l'exténuer par une
phlébotomie trop répétée ; mais il faudra qu'il n'existe point de
Phlogose intestinale, sans quoi il y aurait restriction, sinon contre-

indication. 3° **Par** les applications réitérées et très-rapprochées de sangsues sur les points contractés et enflammés, on détruira les Phlogoses locales, ce qui est le moyen le plus sûr et le plus prompt d'amortir l'Exaltation *fébrile* de la Calorification vitale. 4° **Par** les anticaloriques généraux, par les antiphlogistiques acidules et émollients, on hâtera l'abaissement de cette Calorification vitale. 5° **Par** les remèdes spécifiques utilisés à très-petites doses, et seulement après la détente, on hâtera la solution de l'altération générale et des états morbides locaux, en contribuant à assainir et à régénérer les Impondérables fonctionnels viciés. 6° **Enfin**, on variera la direction de ces moyens, et on les appropriera aux formes et aux périodes fébriles, selon les principes théoriques émis déjà dans la description de la Méthode n° 2, ou antifébrile. — **Dans** le traitement de toute Pyrexie spécifique, on sera toujours en garde contre l'ingestion des stimulants, c'est-à-dire, qu'on n'usera pas de formules trop chargées d'Impondérables alimentaires et médicinaux, parce qu'ils iraient *exalter* encore plus le Mouvement *calorificateur.* On s'attachera d'abord à abattre la *Fièvre* par les *anticaloriques*, et l'on n'attaquera qu'ensuite la *Viciation* par les *spécifiques.* On ne fera guère exception à cette règle que pour les accès pernicieux, rapides et menaçants, et que pour les infections méphitiques et les empoisonnements : alors on emploiera de suite les évacuants, les fébrifuges, les alexitères. — **La** Médication de la Viciation fébrile de la Calorification ou de la Chaleur générale, se compose de la réunion des Médicaments *antifébriles* et des Médicaments *spécifiques.* **Nous** venons de citer les premiers. **Quant** aux seconds, ce sont : la quinine, les sulfureux, les iodiques, les mercuriaux, qui sont si propres à combattre les Maladies spécifiques. **On** peut leur allier encore les sudorifiques, les diffusibles, les dompte-venins, les ammoniacaux, qui sont si avantageux contre les infections et les contagions. **Mais** leur emploi pendant la Fièvre est une chose sérieuse et très-délicate ; il suppose : 1° que la Fièvre actuelle est un effort de résolution ; et 2° que les causes morbifiques sont solubles et directement vaporisables par la Calorification ; sinon ils exagéreraient encore l'Exaltation fébrile, sans profit pour la guérison. — **On** emploiera la Méthode purifiante de la Viciation fébrile de la Calorification, n° 5, dans les cas de fièvre paludéenne, de fièvre pernicieuse, de fièvre jaune, de typhus, de peste ; dans la Pyrexie viciée par les causes spécifiques du choléra, de la rage, de la morve, du scorbut, des scrofules, de la syphilis, des dartres,

du cancer, du charbon, de la gangrène. Comme la Fièvre spécifique coïncide presque toujours avec des inflammations spécifiques,
on combinera ensemble les deux Méthodes n°ˢ 5 et 11, propres à
combattre, 1° l'Elément pathologique général de la Calorification
viciée et fébricitée, et 2° les Eléments pathologiques locaux de la
Caloricitée viciée et phlogosée. Mais, tout en attaquant les Eléments pathologiques divers qui constituent les Maladies, tout en
s'efforçant de régulariser les Etats fonctionnels morbides dont
l'affection présente se compose, le Traitement total doit toujours
se faire dans l'intérêt initial et pour la conservation finale de la
Calorification, qui exécute et conditionne la *Vie*.

ARTICLE 15. — *Sixième Elément thérapeutique, ou Méthode
curative n° 6, propre à remédier à l'Abolition de la Chaleur
générale.*

Quand l'Agent calorificateur est opprimé dans son appareil, quand
il est congestionné et étouffé, son activité s'engourdit sous le poids
qui l'accable, sa Fonction calorifiante se suspend momentanément
ou s'éteint pour toujours. Alors, il faut s'efforcer de rallumer ce
flambeau chimico-physiologique de la Vie, et de ressusciter la Fonction qui sécrète et dégage la Chaleur générale : c'est là le but de la
Méthode curative n° 6. Ces moyens sont analogues à ceux de la Méthode n° 5, qui tend à fortifier la Calorification ; mais il doivent être
encore plus excitants, plus violents, puisqu'il ne s'agit pas seulement
de corroborer la Combustion vitale, mais bien de la rallumer, de
la ressusciter et de la faire durer. C'est pourquoi la Méthode curative n° 6 emploie les médicaments les plus chargés de *Calorique*
intrinsèque, et utilise les procédés qui peuvent secouer le plus
puissamment l'Agent de l'appareil central de la Calorification. Ses
moyens sont : les diffusibles, le vin chaud, les alcooliques, les aromatiques, les ammoniacaux, l'insolation, les frictions rubéfiantes,
le galvanisme, l'application de l'eau bouillante, la cautérisation.
Dans bien des cas de colapsus vital et de mort apparente, ces moyens
ardents secouent, rallument et ressuscitent la Vie, la Calorification, la Fonction primordiale qui sécrète et dégage la Chaleur
générale. On oppose la Méthode ressuscitante de la Calorification
n° 6 directement à l'Etat fonctionnel morbide n° 6, c'est-à-dire, à
l'abolition de la Calorification, dans les Maladies complexes, appelées apoplexie, syncope, congélation, asphyxie, léthargie ; sans
préjudice des Méthodes curatives n°ˢ 18 et 50, propres à ressusciter

aussi la **Locomotion** et la **Sensorialité** abolies, c'est-à-dire, les **Etats fonctionnels morbides** n⁰ˢ 18 et 50.

ARTICLE 16. — *Observations sur les six Méthodes curatives de la Chaleur générale.*

La **Calorification** vitale est la **Fonction** primordiale de la physiologie. Son **Agent** impondérable est le **Calorique** central, qui sature et active chimiquement l'appareil nerveux-gris encéphalo-spinal et ganglionnaire. C'est son activité chimique qui cause la **Vie**, en produisant le **Mouvement** calorificateur, ou l'**Opération** chimico-physiologique, par laquelle la **Chaleur** générale est sécrétée centralement, et est irradiée dans l'universalité de l'organisme par les nerfs et les plexus splanchniques, et par tous les vaisseaux excentriques. L'**Agent** calorificateur est susceptible de prendre six **Etats** fonctionnels morbides. 1° Ou il s'exalte sans fièvre; 2° ou il s'exalte avec fièvre; 5° ou il s'affaiblit; 4° ou il se vicie sans fièvre; 5° ou il se vicie avec fièvre; 6° ou il s'abolit. Ces six **Etats** fonctionnels morbides de l'**Impondérable** calorificateur sont donc les six *Eléments pathologiques* les plus importants, qu'il faut s'attacher à *diagnostiquer* parmi les autres **Eléments** pathologiques complexes qui constituent les **Maladies**. Nous avons donné, dans la **Pathologie**, leurs descriptions particulières, et conséquemment nous avons indiqué les moyens de les reconnaître individuellement. Ces six **Etats** fonctionnels morbides de l'**Agent** calorificateur réclamaient naturellement six **Méthodes** curatives, propres à les combattre respectivement. Nous venons de décrire ces six **Méthodes** curatives, dans leurs préceptes et dans leurs applications. Mais nous devons dire ici que, comme les six **Etats** fonctionnels morbides de la **Calorification** n'appartiennent qu'à un **Agent** unique, qu'à l'**Impondérable** qui l'exécute; dans les **Maladies** même les plus compliquées, il ne peut jamais en exister qu'un seul d'entre eux. En effet, si la **Calorification** vitale est saine, elle ne peut pas être en même temps viciée. Si elle est affaiblie ou abolie, elle ne peut pas être en même temps surexcitée. Si elle est surexcitée sans fièvre, elle ne peut pas l'être en même temps avec fièvre. Cependant, il y a deux cas où elle se morbifie doublement, et je tiens à bien les préciser et à ce qu'on y fasse bien attention; c'est lorsque la **Calorification** est viciée : alors, 1° elle peut être viciée *sans fièvre*, ou elle peut l'être *avec fièvre;* 2° elle peut être viciée avec excès de *force*, ou elle peut l'être avec *affaiblissement.* Mais dans ces divers cas, la thérapeutique est très-facile. Car 1° si elle est viciée sans fièvre et sans augmentation d'activité, on emploiera la Méthode n° 4 ; 2° si elle est viciée avec fièvre , on emploiera la Méthode n° 5 ; 5° si elle est viciée avec excès de force, on combinera les deux Méthodes n°s 1 et 4 ; 4° si elle est viciée avec affaiblissement, on combinera les deux Méthodes n°s 5 et 4. C'est d'après le même principe que, contre la fièvre et la viciation simultanées de la Calorification, on attaque ces deux éléments pathologiques n°s 2 et 4, par les deux Méthodes curatives n°s 2 et 4, ou par la Méthode n° 5 , qui résulte de leur réunion. Tel est l'esprit doctrinal qui doit diriger le Praticien dans le diagnostic analytique des Éléments primordiaux des Maladies, et dans l'application combinée des Médications unitaires que chacun d'eux réclame. C'est là la véritable Thérapeutique philosophique : les succès chimiques ne s'obtiendront que par son exacte compréhension et sa fidèle exécution. — Mais si les six Etats fonctionnels morbides de la Calorification vitale ou de la Chaleur générale sont susceptibles de se combiner quelquefois entre eux, comme nous venons de le voir, ils se compliquent bien plus fréquemment, soit comme causes, soit comme effets, avec tous les autres Etats fonctionnels morbides du Cadre pathologique. En effet, il est ordinaire, dans la pluralité des Maladies, que les six Etats morbides de la Calorification coïncident avec les six Etats morbides de la Caloricité locale , avec les six Etats morbides de la Locomotion , avec les six Etats morbides de la Motilité locale, avec les six Etats morbides de la Sensorialité, avec les six Etats morbides de la Sensibilité locale. Dans le traitement des Maladies, il faudra donc, en raison de cette complication ordinaire , combiner aussi les six Méthodes curatives de la Calorification , 1° avec les six Méthodes curatives de la Chaleur locale ; 2° avec les six Méthodes curatives de la Locomotion ; 5° avec les six Méthodes curatives de la Motilité locale ; 4° avec les six Méthodes curatives de la Sensorialité ; 5° avec les six Méthodes curatives de la Sensibilité locale. Ce qui veut dire qu'on ne doit pas seulement traiter les Etats morbides de la Chaleur générale, mais qu'on doit traiter en même temps ceux de la Chaleur locale, ceux de la Motilité générale, ceux de la Motilité locale, ceux de la Sensibilité générale, ceux de la Sensibilité locale. Ces observations ont pour but de ne pas faire considérer les Maladies comme des entités, comme des êtres de toute pièce, comme des choses personnifiées et indivisibles, mais de les faire regarder, au contraire, comme des collections diverses d'*Eléments pathologiques distincts* , comme

des groupes d'Etats fonctionnels morbides, individuels et plus ou
moins compliqués. Alors on n'attaquera plus la Maladie actuelle
en masse, et par un traitement général abstrait; mais on réunira
ensemble les Méthodes curatives particulières, propres à combattre
corps à corps chaque Elément pathologique, chaque Etat fonctionnel morbide; et c'est ainsi qu'on détruira rationnellement, et
une à une, toutes les conditions morbides complexes qui rendent
un organisme malade. Mais on prendra garde à ce que toutes les
Méthodes unitaires, qu'on emploie pour combattre tous les Eléments
individuels coexistants, ne se contrecarrent pas et ne se nuisent
pas entre elles, mais s'harmonisent plutôt convenablement dans
leur combinaison, de manière à toujours profiter à la Calorification,
à sa régularisation, à sa conservation, puisque, je le répète, cette
Fonction constitue la *Vie*.

ARTICLE 17.— *Septième Elément thérapeutique, ou Méthode curative n° 7, propre à combattre l'Exaltation sans inflammation de la Chaleur locale.*

Quand un organisme malade présentera une augmentation non
inflammatoire de la Chaleur locale, on considérera ce phénomène
comme le *signe* de l'existence du septième Elément pathologique,
et par conséquent comme l'*indication* qui appelle l'emploi du
septième Elément thérapeutique, ou de la Méthode curative n° 7.
Mais ce n'est pas la Chaleur locale qu'on s'attachera à traiter,
parce que cette Chaleur locale n'est qu'un effet et le produit d'une
activité fonctionnelle. C'est donc l'Agent de cette activité fonctionnelle qu'on cherchera à modifier thérapeutiquement. Or, cet Agent
est le Calorique local qui est intégrant au viscère malade, aux
tissus affectés. C'est lui qui cause la Vitalité locale, la température
viscérale, la contractilité, la sécrétion, la nutrition, la désassimilation de la partie morbifiée. C'est lui qui produit le *strictum*
de Thémison, la sthénie de Brown, l'irritation de Broussais et l'exaltation non inflammatoire de la Caloricité locale, ou de l'Etat fonctionnel morbide n° 7. Dans cette Etat morbide, il y a donc un Impondérable à modifier chimiquement; il y a donc le Calorique local
à diminuer dans sa quantité, dans son activité physiologique, dans
sa tension et dans son engorgement pathologiques. Ce sont ces considérations qui invoquent l'application de la Méthode curative n° 7.
— Cette Méthode consiste dans les préceptes et dans les moyens
propres à affaiblir l'Exaltation franche de la Chaleur locale, propres

à diminuer le Calorique accumulé et surexcité dans son activité viscérale. Cette Méthode tend donc à abaisser la Vitalité des organes, à tempérer leur Caloricité propre, à combattre leur surexcitation fonctionnelle. — Ses moyens sont les procédés et les médicaments *anticaloriques*, tels que : les sangsues, les ventouses, les cataplasmes émollients, les bains locaux, les lotions mucilagineuses, les injections et les onctions adoucissantes. Les émissions sanguines locales enlèvent les engorgements, qui font obstacle à l'action du Calorique textural ; elles donnent de la liberté à son action expansive et contractile ; elles facilitent le dégagement et l'exhalation interstitiels du Calorique rayonnant ; elles font de l'espace aux courants incessants et toujours excentriques de l'Agent vital. Les applications tempérantes et émollientes étant *anticaloriques*, saturent, neutralisent, diminuent *chimiquement* et médicinalement le Calorique morbidement entravé et accumulé ; de plus, elles raréfient les gaz, elles clarifient le sang et la lymphe, elles détrempent et enlèvent les Impondérables des nerfs ganglionnaires et des réseaux organiques, elles relâchent les fibres, elles amollissent les solides, elles émoussent la Caloricité et la contractilité viscérales, elles ouvrent les pores, elles rétablissent les pertuis celluleux et toutes les issues parenchymateuses pour l'exhalation libre du Calorique local. On doit aussi mettre au nombre des moyens anticaloriques la soustraction des organes malades à leurs modificateurs habituels, ce qui constitue la diète et le repos partiels. — On fait usage de la Méthode curative n° 7, propre à combattre l'hypercaloricité non inflammatoire des organes, dans les cas d'excès de Chaleur locale, de spasme viscéral, de turgescence gazeuse particlle, de pléthore sanguine et de plénitude lymphique locales ; dans les cas de suractivité d'une exhalation ou d'une sécrétion ; d'engorgement, de congestion, d'hémorrhagie, d'hydropisie, de pneumatose *sthéniques* ; dans les cas d'hémicranie, de rhumatisme, de gastralgie, en ne songeant à soigner que le *Calorique* et le sang, et en attaquant l'élément *douleur*, qui est un autre Etat fonctionnel morbide, par la Méthode n° 51, qui lui est propre. La Méthode curative n° 7 convient encore dans les cas de surexcitations cardiaque, pulmonaire, cérébrale, gastrique, intestinale, hépatique, rénale, utérine ; soit que ces différents genres de surexcitations se présentent idiopathiquement ; soit qu'ils succèdent aux efforts réactifs, tensifs et résolutifs de la Calorification vitale et de son Calorique excentrique. La Méthode n° 7 s'emploiera dans l'hypercaloricité et dans l'hy-

perhémie active de tous les organes. Mais comme l'hyperhémie
active est toujours consécutive à l'hypercaloricité qui la produit,
on ne traitera jamais le sang que dans l'intérêt du Calorique local
morbide. Dans l'emploi de cette Méthode, on proportionnera toujours sa mesure aux besoins de la maladie, c'est-à-dire, on ne
cherchera à abaisser la Caloricité surexcitée que juste dans le degré
de son exaltation, sinon on produirait un état pathologique contraire, ou un abaissement de la Vitalité locale. Thémison aurait dit
qu'on changerait le *strictum* en *laxum*, et Brown la *sthénie* en *asthénie*. Mais on comprend que ce langage est bien trop vague et
trop défectueux, et qu'il ne prévaudra jamais sur nos expressions
techniques et sur nos explications chimico-pathologiques.—Comme
l'Exaltation de la Chaleur locale ou de son Facteur, n° 7, coexiste
souvent avec d'autres Etats fonctionnels morbides, et notamment
avec l'Exaltation de la Chaleur générale ou de son Agent n° 1, et
avec les Exaltations de la Motilité et de la Sensibilité locales, nᵒˢ 19
et 31, on devra, dans le diagnostic des maladies, tenir compte de
ces quatre Eléments pathologiques compliqués, et combiner sagement les quatre Méthodes curatives nᵒˢ 1, 7, 19 et 31, qui leur sont
appropriés individuellement, et qui les combattront efficacement
par leur ensemble. Par la combinaison savante de ces quatre Méthodes, on parviendra à faire fonctionner, rayonner et dépenser
librement les quatre Impondérables contractés et malades, ou le
Calorique central, le Calorique viscéral, le Fluide moteur partiel,
le Fluide sensible local. Sans doute, on ne pourra arriver à ce résultat curatif qu'en modifiant aussi les gaz, les liquides et les solides
de la partie malade ; mais je répète que le traitement de ces *Pondérables* n'est jamais qu'accessoire, et qu'il ne s'opère que dans
l'intérêt primitif des Impondérables physiologiques, dont ils ne
sont que des instruments passifs, et tantôt des aliments morbides
superflus, tantôt des causes mécaniques d'obstacle, d'engorgement,
d'oppression et de surexcitation.

ARTICLE 18. — *Huitième Elément thérapeutique, ou Méthode
curative n° 8, propre à guérir l'Exaltation inflammatoire
de la Chaleur locale.*

Lorsqu'un malade, dans les phénomènes complexes qui l'affectent, présentera une Exaltation inflammatoire de la Chaleur locale,
on s'attachera à bien distinguer cet Elément pathologique n° 8, et
l'on s'efforcera de le détruire par la présente Méthode curative n° 8.

Ici nous supposons que la Phlogose est franche , c'est-à-dire , que l'Agent impondérable de la Caloricité enflammée n'est pas vicié dans sa nature, quoiqu'il soit très-exagéré dans son activité vitale. Alors, par notre Méthode *anti-inflammatoire*, on cherchera à diminuer la somme du Calorique local enflammant, et à abaisser son excessive violence au degré physiologique. — La Méthode curative n° 8, propre à normaliser l'État inflammatoire du Calorique local, ne sera que l'emploi plus large et plus énergique de la Méthode curative n° 7, qui est déjà propre à combattre la Surexcitation non inflammatoire de la Caloricité viscérale. Cependant, la Méthode n° 8 comportera des modifications nouvelles, relatives aux formes de la Phlogose et à ses périodes d'acuité et de chronicité. Comme la Fièvre de la Calorification, n° 2, coïncide presque toujours, comme cause ou comme effet, avec les Phlegmasies aiguës, n° 8, il sera nécessaire aussi de recourir à la Méthode *antifébrile* n° 2, en même temps qu'à la Méthode *anti-inflammatoire* n° 8. C'est pourquoi la Méthode anti-inflammatoire n° 8 emploiera de concert les moyens suivants. Les saignées générales seront renouvelées selon les exigences de la pyrexie ; les sangsues et les ventouses scarifiées seront répétées selon les besoins de l'inflammation. Les rafraîchissants, les délayants, les bains, le repos, l'abstinence, les laxatifs salins très-étendus, concourront puissamment à abattre la Fièvre, en diminuant le Calorique général. Mais la Phlogose sera combattue directement et efficacement par les sangsues ou les ventouses, qui enlèveront les obstacles du Calorique local, qui détruiront les entraves des gaz, du sang et de la lymphe, qui dissiperont la contraction, l'engorgement et l'obstruction du viscère enflammé. Les lotions, les onctions et les topiques de nature émolliente, seront aussi d'utiles auxiliaires, pour dilater les pores, ouvrir les voies, et faire dégager plus librement le Calorique, les gaz et les vapeurs organiques de la partie phlogosée. — Ainsi, de même que l'on dissipe la *Fièvre* en détruisant les larges obstacles splanchniques, qui refoulent le Calorique rayonnant, qui le concentrent sur son Foyer vital pour le fébriciter ; de même on résoudra aussi l'*Inflammation*, en détruisant les obstacles locaux qui refoulent, accumulent, concentrent et phlogosent le Calorique fonctionnel et textural d'un viscère. C'est la même théorie pour les deux cas : car, dans le premier, s'il faut rétablir la liberté des rayonnements généraux et splanchniques de l'Agent central calorificateur, dans le second cas, on doit aussi élargir et rendre libre le Calorique

moléculaire qui vivifie , contracte et fait fonctionner l'organe enflammé. C'est par la réunion de ces deux Méthodes thérapeutiques
n⁰ˢ 2 et 8, qu'on empêchera , d'une part, les réactions et les efforts
tensifs et résolutifs de la Vie centrale sur la totalité de l'organisme,
et qu'on supprimera aussi, d'une autre part, les réactions et les
efforts tensifs, résolutifs, coctcurs et critiques de la Vitalité locale,
sur ses propres humeurs et sur les tissus de l'organe phlogosé. Il
faut donc, dans la fièvre et dans les inflammations , n⁰ˢ 2 et 8, toujours agir, ne pas abandonner ces Etats fonctionnels morbides à
une coupable et dangereuse expectation ; puisqu'il y a constamment
quelque chose à faire ; puisqu'il y a du Calorique général et du
Calorique local à diminuer, à tempérer *chimiquement*, à faire irradier sans entraves, à faire exhaler sans obstacles ; puisqu'il y a des
engorgements à détruire, des obstructions à résoudre, des contractions nerveuses, vasculaires et viscérales à détendre ; puisqu'il
faut toujours favoriser le dégagement des gaz retenus, et le cours
des liquides embarrassés , et le mouvement fonctionnel des solides
enrayés. Il ne faut rien laisser de pénible à faire à la nature, à la
prétendue Force vitale, à son autocratie imaginaire ; puisqu'il n'y
a pas d'autre Force vitale gouvernementale que la Calorification
elle-même et ses aveugles réactions ; et puisqu'il n'y a pas d'autre
Force vitale locale que l'activité défensive du Calorique intégrant
des viscères , plus ou moins renforcé par le Calorique général qui
surgit et rayonne de l'Appareil calorificateur. Si l'on n'extirpe pas
promptement les causes morbifiques, si l'on n'enlève pas bientôt
les éléments pondérables de l'inflammation , on voit arriver un
temps de contraction aiguë, ou de *crudité*, un temps de décomposition chimique des humeurs, ou de *coction*, un temps d'évacuation
de ces humeurs , ou de *crise*, et peut-être des terminaisons dangereuses, des transformations funestes, le passage à la chronicité,
à des détériorations organiques. Le ministère du médecin est donc
d'empêcher tous ces malheurs, par une thérapeutique prompte,
énergique, prudente, constamment proportionnelle aux besoins
généraux de la Calorification vitale, et aux besoins locaux de la
Caloricité viscérale. — **On** modifiera le traitement des phlogoses :
1⁰ en raison de la prédominance de leurs éléments caloriques,
gazeux, sanguins , lymphiques , etc. ; 2⁰ en raison de leurs deux
temps d'acuité et de chronicité ; 5⁰ en raison de leurs terminaisons
en suppuration, en ulcération, en induration, en ramollissement,
en transformation, etc. ; 4⁰ en raison de leur voisinage plus ou

moins rapproché du Foyer encéphalo-spinal de la vie ; 5° en raison du département splanchnique où elles résident, en raison de l'importance fonctionnelle des viscères qu'elles affectent, en raison de l'étendue des débouchés exhalateurs qu'elles contractent, entravent et oblitèrent. Ainsi, on emploiera des moyens plus ou moins énergiques, selon que la Phlogose affectera, ou la moelle grise qui constitue l'Appareil vital ; ou les ganglions et les plexus du trisplanchnique, qui sont des annexes vitales ; ou les poumons et le cœur, qui sont les principaux débouchés vitaux ; ou les artères, ou les veines, ou les lymphatiques, ou les glandes, ou les muqueuses, ou les réseaux organiques de la peau, ou les muscles, ou les séreuses, ou le tissu cellulaire, ou les tendons, ou les cartilages, ou les os, qui tous sont des dépendances anatomiques, quoique plus ou moins éloignées de l'Appareil calorificateur. Plus l'organe enflammé sera composé de Pondérables constitutionnels, moins le traitement sera vigoureux ; tandis que le traitement sera d'autant plus énergique que l'organe enflammé sera plus imbu de Calorique textural et plus pénétré par le Calorique rayonnant. — Dans la médication des Phlogoses, on devra s'attacher, par dessus tout, à guérir les Causes radicales et primitives de l'inflammation, c'est-à-dire, les conditions *chimiques* et *organiques* de la phlegmasie, plutôt que de s'attacher aux *symptômes de relation*, qui ne sont que consécutifs. Ainsi, dans toute inflammation, la cause première, chimique et physiologique, est l'excès de Calorique viscéral, lequel est trop concentré et trop violenté ; et les symptômes de relation sont les *spasmes* et la *douleur*, qui n'appartiennent pas au Calorique, mais au Fluide moteur et au Fluide sensible. Si les symptômes organiques d'une Phlogose réclament la Méthode anti-inflammatoire n° 8, propre à guérir l'Etat fonctionnel morbide n° 8, ce sera donc par les Méthodes adjuvantes n°s 20 et 32 qu'on combattra les Spasmes musculaires et la Douleur, comme d'autres Eléments pathologiques secondaires, comme d'autres Etats fonctionnels morbides accessoires, lesquels sont les n°s 20 et 32 du Cadre pathologique. En règle absolue, pour que le traitement général réussisse, il faut qu'il se compose exactement de toutes les Méthodes curatives, qui sont propres à guérir individuellement tous les Etats fonctionnels morbides, dont la coexistence complique l'inflammation actuelle. Cependant, nous devons déclarer que les spasmes et la douleur qui surviennent dans les phlogoses, sont des Etats morbides sympathiques qui, comme tous les symptômes de relation, se dissipent bien vite par le seul traitement du Calorique viscéral, ou de la cause organique de l'Inflammation. — En finissant ce qui est relatif à l'application de la Méthode anti-inflammatoire n° 8, je ferai observer que les saignées générales sont fort utiles pour les viscères parenchymateux et à vastes aréoles, comme les poumons et la rate ; mais qu'elles sont moins nécessaires et plutôt nuisibles pour les phlegmasies des membranes. Tandis que les saignées locales, répétées souvent et à petites distances, sont très-avantageuses pour les phlogoses des membranes, mais fort insuffisantes pour les viscères parenchymateux. — Tout l'esprit de la Médication anti-inflammatoire n° 8 consiste à diminuer la quantité augmentée et à calmer l'activité exagérée du Calorique textural. et encore à favoriser la liberté de ses dégagements et de sa diffusion ; c'est pourquoi cette Médication se compose, à la fois, et des moyens chimiques *anticaloriques*, et des moyens mécaniques désobstruants.

ARTICLE 19. — *Neuvième Elément thérapeutique, ou Méthode curative n° 9, propre à guérir l'Affaiblissement de la Chaleur locale.*

Quand un viscère de la vie organique sera affaibli dans sa vitalité partielle, dans sa Caloricité locale, il faudra combattre cet Etat fonctionnel morbide n° 9, par la Méthode curative n° 9, qui tend à fortifier l'activité texturale et locale des organes. Ce n'est point l'abstraction appelée Vitalité partielle, ou Chaleur locale, ou Caloricité viscérale, qu'il faudra attaquer, comme se contentent de le faire conjecturalement les Vitalistes et les Métaphysiciens ; mais ce sera le Calorique local lui-même, puisqu'il est l'Agent impondérable qui cause la vitalité viscérale et l'activité fonctionnelle. C'est pourquoi ce sera par la Méthode calorifiante n° 9, que nous modifierons le Calorique viscéral, que nous augmenterons *chimiquement* sa quantité diminuée, que nous le condenserons dans les tissus débilités, et que nous remédierons à son insuffisance, qui est la cause directe du *laxum*, de l'asthénie, de l'affaiblissement de l'organe affecté. — La Méthode curative fortifiante de l'affaiblissement de la Chaleur locale, consiste dans les moyens propres à renforcer la vitalité émoussée, à augmenter le Calorique diminué, dans les organes et les tissus partiels. — Ses moyens sont les applications toniques et stimulantes, les onctions aromatiques, les fumigations balsamiques, les frictions rubéfiantes, l'urtication, la vésication, les bains vineux et excitants, les injections astringentes, etc. Le

Calorique médicinal, inhérent à ces substances, fortifie et stimule, en résistant au Calorique qui rayonne du Foyer central de la Calorification, en le refoulant, en le concentrant, et en provoquant ses réactions, qui l'accumulent et le tendent sur l'organe affaibli, et qui activent et corroborent sa fonction. Mais quand on fortifie localement, il faut ne le faire que dans une juste mesure ; parce que, si l'on outre-passait le degré nécessaire, on pourrait accumuler le Calorique local jusqu'au point de *phlogoser* la partie trop médicamentée. — Les cas où l'on applique la Méthode fortifiante de l'Affaiblissement de la Chaleur locale n° 9, sont les débilités viscérales partielles, les hémorrhagies, les sécrétions et les hydropisies dites atoniques, et toutes les affections locales de la vitalité marquées au coin du *laxum*, de l'asthénie, de la passivité, ou de l'insuffisance de l'Agent local de la Caloricité. — Mais quand l'Affaiblissement de la Chaleur locale n° 9, coïncidera avec l'Affaiblissement de la Chaleur générale n° 5, il faudra alors combiner les deux Méthodes n°⁵ 5 et 9, ou l'hypercalorifiante générale et l'hypercalorifiante locale, sans préjudice des autres Méthodes curatives, que la complication d'autres États fonctionnels morbides pourrait encore rendre nécessaires.

Article 20. — *Dixième Élément thérapeutique, ou Méthode curative n° 10, propre à guérir la Viciation sans inflammation de la Chaleur locale.*

Quand un organe est vicié dans son Calorique local, quand sa vitalité propre est altérée dans son Agent impondérable, sans que cet Agent soit enflammé, on combat cet État fonctionnel morbide local n° 10, par la Méthode purifiante locale n° 10. — Cette Méthode se compose des applications *spécifiques*, dites sulfureuses, iodiques, mercurielles, arsénicales, et des fondants, des résolutifs, des vésicatoires, des lotions caustiques, etc. C'est par ces spécifiques locaux que l'on peut attaquer avec succès les Viciations partielles de la Caloricité, causées par les principes galeux, dartreux, goitreux, strumeux, vénériens, squirrheux, virulents et vénimeux. On les appliquera, selon les données de l'expérience, aux perversions qu'ils combattent respectivement. Mais dans l'usage des *spécifiques*, il ne faudra pas dépasser les degrés d'activité et d'assimilation réclamés par le Calorique local vicié, sinon on lui susciterait une maladie nouvelle et de nature *médicinale*, c'est-à-dire, on changerait sa nature chimique et on exagérerait son activité fonctionnelle. — Comme la Viciation sans inflammation de la Chaleur locale n° 10, coexiste presque toujours avec la Viciation sans fièvre de la Chaleur générale n° 4, il sera le plus souvent indispensable, dans le traitement, d'allier les deux Méthodes curatives nᵒˢ 4 et 10. — Mais, d'un autre côté, comme la Caloricité, en même temps qu'elle sera viciée, n° 10, peut être aussi ou surexcitée, n° 7, ou affaiblie, n° 9, il faudra traiter toujours la Perversion locale par la Méthode n° 10, tandis qu'on attaquera encore, ou la Surexcitation par la Méthode n° 9, ou l'Affaiblissement par la Méthode n° 7. C'est ainsi que l'on combattra tous les *Eléments pathologiques* coexistants par tous les *Eléments thérapeutiques* qui leur correspondent ; mais on ne pourra le faire exactement et habilement, qu'avec la connaissance intime et la mémoire toujours présente de nos *deux Cadres pathologique et thérapeutique*, et de leurs trente-six Ordres parallèles. Car si les trente-six Ordres nosogéniques inspirent le Diagnostic par leurs diverses combinaisons, ils indiquent aussi le Traitement, par la réunion des Méthodes correspondantes à ceux d'entre eux qui ont été diagnostiqués.

ARTICLE 21. — *Onzième Elément thérapeutique, ou Méthode curative n° 11, propre à guérir la Viciation avec inflammation de la Chaleur locale.*

Nous avons établi en principe qu'une Maladie quelconque n'est jamais qu'une collection de divers Etats fonctionnels morbides, tels qu'ils sont inscrits dans notre Cadre pathologique, et tels qu'ils ont été individuellement décrits dans notre Pathologie. Si donc, parmi les Etats fonctionnels morbides qui composent la Maladie actuelle, on diagnostique la Viciation inflammatoire de la Chaleur locale, qui est l'Elément pathologique n° 11, on combattra cet Etat fonctionnel morbide par la Méthode correspondante n° 11. Cette Méthode aura pour but de remédier, d'une part, à la Perversion chimique du Calorique viscéral, et, d'autre part, à l'Exaltation inflammatoire de son activité dynamique ; car c'est par le Calorique vicié et enflammé localement, qu'on doit expliquer la vitalité viciée et enflammée des organes ou des tissus ; puisque le mot vitalité n'est qu'une abstraction qui sert aux Métaphysiciens à exprimer l'action physiologique du Calorique dans les corps qu'il a organisés. — La Méthode curative n° 11 se compose de la réunion des deux Méthodes nᵒˢ 8 et 10, c'est-à-dire, des anti-inflammatoires adjoints aux spécifiques locaux. Il faut avoir pour principe, dans leur double

emploi, de donner d'abord la préférence aux sangsues , aux ventouses scarifiées, aux topiques émollients ; et ce n'est que lorsqu'on
a suffisamment amorti le mouvement inflammatoire par la **Méthode
n° 8**, qu'on attaque ensuite la perversion de la Caloricité locale par
la **Méthode n° 10**. C'est seulement alors que l'on recourt à l'application ménagée des spécifiques, tels que les fondants, les résolutifs,
les sulfureux, les iodiques, les mercuriaux. On adapte ces spécifiques respectivement aux phlogoses spécifiques qui les réclament,
telles que : les inflammations scorbutiques, les phlegmasies galeu-
ses , scrofuleuses, syphilitiques , morveuses, cancéreuses ; les
ulcérations rongeantes, les plaies virulentes et vénéneuses. — On
traitera toute phlogose spécifique selon ses formes, ses périodes,
ses terminaisons , et selon les principes que nous avons posés au
sujet de la Méthode anti-inflammatoire n° 8. — Et quand les
phlegmasies spécifiques n° 11, coïncideront avec les différentes
formes de la Fièvre spécifique n° 5 , on combinera ensemble les
Méthodes spécifiques, antifébrile et anti-inflammatoire n°s 5 et 11,
sans préjudice des autres Méthodes qui seront nécessaires pour
combattre les autres Etats fonctionnels morbides coexistants, et
notamment ceux de relation , ceux des Agents impondérables de
la Locomotion et de la Sensorialité, de la Motilité et de la Sensibilité locales.

Article 22. — *Douxième Elément thérapeutique, ou Méthode
curative n° 12, propre à guérir l'Abolition de la Chaleur
locale.*

Quand un viscère de la vie organique est frappé de paralysie ,
quand il est froid et inerte, c'est le signe de l'Etat fonctionnel morbide n° 12. Ce signe indique que le Calorique local manque , qu'il
ne vivifie plus les tissus de ce viscère, qu'il n'entretient plus sa Caloricité ni son activité physiologique. Alors il faut rappeler et raviver
cette Caloricité suspendue ou détruite, ce qui s'opère par la Méthode curative n° 12. Cette Méthode tend donc à ressusciter la
vitalité viscérale, quand elle est complétement engourdie et abolie.
— Ses moyens sont les topiques fortifiants, stimulants, rubéfiants
et caustiques, et généralement les médicaments chauds , ardents ,
fortement imprégnés de Calorique élémentaire. — On les emploie
dans les cas d'inertie viscérale, de paralysie locale des tissus organiques, dans leurs transformations atoniques, c'est-à-dire, par
défaut de Calorique vital, par excès de Pondérables, comme dans

les transformations cartilagineuses, osseuses, cornées, pierreuses.
Pour traitement, on condense fortement le Calorique sur l'organe
décalorisé, et l'on peut ranimer son activité chimique ou vitale,
et son activité physiologique ou fonctionnelle.

ARTICLE 23. — *Observations sur les six Méthodes curatives
de la Chaleur locale.*

La Caloricité locale est la fonction vitale des tissus organiques.
Son Agent chimique et physiologique est l'Impondérable calorique,
inhérent aux fibres viscérales. C'est cet Agent qui sature et active
les névricules, les artérioles et tous les éléments anatomiques des
organes. C'est son activité chimique qui cause leur vitalité partielle.
C'est son rayonnement diffusible qui produit leur irritabilité, leur
contractilité, leur dilatabilité, leur spasme, et leurs réactions soit
moléculaires, soit entières. Le Calorique local, l'Impondérable vivificateur textural est susceptible de prendre six États fonctionnels
morbides : 1° ou il s'exalte sans inflammation ; 2° ou il s'exalte avec
inflammation ; 3° ou il s'affaiblit ; 4° ou il se vicie sans inflammation ; 5° ou il se vicie avec inflammation ; 6° ou il s'abolit. Ces six
États fonctionnels morbides du Calorique local, de l'Agent de la
vitalité viscérale sont donc six *Éléments pathologiques* très-impor-
tants, qu'il faut s'attacher à diagnostiquer exactement, parmi les
autres Éléments pathologiques complexes qui constituent les maladies. Dans la Pathologie, nous avons donné leurs descriptions
particulières, et conséquemment nous avons indiqué les moyens
de les reconnaître individuellement. Ces six États fonctionnels
morbides du Calorique local, réclamaient naturellement six Méthodes curatives, propres à les combattre respectivement. Nous
venons de décrire ces six Méthodes curatives, dans leurs préceptes
et dans leurs applications. Mais nous devons faire observer que,
comme les six États fonctionnels morbides de la Caloricité locale
n'appartiennent qu'à un Agent unique, qu'au Calorique textural
qui exécute la vitalité viscérale, dans les maladies, même les plus
compliquées, il ne peut jamais exister, pour un seul organe, qu'un
seul de ces six États fonctionnels morbides. En effet, si la Caloricité
locale est saine, elle ne peut pas en même temps être viciée. Si
elle est affaiblie, elle ne peut pas en même temps être surexcitée.
Si elle est exaltée sans inflammation, elle ne peut pas l'être en
même temps avec inflammation. Cependant, il y a deux cas où la
Caloricité locale se morbifie doublement, c'est lorsqu'elle est viciée.

Alors elle peut être pervertie, soit avec surexcitation, soit avec affaiblissement. Mais la thérapeutique est facile ; car, contre l'Elément pathologique de viciation n° 10, on n'a qu'à opposer l'Elément curatif purifiant n° 10 ; et si la Caloricité viciée est affaiblie, n° 9, on adjoint l'Elément curatif fortifiant n° 9 ; tandis que si elle est surexcitée, n° 7, on adjoint, au contraire, l'Elément curatif affaiblissant n° 7. Ces préceptes sont de la plus grande clarté, et leur rationalisme saute aux yeux. C'est d'après le même principe que, contre la viciation et l'inflammation simultanées du Calorique local, on attaque l'Elément inflammatoire n° 8, par l'Elément anti-inflammatoire n° 8, et l'on combat en même temps l'Elément spécifique n° 10, par l'Elément purifiant n° 10. C'est ainsi que, de même que la Pathologie doit tenir compte de tous les Etats morbides coexistants, pour établir son Diagnostic, de même la Thérapeutique doit combiner toutes leurs Méthodes curatives correspondantes, pour composer le Traitement. Dans les maladies, on portera donc son attention sur tous les Etats fonctionnels des Impondérables qui seront dérangés ; on notera, et ceux de l'Agent de la Calorification centrale, et ceux de l'Agent de la Caloricité locale ; et après les avoir bien définis et bien diagnostiqués, on leur opposera les Méthodes curatives qui seront propres à les combattre respectivement et individuellement. Il est ordinaire, dans les maladies, que les Etats fonctionnels morbides de la Caloricité locale coexistent, soit comme causes, soit comme effets, avec ceux de la Calorification centrale, et même avec ceux de la Motilité et de la Sensibilité générales et locales ; alors on combinera ensemble, et les Méthodes curatives de la Caloricité locale, et celles de la Calorification vitale, et celles de la Locomotion, et celles de la Sensorialité, et celles de la Motilité et de la Sensibilité partielles, en composant le Traitement, seulement de celles qui seront indiquées par les Etats fonctionnels morbides coexistants, et conséquemment de celles qui leur correspondront respectivement, selon le parallélisme de nos deux Cadres pathologique et thérapeutique. Ces observations tendent à ne faire considérer les Maladies que comme des groupes d'Etats fonctionels morbides ; et à ne faire envisager le Traitement que comme une collection de Méthodes simples, dont chacune est propre à combattre chaque Etat fonctionnel morbide individuel. Ainsi, si les Maladies n'ont pas d'autres Eléments unitaires que les Etats fonctionnels morbides des Impondérables physiologiques, le Traitement n'aura pas d'autres Eléments unitaires que les Mé-

thodes curatives appropriées à chacun des Etats fonctionnels morbides dont la réunion constituera la maladie présente. C'est ainsi
que la médecine philosophique de l'Impondéralisme, au moyen
de l'analyse la plus transcendante, sépare les Eléments morbides
et les Eléments thérapeutiques, pour l'enseignement de la science ;
et par une synthèse ingénieuse et mathématique, elle établit leur
correspondance et leur rapprochement, pour l'application de l'art
et le salut des malades.

ARTICLE 24. — *Observations sur les douze Eléments pathologiques et sur les douze Eléments thérapeutiques de la Vie
organique.*

La Vie que Bichat a appelée si improprement *organique,* n'est
autre chose que la Calorification, avec ses Agents physiologiques
et ses dépendances anatomiques. La Calorification est le phénomène de la Combustion dite *vitale,* parce qu'elle est le phénomène
primordial et conditionnel de la *chimie vivante* et de la physiologie.
La Combustion vitale a pour siége et appareil la substance grise
encéphalo-spinale et la chaîne des ganglions du trisplanchnique,
dont les dépendances s'étendent par les nerfs, les plexus et les
névricules, et s'universalisent par les réseaux nerveux, qui constituent le cannevas de tous les systèmes anatomiques et les tissus de
tous les viscères. Ainsi l'Appareil vital calorificateur est vraiment
universel ; cependant sa Fonction est surtout centralisée dans l'axe
nerveux-gris encéphalo-spinal, que je considère comme le siége de
la Vie, et comme le point de départ du Calorique rayonnant. Quant
aux réseaux nerveux qui forment la trame des viscères organiques,
ils me paraissent en dehors de l'Acte central calorificateur ; et je
ne les regarde que comme susceptibles de la Caloricité partielle,
qui est aussi, à la rigueur, une petite Calorification locale. Mais ces
deux distinctions sont nécessaires pour bien différencier, et la part
de la Calorification centrale, qui cause la Vie générale, et la part
de la Caloricité texturale, qui cause la Vitalité locale. Quand on a
bien distingué ces deux Fonctions, sur lesquelles repose la physiologie de la *Vie organique,* on peut comprendre très-facilement la
causalité, la nature et l'activité des maladies de cette vie organique.
En effet, si la Calorification centrale a pour Facteur le Calorique
central, et si la Caloricité locale a pour Facteur le Calorique textural ; il s'ensuit que les premières conditions des maladies de la
vie organique seront les dérangements fonctionnels du Calorique

central et ceux du Calorique local. C'est pourquoi nous avons considéré les six États morbides du Calorique central , et les six États morbides du Calorique local , comme les seuls *Éléments pathologiques* possibles et primitifs des maladies de la vie organique. Comment supposer qu'une maladie de la vie organique naisse et se forme : 1° sans que le Calorique qui produit la Calorification vitale, ne se désordonne , soit en Exaltation sans fièvre, soit en Exaltation avec fièvre, soit en Affaiblissement , soit en Viciation sans fièvre, soit en Viciation avec fièvre, soit en Abolition ; et 2° sans que le Calorique qui produit la Caloricité texturale ou la vitalité viscérale , ne se désordonne , soit en Exaltation sans inflammation, soit en Exaltation avec inflammation, soit en Affaiblissement, soit en Viciation sans inflammation, soit en Viciation avec inflammation, soit en Abolition ? Certes , une maladie de la vie organique ne pourra jamais surgir et se compléter, sans la réunion de plusieurs de ces douze Éléments pathologiques primitifs. Que les Métaphysiciens, que les Pneumatistes, que les Humoristes, que les Solidistes n'aillent pas dire qu'au défaut de ces douze Éléments pathologiques fonctionnels, ce seront les Propriétés vitales, les Gaz, les Liquides ou les Solides qui seront affectés : car, puisque les Propriétés vitales , les Gaz, les Humeurs et les Organes ne sont que des effets chimiques et physiologiques des Impondérables, et ne sont que leurs instruments passifs , il est certain que leurs dérangements ne peuvent être que consécutifs aux troubles initiaux du Calorique central et du Calorique textural. Si donc les maladies de la vie organique sont causées originellement par la collection et la combinaison de plusieurs *États fonctionnels morbides* du Calorique général et du Calorique local , il s'ensuit que ces États fonctionnels morbides sont les plus importants à reconnaitre ; puisque ceux qui coexistent actuellement constituent la maladie présente, et en donnent le diagnostic précis par la simple énonciation de leur coïncidence et de leur ensemble. Toute la Pathologie spéciale est dans cette idée, et j'engage les lecteurs à bien s'en pénétrer. — Mais si les six États fonctionnels morbides du Calorique central , et les six États fonctionnels morbides du Calorique local, constituent les conditions primitives des maladies de la *Vie organique,* et sont les plus importants à reconnaitre et à diagnostiquer, on devra nécessairement considérer ces douze *Éléments pathologiques* comme les plus fondamentaux , comme les plus radicaux ; c'est pourquoi on ne regardera les vingt-quatre États fonctionnels morbides de la

Vie animale, que comme des Eléments pathologiques le plus souvent secondaires et consécutifs, qui surviennent à l'occasion de ceux
de la vie organique. En effet, ce sont les troubles de l'Agent central
calorificateur qui éveillent, soulèvent et entrainent ordinairement
les troubles de l'Agent central locomoteur et ceux de l'Agent central de la Sensorialité ; et ce sont les dérangements de l'Agent de la
Caloricité locale, qui provoquent et déterminent communément
les dérangements de l'Agent de la Motilité locale et ceux de l'Agent
de la Sensibilité locale. Cela revient à dire : que presque toujours
les Etats fonctionnels morbides de la *Vie animale* sont consécutifs
aux Etats fonctionnels morbides de la *Vie organique ;* c'est dire
encore : que les maladies de la vie animale sont bien rarement
primitives, et qu'elles sont le plus souvent sympathiques, épiphénoménales, ou dépendantes des maladies de la vie organique.
Aussi n'existe-t-il point ou que peu d'Affections *nerveuses* du Mouvement et de la Sensibilité qui soient vraiment idiopathiques. Aussi
les Affections nerveuses de la vie de relation prennent-elles presque toujours leurs conditions de causalité et de formation dans des
troubles initiaux de la vie organique. Il n'existe donc, pour ainsi
dire, point de Maladie *nerveuse* par elle-même ; et communément
celle qui parait exister, a son point de départ et sa condition d'être
dans une affection primitive des Agents de la Calorification vitale
et de la Caloricité viscérale. — Si ces considérations tendent à
démontrer l'importance prépondérante qu'on doit attacher aux
douze Etats fonctionnels morbides de la vie organique, puisqu'ils
sont les douze *Eléments pathologiques* les plus originels, les plus
fondamentaux et les plus fréquents de toutes les maladies, elles
tendent aussi à faire regarder les douze Méthodes curatives de la
Calorification et de la Caloricité, comme les douze *Eléments thérapeutiques* les plus éminents, les plus précieux et les plus indispensables ; puiqu'ils serviront à combattre et à détruire les causes
radicales et *organiques* des maladies. C'est pourquoi les vingt-
quatre Méthodes curatives des vingt-quatre Etats fonctionnels
morbides de la *Vie animale,* ne seront considérées que comme des
Eléments thérapeutiques qui seront utiles sans doute, mais qui seront secondaires et subsidiaires, qui devront toujours être subordonnés à l'intérêt initial et principal des douze Eléments thérapeutiques de la *Vie organique.* Ces principes didactiques de notre
Doctrine auront sans doute pour résultats d'empêcher l'abus si
nuisible et presque toujours exclusif des antispasmodiques et des

stupéfiants, par lesquels on attaque empiriquement les affections secondaires de la Motilité et de la Sensibilité *animales*, sans songer à détruire d'abord les causes directes et *organiques* du mal, ou les affections primitives de la Calorification vitale et de la Caloricité viscérale.

ARTICLE 25. — *Treizième Elément thérapeutique, ou Méthode curative n° 13, propre à guérir l'Exaltation sans fièvre de la Locomotion, ou de la Motilité générale.*

Lorsque, dans une maladie quelconque, la Motilité générale paraîtra exaltée sans fièvre, il faudra considérer ce phénomène comme le signe de l'existence de l'Etat fonctionnel morbide n° 13 du Cadre pathologique ; ce qui nécessitera l'emploi de la Méthode curative n° 13, propre à combattre cet Elément nosogénique. Mais ce n'est pas la Motilité générale qu'on s'attachera à traiter, parce que ce mot est une abstraction, et parce que la propriété physiologique qu'il représente est une force métaphysique et le simple effet d'une fonction. Ce sera donc l'Agent impondérable qui cause cette fonction qu'on cherchera à modifier. Cet Impondérable est l'Electricité animale, qui sature une partie de la pulpe encéphalo-spinale, qui lui fait sécréter le Fluide locomoteur, qui lui fait dégager l'Agent de la Locomotion et des mouvements généraux. Lors donc que l'Electricité centrale sera exaltée franchement et sans fièvre, on considérera son Etat fonctionnel morbide, n° 13, comme l'indication séméiotique de la Méthode curative n° 13. Cette Méthode se compose des préparations solubles de valériane, d'assa fœtida, de camphre, de musc, d'éther. Mais on doit savoir que ces médicaments sont susceptibles de produire des effets opposés, en raison de leurs deux principes constitutifs contraires. En effet : 1° leurs Pondérables hypoélectrisent *directement*, en saturant et en affaiblissant le Fluide moteur central ; et 2° leurs Impondérables hyperélectrisent d'abord, par leur absorption et leur expansion au travers de l'appareil et des nerfs moteurs ; mais, comme dans leur expansion secouante et rapide, ils vaporisent, entraînent, font exhaler et dépenser l'Agent électrique fonctionnel, ils le diminuent, ils l'épuisent ; et c'est ainsi qu'ils affaiblissent et *dépriment* la Fonction locomotive, et qu'ils l'hypoélectrisent *indirectement* et consécutivement. — On emploie la Méthode curative n° 13, dans les cas d'irritabilité générale, de tendance aux tics, d'agitation musculaire, de spasmes universels, de disposition convulsive, de

chorée active. — Mais comme le plus souvent l'Exaltation sans
fièvre de la Locomotion tient sympathiquement à l'Exaltation sans
fièvre de la Calorification vitale, n° 12, il faudra combiner ensemble
les Méthodes curatives n°ˢ 1 et 13, qui seront propres à combattre
simultanément ces deux Etats fonctionnels morbides n°ˢ 1 et 13.

Article 26. — *Quatorzième Elément thérapeutique, ou Méthode
curative n° 14, propre à remédier à l'Exaltation fébrile de
la Motilité générale.*

Toutes les fois que, parmi les phénomènes complexes d'une
maladie, on observera une Exaltation fébrile de la Locomotion ou
de la Motilité générale, on considérera ce désordre fonctionnel
comme l'effet de l'Etat morbide n° 14 du Cadre pathologique, et
l'on s'efforcera de le dissiper par la Méthode curative n° 14 du
Cadre thérapeutique. Cette Méthode tendra à diminuer l'Agent
électrique central qui produit la Locomotion ; elle affaiblira sa
Fonction sécrétoire du Fluide moteur général ; elle calmera son
exaltation fébrile ; elle détendra l'expansion du Fluide locomoteur
et relâchera sa tension convulsive dans l'ensemble des nerfs musculaires. Mais comme l'Exaltation fébrile de la Locomotion, n° 14,
est ordinairement consécutive à la Pyrexie de la Calorification, n° 2,
et à une Phlogose viscérale, n° 8, il sera utile de combiner ensemble les Méthodes curatives n°ˢ 2, 8 et 14. Aussi commencera-t-on par
appliquer les deux premières, qui attaqueront les conditions organiques et primitives de la maladie ; et ce ne sera qu'après la détente
de la Pyrexie et de la Phlogose qu'on recourera avantageusement à
la troisième, pour guérir l'Exaltation fébrile de la Locomotion,
qui n'est que le trouble sympathique d'une fonction secondaire et
de la vie de *relation*. D'après ce principe, les saignées, les sangsues,
les ventouses, les délayants acidules et gommeux, les bains, les
topiques émollients des Méthodes n°ˢ 2 et 8, s'allieront aux médicaments antispasmodiques pour constituer la Méthode n° 14. Les
moyens directs de cette dernière Méthode seront : les principes
solubles du musc, du camphre, de l'acide prussique, de l'eau dis-
tillée de laurier-cerise, de celle d'amandes amères, le cyanure de
potassium, l'oxyde de zinc. On les emploiera, conjointement avec
les antifébriles et les anti-inflammatoires, dans les troubles locomoteurs du délire fébrile, qui est toujours plus ou moins accom-
pagné de loquacité, de cris, de fureur, de soubresauts, de crampes,
de convulsions, de contracture. Mais l'usage des antispasmodiques

sera toujours subordonné au traitement initial et à l'intérêt supérieur de la Pyrexie et de la Phlogose coexistantes, que l'on ne doit jamais aggraver par des stimulants : c'est pourquoi on ne prescrira qu'avec une grande réserve et à très-petites doses les médicaments antispasmodiques, parce qa'ils sont très-chargés d'Impondérables *électriques* et surexcitants.

ARTICLE 27. — *Quinzième Elément thérapeutique, ou Méthode curative n° 15, propre à guérir l'Affaiblissement de la Motilité générale.*

Quand un malade, dans les troubles qui l'affectent, offrira une faiblesse de la Locomotion, un Affaiblissement de l'Appareil locomoteur et de ses annexes musculaires, on considérera ce phénomène pathologique comme le signe de l'Etat fonctionnel morbide n° 15, et par conséquent comme l'Elément nosogénique qui invoque l'application de la Méthode curative n° 15. Cette Méthode aura pour but d'augmenter l'Agent électrique central qui préside à la Locomotion ; elle le condensera, l'activera, lui fera sécréter et irradier plus de Fluide locomoteur ; et cet Impondérable remplira les nerfs musculaires et raffermira la Fonction de la Motilité générale. Mais comme très-souvent la Faiblesse de la Locomotion, n° 15, coïncide sympathiquement avec la Faiblesso de la Calorification vitale, n° 3, il sera avantageux de combiner ensemble les Méthodes n°s 3 et 15. — Les moyens curatifs de l'Affaiblissement de la Motilité générale sont : les alcooliques, les aromatiques, les vulnéraires, les huiles essentielles, la noix vomique, la strychnine, les courants électriques, les bains et les douches d'eaux sulfureuses, le massage, les frictions avec les liniments stimulants. On emploie la Méthode n° 15 dans les cas d'affaiblissement et de prostration de la Locomotion, d'engourdissement général, de tremblement des membres, de prédisposition aux paralysies du mouvement.

ARTICLE 28. — *Seizième Elément thérapeutique, ou Méthode curative n° 16, propre à remédier à la Viciation non fébrile de la Motilité générale.*

Lorsque l'Agent central qui cause la Motilité générale sera vicié sans fièvre, il faudra attaquer cet Etat fonctionnel morbide n° 16 par la Méthode curative n° 16. Mais s'il existait une Viciation apyrétique préalable de la Calorification vitale, n° 4, il serait indispensable de combiner ensemble les Méthodes curatives n°s 4 et 16. La

Méthode purifiante de l'Agent locomoteur vicié sans fièvre se compose des antiscorbutiques, des antiscrofuleux, des antivénériens, etc., que l'on associe aux vins, aux aromatiques, aux éthers, aux ammoniacaux, pour les faire pénétrer dans le Foyer de l'Electrisation, dans l'Appareil central de la Locomotion. On parviendra facilement à régénérer cette Fonction, en combinant les spécifiques sulfureux, iodiques, mercuriaux, etc., avec les sudorifiques, les diffusibles et les étuves. La Méthode n° 16 sera utilisée, dans les cas de spasmes vénériens, scorbutiques, dartreux, saturnins, dans l'ivresse causée par des boissons frelatées, dans le tremblement mercuriel, dans l'agitation raphanique, etc.

ARTICLE 29. — *Dix-septième Elément thérapeutique, ou Méthode curative n° 17, propre à guérir la Viciation fébrile de la Motilité générale.*

Quand l'Agent chimico-physiologique qui produit la Locomotion est à la fois vicié dans sa nature et fébricité dans son activité, il constitue l'Etat fonctionnel morbide n° 17, qu'il faut combattre par sa Méthode correspondante n° 17. Mais comme la Fièvre spécifique de la Locomotion est presque toujours consécutive à une Pyrexie spécifique de la Calorification, n° 5, et à la Phlogose spécifique d'un viscère, n° 11, on devra combiner ensemble les Méthodes n°s 5, 11 et 16, et ce sera la réunion de ces trois Méthodes qui constitueront directement la Méthode n° 17. Cette dernière se composera donc des *spécifiques* unis : 1° avec les antifébriles propres à abattre la Pyrexie de la Calorification; 2° avec les antiphlogistiques propres à calmer l'Inflammation ; 3° avec les antispasmodiques propres à conduire les médicaments purifiants dans l'Appareil locomoteur. Les antispasmodiques qui peuvent contribuer à guérir la Viciation fébrile de la Motilité générale, sont les acidules, les laxatifs, les dérivatifs, les révulsifs, tous les Purifiants, et même les alexitères, les dompte-venins, le sulfate de quinine, les éthers, les huiles volatiles, les potions ammoniacales. Mais pour que ces médicaments excitants et ardents réussissent, le plus souvent il faut modérer la Calorification et la sanguification par une ou deux saignées préalables, et ce n'est qu'ensuite que l'on pourra prescrire les Purifiants et les antispasmodiques, et encore à des doses très-minimes, afin de ne pas augmenter la Pyrexie, qu'il faut surtout s'attacher à réduire. C'est ainsi que l'on traitera les symptômes fébriles de la Fonction locomotrice, qui surviennent dans l'ataxie

de la fièvre pernicieuse, jaune, pestilentielle, typhique, de la
petite-vérole confluente, de la scarlatine violente, de la fièvre
vénérienne, dartreuse, cancéreuse, charbonneuse, gangréneuse,
et dans tous les cas d'ataxie locomotrice avec soubresauts, spasmes,
convulsions et raideurs tétaniques.

ARTICLE 30. — *Dix-huitième Elément thérapeutique, ou Méthode
curative n° 18, propre à remédier à l'Abolition de la Motilité
générale.*

Lorsque l'Agent électrique central qui cause la Motilité générale
sera momentanément suspendu ou définitivement aboli, il constituera l'Etat fonctionnel n° 18, qu'il faudra guérir par sa Méthode
correspondante n° 18. Mais, dans les Eléments pathologiques
complexes qui composent les maladies, il est rare que la Locomotion soit seule abolie, n° 18; presque toujours sa suspension est
précédée de la Cessation de la Calorification, n° 6, et suivie de
l'Extinction de la Sensorialité, n° 30 : c'est pourquoi il conviendra
le plus souvent de combiner ensemble, dans le traitement, les
Méthodes n°ˢ 6, 18 et 30, en insistant surtout sur celle qui peut
rallumer la Calorification vitale, puisque ce sont ses irradiations
caloriques qui animent et entretiennent les Fonctions connexes de
la Locomotion et de la Sensorialité. La Méthode n° 18, propre à
ressusciter directement la Locomotion abolie, comprend : les diffusibles énergiques, le vin chaud, le punch, les alcooliques unis aux
aromatiques, l'éther, l'alcali volatil, la strychnine, l'éther phos-
phoré, l'acide phosphorique, la flagellation, l'urtication, le galvanisme. Tous ces moyens curatifs peuvent être employés pour
guérir l'Etat fonctionnel morbide n° 18, ou l'Abolition de la Locomotion, qui se trouve du nombre des Eléments pathologiques
compliqués qui constituent la syncope, l'asphyxie, la léthargie, la
mort apparente. Mais, je le répète, l'application de cette Méthode
n° 18, se fera sans préjudice des autres Méthodes propres à combattre les autres Eléments pathologiques coexistants, et notamment
l'Abolition de la Calorification, n° 6, et l'Extinction de la Sensorialité, n° 30.

ARTICLE 31. — *Dix-neuvième Elément thérapeutique, ou Méthode curative n° 19, propre à guérir l'Exaltation non
inflammatoire de la Motilité locale.*

Quand la Motilité locale sera exaltée sans inflammation, ce sera le signe de l'Etat fonctionnel morbide n° 19, qu'il faudra combattre par la Méthode actuelle n° 19. Ce ne sera pas l'abstraction Motilité locale qu'on cherchera à médicamenter, mais ce sera bien le Fluide moteur lui-même qui est de nature *électrique*. Le but de la Méthode n° 19 sera donc de diminuer cet Agent impondérable, d'affaiblir son activité dans la partie qu'il surexcite et qu'il agite spasmodiquement. Ses moyens curatifs sont les applications locales de camphre, de valériane, de castoréum, de musc, de succin, que l'on emploie en cataplasmes, lotions, bains, onctions, fumigations. etc. On use de ces antispasmodiques locaux, dans les cas de spasme tonique, de crampe, de tic, de trismus, de tressaillement musculaire local, de convulsion particlle, de contracture bornée. — Quand il existera en même temps une Exaltation non inflammatoire de la Coloricité locale, n° 7, on associera ensemble les Méthodes nᵒˢ 7 et 19, qui seront propres à combattra les deux Eléments pathologiques simultanés.

ARTICLE 32. — *Vingtième Elément thérapeutique, ou Méthode curative n° 20, propre à guérir l'Exaltation inflammatoire de la Motilité locale.*

Quand on diagnostiquera l'Exaltation inflammatoire de la Motilité locale, qui est l'Elément nosogénique n° 20 du Cadre pathologique, on lui opposera la Méthode curative n° 20, que nous allons décrire. Comme l'Agent moteur local n'est enflammé que par l'effet d'une Phlogose primitive de la Caloricité viscérale, n° 8, il faudra employer d'abord la Méthode curative n° 8, et lui associer la Méthode curative précédente n° 19. La Méthode actuelle n° 20 n'est donc que la réunion des Méthodes nᵒˢ 8 et 19. Ainsi, la Méthode n° 20 se composera : 1° des antiphlogistiques spoliatifs et émollients, qui seront propres à détruire l'inflammation viscérale, ou la cause primitive du mal; et 2° des applications anti-spasmodiques de cire, de blanc de baleine, de camphre, de musc, l'aimant, l'acupuncture, l'électro-puncture, moyens si avantageux pour dissiper les spasmes, les crampes, les contractures, les convulsions partielles, qui accompagnent les inflammations *organiques*.

ARTICLE 33. — *Vingt-unième Elément thérapeutique, ou Méthode curative n° 21, propre à guérir l'Affaiblissement de la Motilité locale.*

Quand la Motilité locale sera débilitée, ce sera le signe de l'Etat fonctionnel morbide n° 21 , qu'il faudra guérir par la Méthode correspondante n° 21. Cette Méthode aura pour but d'accumuler, de condenser et de tendre l'Agent électro-moteur dans le nerf, le muscle ou le membre, qui sont affaiblis par son insuffisance. Mais si l'Affaiblissement de la Motilité locale , n° 21, coexistait avec l'Affaiblissement de la Caloricité locale , n° 9, il serait nécessaire d'associer les deux Méthodes curatives n°s 9 et 21. La Méthode n° 21, propre à remédier à la débilité de la Motilité locale, consiste dans l'emploi local des substances aromatiques, balsamiques, vulnéraires ; des pommades faites avec la brucine, la strychnine, le phosphore, l'ammoniaque. C'est avec ces agents *électrisants* que l'on accumulera, que l'on activera et que l'on tendra l'Impondérable moteur, et que l'on guérira les engourdissements, les affaiblissements et les relâchements musculaires.

ARTICLE 34. — *Vingt-deuxième Elément thérapeutique, ou Méthode curative n° 22, propre à remédier à la Viciation non inflammatoire de la Motilité locale.*

Lorsque la Motilité locale n'est pas franche, quand elle est viciée sans être enflammée, c'est le signe de l'Etat fonctionnel morbide n° 22, et c'est l'indication de la Méthode n° 22 , qui est propre à le combattre. Cette Méthode aura donc pour but d'assainir le Fluide moteur, de régénérer sa nature chimique, de reconstituer son activité électrique, et de normaliser les mouvements pervertis qu'il détermine dans les nerfs ou les muscles affectés. Mais quand on reconnaîtra que la Viciation du Fluide moteur local, n° 22, est causée par la Viciation préalable de la Caloricité texturale, n° 10, il sera nécessaire d'allier les deux Méthodes n°s 10 et 22. Ainsi , indépendamment des moyens spécifiques de la Méthode n° 10, on emploiera de concert les moyens spécifiques de la Méthode n° 22, lesquels comprennent les teintures de myrrhe, d'aloès, le quinquina, la tanaisie, le baume de soufre, l'éther acétique, le vinaigre aromatique, les applications musquées, camphrées, éthérées, les topiques toniques et dépuratifs, les onctions iodurées, les frictions mercurielles, les fumigations sulfureuses. C'est avec ces médicaments locaux qu'on rétablira les mouvements pervertis, l'action musculaire altérée par les engorgements scorbutiques, strumeux, vénériens, dartreux, ulcéreux, etc. Mais on retirera aussi un grand bénéfice de la Méthode n° 4 , qui est propre à purifier la Calorification viciée, et qui suffit souvent pour guérir les Viciations consécutives de la Caloricité, de la Motilité et de la Sensibilité locales.

ARTICLE 35. — *Vingt-troisième Elément thérapeutique, ou Méthode curative n° 23, propre à combattre la Viciation inflammatoire de la Motilité locale.*

Lorsqu'on diagnostique que la Motilité locale est à la fois viciée et enflammée, on doit traiter cet Etat fonctionnel morbide n° 23 par la Méthode correspondante n° 23. Cette Méthode aura le triple but : 1° de détruire la Phlogose viscérale déterminante ; 2° de remédier à la cause organique pervertissante ; 3° de modifier aussi spécifiquement l'Agent de la Motilité locale. C'est pourquoi la Méthode présente n° 23 résultera de la triple combinaison des Méthodes nᵒˢ 8, 10 et 22. Ses moyens consisteront donc dans l'union des anti-inflammatoires, des spécifiques de la Caloricité viscérale, et des spécifiques antispasmodiques de la Motilité locale. Après une détente suffisante, opérée par les émissions sanguines locales et les applications émollientes, on combinera les spécifiques de l'Agent vital calorique avec les *spécifiques* de l'Agent moteur électrique. Ces derniers sont : les topiques balsamiques, acétiques, camphrés, musqués, éthérés, la ciguë, le savon, la gomme ammoniaque. C'est par ces combinaisons thérapeutiques que l'on pourra calmer les spasmes et les soubresauts particls, les convulsions et les contractures locales du Fluide moteur, dont la Viciation et l'inflammation sont déterminées par les phlogoses spécifiques appelées scorbutique, dartreuse, vénérienne, strumeuse, gangréneuse, cancéreuse, morveuse, charbonneuse. — Mais, dans le traitement des phlogoses avec perversion, on ne devra user des spécifiques organiques et des antispasmodiques locaux qu'à des doses très-fractionnées, afin de ne pas augmenter le *mouvement inflammatoire,* qu'il faut surtout s'attacher à combattre.

ARTICLE 36. — *Vingt-quatrième Elément thérapeutique, ou Méthode curative n° 24, propre à guérir l'Abolition de la Motilité locale.*

Lorsque, dans les phénomènes complexes qui composent une maladie, on observe que la Motilité locale est suspendue ou abolie, on doit considérer ce signe de l'Etat fonctionnel morbide n° 24 comme l'indication de la Méthode curative n° 24. Cette Méthode tendra donc à accumuler beaucoup d'Impondérable moteur dans les parties nerveuses et musculaires où il manque. C'est pourquoi il faudra employer des médicaments très-chargés d'*électricité* latente et combinée, et susceptibles, par leur dissolution locale et leur activité curative, de ressusciter l'Agent partiel du Mouvement. Si, cependant, l'annulation de cet Agent, n° 24, coïncidait avec l'Abolition de la Caloricité viscérale, n° 12, il serait utile d'allier ensemble les Méthodes n°ˢ 12 et 24. — La Méthode n° 24 ravive et rétablit le Fluide moteur local, par l'électrisation localisée, les alcooliques, les aromatiques, les teintures de noix vomique et de cantharides, la strychnine, les pommades de vératrine et de phosphore, les bains de vapeurs, les douches sulfureuses, le massage, la flagellation, l'urtication, la rubéfaction, la vésication, la cautérisation. — C'est par ces médicaments locaux si actifs, que l'on parviendra à faire irradier le Fluide moteur dans les nerfs et dans les muscles qui seront frappés d'engourdissement, d'inertie et de paralysie du mouvement. — Mais, bien souvent, il faudra utiliser en même temps la Méthode curative n° 15, qui tend à fortifier la Fonction de l'Electrisation ou de la Motilité générale; parce que, en augmentant la sécrétion et l'expansion du Fluide moteur central, cette Méthode hyperélectrisante tend à infuser l'Agent électrique dans les nerfs et les muscles affectés d'une paralysie de la Motilité locale.

ARTICLE 37. — *Vingt-cinquième Elément thérapeutique, ou Méthode curative n° 25, propre à combattre l'Exaltation sans fièvre de la Sensorialité ou de la Sensibilité générale.*

Toutes les fois que, dans les Eléments complexes d'une maladie, on reconnaîtra que la Sensorialité est exaltée sans fièvre, on aura le signe de l'Etat fonctionnel morbide n° 25, qu'il faudra traiter par la Méthode correspondante n° 25. Cette Méthode aura pour but de calmer et de normaliser l'Illumination mentale surexcitée, c'est-à-dire, la Fonction chimique qui constitue la Sensorialité, et qui sécrète l'Agent impondérable de la Sensibilité générale. — Ses moyens sont : 1° les préparations solubles d'eau de laurier-cerise, d'amandes amères, d'acide prussique médicinal, de cyanure de potassium, dont les Impondérables affaiblissent l'Illumination sensoriale *indirectement*, ou par vaporisation, entraînement, épuisement, dépression de l'Agent sensible; 2° les ingestions de thridace, d'opium, de morphine, de jusquiame, de stramoine, de belladone, d'aconit, dont les Pondérables affaiblissent l'Illumination sensoriale *directement*, ou par saturation et neutralisation chimiques de l'Agent sensible central. C'est par ces deux sortes de médicaments *hyperlumineux* et *antilumineux*, que l'on combattra la Surexcitation de la Fonction phosphorique de la Sensorialité, Surexcitation qui est si manifeste chez les visionnaires, les hypochondriaques, les hystériques, les fous, les insomniques, les colères, les maniaques. — Mais, bien souvent, en raison de la coïncidence ordinaire des Exaltations simultanées de la Calorification vitale, de l'Electrisation locomotive et de l'Illumination mentale, il faudra réunir ensemble les Méthodes nᵒˢ 1, 13 et 25, pour combattre ces Etats fonctionnels morbides nᵒˢ 1, 13 et 25, en donnant toujours l'avantage au traitement de la Calorification vitale.

ARTICLE 38. — *Vingt-sixième Elément thérapeutique, ou Méthode curative nᵒ 26, propre à combattre l'Exaltation fébrile de la Sensorialité ou de la Sensibilité générale.*

Lorsque, parmi les Eléments pathologiques multiples d'une affection aiguë quelconque, on s'apercevra d'une Exaltation fébrile de la Sensorialité, on regardera ce phénomène comme le signe et l'effet de l'Etat fonctionnel morbide nᵒ 26 du Cadre pathologique, et l'on cherchera à le guérir par la Méthode nᵒ 26 du Cadre thérapeutique. Cette Méthode aura pour but de diminuer la quantité et l'activité de l'Agent phosphorique central, qui produit la Sensorialité ; elle affaiblira sa Fonction sécrétoire du Fluide sensible général ; elle calmera son Exaltation fébrile ; elle relâchera l'expansion et la tension du Fluide sensible dans l'ensemble des nerfs sensitifs. Mais comme l'Exaltation fébrile de la Sensorialité, nᵒ 26, est presque toujours la conséquence de la Pyrexie de la Calorification vitale, nᵒ 2, le plus souvent il faudra combiner ensemble les Méthodes curatives nᵒˢ 2 et 26. D'abord, on débutera par les antipyrétiques de la Calorification, tels que les saignées, les sangsues, les ventouses, les acidules, les mucilagineux, les laxatifs. Ensuite, on recourcra aux antisensoriaux proprement dits, c'est-à-dire, aux antilumineux directs, aux Pondérables stupéfiants, qu'on proportionnera au degré de la fièvre sensoriale, en faisant bien attention qu'ils n'augmentent pas la Pyrexie vitale. — Les moyens de la Méthode présente nᵒ 26, sont donc les anticaloriques généraux et les antiphlogistiques locaux, combinés aux *narcotiques* solubles, tels que l'opium, la morphine, la jusquiame, la belladone, la stramoine, la thridace, l'aconit. — C'est par ces agents désenflammants et stupéfiants que l'on traitera la fièvre sensoriale et ses symptômes caractéristiques, tels que : l'exaltation extraordinaire des sens, le désordre de la pensée, le délire, les souffrances générales extrêmes avec fièvre, les émotions bouleversantes, l'égarement, etc. — S'il y avait, en même temps que la fièvre *sensoriale*, n° 26, d'autres *Etats fonctionnels morbides*, on les traiterait encore individuellement par autant d'*Eléments thérapeutiques*, et notamment par leurs Méthodes correspondantes.

ARTICLE 39. — *Vingt-septième Elément thérapeutique, ou Méthode curative n° 27, propre à remédier à l'Affaiblissement de la Sensorialité.*

Si un malade, dans les troubles compliqués qui l'affectent, présente un Affaiblissement de la Sensorialité, une faiblesse de l'esprit, un affaissement du moral, on regardera ce phénomène pathologique comme le signe de l'Etat fonctionnel morbide n° 27, et conséquemment comme l'Elément nosogénique qui indique l'emploi de la Méthode curative n° 27. Cette Méthode tendra à augmenter et à condenser l'Agent phosphorique central, qui préside à la Sensorialité, qui exécute cette Fonction, qui sécrète et dégage expansivement l'Agent impondérable de la Sensibilité générale. Et elle parviendra à ce but, en infusant dans le Foyer sensorial des Impondérables médicinaux très-chargés d'éléments phosphoriques et lumineux. Mais comme très-souvent la Faiblesse de la Sensorialité, n° 27, coïncide sympathiquement et consécutivement avec la Faiblesse de la Calorification n° 3, il sera avantageux d'allier ensemble les Méthodes curatives n°ˢ 3 et 27. — La Méthode présente n° 27, a pour principaux moyens : les vins généreux et mousseux, les alcooliques, les aromatiques, les diffusibles, les essences, le thé, le punch. — On les emploie dans les cas directs de langueur sensoriale, d'affaiblissement moral, d'énervation mentale, d'obtusité des idées, d'émoussement des sens, d'apathie, d'imbécillité, de démence, et d'anaphrodisie par débilité sensitive générale.

ARTICLE 40. — *Vingt-huitième Elément thérapeutique, ou Méthode curative n° 28, propre à traiter la Viciation sans fièvre de la Sensorialité.*

Quand l'Agent central qui cause la Sensorialité sera vicié sans fièvre, on combattra cet Etat fonctionnel morbide n° 28, par la

Méthode curative n° 28. Mais s'il existait une Viciation apyrétique préalable de la Calorification, n° 4, on devrait commencer la cure par la Méthode n° 4, et lui subordonner la Méthode n° 28. — La Méthode purifiante de l'Agent impondérable de la Sensorialité, se compose des diffusibles hyperlumineux, combinés aux spécifiques, aux altérants, aux purgatifs, aux dérivatifs. On parviendra à assainir la Perversion du Fluide sensorial, par la réunion des sudorifiques, des ammoniacaux, des éthers, du camphre, du café, avec les sulfureux, les iodiques, les mercuriaux, etc. Ces moyens conviendront dans les cas d'altération sensoriale, marqués par un sentiment morbide des choses, par des sensations étranges, par des hallucinations bizarres, par des fantaisies maladives, par des visions fallacieuses, par la démonomanie, par l'aberration mentale des hypochondriaques, des mélancoliques, des nostalgiques. — Mais, comme la Viciation de la Sensorialité, n° 28, peut exister avec sa Surexcitation ou son Affaiblissement, nᵒˢ 25 ou 27, et comme elle peut encore coïncider sympathiquement avec l'Exaltation ou la Faiblesse de la Calorification vitale, nᵒˢ 1 ou 3, il en résulte qu'il faudra tenir compte, dans le traitement, de ces nouveaux éléments pathologiques, et combiner ensemble les Méthodes qui correspondront à tous les Etats fonctionnels morbides coexistants.

ARTICLE 41. — *Vingt-neuvième Elément thérapeutique, ou Méthode curative n° 29, propre à guérir la Viciation fébrile de la Sensorialité.*

Dans une maladie aiguë et complexe, si l'Agent impondérable qui produit la Fonction chimico-physiologique de la Sensorialité est à la fois vicié dans sa nature et fébricité dans son activité, on diagnostiquera l'existence de l'Etat fonctionnel morbide n° 29, et on lui opposera sa Méthode correspondante n° 29. Mais comme la fièvre spécifique de la Sensorialité, n° 29, est toujours consécutive à la fièvre spécifique de la Calorification vitale, n° 5, et à la Phlogose spécifique d'un viscère, n° 11, il sera nécessaire d'attaquer ces trois Eléments pathologiques nᵒˢ 5, 11 et 29, par le concours de leurs Méthodes respectives nᵒˢ 5, 11 et 29. De sorte que ces trois Méthodes, qui sont indispensables pour traiter la Viciation fébrile de la Sensorialité, constituent, par leur réunion, la Méthode curative n° 29 elle-même. Cette dernière se composera donc des spécifiques unis : 1° avec les antifébriles propres à abattre la

Pyrexie de la Calorification ; 2° avec les antiphlogistiques propres à détruire l'Inflammation viscérale ; 3° avec les narcotiques, qui sont particulièrement propres à la fièvre sensoriale. C'est par tous ces moyens, convenablement combinés, dans l'intérêt de la Calorification et de la Sensorialité, que l'on parviendra à guérir leurs Agents fonctionnels viciés et fébricités. Tel est donc le traitement compliqué qui peut réussir, pour purifier et normaliser la Sensorialité viciée et fébrile, et pour dissiper ses manifestations morbides, telles que : pensée dénaturée, ardente, violentée ; délire et transport avec perversions diverses ; conscience des choses altérée ; personnalité comme transformée ; hallucinations fiévreuses ; délire virulent, médicinal, septique ou toxique, avec sensations, conceptions, perturbations relatives à la nature des substances viciantes et fébricitantes ; imaginations, contemplations, ravissements, extases ou angoisses morbides, causés par l'usage de l'opium, du hachisch, du tabac, ou déterminés par la fièvre et les phlogoses spécifiques d'infections et de contagions.

ARTICLE 42. — *Trentième Elément thérapeutique, ou Méthode curative n° 30, propre à combattre l'Abolition de la Sensorialité.*

Dans les Eléments complexes qui constituent une maladie actuelle, si l'on observe que l'Agent central de la Sensorialité ne remplit plus sa Fonction, si la conscience des choses est suspendue ou abolie, s'il y a perte de connaissance ou extinction apparente du Sentiment, on comprendra que la maladie se complique de l'Etat fonctionnel morbide n° 30 du Cadre pathologique ; et l'on sentira le besoin de combattre cet Etat morbide par sa méthode correspondante n° 30. Cette Méthode aura pour but d'infuser, dans l'Appareil nerveux de l'Illumination sensoriale, des Impondérables extrêmement chargés de principes *lumineux* et phosphoriques, pour qu'ils s'accumulent, se condensent, s'activent, et pour qu'ils ressuscitent, rallument et entretiennent la Fonction sensoriale, la sécrétion et le dégagement de la Sensibilité générale. Les moyens propres à combattre l'Abolition de la Sensorialité sont : les vins, les alcooliques, les aromatiques, les huiles essentielles, les potions diffusibles et balsamiques, le thé, le café, les ammoniacaux, les éthers, l'arnica ; et à l'extérieur, l'insolation, l'électricité, les rubéfiants, les vésicants, les caustiques. On les emploie dans les cas de suspension subite du sentiment, lorsque le moi s'éteint,

quand la conscience de l'existence est annulée, comme dans l'apoplexie, la syncope, l'asphyxie, la congélation, la léthargie, l'insensibilité qui survient dans les crises d'hystérie et d'épilepsie. —
Mais comme le plus souvent, dans ces maladies complexes, il y a
coexistence de la suspension de la Calorification vitale, de la cessation de la Locomotion, de l'abolition de la Sensorialité, n°s 6, 18
et 30, on devra presque toujours combiner ensemble les Mé-
thodes curatives n°s 6, 18 et 30, sans préjudice de celles que pourraient réclamer les Etats morbides *locaux* de la Caloricité, de la
Motilité et de la Sensibilité.

Article 43. — *Trente-unième Elément thérapeutique, ou
Méthode curative n° 31, propre à guérir l'Exaltation non
inflammatoire de la Sensibilité locale.*

Lorsque, dans les Eléments compliqués d'une maladie, la Sensibilité locale sera exaltée sans inflammation, ce sera le signe de
l'Etat fonctionnel morbide n° 31, et ce sera l'indication d'appliquer
sa Méthode correspondante n° 31. Mais comme le mot Sensibilité
locale est une abstraction, comme elle n'est qu'un effet du Fluide
sensible partiel, ce sera cet Agent impondérable lui-même qu'il
faudra chercher à modifier, par des médicaments locaux *antilumineux*, c'est-à-dire, antagonistes à sa nature chimique et à son
activité physiologique. Le but de la Méthode n° 31 sera donc de
diminuer le Fluide sensible, de débiliter sa surexcitation dans la
partie sensitive affectée. Ses moyens curatifs sont les topiques, les
onctions, les bains, faits avec le pavot, la morelle, la jusquiame,
la stramoine, la belladone, l'opium, la morphine. Tels sont les
antilumineux qui affaiblissent *directement* la Sensibilité locale, parce
qu'ils absorbent, saturent et annulent chimiquement l'Impondérable sensible. Mais il y a des médicaments *hyperlumineux*, qui surexcitent d'abord la Sensibilité locale, et qui bientôt après l'affaiblissent indirectement. Tels sont le camphre, l'ammoniaque liquide,
l'acide prussique, le cyanure de potassium, les frictions d'éther
et de chloroforme. Leurs principes éminemment volatils entraînent
et dissipent le fluide sensible, par leur évoporation rapide ; c'est
pourquoi ils ne débilitent la Sensibilité locale qu'indirectement,
que par épuisement et dépression. — On emploie la Méthode n° 31
dans les cas de *douleurs* locales, de souffrances partielles, quels que
soient le lieu et l'organe où elles siègent. Et en cela, qu'on y réflé-
chisse bien, on ne fait que combattre un Elément pathologique de

relation, un Etat fonctionnel morbide de la vie *animale*. Mais pour réussir, il faut attaquer aussi le plus souvent la condition *organique* de la *douleur* ; et comme cette condition est presque toujours une Surexcitation non inflammatoire de la Caloricité viscérale, n° 7, on devra employer conjointement les Méthodes n°ˢ 7 et 31.

ARTICLE 44. — *Trente-deuxième Elément théra— tique , ou Méthode curative n° 32, propre à traiter l'Exaltation inflammatoire de la Sensibilité locale.*

Dans l'examen des Eléments multiples d'une Maladie, si l'on diagnostique que la Sensibilité locale est enflammée, ce sera le signe de l'Etat fonctionnel morbide n° 52, qui indiquera l'emploi de sa Méthode correspondante n° 52. Mais comme l'Agent sensible local n'est enflammé que par l'effet d'une Phlogose primitive de la Caloricité viscérale, n° 8, il faudra employer d'abord la Méthode curative n° 8, et lui adjoindre ensuite la Méthode curative précédente n° 51. La Méthode 52 n'est donc que la combinaison des Méthodes n°ˢ 8 et 31. Ainsi la Méthode n° 52 se composera : 1° des *anti-inflammatoires* spoliatifs et émollients, qui attaqueront la condition *organique* du mal, ou la Phlogose de la Caloricité viscérale ; et 2° des *antilumineux* narcotiques , qui combattront la *douleur*, ou l'élément pathologique sensible, qui est un Impondérable de *relation*. Les moyens propres à calmer le Fluide sensible enflammé, sont les applications stupéfiantes , faites avec le baume tranquille , l'huile de jusquiame , les liniments laudanisés, les pommades opiacées et belladonées, etc. On les combinera prudemment avec le traitement de la Phlogose et de la Fièvre, n°ˢ 2 et 8, et avec les autres Méthodes que pourraient reclamer d'autres Etats fonctionnels morbides coexistants.

ARTICLE 45. — *Trente-troisième Elément thérapeutique, ou Méthode curative n° 33, propre à traiter l'Affaiblissement de la Sensibilité locale.*

Lorsque la Sensibilité locale sera débilitée, ce sera le signe de l'Etat fonctionnel morbide n° 33 du Cadre pathologique, lequel Etat indiquera l'emploi de sa Méthode curative correspondante n° 33. Cette Méthode aura pour but d'accumuler, de condenser, de tendre et de renforcer l'Impondérable sensible , dans les parties sensitives qui sont affaiblies et émoussées par son insuffisance. Mais si l'Affaiblissement de la Sensibilité locale, n° 33, coexistait

avec l'Affaiblissement de la Caloricité locale, n° 9, il serait nécessaire d'associer les deux Méthodes curatives n°s 9 et 33. — La
Méthode n° 33, propre à fortifier le Fluide sensible local, se compose des alcooliques, des balsamiques, des essences, des éthers et
des ammoniacaux. On emploiera localement ces médicaments *hyperlumineux*, dans les cas où quelques nerfs, où quelques parties
de l'appareil sensitif, seront engourdis, affaiblis, émoussés.

ARTICLE 46. — *Trente-quatrième Elément thérapeutique, ou
Méthode curative n° 34, propre à guérir la Viciation non
inflammatoire de la Sensibilité locale.*

Dans une Maladie complexe, si l'on observe que la Sensibilité
locale n'est pas franche, mais qu'elle est viciée sans être enflammée, cette particularité pathologique sera le signe de l'Etat fonctionnel morbide n° 34, qui indiquera l'usage de sa Méthode curative
correspondante n° 34. Comme la Viciation non inflammatoire de
la Sensibilité locale, n° 34, est presque toujours la conséquence de
la Viciation non inflammatoire de la Caloricité viscérale, n° 10, on
devra ordinairement combiner les deux Méthodes n°s 10 et 34,
sans préjudice de celles qui seraient encore indiquées par tous les
autres Etats fonctionnels morbides coexistants et compliquants. —
Mais la Viciation non inflammatoire de la Sensibilité locale, peut
exister ou avec son Affaiblissement, ou bien avec son Exaltation.
Dans le premier cas, on recourera à l'application des médicaments
hyperlumineux, tels que les éthers, les baumes, les essences. Dans
le second cas, on fera un emploi local des médicaments *antilumineux*,
tels que les opiacés et les autres narcotiques directs. Et l'on assor-
tira ces deux genres de médicaments avec les *spécifiques* qui seront
indiqués, tels que les sulfureux, les iodiques, les mercuriaux, les
arsenicaux. C'est ainsi que l'on purifiera le Fluide sensible perverti ;
c'est ainsi qu'on régénérera la Sensibilité locale dénaturée, et qu'on
remédiera à ses souffrances par causes altérantes, infectieuses ou
virulentes.

ARTICLE 47. — *Trente-cinquième Elément thérapeutique, ou
Méthode curative n° 35, propre à combattre la Viciation
inflammatoire de la Sensibilité locale.*

Dans les Eléments complexes d'une Maladie, si l'on diagnostique
que la Sensibilité locale est à la fois viciée dans sa nature et enflammée dans son activité, ce sera le signe de l'Etat fonctionnel morbide

n° 35, qui indiquera l'emploi de sa Méthode correspondante n° 35.
Alors, comme le Fluide sensible n'est perverti et enflammé que
par une Phlogose spécifique préalable, c'est-à-dire, que par la
Caloricité viscérale spécifiquement enflammée, n° 8, il sera nécessaire : 1° de détruire d'abord la Phlogose organique, n° 8 ; 2° de
remédier à la Viciation viscérale, n° 10 ; 3° d'assainir la Sensibilité
locale, n° 34. C'est pourquoi la Méthode curative n° 35 n'est que
la combinaison des Méthodes n°s 8, 10 et 34. On débutera par la
première, qui est la plus importante, et qui se composera des spoliatifs et des *antiphlogistiques* locaux. Ensuite, on utilisera la seconde, qui consistera dans l'application des *spécifiques* organiques.
Enfin, on leur adjoindra et on leur subordonnera la troisième,
qui sera formée des *narcotiques* externes. Mais dans l'emploi local
du laudanum, de l'opium, de la jusquiame, de la morphine, comme
dans l'usage des spécifiques, on fera en sorte de les proportionner
aux exigences morbides, et de ne pas augmenter la phlegmasie
viscérale en les prodiguant trop : c'est pourquoi on ne les prescrira
qu'à des doses très-atténuées. — C'est par ces Agents prudemment
appliqués, que l'on combattra efficacement les souffrances violentes, les douleurs insolites, les perceptions étranges, les cuissons
ardentes, les tiraillements déchirants, qui surviennent dans les
Phlogoses spécifiques, vénériennes, dartreuses, cancéreuses, morveuses, charbonneuses, gangréneuses. — L'Impondéraliste comprendra facilement que, pour guérir une phlegmasie spécifique et
ses conséquences *douloureuses*, il devra attaquer chimiquement :
1° l'Elément *inflammatoire* par les antiphlogistiques ; 2° l'Elément
pervertissant par les spécifiques ; et 3° l'Elément *sensible* par les
narcotiques.

ARTICLE 48. — *Trente-sixième Elément thérapeutique, ou Mé-*
thode curative n° 36, propre à remédier à l'Abolition de la
Sensibilité locale.

Dans les divers symptômes qui compliquent une Maladie, si l'on
remarque que la Sensibilité locale est suspendue ou abolie, on
attribuera cet Elément nosogénique à l'Etat fonctionnel morbide
n° 36 du Cadre pathologique, et l'on sentira la nécessité de le combattre par la Méthode n° 36, qui lui correspond dans le Cadre
thérapeutique ; ce que l'on fera sans préjudice des autres Méthodes
curatives qui seraient indiquées par les autres Etats fonctionnels
morbides coexistants. La Méthode n° 36 a pour but de remédier à

la privation et à l'absence complète du Fluide sensible, dans une partie paralysée du Sentiment, n° 36. Si cette paralysie sensitive était l'effet d'une paralysie préalable de la Caloricité viscérale, n° 12, il serait nécessaire d'associer ensemble les deux Méthodes curatives n°ˢ 12 et 36. — Les moyens de la Méthode n° 36 sont tous les médicaments fortement chargés d'Impondérables constitutifs, et surtout d'*électricité* et de *lumière*. Tels sont les aromatiques, les alcooliques, les préparations phosphorées, l'alcali volatil, l'insolation, l'électricité, l'électro-puncture, les douches stimulantes, les frictions rubéfiantes, et les vésicatoires. C'est par ces Agents que l'on peut ramener et, pour ainsi dire, ressusciter le Fluide sensible local, dans les cas de surdité, de cécité, d'anosmie, d'agustie, d'anesthésie, et de toute paralysie partielle des nerfs sensitifs.

Article 49. — *Observations sur les vingt-quatre Éléments pathologiques et sur les vingt-quatre Éléments thérapeutiques de la Vie animale.*

Si notre Cadre pathologique se compose de trente-six Éléments ou Ordres nosogéniques, notre Cadre thérapeutique se compose aussi de trente-six Éléments ou Ordres curatifs, qui leur correspondent parallèlement. Parmi les trente-six Éléments pathologiques, les douze premiers appartiennent aux Agents impondérables des Fonctions *organiques*, c'est-à-dire, au Calorique central qui produit la Calorification vitale, et au Calorique local qui produit la Caloricité viscérale. Tandis que les vingt-quatre derniers appartiennent aux Agents impondérables des Fonctions *animales*, c'est-à-dire : 1° au Fluide électrique central, qui opère la Locomotion ; 2° au Fluide électrique local, qui cause la Motilité partielle ; 3° au Fluide phosphorique central, qui effectue la Sensorialité ; 4° au Fluide subtil local, qui cause la Sensibilité partielle. Nous avons établi, à l'article 40 de la Pathologie, qu'une Maladie organique quelconque ne pouvait se former ou se développer que par un ou plusieurs des douze États fonctionnels morbides du Calorique central et du Calorique local ; et nous avons déclaré que, quand un ou plusieurs des vingt-quatre États fonctionnels morbides des quatre Agents de la Vie *animale* s'adjoignaient à ceux de la Vie *organique*, ils ne le faisaient jamais que sympathiquement, secondairement, consécutivement. C'est pourquoi nous répétons ici que les douze États fonctionnels morbides de la Vie organique sont presque toujours *primitifs*, initiaux et provocateurs ; tandis que les vingt-quatre Etats fonctionnels morbides de la Vie animale sont presque constamment symptomatiques, sympathiques et *secondaires :* parce que, dans la généralité des cas, les Maladies sont complexes, et tirent leurs conditions de causalité et de formation dans les troubles des Agents fonctionnels de la Vie organique. Aussi ne reconnaissons-nous pas, ou que très-rarement, des Maladies nerveuses primitives, et nous efforçons-nous toujours de détruire leurs principes originels, que nous attribuons le plus souvent aux douze Eléments morbides de la Calorification vitale et de la Caloricité viscérale. C'est donc déclarer que, dans la majorité des cas, nous subordonnons aux douze Etats morbides de la Vie organique les vingt-quatre Etats morbides de la Vie de relation. Mais si telle est la loi hiérarchique de la Pathologie, elle doit nécessairement entraîner la même dépendance pour la Thérapeutique. En effet, pour les raisons précitées de causes ou de primitivité, et d'effets ou de consécutivité, on devra considérer les douze Méthodes curatives de la Vie organique comme les plus importantes et les plus promptement nécessaires ; tandis que les vingt-quatre Méthodes curatives de la Vie animale ne leur seront que secondaires, qu'auxiliaires, et toujours subordonnées. Telle est l'idée générale que l'on doit avoir de la valeur comparative des douze premières et des vingt-quatre dernières Méthodes ; et ce n'est que par exception qu'on enfreindra ces deux règles de prééminence et de subordination. En général, on emploiera toutes les Méthodes curatives qui seront indiquées par tous les divers Etats fonctionnels morbides coexistants ; on prendra et l'on combinera celles qui leur seront directement appropriées, celles qui seront propres à les combattre individuellement et respectivement. Mais le traitement s'effectuera toujours dans l'intérêt : 1° de la *Calorification* qui constitue la Vie générale ; 2° du *Calorique textural* qui constitue la Vitalité locale ; 3° de l'*Electrisation* qui cause la Motilité générale ; 4° du *Fluide moteur* partiel qui opère la Motilité locale ; 5° de l'*Illumination sensoriale* qui cause la Sensibilité générale ; 6° du *Fluide sensible* partiel qui opère la Sensibilité locale. Par cette énumération successive des Agents fonctionnels, nous avons voulu établir une importance graduelle et correspondante dans l'emploi des *Méthodes curatives.* Ainsi leur prééminence hiérarchique et comparative se comprendra dans l'ordre suivant : 1° Eléments thérapeutiques de la Chaleur générale ; 2° Eléments thérapeutiques de la Chaleur locale ; 3° Eléments thérapeutiques de la Motilité générale ; 4° Eléments thérapeutiques de la Motilité locale ; 5° Eléments thérapeutiques de la Sensibilité générale ; 6° Eléments thérapeutiques de la Sensibilité locale. Dans la composition du traitement avec ces divers Eléments curatifs, on subordonnera donc généralement les derniers aux premiers, et notamment les vingt-quatre Méthodes de la Vie de relation aux douze Méthodes de la Vie organique. Cependant, il peut quelquefois survenir, dans la pratique, des exceptions à cette règle : c'est lorsqu'il existe un danger extrême et menaçant des Fonctions secondaires de la Locomotion et de la Sensorialité, de la Motilité et de la Sensibilité locales ; tandis que les Fonctions vitales de la Calorification et de la Caloricité sont relativement peu troublées. Alors on se hâtera de soigner les Etats fonctionnels morbides les plus pressants et les plus compromis. Et dans tous les cas de complication, on fait en sorte que les Méthodes curatives employées s'assortissent ensemble et ne se contrarient pas. Mais, je le répéterai toujours, il faudra consacrer tout traitement total ou partiel à l'intérêt de la *Calorification*, à la conservation de la Chaleur générale, parce que cette Fonction est la primordiale et constitue la *Vie*. C'est pourquoi, généralement parlant, on devra subordonner toutes les autres Méthodes curatives à la plus grande importance des six Méthodes de la Calorification.

ARTICLE 50. — *Prééminence comparative et subordination respective des Méthodes thérapeutiques.*

Il est impossible de bien comprendre et de bien pratiquer la Médecine de l'Impondéralisme, si l'on ne connaît pas exactement et de mémoire notre double *Tableau pathologique et thérapeutique.* (Voyez l'Article 8 du Chapitre 8.) Pour bien apprécier une Maladie complexe, il suffira de *diagnostiquer* tous les *Etats fonctionnels morbides* qui constituent tous ses Eléments unitaires. Et pour composer un *traitement* rationnel et complet, il suffira de réunir et de combiner toutes les *Méthodes curatives*, dont les numéros d'Ordres correspondront directement avec les numéros d'Ordres des Etats morbides diagnostiqués. Tout le secret des Maladies et de leur Curation réside dans ce dernier aphorisme. — Mais de même que nous avons reconnu qu'il y avait des Etats morbides plus *importants* les uns que les autres, et dont le diagnostic et le traitement devaient attirer surtout l'attention et l'intérêt du médecin, sans toutefois faire négliger les autres ; de même nous reconnaissons qu'il y a des Méthodes curatives *principales* qui absorbent les autres à leur profit, et des Méthodes curatives accessoires qui leur sont subordonnées en priorité et en avantage. Voici les Formules générales qui expliquent cette règle doctrinale :

1° La Méthode curative de l'Exaltation sans fièvre de la Calorification, ou de la Chaleur générale, n° 1, asservira à son intérêt les Méthodes corrélatives n°s 7, 13 et 25, c'est-à-dire, les Méthodes propres à combattre : l'Exaltation sans inflammation de la Chaleur locale, l'Exaltation sans fièvre de la Motilité générale, l'Exaltation sans fièvre de la Sensorialité ou de la Sensibilité générale. Alors ces trois dernières Méthodes ne seront considérées que comme secondaires, et comme les accessoires de la première, n° 1.

2° La Méthode curative de l'Exaltation fébrile de la Calorification, n° 2, subordonnera à son avantage les Méthodes n°s 8, 14 et 26, c'est-à-dire, les Méthodes propres à guérir : l'Exaltation inflammatoire de la Caloricité locale, l'Exaltation fébrile de la Motilité générale, l'Exaltation fébrile de la Sensorialité.

3° La Méthode curative de l'Affaiblissement de la Calorification, n° 3, s'assujettira les Méthodes n°s 9, 15 et 27, c'est-à-dire, les Méthodes propres à remédier à l'Affaiblissement de la Chaleur locale, de la Motilité générale, de la Sensibilité générale.

4° La Méthode curative de la Viciation sans fièvre de la Calorification, n° 4, dominera les Méthodes n°s 10, 16 et 28, c'est-à-dire, les Méthodes propres à combattre la Viciation sans inflammation de la Chaleur locale, la Viciation sans fièvre de la Motilité générale, la Viciation sans fièvre de la Sensorialité.

5° La Méthode curative de la Viciation fébrile de la Calorification, n° 5, fera tourner à son profit les Méthodes n°s 11, 17 et 29, c'est-à-dire, les Méthodes propres à guérir : la Viciation inflammatoire de la Caloricité locale, la Viciation fébrile de la Motilité générale, la Viciation fébrile de la Sensorialité.

6° La Méthode curative de l'Abolition de la Calorification, n° 6, exploitera à son avantage les autres Méthodes correspondantes n°s 12, 18 et 50, c'est-à-dire, les Méthodes propres à remédier à l'Abolition de la Caloricité locale, de la Motilité générale, de la Sensibilité générale.

7° La Méthode curative de l'Exaltation sans inflammation de la Caloricité locale, n° 7, subordonnera les Méthodes n°s 19 et 31, propres à combattre : l'Exaltation non inflammatoire de la Motilité locale, et l'Exaltation non inflammatoire de la Sensibilité locale.

8° La Méthode curative de l'Exaltation inflammatoire de la

Caloricité locale, n° 8, assujettira les Méthodes n°ˢ 20 et 32, propres
à guérir : l'Exaltation inflammatoire de la Motilité locale, et l'Exaltation inflammatoire de la Sensibilité locale.

9° La Méthode curative de l'Affaiblissement de la Caloricité locale,
n° 9, asservira les Méthodes n°ˢ 21 et 33, propres à remédier à
l'Affaiblissement de la Motilité locale, et à celui de la Sensibilité
locale.

10° La Méthode curative de la Viciation non inflammatoire de la
Caloricité locale, n° 10, primera les Méthodes n°ˢ 22 et 34, propres
à combattre : la Viciation non inflammatoire de la Motilité locale,
et la Viciation non inflammatoire de la Sensibilité locale.

11ᵉ La Méthode curative de la Viciation inflammatoire de la
Caloricité locale, n° 11, dominera les Méthodes n°ˢ 23 et 35, propres à guérir : la Viciation inflammatoire de la Motilité locale, et
la Viciation inflammatoire de la Sensibilité locale.

12° La Méthode curative de l'Abolition de la Caloricité locale,
n° 12, utilisera à son profit les Méthodes n°ˢ 24 et 36, propres à
remédier à l'Abolition de la Motilité locale, et à celle de la Sensibilité locale.

Cet aperçu des Formules qui doivent diriger le Médecin dans
l'emploi et dans la combinaison des trente-six Méthodes curatives,
nous fait voir : 1° que les six Méthodes de la Calorification subor-
donnent à l'intérêt de leur réussite, et les six Méthodes de la Caloricité locale, et les douze Méthodes des deux Agents fonctionnels
centraux de la Vie de relation ; 2° que les six Méthodes de la Caloricité locale assujettissent aussi à leur profit les douze Méthodes
des deux Agents fonctionnels *locaux* de la Vie animale. Si l'on
veut obtenir les plus grands succès dans la pratique, il importera
donc de ne jamais oublier : 1° que les Méthodes curatives de la
Locomotion et de la Sensorialité, ou de la Motilité et de la Sensibilité générales, doivent toujours être soumises aux Méthodes
curatives de la Calorification vitale, et le plus souvent encore à
celles de la Caloricité locale ; et 2° que les Méthodes curatives de la
Motilité et de la Sensibilité locales doivent toujours être subordonnées aux Méthodes curatives de la Caloricité locale. — La
domination des Méthodes de la Calorification centrale et de la
Caloricité viscérale, provient de ce que la *Calorification,* en opérant
la Combustion vitale ou la *Vie,* est l'acte primordial, suprême et
dominant de la Physiologie totale ; et de ce que la *Caloricité* viscérale, en produisant la Vitalité locale, est le principal ressort de

toute activité texturale. Cependant, malgré ces Lois générales,
parfois il se présente des cas où il faut se hâter de relever promptement la *Locomotion* défaillante et la *Sensorialité* expirante : alors
on doit recourir d'emblée aux Méthodes spéciales de la Locomotion
et de la Sensorialité. Mais ce fait n'infirme pas les Lois et les
Formules que nous avons établies ci-dessus. Car, toutes les fois
qu'on a le temps d'agir sur la *Calorification* ou sur la Vitalité
générale, et sur la *Caloricité* viscérale ou sur la Vitalité locale,
on parvient bien plus sûrement et plus promptement à réintégrer
les Etats morbides de l'*Electrisation* locomotive et de l'*Illumination*
sensoriale.

Article 51. — *Du Traitement.*

De même qu'une *Maladie*, telle que les Vitalistes l'ont comprise
jusqu'aujourd'hui, n'est point une chose d'une seule pièce, ni une
essence, ni une individualité ; de même il n'y a pas de *Traitement*
concevable *à priori*, ni prédestiné à telle affection, ni supposé de
toute pièce ou en bloc. De même qu'une Maladie, dans sa conception la plus exacte, n'est qu'un assemblage complexe d'Etats morbides de nos Impondérables fonctionnels, Etats morbides qui sont
ses Eléments principaux ; de même le Traitement ne sera que la
réunion collective des Méthodes curatives propres à combattre les
Etats morbides actuellement coexistants, ou les Eléments pathologiques présentement coïncidants. Ainsi, de même que la *somme*
de tous les Etats fonctionnels morbides coexistants constituera le
Diagnostic de toutes les conditions maladives d'un organisme affecté ; de même la *somme* des Méthodes curatives indiquées par les
numéros pathologiques de ces Etats fonctionnels morbides coexistants, constituera le *Traitement* total approprié. Mais de même
que, pour le Diagnostic, on suit un ordre hiérarchique dans l'annotation des Etats fonctionnels morbides, en commençant par ceux
de la Calorification et de la Caloricité, qui sont les plus importants,
et en finissant par ceux de la Motilité et da la Sensibilité générales
et locales, qui ne sont le plus souvent que secondaires et sympathiques ; de même, pour le Traitement, on commencera par pratiquer les Méthodes de la Calorification et de la Caloricité, qui sont
les plus importantes, et on leur subordonnera, comme auxiliaires,
les Méthodes de la Motilité et de la Sensibilité générales et locales.
Tel est l'esprit qui doit guider le Médecin dans l'exercice de la
Thérapeutique. On comprendra facilement que, lorsqu'on aura

normalisé la Chaleur générale et locale, la Motilité générale et locale, la Sensibilité générale et locale, l'universalité des Fonctions de l'organisme sera régularisée, puisqu'il n'en existe point en dehors de celles-là. Et comme c'est le Calorique central et local, l'Électrique central et local, le Phosphorique central et local, qui exécutent ces six Fonctions constitutives de la Physiologie, il est évident que le Traitement doit s'opérer primitivement sur les Facteurs de ces six Fonctions, c'est-à-dire, sur les six Agents impondérables fonctionnels, et conséquemment sur leurs États morbides particuliers et combinés. Comme les six Impondérables fonctionnels sont les seuls Auteurs de toutes les Opérations chimiques, physiologiques, mécaniques et pathologiques de l'économie ; comme ils sont les Causes de tous les phénomènes sains et morbides du corps, il est certain que c'est à eux principalement qu'on doit rattacher la Thérapeutique, qu'on doit adresser le Traitement. Et comme les propriétés vitales, les gaz, les liquides et les solides ne sont que leurs effets et que leurs instruments passifs, qui subissent secondairement toutes leurs modifications pathologiques et curatives, il est clair qu'on ne doit pas les traiter primitivement, qu'on ne peut les médicamenter par initiative, et qu'on ne les soignera que dans l'intérêt originel de leurs Auteurs chimiques, de leurs impulseurs physiologiques, de leurs perturbateurs pathologiques, de leurs réintégrateurs thérapeutiques, qui sont les Agents impondérables, leurs Facteurs fonctionnels. Ces considérations établissent donc d'une manière évidente et incontestable la prééminence de l'Impondéralisme sur le Vitalisme, sur le Pneumatisme, sur l'Humorisme et sur le Solidisme, puisqu'il faut s'attacher surtout à traiter primitivement les Impondérables, qui nous vivifient et nous animent ; et puisqu'on ne modifie que dans leur intérêt les prétendues Propriétés vitales, les Gaz, les Liquides et les Solides. C'est donc dans cet esprit que l'on dirigera le Traitement de toutes les maladies. Ainsi : 1° les Méthodes curatives ne concerneront que les Impondérables fonctionnels dérangés, parce que, lorsqu'on les régularise, les propriétés vitales, les gaz, les humeurs et les solides se réintègrent du même coup et consécutivement. 2° Dans l'emploi des Méthodes curatives indiquées, on commencera généralement par les plus importantes, c'est-à-dire, par celles de la Calorification vitale et de la Caloricité viscérale, qui sont les États fonctionnels morbides principaux et les plus importants à normaliser. 3° On subordonnera à ces deux classes de

Méthodes principales les autres Méthodes des vingt-quatre Etats morbides des Agents de relation, parce qu'elles ne combattent ordinairement que des mouvements fonctionnels sympathiques. 4° On ne fera exception à cette dernière règle que lorsque la Locomotion ou la Sensorialité seraient en grand danger : alors on pourra les traiter d'emblée ou primitivement par leurs Méthodes directes, quoiqu'on les modifie toujours puissamment en agissant convenablement et promptement sur la Calorification vitale et sur la Caloricité locale. — Telles sont les principales considérations qui concernent la direction du Traitement dans toutes les maladies possibles. Maintenant, il ne nous reste plus qu'à appliquer, selon les principes que nous venons de poser, les trente-six Méthodes curatives de la Thérapeutique aux trente-six Etats fonctionnels morbides de la Pathologie. C'est ce que nous allons faire, dans le but de mieux initier nos lecteurs à la théorie de l'*Impondéralisme*, et de bien les familiariser avec sa pratique. Mais je répète qu'on ne pourra facilement comprendre nos explications qu'avec la connaissance exacte et toujours présente de notre double *Tableau pathologique et thérapeutique*, parce qu'il est la véritable clef de notre Doctrine, et la base la plus fondamentale de la *Médecine chimique*.

Article 52. — *Application de la Méthode curative n° 1 à la Pléthore générale : Forme de l'Etat morbide n° 1.*

Avant l'Impondéralisme, on attribuait la Pléthore au sang, et l'on traitait le sang. Mais le sang n'est qu'un effet : c'est donc sa cause qu'il faut soigner plutôt que lui. La Pléthore est causée par l'Exaltation prolongée et sans fièvre de la Calorification vitale, n° 1. C'est donc l'Impondérable calorificateur que le traitement cherchera surtout à modifier par l'emploi de la Méthode affaiblissante de la Calorification vitale, n° 1 : ce qui n'empêchera pas d'employer aussi les autres Méthodes accessoires, propres à combattre les autres Etats fonctionnels coexistants, qui ne sont que secondaires. Les saignées, le régime privatif, les acidules, les mucilagineux, les délayants nitrés, les bains tièdes, les laxatifs salins, s'adresseront donc directement à l'Agent calorificateur et non au sang. En diminuant les aliments, en spoliant des liquides organiques, en saturant et en affaiblissant le Calorique général, en empêchant la nutrition habituelle, en ouvrant les pores d'exhalations et de dépenses des Impondérables, on agira nécessairement sur la Calorification exaltée, on la débilitera, on calmera son ardeur et son activité, on

diminuera la sécrétion et l'expansion du Calorique rayonnant.
Consécutivement à ces effets primitifs de la Méthode n° 1, vous
obtiendrez des effets thérapeutiques secondaires sur la respiration
et sur la sanguification, sur la Locomotion, sur la Sensorialité,
sur la Sensibilité particlle. C'est ainsi que, par cela même que
vous aurez affaibli la Calorification vitale, vous aurez, du même
coup, détendu et raréfié l'expansion et la tension du Calorique
rayonnant : 1° dans les plexus et les organes pulmonaires, qui ne
seront plus ni oppressés ni engorgés, n° 7 ; 2° dans les plexus et
les viscères cardiaques et artériels, qui ne confectionneront plus
un sang aussi abondant et aussi plastique, n° 7 ; 3° dans la moelle
épinière, le siége de l'Electrisation locomotrice et de l'Illumination
sensoriale ; et ces Fonctions ne seront plus exaltées sympathiquement, n°⁵ 13 et 25, et le Fluide sensible ne sera plus dérivé morbidement sur les nerfs optiques et acoustiques, pour produire des
étincelles et des bourdonnements, n° 31. On voit donc que la
Méthode curative n° 1, par cela même qu'elle calme l'Exaltation de
l'Agent calorificateur, n° 1, produit en même temps les Médications
des autres Etats fonctionnels morbides secondaires, et notamment
des n°⁵ 7, 13, 25, 31, qui contribuent à caractériser l'entité Pléthore, et à en former les Eléments pathologiques. Cependant,
quoique la Méthode curative n° 1 suffise pour guérir cette Maladie
complexe, on peut encore lui adjoindre les Méthodes n°⁵ 7, 13, 25
et 31, en les subornonnant à son intérêt ; et on les emploierait
dans une proportion relative, d'une part, aux ménagements de la
Calorification, et relative, d'autre part, aux exigences des Etats
morbides que l'on combat. — On appliquera la Méthode curative
n° 1, toutes les fois que la Calorification vitale sera exaltée sans
fièvre, n° 1, et quelles que soient les Formes symptomatiques
qu'elle imprime à l'organisme, comme dans les diverses Maladies
complexes, qu'on a ontologisées et personnifiées sous les noms
de turgescence gazeuse, de pléthore, de polylymphie active, de
disposition hémorrhagique, et même d'hypochondrie, de manie,
de rhumatisme vague, de goutte constitutionnelle. Si, dans ces
cas, on reconnaissait des symptômes pléthoriques ou des signes
d'hypercalorification, la Méthode n° 1 serait mise en pratique,
sans préjudice de toutes celles qui seraient réclamées par les autres
Etats morbides coexistants.

ARTICLE 53. — *Application de la Méthode curative n° 2 à la Fièvre bilieuse : Forme de l'Etat morbide n° 2.*

Les Humoristes ont fait une individualité morbide de la *Fièvre bilieuse*, c'est-à-dire, une entité fébrile d'une nature particulière, et ils l'ont attribuée à la redondance ou à l'âcreté de la bile. Les Solidistes ont appelé cette maladie complexe *Fièvre gastrique*, en l'attribuant à l'inflammation de l'estomac. Mais les Humoristes et les Solidistes se sont trompés. La Fièvre est unique et non multiple ; elle tient au phénomène vital lui-même, c'est-à-dire, à la Calorification, à l'Agent calorificateur, dont elle n'est qu'un mode très-violent d'Exaltation, n°2. Le premier devoir du Traitement, toutes les fois qu'il y aura *Fièvre*, ce sera donc d'employer la Méthode curative n° 2, qui correspond à cet Etat fonctionnel morbide n° 2. Alors vous ferez une ou plusieurs saignées générales, pour abattre la Calorification et pour diminuer la sécrétion du Calorique général, pour favoriser sa libre expansion et sa facile diffusion dans les grands vaisseaux. Vous saignerez plus, si le sang est rouge et plastique ; vous saignerez peu, s'il est noir ; vous ne saignerez pas, s'il est pauvre, aqueux, diffluent. Et dans tous les cas, vous ne saignerez que juste pour débander la tension du Calorique général, n° 7, dans les différentes cavités splanchniques ; ce qui sera reconnu : 1° par la détente consécutive du pouls ; 2° par la plus grande aisance des mouvements fonctionnels ; 3° par la diminution des bouffées de chaleur, des vapeurs organiques et des exhalations ; 4° par l'abaissement de l'ardeur universelle et de la température. On secondera la saignée générale par l'abstinence, par les acidules et les émollients, en tisanes, lavements, bains, etc. L'abstinence retranchera des éléments réparateurs à la Calorification vitale, qui est turgescente, engorgée d'Impondérables et trop emportée ; ce qui contribuera à l'appauvrir et à l'affaiblir. L'eau fraiche, les acidules et les émollients qui seront le plus privés d'Impondérables intrinsèques, seront les plus puissants *anticaloriques,* et satureront, neutraliseront, délayeront le Calorique central, l'entraineront et le diminueront ; ce qui produira aussi un effet *antifébrile* très-marqué. On doit concevoir que si, contrairement à ces moyens tempérants et chimiquement neutralisateurs, on infusait dans l'appareil calorificateur de la Vie des boissons chaudes, des aliments et des médicaments très-chargés d'Impondérables élémentaires, ces Impondérables assimilables, au lieu d'affaiblir la Calorification, l'exalteraient et la violenteraient encore plus, exagéreraient excessivement son mouvement combustif, et la sécrétion, et la diffusion du Calorique général ; ce qui embraserait et dessécherait l'organisme ; ce qui tendrait à carboniser et à fuliginoser les muqueuses buccales et gastro-intestinales ; ce qui amènerait, et l'*ataxie* des Fonctions de relation , et le collapsus typhoïde de la Calorification vitale, et la putridité des gaz et des liquides, et des détériorations consécutives dans les solides. Voilà ce qui explique la nécessité de l'abstinence, des rafraîchissants et des médicaments *anticaloriques ;* et voilà ce qui explique leurs propriétés chimiques *antifébriles.* — Mais pendant qu'on administrera ces rafraîchissants à l'intérieur, si le mouvement fébrile a été décidé par l'impression du froid humide, comme il arrive si souvent, et s'il y a eu au début des frissons et de l'horripilation, n°s 33 et 27, et n°s 15 et 21, on aura soin de réchauffer le malade à l'extérieur, et seulement par les vêtements et les couvertures, ou par des émollients à une température fort douce : car il faut éviter d'ingérer trop de Calorique dans l'organisme, soit par des tisanes chaudes, soit par des médicaments ardents. S'il n'y avait pas de frissons, ni d'horripilation , on couvrirait les malades le moins possible , surtout la tête, le ventre et les membres, afin de faciliter les exhalations du Calorique cutané ; et l'on donnerait des acidules en tisanes et en injections, pour rafraîchir les muqueuses, pour les humecter, pour ouvrir leurs pores, et pour favoriser les perspirations membraneuses. C'est aussi dans ce but que l'air de la chambre doit être peu oxigéné, doux et humide, afin que les poumons soient plus relâchés et plus exhalants. C'est encore dans ce but que , lorsque la peau est sèche et âcre, on conseille les bains tièdes , qui rafraîchissent et humectent le derme, ouvrent ses pores, favorisent la vaste exhalation et l'immense dépense du Calorique cutané : ce qui est un moyen excellent pour calmer et relâcher la Calorification vitale. Mais on ne doit point opérer cet effet par les sudorifiques , ni par les aromatiques , ni par les alcooliques, ni par les ammoniacaux, parce que leurs Impondérables caloriques embraseraient et violenteraient chimiquement la Calorification , aggraveraient excessivement son mouvement fébrile, et le pousseraient d'abord jusqu'à son *summum* possible, et bientôt après jusqu'à son *collapsus* typhoïde ou adynamique , après avoir produit des symptômes *ataxiques* et des carbonisations *fuligineuses.* — Telle est la Méthode curative n° 2 de tout mouvement fébrile n° 2. Cette Méthode est propre à combattre le phénomène *Fièvre*, quelles que soient sa cause étiologique et sa cause viscérale. Aussi, toutes les fois qu'il y aura Fièvre dans l'organisme, il faudra mettre cette Méthode en pratique, et dans son esprit, et dans son but, et dans ses moyens *anticaloriques*. Voilà donc la règle générale appropriée au mouvement *fébrile* de la Calorification vitale, n° 2. Mais, maintenant, il faut savoir seconder ce Traitement de la Pyrexie par des Méthodes accessoires propres à combattre ses Formes symptomatiques, soit inflammatoire, soit bilieuse, soit muqueuse, soit éruptive, soit ataxique, soit adynamique, soit pneumonique, soit pleurétique, soit cérébrale, soit hépatique, soit utérine, soit péritonéale, etc. Eh bien ! il ne s'agira que de détruire, par les Méthodes curatives n°ˢ 7 et 8, soit les contractions fibrillaires et les engorgements, n° 7, soit les Phlogoses et les obstructions, n° 8, qui surexcitent, enflamment et obstruent les viscères, où se portent les réactions de la Calorification vitale et les effets tensifs et résolutifs du Calorique rayonnant. C'est pourquoi on fera des applications suffisantes de sangsues, de ventouses scarifiées, de cataplasmes, etc., 1° sur les points enflammés du thorax, pour guérir la Fièvre inflammatoire, pneumonique, pleurétique ; 2° sur les régions phlogosées de l'abdomen, pour guérir la Fièvre à tension gastrique ou bilieuse ; à tension iléale ou folliculeuse ; à réactions hépatiques et coliques, ou diarrhéiques et cholériques ; à tension cérébrale ou à réactions ataxiques ; à tension utérine ; à réactions péritonéales ; à tension muqueuse ; à réactions cutanées et sudorales, etc. C'est ainsi qu'on détruira les contractions viscérales, les engorgements organiques, les phlegmasies et les obstructions locales et départementales, qui entravent l'expansion et le cours du Calorique rayonnant ; qui le refoulent et le concentrent sur la Calorification ; qui oppriment, étouffent, exaltent et désordonnent cette première Fonction vitale ; et qui la poussent à des réactions violentes et à des mouvements symptomatiques, aussi variables dans leurs formes que les causes inflammatoires locales. Si donc la Méthode antifébrile n° 2 doit être premièrement utilisée pour guérir le mouvement fébrile n° 2, on voit qu'il est indispensable de lui adjoindre la Méthode anti-inflammatoire n° 8, pour guérir les phlogoses viscérales, n° 8, qui déterminent et entretiennent la Fièvre. Mais l'important est d'appliquer exactement cette Méthode anti-inflammatoire sur les points phlogosés, sur les viscères en phlegmasie, et de les déphlogistiquer et de les relâcher avec mesure et suffisance. C'est ainsi qu'on détruira les Formes symptomatiques de la Pyrexie existante, fût-elle inflammatoire, gastrique, muqueuse, cérébrale, pneumonique, pleurétique, iléale, utérine, hépatique, etc. Ainsi toute la Thérapeutique générale de la fièvre repose sur les deux Méthodes n⁰ˢ 2 et 8, parce que la première normalise la Calorification centrale opprimée et fébricitée, et parce que la seconde régularise la Caloricité locale engorgée, tendue et phlogosée. Une fois que ces deux conditions n'existent plus, comme il n'y a plus de cause de surexcitation centrale ni locale, comme il n'y a plus de refoulements concentriques du Calorique rayonnant, ce dernier rentre dans ses limites et dans ses fonctions, il se dégage sans effort et s'exhale sans obstacle, et il ne se forme plus de lutte centrale ni locale, et tout s'harmonise dans l'Appareil vital calorificateur, dans ses plexus splanchniques, dans ses aboutissants viscéraux, et dans ses débouchés membraneux d'exhalation. — Mais, si tel est le Traitement général de la Fièvre, nous devons nous attacher à le particulariser; et cet article est destiné à l'approprier spécialement à la Fièvre gastrique ou *bilieuse :* c'est pourquoi nous allons le modifier dans ce sens, et la modification que nous lui ferons subir pourra servir d'exemple et d'analogie pour la médication des autres Formes viscérales de la Pyrexie. — Lorsque la Fièvre de la Calorification prend la Forme gastrique ou *bilieuse*, c'est parce que le Calorique qui rayonne par les plexus solaires, cœliaques, spléniques, hépatiques, pancréatiques, duodénaux, etc., est entravé et refoulé par les contractions spasmodiques des viscères qui aboutissent à ces plexus. Alors la Calorification vitale en est opprimée et fébricitée, n° 2, et elle cherche à se délivrer par des *réactions* et des *tensions* violentes, qui produisent les symptômes, soit de la gastrite, soit de la duodénite, soit de la splénite, soit de l'hépatite, soit d'une phlogose compliquée des différents viscères des hypochondres, n° 8. Alors surviennent la soif, n⁰ˢ 7 et 31, la perte de l'appétit, n° 33, l'amertume de la bouche, l'épaississement et la sécheresse du mucus lingual, les nausées, les vomissements, n° 7, la douleur épigastrique, n° 32, la courbature, n° 15, le malaise, n° 27, etc. Si, dans ces cas, on administrait des boissons chaudes et ardentes, il est évident qu'on embraserait *chimiquement* l'Appareil calorificateur, et qu'on exalterait violemment la Fièvre. Il est évident aussi que si l'on prescrivait des médicaments répercussifs du Calorique gastro-intestinal, on secouerait et l'on perturberait gravement la Calorification, et l'on déterminerait les réactions les

plus énergiques et les plus incendiaires sur les muqueuses stomacales et intestinales. Voilà cependant ce que causent les vomitifs
et les purgatifs, si funestement prodigués par les Humoristes et les
Empiriques. On ne peut se figurer combien j'ai vu de victimes
succomber à la fièvre à forme cérébrale et typhoïde par cet empoisonnement des vomitifs. Mais j'espère que le rationalisme chimique
et physiologique de l'Impondéralisme mettra enfin un terme à cette
pratique si désastreuse. Il ne faut donc ni amers, ni vomitifs, ni
purgatifs, ni sudorifiques, ni toniques d'aucune sorte dans la Fièvre
bilieuse ; il ne faut que les tempérants acidules et émollients, parfois la saignée générale, et le plus souvent des *spoliations sanguines*
locales sur les viscères enflammés, sur l'épigastre, ou sur le duodénum, ou sur le foie, selon que la fièvre est à tension gastrique,
ou duodénale, ou hépatique, comme dans l'entité appelée *Embarras
gastrique.* Si, au contraire, la réaction vitale se porte sur les intestins enflammés, en prenant la forme symptomatique ontologisée
sous le nom d'*Embarras intestinal,* on appliquera des sangsues, des
ventouses, des cataplasmes émollients sur les régions tendues,
rétractées, chaudes et enflammées du ventre ; et l'on administrera
des potions mucilagineuses et des lavements onctueux à une basse
température. Ce Traitement, conforme à celui de Broussais, qui
était un grand observateur, et qui avait reconnu empiriquement
son efficacité, n'est pas basé sur l'*irritation*, mot métaphysique et
complaisant, avec lequel il cherchait à rationaliser et à légitimer sa
pratique ; mais ce Traitement *anti-inflammatoire* est fondé sur des
Lois chimiques et physiologiques, c'est-à-dire, sur la nécessité :
1° de diminuer le *Calorique* central par des *anticaloriques* solubles ;
et 2° de libérer le *Calorique* local par des moyens désoblitérants.
Ma théorie n'est donc point *métaphysique*, comme celle de mes
prédécesseurs ; mais elle est *impondéralique, chimique* et *mécanique.*
Elle attaque l'essence même et la quantité du Calorique vital par
des *anticaloriques* neutralisateurs ; et elle dégage les entraves phlegmasiques du Calorique viscéral par des désobstruants mécaniques
et médicinaux : ce qui empêche les refoulements concentratifs et
oppresseurs du Calorique rayonnant, ce qui relâche ses tensions
réactives dans les cavités splanchniques, ce qui rend son cours
libre, ce qui favorise ses exhalations nécessaires, ce qui régularise
sa dépense habituelle. Par mon Traitement dirigé dans cet esprit,
il ne s'effectue plus de réactions violentes de Calorique rayonnant,
ni sur l'estomac, ni sur les intestins, ni sur le foie ; et il ne s'opère

plus d'oppression congestive, ni sur le cerveau, ni sur la moelle épinière, etc. Et alors on voit cesser les nausées, les vomissements, les borborygmes, les vents et la diarrhée, nᵒˢ 7 et 8, et l'épigastralgie et les coliques, nᵒˢ 31 et 32, et le malaise sympathique, nᵒ 27, et la courbature ou l'agitation musculaire, nᵒˢ 15 ou 13, et tous les autres États fonctionnels morbides des Agents de relation, affectés consécutivement. — Quoique les Méthodes curatives de la Fièvre et des Inflammations locales, nᵒˢ 2 et 8, soient les principales, cependant, on peut aussi leur adjoindre et leur subordonner les Méthodes propres à calmer les États pathologiques des Agents de relation. C'est ainsi que les *Douleurs* de l'estomac et des intestins pourront réclamer le concours des anodins, ou de la Méthode nᵒ 32, et que les exaltations de la Locomotion et de la Sensorialité pourront faire utiliser les antispasmodiques et les calmants, ou les Méthodes nᵒˢ 13 et 25. Mais ces dernières Méthodes seront employées avec une extrême prudence et dans des proportions fort restreintes, afin de ne pas contrecarrer les Méthodes principales nᵒˢ 2 et 8, ou antifébrile et anti-inflammatoire, qui seules suffisent presque toujours.

Pour guérir toute espèce de Fièvre, je veux dire toute Forme fébrile, il ne faut pas être expectant au début ; au contraire, on doit être extrêmement vigilant, actif et entreprenant, et se hâter d'attaquer à la fois, et la Surexcitation pyrétique de la Calorification, et les contractions phlegmasiques des viscères morbifiés. C'est pourquoi la saignée générale et les saignées locales doivent être pratiquées dès le commencement du mal, et réitérées à de courtes distances, selon les exigences de la Calorification centrale et des Phlogoses locales. Tout le succès est dans la rapidité, la proportionnalité et l'opportunité des premiers soins. Quand on a laissé perdre du temps dans les commencements, les désordres se sont multipliés, les tensions se sont renforcées, les réactions se sont aggravées, les engorgements et les Phlogoses se sont plus étendus, et le mal est empiré. Alors on est plus près des Formes funestes de la Pyrexie. Soit donc que par négligence au début, ou que par un traitement mal dirigé, la Calorification vitale se soit de plus en plus embarrassée, opprimée et désordonnée, elle passe bientôt à un État de violence et de perturbation qui amène ses Formes *ataxiques* et *adynamiques* : ce qui doit faire modifier le traitement et le faire approprier aux nouveaux besoins, et de la Calorification vitale embrasée, et des différents viscères splanchniques compromis, et des organes phlogosés plus profondément. — L'*ataxie* de la Calorification est produite, et par des refoulements intenses et rémittents de son Calorique rayonnant, et par des dépenses profuses et épuisantes du Calorique, des gaz et du sang, sous l'effet des évacuations critiques. C'est pourquoi la Calorification éprouve des variations fréquentes dans son énergie et dans son ardeur ; tantôt elle est turgide et violentée, tantôt elle est prostrée et en collapsus. Voilà ce qui cause les haut et les bas de la Vitalité générale, les transitions brusques de la température totale, les répartitions inégales de la Chaleur du trisplanchnique. Voilà pourquoi le Calorique rayonnant, qui suit toutes les vicissitudes de la Combustion vitale, sa source fonctionnelle, se distribue dans les appareils avec la même inégalité et les mêmes alternatives. C'est pourquoi les poumons sont tantôt en anhélation, tantôt ralentis ; c'est pourquoi le pouls est tantôt accéléré, tantôt retardé ; c'est pourquoi l'estomac et les intestins sont tantôt convulsés en vomissements et en diarrhée, tantôt non contractés dans leurs mouvements évacuateurs. Mais le refoulement concentratif du Calorique rayonnant, devenant de plus en plus étendu et intense par l'extension et le renforcement des **Phlogoses**, engorge, opprime et révolte l'Appareil encéphalo-spinal de la Calorification vitale. Cette oppression engorgeante de la substance grise se réfléchit consécutivement sur la substance blanche, qui en est comprimée, exaltée et contractée. Et comme cette substance blanche est le double siége de l'Electrisation locomotive et de l'Illumination sensoriale, la Locomotion et la Sensibilité partagent secondairement les mêmes perturbations que la Calorification. C'est pourquoi les *ataxies* de ces deux Fonctions animales ne sont que sympathiques et symptomatiques de l'ataxie de la Calorification vitale. La Locomotion se déprime ou se prostre, n°s 15 ou 18, ou elle se fébricite en produisant les soubresauts des tendons, ou des convulsions, n° 14. La Sensorialité s'exalte fébrilement en causant le délire, n° 26, ou elle s'affaisse en stupeur, n° 27, ou elle se suspend en carus, n° 30. Et il se fait des répartitions inégales et désordonnées de la Motilité et de la Sensibilité dans les diverses parties des Appareils locomoteur et sensitif. C'est ainsi que des spasmes musculaires ou des paralysies surviennent, n°s 19 et 24 ; c'est ainsi que les sens sont tantôt surexcités et tantôt obtus, n°s 31 et 33 ; c'est ainsi que la peau est tantôt très-irritable et tantôt insensible, n°s 31 et 36. — Comme cette *ataxie* des Fonctions de relation n'est que la conséquence de l'ataxie de la Calorification vitale, il faudra traiter celle-ci pour calmer en même temps l'autre. C'est ainsi qu'on pourra faire une saignée générale, si l'état du pouls l'indique, car le *pouls* est le meilleur *calorimètre* de la vie, et le plus juste indicateur des besoins centraux et généraux de l'organisme. Mais la saignée exige qu'il ait une certaine plénitude ; et il faut savoir bien distinguer quand il est directement affaissé, et quand il n'est qu'opprimé et entravé par la masse du sang ou par la contraction des capillaires, par la trop grande résistance des Phlogoses. Une saignée opportune est le moyen le plus prompt pour mettre la Calorification vitale plus à l'aise, pour dégorger son Appareil encéphalo-spinal et trisplanchnique, pour égaliser les répartitions du Calorique rayonnant, pour débander ses tensions réactives, et par conséquent pour alléger la compression sympathique de la moelle blanche encéphalo-rachidienne, pour calmer l'ataxie des Fonctions de relation, pour régulariser les désordres de la Locomotion et de la Sensorialité, pour distribuer plus harmoniquement les Fluides moteur et sensible dans les nerfs de la Motilité et de la Sensibilité locales. C'est ainsi qu'on modifiera heureusement, et à la fois, l'ataxie de la Calorification, celle de la Locomotion, et celle de la Sensorialité, n°s 2, 14 et 26. Mais, que la saignée soit indiquée ou contre-indiquée, on obtient aussi d'excellents effets en plaçant des sangsues nombreuses ou des ventouses scarifiées, soit sous les apophyses mastoïdes, à la nuque, sur les côtés du cou, aux tempes, soit le long et sur les côtés du rachis. Ces moyens contribuent considérablement à calmer l'ataxie fébrile. Je suis parvenu très-souvent à la dissiper promptement, en couvrant l'épigastre de vingt ou trente sangsues, lorsque sa cause déterminante était une Phlogose gastrique ; ce moyen, répété une ou deux fois, est alors souverain, parce qu'il ouvre les pores de la membrane stomacale ; parce qu'il dilate et facilite le cours des fluides dans ses capillaires ; parce qu'il ouvre le vaste débouché expansif du plexus cœliaque, qui est un des principaux cratères du Calorique vital rayonnant. Et j'ai remarqué qu'il était bien rare que l'ataxie et l'embrasement *typhoïde, adynamique* ou *fuligineux*, survinssent quand l'expansion du Calorique vital se faisait librement et sans entrave par les plexus du centre phrénique, et conséquemment par leurs aboutissants viscéraux et membraneux, c'est-à-dire, gastriques, intestinaux, hépatiques, spléniques et pancréatiques. Comment concevoir, en effet, que le Calorique général puisse être répercuté en assez grande

abondance et avec assez de force sur les Foyers encéphalo-spinaux
de la Calorification, de la Locomotion et de la Sensorialité, et
produire leur ataxie et leurs perturbations convulsives, quand le
tiers du Calorique général s'irradie librement par les plexus solaires,
cœliaques, mésentériques, hypogastriques, spléniques, hépatiques, etc.; quand il se dégage et se dépense sans entrave par les
perspirations incessantes des membranes gastro-intestinales, par
les follicules muqueux, par l'excrétion facile des fluides biliaires et
pancréatiques, par les évacuations fécales. Non, dans ces conditions,
l'ataxie et l'adynamie ne sont guère possibles : il faudrait alors,
pour les causer, qu'il existât des Phlogoses violentes et tenaces des
viscères thoraciques et encéphaliques, et il faudrait, de plus, que
les réactions et les tensions défensives de la Calorification se por-
tassent nécessairement sur les voies intestinales d'exhalation, et
les fermassent par des engorgements et des inflammations consécutives. Une fois donc qu'on connaîtra les conditions causa'es de
l'ataxie et le mécanisme de sa formation, il sera facile de l'éviter,
en s'efforçant d'ouvrir les débouchés perspirateurs de l'estomac et
des intestins, et de favoriser les irradiations du Calorique vital par
les plexus épigastriques, par les cœliaques, les mésentériques, et
par tous les autres plexus et viscères abdominaux. Le Traitement
de la Fièvre et de sa Forme ataxique consistera donc dans l'emploi
mesuré de la saignée, et dans les applications réitérées des sangsues et des ventouses scarifiées, qu'on placera, ou sur les points
enflammés, ou dans le voisinage des engorgements encéphaliques
et spinaux. Et ce traitement sera secondé puissamment par tous
les *anticaloriques* émollients et acidules, en tisanes, potions, lavements, bains, topiques, etc. Les lavements laxatifs, les injections,
les lotions, les fomentations, et tous les moyens propres à ouvrir
les débouchés perspirateurs. les voies exhalantes et vaporisantes,
les canaux évacuateurs, seront aussi d'un puissant secours pour
faire dépenser le Calorique général, pour détendre sa tension,
pour appauvrir le Foyer calorificateur, pour apaiser la Fièvre,
pour normaliser la sécrétion et l'expansion de la Chaleur universelle. — Mais si l'on méconnait cette Méthode antifébrile n° 2, si
l'on néglige ou si l'on diffère trop son emploi, non-seulement la
Pyrexie prend une Forme ataxique, mais encore elle prend la
Forme *typhoïde, putride, adynamique,* Forme que j'ai nommée plus
justement *fuligineuse,* parce que cette Forme est produite par
l'embrasement de la Calorification vitale, qui s'engorge, s'oppresse,

étouffe, se crispe, se convulse, sous les refoulements vastes et
tensifs du Calorique répercuté par les Phlogoses. Alors son activité
chimique et pathologique, élevée à la plus grande violence, fait des
efforts extraordinaires pour se dégager et se délivrer : aussi elle
darde des irradiations impétueuses dans les viscères d'exhalation ;
elle dessèche les membranes, elle les carbonise ou les *fuliginose;*
et elle fait prendre à l'ensemble de l'organisme la Forme symptomatique de la Maladie complexe, qu'on a ontologisée sous les noms
faux de typhoïde, de putride, d'adynamique; tandis que tout le
cortége des phénomènes caractéristiques de cette Forme ne provient que de la Calorification vitale elle-même, et de ses réactions
embrasantes, et de ses tensions carbonisantes. C'est pourquoi j'ai
appelé cette Forme symptomatique de la Fièvre : la *Pyrexie de la
Calorification à réactions fuliginosantes.* Mais la Calorification, arrivée à ce summum de sa violence, ne peut pas longtemps se maintenir à ce degré d'embrasement et d'effort. Bientôt ses expansions
réactives, en tendant trop fortement le Calorique vital, soit sur les
organes enflammés, soit sur des viscères sympathiquement affectés,
soit sur des glandes excrétoires, soit sur les voies d'exhalation,
soit sur les canaux évacuateurs, opèrent des crises et des pertes
d'Impondérables, de gaz et de liquides, qui l'affaiblissent subitement, qui l'épuisent tout d'un coup, qui la font tomber dans le
collapsus putride, dans l'état adynamique, en ouvrant un jour
brusque et trop large au Calorique universel. Cependant, comme la
respiration de l'oxigène est incessante, comme les résorptions humorales sont continuelles, et comme la Combustion vitale est
ardente et avide, elle s'alimente et se répare vite, elle tend à se
maintenir et à toujours lutter contre ses obstacles phlegmasiques :
c'est pourquoi on observe si souvent des rémissions fébriles, des
paroxysmes synergiques, des accès critiques, qui suivent ses mouvements morbides d'absorption, de réaction et de dépenses. Mais
alors les résorptions profondes qu'elle opère, tendent à l'altérer et
la pervertissent bientôt; et son Calorique se dénature, et les gaz
et les humeurs se vicient, tournent à la putrescence, et les solides
malades se détériorent, s'ulcèrent et suppurent. Et comme l'estomac et les intestins reçoivent le plus grand nombre de filets nerveux des plexus abdominaux, et notamment des cœliaques et des
mésentériques, ils subissent tout l'effort de la tension vitale, et ils
se phlogosent, se tuméfient, s'excorient et s'abcèdent, dans le bas-
fond du ventricule, dans les follicules de Peyer, dans le cœcum,

dans le colon, c'est-à-dire, sur les parties muqueuses où le Calorique abdominal est dardé avec la plus grande intensité. Alors la Fièvre n'est plus franche, la Calorification n'est plus fébricitée sainement comme dans l'Etat morbide n° 2 ; mais elle est fébricitée *vicieusement*, et passe à l'Etat morbide n° 5. Aussi tout l'organisme se ressent de sa perversion fonctionnelle : car les Impondérables sont dénaturés, les gaz, les fluides et les évacuations prennent une nature putride, et les tissus eux-mêmes sont disposés à la décomposition. Mais en même temps que la Calorification vitale, par sa Viciation fébrile, n° 5, opère tous ces effets pervertissants et corruptifs sur les viscères de la Vie organique, les Agents fonctionnels de la Vie de relation les partagent consécutivement, et ils reflètent symptomatiquement la Forme typhoïde de la Fièvre vitale, par leurs perturbations et leurs altérations particulières. Ainsi la Sensorialité, qui subit d'abord la stupeur, n° 27, et ensuite le délire, les rêvasseries, n° 29, tombe bientôt dans le coma et la léthargie, n° 30. Et la Locomotion, d'abord convulsée perversement, n° 17, tombe aussi bientôt dans la prostration et le collapsus, n° 18. Les excrétions urinaires et fécales deviennent involontaires, par la paralysie des nerfs organiques et sensitifs des sphincters, n°s 12 et 36. Et l'extinction finale des trois grandes Fonctions de la Calorification, de la Locomotion et de la Sensorialité, ne tarde pas à survenir, n°s 6, 18 et 30. — On considérera donc l'ataxie et l'adynamie de la Calorification à réactions *fuliginosantes*, comme les aboutissants extrêmes, formels et symptomatiques de la Pyrexie vitale. Ces phénomènes malheureux ne peuvent arriver, ou que par la violence des causes infectieuses, ou que par l'intensité des Phlogoses, ou que par l'expectante impéritie et l'ignorante médication des praticiens. Aussi importe-t-il de se hâter au début de toute affection fébrile, pour éviter une marche aussi funeste du mal. — Le Traitement de l'ataxie et de l'adynamie de la Calorification vitale, est le même que celui de la Pyrexie : seulement il faudra le proportionner aux forces comparatives de la Vie totale, avec celles des fonctions splanchniques de la respiration, de la circulation, de la digestion, des sécrétions, des exhalations, de la Locomotion et de la Sensorialité. Ordinairement, dans la typhoïdité avec symptômes fuligineux, on ne peut plus saigner, parce que, en pratiquant un emplacement trop vaste et trop subit au Calorique rayonnant, on pourrait éteindre tout d'un coup la Calorification, sous l'absence d'une contention sanguine suffisante, et

sous l'effet d'une diffusion trop vaporisante et épuisante du Calorique central. Mais on peut toujours appliquer des sangsues sur
les points engorgés, enflammés, tuméfiés et trop échauffés. C'est
le moyen le plus efficace ; et il m'a réussi dans des cas extrêmes,
où il y avait collapsus, léthargie, mort apparente depuis plusieurs
heures. Dans ces cas, j'ai réitéré les sangsues plusieurs fois, à
vingt-quatre ou quarante-huit heures de distance, et par 15, 12,
8, plus ou moins. Qu'on ne croie pas que ces petites spoliations
sanguines prostrent et tuent. Non, au contraire : en enlevant
les points phlegmasiques, qui offrent de la résistance aux rayonnements de la Calorification et au cours du Calorique et du sang,
on allège le Foyer vital, on le détend, on facilite son absorption
d'oxigène, on le ranime, on le renforce, et l'amélioration se déclare. Voilà ce que j'ai observé assez de fois pour attester l'efficacité
de ce moyen. C'est surtout autour du nombril, ou sur les points
endoloris du ventre, au cœcum, à l'épigastre, et tantôt à l'un,
tantôt à l'autre, qu'il faut diriger les applications de sangsues. La
Calorification ne s'opprime, n'étouffe et ne s'éteint, que parce que
ses rayonnements sont entravés dans ces régions enflammées. Mais
sitôt qu'on ouvre leurs pores, elle y trouve un débouché d'exhalation et de dépense, qui débande son Calorique rayonnant, qui
détend ses propres contractions, qui amortit ses réactions, et qui
amène le calme dans les perturbations ataxiques et adynamiques.
On peut aussi seconder ces moyens thérapeutiques avec les acidules
végétaux, avec les mucilagineux frais, avec les lavements magné-
siens, avec les topiques lineux, avec les lotions vinaigrées, parfois
avec les laxatifs salins, neutres et doux, administrés de manière à
obtenir une selle tous les deux ou trois jours ; mais à la condition
qu'ils n'irriteront pas, qu'ils ne gonfleront pas, qu'ils n'abattront
pas les forces musculaires, qu'ils n'assombriront pas davantage
l'esprit. Des sinapismes seront utiles contre la congestion cérébrale,
ainsi que les sangsues aux mastoïdes, ou un vésicatoire à la nuque,
si l'on craignait une méningite. Voilà la direction que l'on doit
suivre dans la pratique des Méthodes curatives n°s 2 et 5. Mais on
peut aussi leur adjoindre auxiliairement les autres Méthodes, propres à combattre les Etats fonctionnels morbides de la Vie de
relation, tels que les convulsions, n°s 14 ou 17, et les spasmes,
n°s 14 et 20, l'agitation ou le délire, n°s 25, 26 ou 29, les douleurs
simples ou inflammatoires, n°s 31 ou 32. Mais comme ces Etats
morbides des Agents de relation ne sont que sympathiques et

consécutifs, leurs Méthodes curatives ne devront être employées que secondairement et avec une grande prudence, parce que les antispasmodiques et les narcotiques des officines, contenant encore trop d'Impondérables caloriques, électriques et lumineux, pourraient, par leur absorption et leur dissolution, exalter et engorger encore plus la Calorification vitale, et aggraver par conséquent la Pyrexie, qu'il faut au contraire abattre. On n'emploiera donc les Méthodes curatives des Etats morbides des Fonctions de relation, que d'une manière auxiliaire, qu'avec une très-grande réserve, et que sur des indications pressantes, en se souvenant que le plus sûr moyen de calmer la Locomotion et la Sensorialité, c'est de modérer surtout la Pyrexie de la Calorification, dont les réactions et les tensions les désordonnent primitivement. — Pour conclure, déclarons donc que, dans toute Pyrexie, il faut : 1° diminuer le Calorique central qui produit la Combustion vitale ; 2° calmer cette Combustion vitale elle-même par les *anticaloriques*; 3° débander son Calorique rayonnant, réactif et tensif ; 4° détruire les contractions viscérales, les engorgements, les Phlogoses, et tous les points qui offrent une résistance morbide aux expansions du Fluide vital ; 5° ouvrir les voies d'exhalations, les issues des vaporisations, les canaux d'excrétions. Avec toutes ces conditions, pratiquées tant à l'intérieur qu'à l'extérieur, il est impossible que la Pyrexie persiste, faute de refoulements concentriques du Calorique vital, et faute d'engorgement, d'oppression, d'exaltation ardente et de réactions violentes de la Calorification. Par ces préceptes, non-seulement les lois chimiques et physiologiques des Impondérables affectés se rétabliront bientôt d'eux-mêmes ; mais encore les gaz, les liquides et les solides, qui ne subissent que passivement les influences des Impondérables morbides, se régulariseront bientôt aussi consécutivement. Quand on aura vérifié l'exactitude de ces conclusions, on ne pourra pas douter de la prééminence de l'Impondéralisme sur tous les systèmes anciens et modernes.

Article 54. — *Application de la Méthode curative n° 3 à la Chlorose : Forme de l'Etat morbide n° 3.*

Le mot abstrait *Chlorose* désigne une Maladie complexe, c'est-à-dire, formée de plusieurs Etats fonctionnels morbides, mais dont le n° 3 est le principal, parce qu'il exprime l'Affaiblissement de la Calorification vitale. Cet Affaiblissement de la Calorification, en lui faisant irradier un Calorique rayonnant fort insuffisant,

produit les phénomènes caractéristiques de cette Maladie complexe.
Il y a de l'essoufflement, des palpitations, un bruit de souffle au
cœur et dans les artères, n° 9. Les digestions sont lentes et laborieuses, n° 8 ; il y a des tiraillements et parfois des crampes d'estomac, n° 31. On remarque de l'aménorrhée, n° 9, et souvent de la
leucorrhée, n° 8. Le sang est pâle, très-séreux, avec diminution
des globules, n° 9. Et si la fibrine se maintient et parfois augmente,
c'est par l'effet ordinaire de la gastrite chronique, n° 8, qui a précédé et déterminé presque toujours la Chlorose. On observe aussi
dans cette affection multiple la diminution et la dépravation de
l'appétit, n°ˢ 33 et 34, des douleurs névralgiques, n° 31, des
spasmes, n° 19, de la tristesse et de l'abattement, n° 27, de l'engourdissement et de la fatigue, n° 15. Le visage est pâle, jaune ou
verdâtre, et les chairs sont décolorées et flasques, n° 9. J'ai même
constaté plusieurs fois de l'anesthésie locale, n° 36.— Dans le traitement de cette affection compliquée, les auteurs ne considérant
que les signes de faiblesse de la Vitalité générale, n° 3, ne s'atta-
chent uniquement qu'à fortifier tout l'organisme ; c'est pourquoi
ils ordonnent d'une manière banale les analeptiques, les vins généreux, les amers, le quinquina, la cannelle, les préparations solubles
de fer ; et ils attaquent les symptômes nerveux de l'estomac et de
la Sensorialité, avec le sous-nitrate de bismuth et l'opium. Mais je
suis intimement convaincu que, dans la généralité des cas de
Chlorose et d'Anémie, il existe presque toujours des Phlogoses
lentes de l'estomac, parfois des intestins, parfois encore de la matrice, n° 8, et je regarde ces Phlogoses chroniques comme les causes
qui ont à la longue exploité, miné et épuisé *indirectement* la Calorification vitale, n° 5, et qui ont produit tous les désordres consécutifs, organiques et nerveux, n°ˢ 9, 31, etc., et qui les déterminent
encore toutes les fois qu'ils surviennent. Il ne faut donc pas administrer d'emblée des ferrugineux, des toniques, des stimulants
aromatiques, qui augmenteraient les inflammations chroniques, et
qui ne corroboreraient la Calorification, que pour la soumettre à
des réactions et à des tensions épuisantes et détériorantes. Mais on
commencera par détruire les Phlogoses causales, gastriques, intestinales, utérines, etc., par la Méthode n° 8, par les antiphlogistiques ou les anticaloriques internes et externes. L'effet de cette
Méthode sera, non-seulement de dissiper les obstacles au cours du
Calorique rayonnant, dans les viscères enflammés et engorgés,
mais encore de dissiper les symptômes nerveux, généraux et

locaux ; et de plus, de délivrer la Calorification de tout embarras ,
de tout obstacle, de toute cause de réaction et de tension épigastrique, intestinale et utérine. Alors elle ne sera plus exploitée ni minée
par des oblitérations et des résistances chroniques ; alors elle sera
normalisée, et elle pourra s'alimenter et se fortifier sans inconvé
nient et sans risque , pour son Calorique rayonnant , d'être arrêté
et refoulé par les tissus de l'estomac, des intestins et de l'utérus. Ce
n'est donc qu'après la curation préalable des Phlogoses existantes,
n° 8, par la Méthode n° 8, que la Calorification affaiblie, n° 3, sera seulement apte à subir le traitement corroborant de la Méthode n° 3.
Ce ne sera donc que lorsque la Calorification vitale sera remise
dans l'Etat d'un Affaiblissement *direct*, ou sans exploitation inflammatoire quelconque, que la Méthode fortifiante n° 3 sera convenablement appropriée. Alors on utilisera ses moyens, qui sont : l'air
pur, les analeptiques, le vin, les amers , le fer, le quinquina, les
frictions excitantes , le massage, les lotions fraiches , la gymnastique, les voyages, le séjour à la campagne ou aux eaux de forges ,
etc. Encore ne devra-t-on employer ces moyens corroborants
qu'avec mesure et prudence , en observant attentivement leur
action sur l'estomac et les intestins , en prenant garde de ranimer
les Phlogoses récemment calmées, et de révolter l'ancienne susceptibilité des viscères guéris. Par ce traitement rationnel, vous ren-
forcerez la Calorification vitale ; vous condenserez le Calorique
rayonnant ; vous donnerez de l'énergie à la respiration et à la
sanguification ; vous diminuerez le sérum du sang, et la flaccidité
et la pâleur des chairs ; vous augmenterez les globules et la fibrine ;
vous imprimerez de la vigueur à la Locomotion et aux nerfs musculaires ; vous donnerez de la force au Sensorium et aux nerfs
sensitifs ; et vous verrez se dissiper consécutivement les lypothymies, les syncopes, l'engourdissement, la nonchalance, la tristesse,
les spasmes et les névralgies. C'est ainsi que, sans antispasmodiques
et sans narcotiques, mais par les seuls anti-inflammatoires administrés primitivement , vous guérirez tous les accidents nerveux
que la Chlorose et l'Anémie ne devaient qu'aux Phlogoses lentes,
ou qu'à leurs causes déterminantes. — Cependant, si l'on observait
que la Chlorose et l'Anémie fussent causées seulement par l'Affaiblissement *direct* de la Calorification , c'est-à-dire, sans Phlogoses
occasionnelles , ce qui est très-rare, et ce qui ne m'a jamais paru
survenir que très-exceptionnellement, soit par un régime longtemps
insuffisant, soit par des saignées abusives , soit par des hémorrha-

gies ou des évacuations fort épuisantes ; alors il n'y aurait pas de
traitement anti-inflammatoire à faire d'abord, et il faudrait d'emblée
s'empresser de fortifier la Calorification par la Méthode initiale
n° 3, et par les moyens analeptiques, ferrugineux et aromatiques
dont elle se compose, c'est-à-dire, il faudrait infuser à la Calorification des impondérables réparateurs, qui augmentassent son Calorique central, qui condensassent son Calorique rayonnant, et qui
permissent à ce dernier d'aller fortifier les fonctions affaiblies de la
sanguification et de la menstruation, n° 9, et celles de la Locomotion et de la Sensorialité, n⁰ˢ 15 et 27. — Cependant, si l'on observait des troubles graves dans les Agents de la Vie animale, on
pourrait les traiter aussi directement par les Méthodes thérapeutiques qui correspondraient aux Etat fonctionnels morbides ; mais
en ayant soin de toujours subordonner les antispasmodiques et les
narcotiques à l'intérêt de la Calorification vitale et de la Caloricité
viscérale, sans la curation desquelles on ne ferait qu'un traitement
palliatif et jamais radical.

ARTICLE 55. — *Application de la Méthode curative n° 4*
aux Scrofules : Forme de l'Etat morbide n° 4.

Si l'on se rappelle la description que nous avons faite des Scrofules, à l'article 46 de la Pathologie, on pensera naturellement que
la thérapeutique de cette affection complexe devra s'attacher à
guérir tous les Etats fonctionnels morbides qui la constituent, par
leur coïncidence et leur complication. On traitera les gastro-entérites chroniques, les excoriations épithéliales de l'estomac, les ulcères folliculeux des intestins, ainsi que les Phlogoses acquises ou
constitutionnelles des lymphatiques muqueux et cutanés ; parce
que ces affections engendrent un mucus et un sérum épais et viciés,
absorbables par les chylifères, et susceptibles de se déposer dans les
ganglions, dans les glandes lymphatiques, dans les poumons, dans
le foie, dans les séreuses, dans les mailles du tissu cellulaire, dans
les interstices des fibres articulaires, dans le tissu spongieux des
os, etc., où ce mucus et ce sérum viciés et scrofuleux déterminent
les engorgements mésentériques, les tuméfactions glandulaires du
cou, les tubercules pulmonaires, la cyrrhose, les tubercules pleu-
rétiques, les abcès froids, les tumeurs blanches des articulations,
les exostoses strumeuses, les ostéites chroniques, les caries et les
nécroses, n° 11. Pour prévenir et guérir ces inflammations spécifiques ou écrouelleuses, la Méthode purifiante de la Calorification

n° 4 recommande un air pur et sec, un climat chaud, une habitation
élevée, des vêtements de laine ; un régime sain, des légumes frais,
des viandes jeunes, rôties et bouillies ; l'abstinence du laitage, des
farineux, des pâtisseries, des viandes salées et fumées, des graisses
et des huiles ; la campagne, l'exercice, des bains salins, aromatiques ou sulfureux. Il faut que rien d'insalubre ou de vicié ne
pénètre dans l'organisme, soit par la respiration, soit par la digestion, soit par l'absorption cutanée. On dissipera les Phlogoses
strumeuses, chroniques et diverses, n° 11 , par les anticaloriques
locaux et par les spécifiques appropriés, tels que les applications
fondantes, mercurielles, iodurées. On rétablira les fonctions exhalantes de la peau par les frictions stimulantes, par les bains 'oni-
ques, par les fumigations aromatiques. Ces moyens détruiront les
engorgements séreux de la peau, désoblitéreront les lymphatiques
superficiels, régulariseront la circulation des capillaires artériels,
rétabliront l'exhalation du Calorique tégumentaire, favoriseront la
résolution des Phlogoses lentes des grands lymphatiques, de l'en-
docarde et de la séreuse des artères, de la plèvre et du péritoine,
du tissu cellulaire et des glandes, des poumons et de la muqueuse
gastro-intestinale. Alors l'activité du Calorique général exercera
plus d'empire dans les nerfs ganglionnaires, dans les grands vaisseaux, sur les tissus des viscères, dans la profondeur des parenchymes ; ce qui donnera au Calorique local la force de sécréter et
de fondre la lymphe, de résoudre et d'éliminer sa scorie strumeuse.
Quand on a ainsi préparé l'organisme par la détente et la destruction préalable des Phlogoses scofuleuses, on s'attache ensuite à
renforcer et à purifier la Calorification viciée, n° 4 ; ce que l'on
fait avec succès au moyen des analeptiques, des toniques solubles,
des amers, tels que le houblon, la fumeterre, le trèfle d'eau, le
cresson ; par le quinquina, les feuilles de noyer, les ferrugineux, et
surtout les *spécifiques antiscrofuleux*, tels que l'huile de foie de mo-
rue, l'iodure de potassium, l'iode, le chlorure de baryum, etc. Cette
Méthode purifiante n° 4, propre à la viciation strumeuse et sans fièvre
de la Calorification, n° 4, réussit parfaitement quand l'organisme est
suffisamment détendu, et quand il est convenablement dégagé des
Phlogoses scrofuleuses principales. Alors les Impondérables solubles et ardents des spécifiques anti-écrouelleux, en purifiant d'abord
le Calorique vital, vont consécutivement décomposer, ronger et
consumer les scories morbifiques et virulentes de la lymphe, et
vont transformer, assainir et régénérer les parties organiques alté-

rées. Mais, bien souvent, il faudra compléter ce traitement général par des moyens accessoires et locaux. Tantôt des laxatifs ou des purgatifs seront nécessaires, n° 4. Tantôt on devra établir un vésicatoire ou un cautère, n° 4. Tantôt il y aura des engorgements strumeux à fondre avec les emplâtres de Vigo, de ciguë ou de savon, avec les pommades iodées et iodurées, n° 10, Tantôt il y aura un abcès froid à ouvrir, à faire suppurer et à tarir, n° 11. Tantôt il y aura des ulcères à déterger et à cicatriser, n° 11. Mais alors ce sont les Méthodes n°^s 10 et 11, qu'on opposera à ces Etats morbides n°^s 10 et 11 ; et ces Méthodes entreront, comme accessoires, dans le Traitement général n° 4 de la Calorification strumeusement viciée, n° 4. Dans les Scrofules, il ne faudra donc pas seulement se contenter de traiter les perversions lymphatiques locales et les phlogoses écrouelleuses ; mais on devra aussi s'efforcer de purifier l'organisme entier et de le mettre dans de bonnes conditions présentes et futures ; ce qu'on ne pourra faire qu'en assainissant la Calorification elle-même et son Calorique central et général, n° 4.

Les personnes qui veulent tout approfondir, pourront demander comment les *Spécifiques* agissent, et particulièrement pourquoi l'iode, l'iodure de potassium, le chlorure de baryum et leurs analogues, réussissent contre les Scrofules. Sans doute cette question paraît embarrassante et difficile à résoudre. D'abord on ne connait les Spécifiques, comme tous les autres médicaments, que par l'expérimentation, qui est la seule pierre de touche de toute activité médicinale. Ce n'est que par l'expérimentation qu'on a découvert que les *anticaloriques*, ou les antiphlogistiques, pouvaient saturer, neutraliser, affaiblir, annuler les Agents impondérables et caloriques de la Calorification vitale *fébricitée* et de la Caloricité viscérale *enflammée*. Ce n'est aussi que par l'expérimentation qu'on a reconnu que les antispasmodiques *anti-électriques*, et les narcotiques *anti-lumineux*, pouvaient affaiblir et neutraliser les Agents *électriques* de la Motilité et les Agents *phosphoriques* de la Sensibilité. Ces faits sont l'expression d'une loi chimique primordiale, qui tient à l'essence inconnue des atômes des Impondérables et des Pondérables. Eh bien ! c'est la même loi chimique qui préside aux propriétés moléculaires des Spécifiques individuels. Aussi leur vertu médicinale tient-elle à leurs propres Impondérables constituants, et ne peut-elle s'exercer jamais que par leur activité et leur énergie. Seulement, comme les Impondérables des Spécifiques sont plus ou

moins solubles, plus ou moins subtilisables et plus ou moins ardents chez les uns que chez les autres, il s'ensuit que les uns pénètrent plus profondément que les autres dans l'essence de nos
appareils, de nos Agents fonctionnels, de nos humeurs, de nos
organes et de nos tissus. Ce sont donc les plus subtils et les plus
actifs qui exercent une plus grande puissance dissolvante, résolutive et éliminante. C'est à ce titre que les Impondérables médicinaux des préparations solubles de mercure, d'iode et d'arsenic,
agissent si énergiquement sur les éléments impondérables, gazeux,
liquides, solides, francs et virulents de nos maladies. Mais, quant
à leur action *spécifique* proprement dite, quant à leur force médicinale particulière, qui rend les uns plus propres à guérir la syphilis, les autres les scrofules, les autres les dartres malignes, voici ce
qu'on peut dire à cet égard. 1° Ou c'est le degré de dissolubilité et
de subtilisation vitale qui, en faisant diriger les Impondérables
spécifiques dans des tissus plus ou moins profonds, leur imprime
leur action particulière sur ces tissus, sans leur permettre d'agir
aussi puissamment sur les autres où ils ne parviennent pas. 2° Ou
les Spécifiques agissent sur les Impondérables et sur les Pondérables viciés, sur les scories virulentes et sur les organes altérés,
par une action élective qui s'exerce spécialement, à la manière
de tels acides qui ne se combinent qu'avec tels alcalis, et qui ont
plus de disposition moléculaire à produire tels ou tels composés
chimiques. La spécificité, ainsi comprise, tiendrait donc à une
loi chimique primordiale, qu'il n'est pas dans la nature de notre
esprit d'approfondir maintenant, mais que des découvertes ulté-
rieures pourront peut-être révéler : car je crois l'intelligence de
l'homme appelée à résoudre tous les problèmes de la science, et à
pénétrer tous les secrets de la nature.

ARTICLE 56. — *Application de la Méthode curative n° 5 aux
Fièvres éruptives : Formes diverses de l'État morbide n° 5.*

Les entités morbides que les Vitalistes ont personnifiées sous les
noms de *Fièvres éruptives*, ne sont que des *Formes symptomatiques*
diverses, produites : 1° par le phénomène unique et toujours identique de la *Calorification* fébricitée ; 2° par la variété des principes
infectieux et virulents qu'elle est obligée de brûler, de sécréter et
d'éliminer ; 3° par la différence des réactions critiques et des dépurations humorales qu'elle effectue sur l'enveloppe cutanée. Voilà
les causes qui différencient la Pyrexie spécifique de la Calorification,

et qui imposent aux réactions de son Calorique rayonnant les Formes symptomatiques, tantôt de la rougeole, tantôt de la scarlatine, tantôt de la variole, tantôt de la suette miliaire, etc. Ces considérations nous font voir que les Fièvres dites éruptives ne sont pas des maladies simples, mais des affections complexes, et formées de l'assemblage de plusieurs Etats fonctionnels morbides, qu'il faut s'attacher à combattre individuellement par leurs Méthodes correspondantes. 1° Dans ces maladies, on attaquera d'abord l'Elément pathologique principal, qui est la *Pyrexie* n° 2. 2° On traitera en même temps la cause infectieuse ou virulente qui cause la *Viciation* de la Pyrexie, et qui change son Etat franc, n° 2, dans un Etat de perversion, n° 5. 3° On combattra ensuite ou en même temps les Phlogoses franches, n° 8, et les Inflammations spécifiques, n° 11, qui accompagnent ordinairement ces maladies, ou qui surviennent accidentellement dans leurs cours : comme l'angine et parfois la bronchite de la rougeole et de la scarlatine ; comme l'angine et le lombago de la variole ; comme la gastrite et parfois la colite de la suette miliaire. 4° On traitera les phénomènes nerveux de relation, qui sont toujours proportionnés à l'aggravation des Etats fonctionnels de la Calorification vitale et de la Caloricité viscérale. C'est ainsi que la céphalalgie d'engorgement, n°ˢ 31 et 7, sera combattue par les sinapismes aux jambes et par les anodins, Méthodes n°ˢ 7 et 31. C'est ainsi que les mouvements convulsifs et les spasmes, n°ˢ 14 et 19, réclameront les Méthodes n°ˢ 14 et 19. C'est ainsi que l'insomnie, le délire, et les douleurs simples ou inflammatoires, n°ˢ 25, 26, 31 ou 32, nécessiteront les Méthodes curatives n°ˢ 25, 26, 31 ou 32. Ce sera donc la combinaison prudente de toutes ces Méthodes particulières n°ˢ 5, 7, 8, 11, 14, 19, 25, 26, 31, 32, qui constituera le traitement total de la Pyrexie viciée et avec réaction éruptive, et dans ses phases d'aggravation nerveuse et ataxique. Mais on ne doit pas s'épouvanter de la quantité de ces Méthodes ainsi agglomérées, parce qu'elles rentrent les unes dans les autres, et qu'elles se réduisent, en quelque sorte, à deux principales, qui sont les n°ˢ 5 et 11, ou les Méthodes curatives de la Perversion fébrile de la Calorification, et de la Perversion inflammatoire de la Caloricité. En effet, lorsqu'on a détruit la cause de la Viciation fébrile de la Calorification, ainsi que la cause de la Viciation inflammatoire de la Caloricité, tous les symptômes *de relation* se dissipent bientôt consécutivement, sous la normalisation des conditions *organiques* de la Vitalité centrale et locale. Ainsi la première chose à faire, dans la Médication des Fièvres éruptives, c'est de guérir la Pyrexie spécifique et les Inflammations spécifiques : tout l'essentiel du traitement repose sur ce principe. On s'attachera donc d'abord à abattre la Fièvre de la Calorification ; et, à cet effet, on ne prodiguera pas au début les boissons chaudes, ni les sudorifiques, ni les aromatiques, comme je le vois faire tous les jours si malheureusement. Ces médicaments hypercaloriques, en fournissant à la Calorification vitale des Impondérables nombreux et ardents, l'oppriment et la violentent, et lui font sécréter un Calorique intense : alors l'expansion tensive de ce Calorique rayonnant accélère les mouvements fonctionnels, échauffe les liquides, embrase les solides, augmente la vivacité des réactions cutanées, exagère les exanthèmes et les éruptions : de sorte que la Maladie, au lieu d'être bénigne et de suivre un cours simple et régulier, tend au contraire à devenir grave, confluente, maligne, ataxique et adynamique. Mais on peut éviter ces funestes résultats, en s'efforçant de calmer la Calorification vitale fébricitée par la Méthode antifébrile, c'est-à-dire, par la saignée, les sangsues sur les points enflammés, par les acidules, par les délayants froids ou dégourdis, ou, s'il y a de la bronchite et de la toux, par les émollients les plus doux et donnés à une basse température. Dans les Fièvres éruptives, on attaque la Pyrexie vitale comme s'il n'y avait pas d'éruptions, et sans considération aucune pour les symptômes cutanés, qui ne sont que des effets réactifs et sympathiques. Avant tout, c'est la Fièvre qu'il faut abattre. Quant à la dépuration de ses éléments infectieux et virulents, elle s'obtient suffisamment par les acidules, par les délayants nitrés, par quelques laxatifs quand leur emploi est opportun, par le cours naturel ou critique des évacuations habituelles. Ma Médication froide ou *anticalorique* m'a toujours réussi, et avec elle j'ai constamment abrégé la marche des affections éruptives, et empêché leur confluence et leur terminaison ataxique, et typhoïde ou fuligineuse. Mais en même temps qu'on réduit la Pyrexie vitale par les anticaloriques, par les acidules ou par les émollients, qui favorisent sa coction et ses dépurations, on attaque aussi les Phlogoses locales, n° 8, par les sangsues, par les topiques mucilagineux ; par les collyres contre l'ophthalmie, par les fumigations adoucissantes contre le coryza, par les gargarismes contre l'angine, par les cataplasmes sternaux contre la bronchite, par les liniments anodins contre le lombago, par les sinapismes contre la céphalalgie, par des lavements huileux contre la constipation, par les laxatifs contre les saburres et la plénitude stercorale, par les potions opiacées contre l'insomnie ou le délire, n°s 25 ou 26, par le musc et l'extrait de valériane contre l'agitation musculaire ou les convulsions, n°s 13 ou 14, par des onctions camphrées contre les spasmes, n° 19, par des liniments laudanisés et morphinés contre les douleurs, n° 52. En un mot, on attaque tous les Eléments unitaires de la Méthode complexe par toutes les Méthodes simples qui correspondent à ces Eléments nosogéniques ; et le bien-être général résulte de l'heureux concours de leurs effets particuliers. Et si l'*ataxie* et l'embrasement typhoïde ou *fuligineux* survenaient, on les soumettrait au traitement que nous avons exposé dans l'article 52 de la Thérapeutique, où nous avons fait voir que ces terminaisons malheureuses de la Pyrexie ne tenaient qu'à des Phlogoses intenses et larges, survenues dans les follicules de l'estomac et de l'iléon, avec tensions vives du Calorique général sur les plexus du ventre, sur ceux de la poitrine et sur les centres nerveux. — Mais si, dans les Fièvres éruptives, la Combustion vitale périclitait et se pervertissait d'une manière funeste, ce qui est annoncé par la lividité et par la disparition subite de l'éruption ; si les fonctions respiratoires et circulatoires se ralentissaient, ce qui est indiqué par la faiblesse du pouls ; si les forces locomotives et sensoriales s'abattaient et se prostraient, tous ces signes de l'Affaiblissement de la Calorification, n° 3, et de la détente de son Calorique rayonnant, n° 9, réclameraient de suite l'emploi des Méthodes n°s 3 et 9, c'est-à-dire, l'usage des fortifiants et des hypercaloriques, alors on donnerait des diffusibles caloriques, électriques et éthérés, tels que les alcooliques, le thé, l'acétate d'ammoniaque, qui sont propres à raviver et à stimuler la Calorification vitale, l'Electrisation locomotive et l'Illumination mentale, n°s 3, 15 et 27. Et l'on s'efforcerait de rétablir l'énergie du Calorique expansif, n° 9, ce que l'on ferait dans une mesure harmonique avec les besoins actuels de l'organisme. A cet effet, on recourrait aux bains chauds, aux fumigations, aux sinapismes ambulants, aux frictions aromatiques, aux liniments ammoniacaux, n° 9. C'est ainsi que, par les médicaments stimulants internes et externes, et par les Impondérables absorbés par la Calorification ou révulsés sur elle, on parviendra à renforcer la Vitalité centrale, à l'exalter, à la rétablir dans une Pyrexie avantageuse à la dépuration des principes infectieux, utile aux réactions éruptives et favorable aux évacuations critiques. — Mais si, dans le cours des Fièvres dites éruptives, par l'effet de la violence de la Calorification, par l'intoxication des miasmes délétères, par l'impétuosité ou la métastase des réactions, ou par des causes morbifiques accidentelles, il survenait des Inflammations nouvelles, telles qu'une cérébrite, une pneumonie, une pleurésie, une péritonite, etc., on traiterait ces maladies comme des Phlogoses simples, et leur traitement s'effectuerait toujours dans l'intérêt de la Calorification vitale, qu'on devrait s'attacher par dessus tout à normaliser, puisque son activité chimico-physiologique est la condition primordiale et indispensable de la Vie et de la conservation de l'organisme : aussi est-ce en vue de son rétablissement définitif que tout le Traitement général doit être pratiqué, et que toutes les Méthodes particulières doivent être utilisées.

Mais si au lieu d'avoir à traiter une Pyrexie infectieuse avec réaction éruptive, on avait à soigner une Pyrexie spécifique causée par les principes morbifiques de la Fièvre paludéenne, pernicieuse, jaune, pestilentielle, ou de la Pyrexie cholérique, rabique, morveuse, farcineuse, strumeuse, syphilitique, cancéreuse, charbonneuse, vénimeuse, etc., on doit penser que le traitement ne serait plus aussi simple, et qu'il faudrait agir avec plus d'énergie et avec le secours des spécifiques, des alexitères, des antidotes, des dompte-venins, connus et appropriés. Voici les principes qu'il faudrait suivre. 1° Si les causes de viciation fébricitante, d'infection, de virulence, d'intoxication miasmatique ou vénimeuse, sont solubles et vaporisables : alors, on doit d'emblée employer les sudorifiques les plus ardents, les diffusibles les plus pénétrants, les alexitères les plus subtils, les dompte-venins les plus rapides ; et on les combinerait aux alcooliques, aux huiles volatiles, aux ammoniacaux, et aux *spécifiques* reconnus efficaces. 2° Si les causes viciantes et fébricitantes ne sont pas solubles, ni vaporisables ; si elles sont déjà assimilées, si elles ont extrêmement violenté la Calorification vitale : alors les médicaments précédents, qui sont si chargés d'Impondérables intrinsèques, caloriques, électriques et lumineux, ne pourraient plus convenir, parce qu'ils embraseraient tout à fait la Calorification, parce qu'ils détermineraient bientôt des réactions *ataxiques* et des effets *fuligineux*, parce qu'ils tendraient à décomposer promptement les liquides et à dénaturer les solides. C'est pourquoi, dans ce cas, on se hâterait d'abord d'abattre la Fièvre, de ralentir le mouvement vital ; ce qu'on ferait par les saignées générales et locales, par les anticaloriques, par les antiflogistiques, administrés sous toutes les formes et par toutes les voies. 3° Quand on aurait suffisamment amorti la Fièvre vitale, on songerait seulement à infuser les *spécifiques* solubles et appropriés. 4° Les laxatifs, les vomitifs et les purgatifs pourront être employés, selon les indications, soit au début, soit dans le cours du mal. Les bains de vapeurs pourront avoir aussi leur avantage. Les acidules seront constamment utiles, et comme *anticaloriques* et *antifébriles*, et comme d'excellents purifiants. J'ai, en effet, dans les infections épidémiques, retiré de bons résultats des sucs de groseilles et de citrons, et des limonades acétiques et sulfuriques. Le sulfate de quinine est souverain au début des accès de la Pyrexie à réactions *pernicieuses*, et dans tout le cours des accès de la Fièvre paludéenne à réactions périodiques. Les acides pourront combattre les intoxications fébriles causées par les alcalis ; et inversement les alcalins réussiront contre les intoxications fébriles causées par les acides. Après la détente de la Pyrexie, les sulfureux, les mercuriaux, les iodiques, les arsenicaux, seront avantageux pour purifier la Calorification vitale, quand elle sera pervertie par des principes psoriques, vénériens, strumeux, cancéreux et malins. Et les aromatiques, les balsamiques, les sudorifiques, animés d'éther et d'alcali volatil, seront très-propres à compléter la cure, en opérant l'élimination des principes infectieux et virulents par leur action si puissamment expansive et désobstruante. Mais les principales conditions, pour réussir, sont d'abord d'abattre la Fièvre ; ensuite de détruire toutes les Phlogoses locales ; en troisième lieu d'attaquer les Causes spécifiques par la vertu dissolvante des médicaments spécifiques ; et enfin de débarrasser, par les diffusibles ou les laxatifs, tous les principes infectieux et médicinaux qui ont contribué à causer et à guérir la maladie. Voilà la marche générale à suivre dans le traitement de toute Pyrexie à causes, à formes et à réactions *spécifiques*.

Article 57. — *Application de la Méthode curative n° 6 aux Affections comateuses : Formes diverses de l'État morbide n° 6.*

Les Métaphysiciens, en personnifiant les Affections comateuses, et en leur donnant leur dénomination, n'ont envisagé que le symptôme *coma*, qui leur est commun, et qui n'est qu'un effet sympathique et un phénomène morbide d'une Fonction de relation. Mais les prétendues affections comateuses sont toutes des Maladies complexes, qui ont pour Eléments principaux et simultanés les Etats morbides de la Calorification, de la Locomotion et de la Sensorialité. Comme le *coma*, par lequel les Vitalistes ont caractérisé ces Affections, parce qu'il leur est commun à toutes, n'est qu'un symptôme consécutif qui n'appartient qu'à la Sensorialité et à une Fonction tertiaire, il est insuffisant et trop incomplet par lui-même pour établir le diagnostic spécial des Maladies soporeuses. Il faut donc que l'analyse séméiotique remonte plus haut, pour donner une représentation entière et fidèle de ces affections. C'est pourquoi, dans les Maladies appelées abstractivement apoplexie, asphyxie, syncope, etc., l'Impondéralisme observe la coexistence de trois éléments pathologiques principaux, qui sont : 1° la Suspension de la Calorification vitale, n° 6 ; 2° la Suspension ou l'Abolition de la Locomotion, n° 18 ; 3° la Suspension ou l'Annulation de la Sensorialité, n° 30. Si les affections dites comateuses se composent de la combinaison des trois Etats fonctionnels morbides, n°s 6, 18 et 30, il faudra donc, pour les combattre, assortir leurs Méthodes respectives n°s 6, 18 et 30, qui sont propres à remédier à la Suspension temporaire ou à l'extinction définitive de la Calorification, de la Locomotion et de la Sensorialité. Mais, parmi ces trois Méthodes, celle qui concerne et tend à rallumer la Calorification vitale, est la principale ; et les deux autres, qui sont relatives à la Locomotion et à la Sensorialité, ne seront que secondaires et subordonnées.

Dans l'*Apoplexie*, le premier but est de détruire la congestion cérébrale, qui comprime la substance grise et la substance blanche, qui oppresse une région des Foyers fonctionnels de la Calorification, de la Locomotion et de la Sensorialité. Alors pour suspendre l'hémorrhagie, modérer le *molimen* vasculaire et dissiper la congestion, on pratique une ou plusieurs saignées abondantes, soit de la jugulaire, soit du bras, soit des saphènes, soit de plusieurs veines à la fois si le sang coulait avec difficulté ou lenteur. Il faut opérer une grande spoliation de sang, et pratiquer un vaste vide dans l'appareil circulatoire, pour que l'absorption générale parvienne à résorber l'épanchement, à détourner promptement le sang de la tête, à arrêter le *molimen* hémorrhagique, à dégorger le Foyer encéphalique de la Calorification accablée et menacée, à délivrer les Foyers opprimés et amortis de la Locomotion et de la Sensorialité. Les saignées générales, en débarrassant le Foyer de la Combustion vitale, favoriseront et l'attraction réparatrice de la Calorification, et la sécrétion du Calorique général, et son expansion dans les viscères splanchniques : et les centres nerveux de la Locomotion et de la Sensorialité, en recevant leur tribut de ce Calorique rayonnant, tendront à se rallumer, à se raviver et à s'entretenir. On secondera l'effet des saignées générales, par les applications de sangsues aux tempes, sur les mastoïdes, à la nuque ; et ce moyen contribuera à calmer le *molimen* hémorrhagique du cerveau, et les surexcitations antérieures et ordinairement prédisposantes des méninges. On pratiquera des révulsions énergiques, soit sur les jambes à l'aide de sinapismes, soit sur l'intestin à l'aide de lavements drastiques, soit sur la nuque à l'aide d'un vésicatoire mordant. S'il y avait coïncidence du mal avec la suppression d'une hémorrhagie habituelle ou d'un émonctoire artificiel, il serait urgent de les rétablir par des moyens appropriés. Mais on ne doit point mettre sur la tête, ni compresses d'eau vinaigrée, ni de vessie remplie de glace, ni aucun réfrigérant, parce que ces moyens répercussifs refouleraient le Calorique rayonnant et le sang sur le siége du mal, empêcheraient son exhalation si salutaire, et congestionneraient, opprimeraient et amortiraient encore plus la Calorification vitale, la Locomotion et la Sensorialité. Asclépiade était bien plus judicieux, en conseillant sur le cuir chevelu des fomentations huileuses ; et l'on retirerait encore un plus grand avantage d'un vésicatoire épicrânien. Tels sont les moyens que l'on doit employer, tant qu'on observe l'étreinte de la Calorification, l'embarras et l'oppression du pouls, le maintien suffisant de la température générale. Alors on persiste dans les spoliatifs sanguins, dans les révulsifs, dans les anticaloriques internes, acidules, émollients et laxatifs, jusqu'à ce que la Calorification soit délivrée, jusqu'à ce que la Locomotion se rétablisse, jusqu'à ce que la Sensorialité se rallume. Et il est important de faire ce traitement dans l'intérêt unique de la Calorification vitale, et de ne pas faire la Médecine symptomatique des États fonctionnels secondaires de la Locomotion et de la Sensorialité, parce que ces dernières Fonctions exigeraient, pour les ressusciter individuellement, des diffusibles alcooliques, aromatiques, éthérés, ammoniacaux, dont les Impondérables ardents iraient embraser et congester encore plus la Calorification ; ce qui aggraverait excessivement la Maladie et pourrait la rendre incurable. On n'abandonnera donc ce traitement spoliatif et décongestif de la Calorification vitale, que lorsqu'on observera les signes précurseurs de sa détente, de son collapsus, de son épuisement prochain. Mais si ce traitement n'a pas réussi dans le commencement, le danger devient immense et l'art perd de plus en plus de sa puissance. Les signes de l'Affaiblissement de la Calorification et de son extinction prochaine sont le ralentissement et la faiblesse du pouls, la pâleur du visage, le refroidissement du corps, des lypothymies fréquentes. Alors, il faut à tout prix s'efforcer de soutenir la Calorification, tout en essayant de révulser le Calorique et le sang qui compriment et épuisent son Foyer encéphalique. C'est pourquoi on administre du vin d'Espagne, une tisane aromatique, des potions alcooliques, éthérées et ammoniacales ; en espérant que leurs Impondérables diffusibles ranimeront la Calorification, augmenteront son expansion réactive, et lui feront secouer, résoudre et éliminer les fluides qui l'engorgent apoplectiquement, et qui entravent l'Electrisation locomotive et l'Illumination sensoriale. Mais en même temps qu'on administre les céphaliques, on doit continuer et même augmenter les révulsifs et les décongestionnants. On promène des sinapismes, on met des ventouses aux environs de la moelle épinière, on place des vésicatoires volants, on applique l'eau bouillante aux mollets ou à l'épigastre, on donne des lavements irritants, on pratique des frictions cantharidées, etc. Et l'on ne doit cesser ces moyens que lorsque la partie encéphalique de l'Appareil calorificateur est délivré, ce qui est annoncé sympathiquement et symptomatiquement par le rétablissement des Fonctions locomotives et sensoriales. Tel est le traitement général de l'Apoplexie, considéré dans sa partie principale relative à la Calorification vitale, c'est-à-dire, envisagé dans les conditions *organiques* ou dans l'Elément primitif de la maladie. Mais en même temps qu'on pratique cette Médication, il est nécessaire d'attaquer aussi les affections secondaires qui peuvent la compliquer : telles sont les paralysies des membres, n° 24, celles de la vessie et du rectum, n° 12, l'embarras de la parole, n° 21, l'engourdissement d'un bras ou d'une jambe, n° 21, la faiblesse et les troubles de l'intelligence n° 27, l'émoussement ou la paralysie de la Sensibilité locale, n°ˢ 33 ou 36, etc. Et ces affections secondaires, ou ces Etats fonctionnels consécutifs, seront traités par les Méthodes curatives correspondantes, qui se combineront comme auxiliaires avec le traitement radical de la Calorification. — Concluons donc que le symptôme *coma* de la Sensorialité, n° 30, ne doit pas faire donner à l'Apoplexie le nom d'Affection comateuse, ne doit pas attirer sur l'Elément *soporeux* de cette maladie tout l'intérêt du traitement ; mais doit faire plutôt subordonner sa Médication à l'importance plus grande de la Calorification menacée, dont l'Etat morbide est la condition *organique* principale de la Maladie complexe appelée Apoplexie.

La Maladie complexe, ontologisée par les Métaphysiciens sous le nom d'*Asphyxie*, est la collection des Etats fonctionnels morbides nᵒˢ 6, 18, 30 ; puisque la Calorification vitale, l'Electrisation locomotive et l'Illumination sensoriale sont suspendues ou abolies. Mais, de plus, la Caloricité, la Motilité et la Sensibilité locales sont aussi le plus souvent amorties, sinon annulées, nᵒˢ 12, 24, 36. On sent donc que l'Asphyxie, loin d'être une entité morbide unique, ou une individualité pathologique indivisible, est constituée, au contraire, par la complication d'un grand nombre d'Eléments unitaires très-distincts. Aussi faudra-t-il s'attacher à détruire tous ces Eléments nosogéniques particuliers, par la réunion des Méthodes qui leur correspondent respectivement dans le Cadre thérapeutique. On s'attachera à extraire les corps étrangers, qui empêchent l'air atmosphérique de pénétrer dans le Foyer de la Combustion vitale, d'alimenter la Calorification, d'entretenir la source primordiale du Calorique général. On enlèvera les liens qui causent la strangulation. On débarrassera les mucosités qui obstruent les voies aériennes du nouveau-né. On soustraira les Asphyxiés, soit à l'eau qui les submerge, soit à l'acide carbonique et aux gaz délétères qui les ont foudroyés. On saignera copieusement ceux dont la tête et les poumons sont congestés et accablés apoplectiquement. Ensuite on s'efforcera de rallumer la Calorification anéantie, nᵒ 6 ; car, puisque cette Fonction constitue la *Vie*, le salut de l'Asphyxié dépend uniquement de sa résurrection. On exposera le corps à l'air libre, on insufflera de l'air pur ou de l'oxigène dans les poumons. On réchauffera, on ingérera des diffusibles chauds et pénétrants, des céphaliques alcooliques, éthérés, ammoniacaux. On pratiquera sur les tempes, le cœur et les membres, des frictions aromatiques et acétiques. On emploiera le galvanisme, en établissant des courants de la nuque au coccix, et de la bouche au rectum. On révulsera, en titillant la luette ; en faisant vomir ; en donnant des lavements drastiques ; en mettant des ventouses sur la poitrine ; en promenant des sinapismes ; en plaçant des compresses d'eau bouillante aux mollets, un vésicatoire sur le cœur, un moxa sur l'épigastre ; en dirigeant des douches de vapeurs le long de la colonne vertébrale et sur les principaux plexus. Tous ces moyens contribueront à rallumer et à rétablir la

Calorification vitale accablée, suspendue, ou même récemment éteinte, n° 6. Et ce n'est que par sa résurrection primitive qu'on ranimera en même temps et sympathiquement, et la Caloricité viscérale amortie, n° 12, et la Locomotion abolie, n° 8, et la Sensorialité annulée, n° 30, et la Motilité et la Sensibilité locales secondairement paralysées, n°s 24 et 36. — Que si, après le rétablissement de la Vie ou de la Calorification, et des autres Fonctions auxiliaires de la Motilité et de la Sensibilité, il restait encore quelques congestions actives, n° 7, ou quelques phlogoses, n° 8, ou quelques spasmes, n° 19, ou quelques engourdissements musculaires, n° 21, ou quelques paralysies du sentiment, n° 36, on opposerait à ces Etats fonctionnels morbides locaux et consécutifs, les Méthodes curatives qui leur correspondent respectivement, n° 7, 8, 19, 21, 36. Et le traitement consécutif résulterait de leur judicieuse combinaison.

La *Syncope* n'est point non plus une entité morbide, une maladie simple, une affection indivisible ; mais c'est une collection d'Eléments pathologiques divers, c'est une complication d'Etats fonctionnels morbides distincts. Dans cette Affection complexe, la Calorification, la Locomotion et la Sensorialité sont suspendues ou abolies, n°s 6, 18, 30 ; de plus, la Caloricité, la Motilité et la Sensibilité locales sont engourdies et comme paralysées, n°s 12, 24, 36. Le traitement général doit donc se composer des Eléments thérapeutiques qui sont propres à guérir ces divers Eléments nosogéniques, c'est pourquoi il résultera de la combinaison des Méthodes curatives n°s 6, 12, 18, 24, 30, 36. Mais de toutes ces Méthodes, les deux principales sont : d'abord celle qui peut rallumer la Calorification, et ensuite celle qui peut rétablir la Caloricité viscérale ; parce que, quand la Calorification et la Caloricité fonctionnent bien, toutes les opérations splanchniques auxiliaires se réintègrent promptement, et la Motilité et la Sensibilité générales et locales se régularisent bientôt consécutivement. Quand un individu sera dans un état de Syncope, on le couchera horizontalement ; on lui enlevera les liens qui peuvent gêner la respiration et la circulation ; on l'exposera dans une atmosphère libre et fraîche, pour que l'air pénètre ses poumons et aille rallumer la Combustion vitale. On l'aspergera et on l'épongera d'eau froide. On injectera dans les narines du vinaigre, de l'alcool, de l'eau de Cologne ou de mélisse, de l'éther, de l'alcali volatil, ou tout autre liquide ardent et subtil, c'est-à-dire, fortement chargé d'Impondérables intrinsèques, afin que ces impondérables irritent, échauffent et raniment les nerfs olfactifs, et aillent par eux stimuler, contracter et rallumer l'activité encéphalique de la Calorification vitale. On secondera ces premiers moyens, par des potions aromatiques, alcooliques, ammoniacales, éthérées, et par tous les diffusibles solubles, dont les Eléments *caloriques, électriques et lumineux* seront susceptibles de rallumer la Calorification vitale, l'Electrisation locomotive et l'Illumination sensoriale, par leurs effets expansifs, cardiaques et encéphaliques. — Si la Syncope ne cédait pas à ce traitement, et si la cause de sa persistance tenait à une congestion rachidienne ou cérébrale, cardiaque ou pulmonaire, n° 7, ou bien à un embarras apoplectique de la chaine des ganglions du trisplanchnique ou des plexus cardiaques, n° 7 ; pour rétablir le cours expansif du Calorique central et général, il serait nécessaire de pratiquer d'abord une saignée, et de tenter ensuite des révulsions internes et externes. On donnerait des lavements irritants ; on frictionnerait d'essence de térébenthine, ou d'une mixture ammoniacale, ou de teinture de cantharides, la longueur du rachis, la région précordiale, la partie interne des membres ; on mettrait des vésicatoires mordants à la nuque ou aux mollets, ou bien de l'eau bouillante, un moxa, ou un caustique actuel, sur l'épigastre ; on pourrait aussi établir des courants électriques comme dans l'Asphyxie. C'est ainsi que ce traitement de la Syncope appelle à son secours les médicaments les plus chauds, les plus électriques, les plus fortement lumineux, c'est-à-dire, les plus chargés d'Impondérables élémentaires, pour que leur action pénétrante, pour que leurs principes assimilables et vivificateurs aillent réveiller, raviver et ressusciter la Calorification suspendue ou éteinte, n° 6, et aillent aussi, du même coup, rallumer l'Electrisation locomotive et l'Illumination mentale amorties ou abolies, n° 18 et 50. — Certes, le diagnostic et le traitement des affections complexes dites comateuses sont bien propres à prouver l'excellence de la Doctrine de l'Impondéralisme, en faisant sentir la nécessité d'adresser les moyens thérapeutiques directement aux Agents impondérables de l'organisme et à leurs Etats fonctionnels morbides, plutôt qu'aux gaz, aux liquides et aux solides du corps. On aurait beau pénétrer ces Pondérables de médicaments puissants, tant que ces derniers n'infuseront pas des éléments caloriques dans l'Appareil calorificateur, des éléments électriques dans l'Appareil locomoteur, des éléments lumineux dans l'Appareil sensorial, les Agents fonctionnels de la

Chaleur, de la Motilité et de la Sensibilité générales et locales, ne se raviveront pas, ne se rallumeront pas, ne se reconstitueront pas, et la mort définitive sera la terminaison fatale de l'Apoplexie, de l'Asphyxie, de la Syncope, qui sont déjà des Formes de la mort temporaire et apparente. Mais si, par nos moyens thérapeutiques hypercaloriques, hyperélectriques et hyperlumineux, on infuse aux Foyers fonctionnels des Impondérables suffisants pour rallumer leur activité, et pour rétablir leur sécrétion et leurs irradiations, alors la Chaleur vitale surgit primitivement, la Locomotion s'ébranle secondairement, la Sensorialité s'illumine tertiairement. Et les Rayonnements excentriques du Calorique vital, du Fluide moteur et du Fluide sensible, vont rétablir les Opérations auxiliaires de la Caloricité, de la Motilité et de la Sensibilité locales, et vont normaliser les mouvements consécutifs et toujours subordonnés des gaz, des liquides et des solides. Concluons donc de ces considérations théoriques et pratiques, que les explications si rationnelles de l'*Impondéralisme* doivent l'emporter incontestablement sur les données si vagues et si incomplètes du Vitalisme, du Pneumatisme, de l'Humorisme et du Solidisme.

ARTICLE 58. — *Application de la Méthode curative n° 7 à la Congestion active ou à la Pléthore locale : Forme de l'État morbide n° 7.*

A l'Article 49 de la Pathologie, nous avons démontré que la Maladie complexe, individualisée sous le nom abstrait et incomplet de Congestion active, était formée de plusieurs Etats fonctionnels morbides, qui en étaient les Eléments nosogéniques principaux. Ainsi, toute Congestion active suppose : 1° un point de résistance viscérale, qui entrave le Calorique général rayonnant, et qui le refoule sur la Calorification opprimée et surexcitée ; 2° l'Exaltation de la Calorification embarrassée, qui se contracte, et qui se livre à des efforts de réaction défensive et *congestive* ; 3° un Agent de transmission, de réaction et de congestion, qui est le Calorique général rayonnant, toujours intermédiaire entre la Calorification centrale et le point de résistance viscérale qui s'oppose à l'expansion vitale. Lors donc que le Calorique textural d'un viscère est trop accumulé, trop concentré, trop tendu, il est dans un Etat de Surexcitation non inflammatoire, n° 7, que les Vitalistes ont appelé vaguement et abstractivement *strictum*, spasme, sthénie, ir.itation. Mais la science positive doit rejeter ce langage métaphysique, qui empêche ses applications chimiques, et qui lui imprime un caractère conjectural ou empirique. Les idées d'irritation, de sthénie, de spasme et de *strictum*, engageront donc les Praticiens à adresser leur traitement à l'Agent *calorique* textural lui-même, à le diminuer par des médicaments *anticaloriques*, ou propres à le saturer, à le neutraliser, à le faire évaporer, à affaiblir sa contraction, sa tension et son excès d'activité viscérale. Les *anticaloriques* locaux seront donc les moyens les plus propres pour détruire la cause locale de la Congestion active partielle. Mais il ne suffira pas de détruire cette cause locale, il sera bien souvent nécessaire aussi de calmer la Surexcitation non fébrile de la Calorification vitale, qui a été amenée à s'exalter lentement, sous l'influence prolongée de l'Hypercaloricité viscérale et de la résistance morbide qu'elle a longtemps opposée au cours régulier du Calorique général ou rayonnant. C'est pourquoi il faudra aussi utiliser la Méthode curative n° 1, celle de l'Exaltation non fébrile de la Calorification, n° 1. Par conséquent, on emploiera les affaiblissants généraux de la Combustion vitale, en même temps qu'on appliquera les affaiblissants locaux de l'Hypercaloricité viscérale. Mais, de plus, il sera nécessaire aussi de détendre le Calorique rayonnant, qui est plus ou moins bandé en réaction entre la résistance de l'Hypercaloricité viscérale et la résistance de l'Hypercalorification vitale. Une fois que ces trois indications thérapeutiques sont bien comprises, il est facile de les mettre à exécution. 1° L'Hypercaloricité viscérale, n° 7, cédera aux sangsues, aux ventouses, aux cataplasmes émollients, aux bains locaux, aux lotions mucilagineuses, aux onctions adoucissantes, à des dérivatifs sinapisés ou vésicants, et à quelques révulsifs gastro-intestinaux. Les émissions sanguines locales, en enlevant les liquides qui engorgent, compriment et contractent les névricules de la Caloricité viscérale, donneront du jour et de la liberté aux rayonnements du Calorique local, diminueront son accumulation, sa contraction, sa tension, et conséquemment affaibliront son activité chimique, physiologique et pathologique, n° 7. 2° En même temps qu'on emploiera les *anticaloriques* locaux, constitutifs de la Méthode curative n° 7, on combinera aussi la Méthode curative n° 1, propre à calmer l'Exaltation non fébrile de la Calorification vitale, n° 1. On s'efforcera donc, par les *anticaloriques* généraux, à affaiblir la Calorification, à modérer la sécrétion de la Chaleur universelle, à dégorger, à détendre, à délivrer son Foyer embarrassé, à dissiper ses réactions congestives et ses ten-

sions sympathiques sur le viscère surexcité et activement engorgé.
On parviendra à ce résultat par l'abstinence ou par le régime privatif, par une saignée générale, si elle est nécessaire, par les acidules et les émollients, qui sont de si excellents *anticaloriques*
généraux, par les tisanes nitrées et tartarisées, par les laxatifs,
par des bains tièdes qui ouvriront le vaste débouché de l'exhalation
cutanée, et qui favoriseront si puissamment la sortie et la dépense
du Calorique rayonnant. Ces moyens calmeront inévitablement la
Surexcitation non fébrile de la Calorification, satureront, diminueront et affaibliront son Calorique central et son Calorique
expansif, raréfieront les gaz, délayeront les liquides, relâcheront
les solides, abaisseront la température universelle, tendront à
régulariser les répartitions du Calorique textural, et à annuler les
réactions congestives du Centre vital. 3° Mais ces deux Médications
affaiblissantes de la Calorification centrale et de la Caloricité locale,
n°s 1 et 7, en diminuant ces deux résistances extrêmes, entre lesquelles oscillait le *Calorique général* rayonnant, auront pour effets
simultanés de délier la tension de ce Calorique rayonnant, de dissiper ses efforts réactifs et congestifs, et d'empêcher sa plus longue
accumulation sur le viscère morbidement surexcité. En effet, la
détente de la résistance viscérale, en permettant la libre diffusion
du Calorique rayonnant, s'opposera à sa concentration locale, à sa
coercition, à son refoulement sur la Calorification. Et la détente
de la Calorification, en dissipant l'oppression de la Vitalité centrale, en suspendant ses contractions et ses projections excentriques, réactives et congestives, mettra nécessairement le Calorique
général plus à l'aise; ce qui affaiblira son accumulation et sa tension surexcitantes et engorgeantes sur le siége de la congestion
active. C'est ainsi que tout se normalisera par l'harmonie que la
Médication établira entre la Caloricité viscérale, entre la Calorification vitale, et entre le Calorique général qui rayonne et oscille
sans cesse de l'une à l'autre. Tel est l'esprit du traitement que
l'Impondéralisme oppose à la Congestion active des Métaphysiciens;
et ce traitement, nous conseillons de l'employer, non-seulement
toutes les fois que cette Congestion active surviendra sous la Forme
d'hyperhémie ou de pléthore partielle, mais encore dans toutes
les Formes possibles d'hypercaloricité ou d'hypervitalité viscérale :
comme dans les cas de spasme organique, ou de strictum fibrillaire,
de turgescence gazeuse, de plénitude lymphique active, d'exagération d'une sécrétion ou d'une exhalation quelconque, d'engor-

gement chaud, de crudité débutante, de *molimen* hémorrhagique,
d'hémorrhagie, d'hydropisie et de pneumatose sthéniques, dans
les prodromes de toute inflammation, dans les transports acciden-
tels ou habituels du Calorique et du sang vers le cerveau, les poumons, le foie, l'utérus, les reins, etc., dans la céphalalgie, les
étouffements, les palpitations, la gastralgie, le rhumatisme vague,
etc. Mais, dans ces dernières maladies, on associera en plus à notre
traitement, qui attaquera leurs conditions *organiques*, ou de la
Caloricité, les moyens propres à combattre aussi leurs Eléments
de *relation*, ou les *spasmes* et la *douleur*, qui ne sont jamais que
consécutifs. En principe général, c'est le Traitement de la Calorification et de la Caloricité qui doit absorber tout l'intérêt des Méthodes employées, et l'on ne considérera jamais que comme
secondaires et auxiliaires les moyens curatifs employés, soit contre
les Agents de la Motilité et de la Sensibilité, qui ne s'affectent que
sympathiquement, soit contre les gaz, les liquides et les solides,
qui ne se troublent que passivement sous l'influx chimique et fonctionnel du Calorique général et local.

ARTICLE 59. — *Application de la Méthode curative nᵒ 8 aux
Inflammations de l'estomac et des intestins : Formes de l'Etat
morbide nᵒ 8.*

C'est surtout dans les Maladies aiguës qu'il importe de connaître
les Lois générales et locales de l'organisme, selon la Doctrine de
l'Impondéralisme ; celui qui ignorera ces Lois ne pourra jamais
faire qu'une Médecine aventureuse, conjecturale, empirique et
désastreuse. Tout l'organisme, avec ses gaz, ses liquides et ses
solides, forme un Tout harmonique et dépendant, qui est organisé,
vivifié et régi continuellement par les *Impondérables*, par leurs
Lois chimiques, par leur activité physiologique, par leurs irradia-
diations splanchniques, par leurs impulsions mécaniques, par leurs
opérations gazéifiantes, liquéfiantes, solidifiantes, et par les actes
d'assimilation, de décomposition, d'exhalation et d'excrétion,
qu'ils effectuent sans cesse. L'essentiel est de bien comprendre :
1ᵒ le phénomène primordial et central de la Calorification, qui est
produite par l'Agent vital calorificateur ; 2ᵒ les irradiations du Calorique vital général, qui se rend excentriquement dans les trois
grandes cavités splanchniques, pour produire les Fonctions auxiliaires de la Locomotion et de la Sensorialité, ainsi que celles de la
Caloricité, de la Motilité et de la Sensibilité locales ; 3ᵒ le phéno-

mène de la Caloricité locale, qui est produite par le Calorique textural des liquides et des solides ; 4° le phénomène de l'Electrisation locomotive, qui est causée par l'Agent électrique central, lequel rayonne excentriquement dans tous les nerfs musculaires; 5° le phénomène de la Motilité locale, qui est produite par le Fluide moteur ; 6° le phénomène de l'Illumination sensoriale, qui est effectuée par l'Agent phosphorique de l'encéphale, lequel s'irradie excentriquement dans tous les nerfs sensitifs ; 7° le phénomène de la Sensibilité locale, qui est causée par le Fluide sensible ; 8° les liens physiologiques qui enchaînent directement la Calorification à la Locomotion, à la Sensorialité, et à toutes les opérations de la Caloricité locale; 9° les rapports sains et morbides qui unissent toujours la Caloricité locale à la Motilité et à la Sensibilité locales ; 10° l'effectuation de toutes les opérations splanchniques des appareils et des viscères par le Calorique rayonnant et par le Calorique local ; 11° la détermination des mouvements synergiques, sympathiques, réactifs, tensifs, résolutifs et critiques, par les contractions de l'Appareil calorificateur, sous la pression de son Agent calorique central, lorsqu'il est opprimé et violenté sous les refoulements concentriques des engorgements, des Phlogoses et des obstructions des viscères organiques ; 12° la production de toutes les opérations moléculaires, chimiques, physiologiques et pathologiques, par le Calorique textural. Je le répète, ceux qui ne comprendront pas exactement toutes ces Lois occultes, selon l'interprétation de notre Doctrine, ne connaîtront pas le véritable esprit de l'Impondéralisme, et ne feront jamais qu'une Médecine aveugle, tâtonneuse et funeste. C'est surtout à la théorie des Maladies fébriles et inflammatoires que ces connaissances sont indispensables, parce qu'elles conduisent à leur diagnostic sûr et à leur traitement rationnel et heureux. Nous allons, pour exemple, appliquer ces connaissances des Lois premières de l'organisme au traitement des Phlogoses du canal digestif, et particulièrement à l'Affection complexe que les Métaphysiciens personnifient sous le nom de *Gastro-Entérite*. Mais sachons d'abord que cette Gastro-Entérite n'est pas une individualité morbide simple et indivisible ; qu'elle n'est qu'un assemblage d'Etats fonctionnels morbides multiples, et que, pour l'Impondéralisme, elle n'est autre chose qu'un Etat fébrile de la Calorification, avec *réaction* plus ou moins forte de son Calorique général sur les plexus abdominaux, et avec *tension* plus ou moins vive de ce Calorique général sur la Caloricité locale des muqueuses gastro-intestinales affectées. Voilà l'idée sommaire que nous nous faisons de la gastro-entérite ; et cette idée sera une indication suffisante pour la soumettre au traitement que nous allons proposer. — Quand, sous l'influence de modificateurs morbifiants et trop concentrants, le Calorique général, qui doit s'exhaler toujours librement par les muqueuses gastro-intestinales, sera entravé dans sa perspiration, et sera concentré et refoulé sur les réseaux nerveux des viscères, sur leurs nerfs et plexus, sur les ganglions du trisplanchnique, auxquels ces nerfs et ces plexus aboutissent, enfin sur la Calorification vitale, dont ces ganglions sont des renforts annexes, alors cette Calorification s'oppressera, s'exaltera, se fébricitera, réagira par des transports de Calorique défensif, par des tensions de Calorique local sur les muqueuses morbifiées ; et il en résultera un point de *Phlogose* sur la région du canal digestif, qui sera le siége de la cause morbifique, et qui sera le but de la *réaction* vitale. Et selon que la cause du mal aura porté sur un point quelconque du tube alimentaire, il sollicitera de la part de la Calorification une *réaction* vitale, qui déterminera ou la stomatite, ou la pharyngite, ou l'œsophagite, ou la gastrite, ou la duodénite, ou l'iléite, ou la colite, ou la gastro-entérite si l'estomac et les intestins sont à la fois affectés. Cette explication démontre et l'identité des causes et des effets inflammatoires, et l'identité des causes et des effets fébriles, et l'identité des causes et des effets réactifs, tensifs, résolutifs et critiques de la puissance vitale. Pour guérir et la *Fièvre* de la Calorification, et les *réactions* excentriques de son Calorique général, et les *tensions* locales de cet Agent sur le tissu enflammé, il ne faudra donc que dégorger ce tissu ; qu'apaiser l'Exaltation phlogistique du Calorique viscéral ; que diminuer sa quantité concentrée ; que rétablir la liberté de son expansion et de son exhalation. C'est ainsi qu'en agissant de cette manière sur la partie affectée, on détruira l'effet de la cause morbifique, on dissipera l'inflammation locale, on relâchera la tension du Calorique général, on modérera la Calorification vitale, on calmera son exaltation fébrile, et l'on arrêtera ses réactions excentriques, ses transports synergiques, ses mouvements sympathiques, et tous ses efforts résolutifs et critiques, devenus inutiles. Mais si le traitement local ou désenflammant, n° 8, ne suffisait pas, ce serait une preuve que la Calorification vitale aurait pris un mouvement idiopathique de Pyrexie, n° 2, qu'il faudrait s'attacher à combattre directement par la Méthode antifébrile n° 2. Et cette Méthode

antifébrile pourrait seule apaiser l'Exaltation pyrétique de la Calorification, et ses réactions *ataxiques*, et ses efforts *typhoïdants* ou
fuliginosants, et tous les mouvements sympathiques, convulsifs
ou de prostration, n°s 14 ou 18, délirants ou comateux, n°s 26 ou
50, qu'elle produit consécutivement sur les Agents fonctionnels de
relation. Dans la stomatite, dans la pharyngite, dans l'œsophagite,
dans la gastrite, la duodénite, l'iléite, la cœcite, la colite, dans la
gastro-duodénite, dans la gastro-iléite, dans la gastro-iléocolite,
il faudra donc employer, à la fois, et la Méthode *désenflammante*
n° 8, et la Méthode *antifébrile* n° 2, en ayant soin de proportionner
l'énergie de leurs moyens respectifs à la violence comparative et
de la Caloricité locale, et de la Calorification vitale. Des sangsues
en nombre suffisant, et renouvelées autant de fois qu'il sera nécessaire, seront appliquées sur les points phlegmasiques. La spoliation
sanguine qui en résultera, apaisera, relâchera et dégorgera la
partie enflammée, contractée et obstruée; ce qui permettra au
Calorique local de se livrer librement à tous ses mouvements
moléculaires d'assimilation, de décomposition et de désassimilation, de contractilité et de fonction texturale; et ce qui permettra au Calorique général de s'exhaler librement par la muqueuse
dilatée, de lui faire sécréter et excréter le mucus qu'elle est
chargée de confectionner. On secondera les applications de sangsues, par les tisanes et les potions mucilagineuses pour le canal
digestif; par les collutoires émollients pour la stomatite; par
les gargarismes adoucissants pour l'angine; par les cataplasmes
lineux et les fomentations huileuses pour la gastrite et l'entérite;
par les lavements mucilagineux et amidonés pour la colite, etc.
On voit donc que l'esprit du traitement local est : 1° de dégorger
et d'apaiser la partie enflammée, de diminuer la somme de son
Calorique local, de relâcher sa tension, d'affaiblir son actitvité, de
libérer ses mouvements fonctionnels, de faciliter son expansion
exhalante; et 2° de détendre le *Calorique général*, qui était bandé
et retenu sur l'obstacle inflammatoire; de faciliter sa perspiration
ou sa sortie par les muqueuses dégorgées et relâchées; et conséquemment de rompre ses refoulements concentriques, d'alléger la
Calorification par ses dépenses normalisées; d'amortir la Pyrexie
de l'Agent vital, d'annuler ses réactions synergiques, ses tensions
sympathiques, ses efforts résolutifs, ses transports critiques. C'est
ainsi que le traitement local de la Méthode désenflammante n° 8,
en détruisant la Phlogose viscérale, retentit favorablement sur la

Calorification vitale elle-même, et la soulage, et tend à l'apaiser et à la régulariser. — Mais lorsque l'inflammation locale est forte, tenace ou trop tendue, et lorsque surtout elle a provoqué des refoulements longs et considérables du Calorique général sur la Calorification, alors celle-ci a pris personnellement un Mouvement *fébrile* plus ou moins violent, qui est devenu indépendant, et qui constitue un *État fonctionnel morbide spécial* et le plus important, n° 2, qu'il faut s'attacher à détruire avec plus d'intérêt encore que la *Phlogose* locale originelle. Et c'est surtout au début de cette corrélation pathologique qu'on doit s'empresser d'apaiser la *Pyrexie vitale;* car si on la livre à elle-même, bientôt, soit par son propre mouvement morbide, soit par les refoulements concentriques de la Phlogose, elle peut s'élever à un degré d'exagération et d'embrasement qui détermine les réactions *ataxiques*, les convulsions, n° 14, le délire, n° 26, les tensions *fuliginosantes*, n° 5, le coma *typhoïde*, n° 30, la prostration *adynamique*, n° 18. Il est donc urgent de ne pas attendre des transitions et des terminaisons aussi malheureuses de la Pyrexie vitale. Mais on devra s'empresser de la calmer, dès le début, par la Méthode antifébrile n° 2, qui, en agissant favorablement sur la Calorification fébricitée, préviendra du même coup les transitions et les terminaisons consécutives, ataxiques et adynamiques des Fonctions animales ses annexes. C'est pourquoi, en même temps qu'on pratiquera le traitement local de la Phlogose, n° 8, on fera aussi le traitement central de la Pyrexie, n° 2 : on imposera une diète absolue, on conseillera des boissons et des potions *anticaloriques*, acidules et émollientes ; et l'on saignera une ou plusieurs fois, selon les indications de la tension et de la plénitude du pouls, de la chaleur, de la rougeur et de la plasticité du sang, de l'ardeur de la température générale, des congestions splanchniques menaçantes, et de la force constitutionnelle du malade. Les lavements tempérants, les laxatifs huileux, et surtout les bains tièdes, offriront aussi d'excellents secours, en favorisant l'exhalation et la dépense du Calorique général par les téguments muqueux et cutanés. Certes, par cette Médication antifébrile n° 2, bien proportionnée à la violence pyrétique de la Calorification, à l'étreinte de son Calorique excentrique, à la tension du Calorique cardiaque et artériel, à l'ardeur universelle, à la turgescence gazeuse, à la plénitude des liquides, à l'engorgement des viscères, à la gêne des fonctions splanchniques, on parviendra à modérer et à apaiser la Calorification vitale, à relâcher son Calo-

rique général, à dissiper ses réactions et ses tensions enflammantes ;
et la Phlogose locale, déjà amendée par la Méthode antiphlegma-
sique n° 8 , tendra à s'amortir et à s'annuler complétement. Le
Traitement général des Phlogoses du canal digestif se composera
donc à la fois des deux Méthodes curatives nᵒˢ 2 et 8 , qui seront
essentiellement consacrées à soigner les deux Eléments pathologiques, appelés *Fièvre* et *Phlogose*, qui sont les attributs élémentaires de l'Agent de la Calorification vitale en pyrexie, n° 2, et de
l'Agent de la Caloricité locale en inflammation , n° 8. C'est ainsi
qu'on devra comprendre le traitement complexe de toute maladie
complexe à l'état aigu, ou avec Phlogose et Fièvre. Mais il ne
suffira pas de détruire la Fièvre et la Phlogose, quoiqu'elles soient
les conditions organiques et principales du mal ; il faudra aussi,
par les Méthodes appropriées , attaquer les autres Etats fonctionnels morbides des Impondérables *de relation*, qui sont troublés
consécutivement, et qui produisent les symptômes secondaires de
l'inquiétude et du délire, nᵒˢ 25 et 26, de l'agitation musculaire ou
des convulsions , nᵒˢ 15 ou 14, des spasmes et de la douleur, nᵒˢ 19
et 32, du coma et de la prostration, nᵒˢ 30 et 18. Quoique mon
expérience m'ait convaincu que les deux Méthodes antifébrile et
anti-inflammatoire suffisent le plus souvent pour guérir et pour
amortir promptement les symptômes de relation , cependant on
pourra recourir aussi aux Méthodes spéciales propres à régulariser
directement les Agents des Fonctions *animales*, mais en les subordonnant savamment à l'intérêt principal des Méthodes nᵒˢ 2 et 8 ,
qui combattent les conditions *organiques* ou radicales de la maladie.
Et ces Méthodes des Fonctions animales ne seront considérées que
comme accessoires, et ne seront employées que dans une faible
mesure, en prenant bien garde que leurs moyens n'empêchent
et ne contrarient pas l'action des médicaments *antifébriles* de la
Calorification vitale, et *anti-inflammatoires* de la Caloricité locale.
— Nous allons continuer à appliquer toutes ces considérations
générales sur le traitement combiné de la Fièvre et de la Phlogose,
à la curation spéciale de la gastro-entérite, afin d'enseigner la manière dont on doit attaquer tous les Etats fonctionnels morbides,
qui constituent cette maladie si complexe. — Si la gastro-entérite
est légère, n° 8, avec une faible céphalalgie, nᵒˢ 7 et 31, avec perte
d'appétit, n° 35, avec endolorissement de l'épigastre ou du ventre,
nᵒˢ 8 et 32, et un peu de diarrhée, n° 8 : de l'eau de gomme acidu-
lée, ou de l'eau de riz avec du sirop de gomme, une potion gom-

meuse laudanisée, nᵒˢ 8 et 32, des pédiluves sinapisés, des cataplasmes émollients sur le ventre, des lavements mucilagineux et
amidonés, nᵒ 8, un bain tiède et la diète, nᵒ 21, pourront en
quelques jours amener la solution du mal. Et cette solution aura
lieu par l'effet des *anticaloriques*, ou des *antiphlogistiques* internes
et externes, qui satureront et affaibliront le Calorique central et
la Calorification qu'il opère, qui relâcheront le Calorique général
rayonnant et le Calorique local viscéral, qui délayeront et émous-
seront les liquides, qui amolliront et détendront les solides, qui
humecteront, dilateront, désenflammeront et désobstrueront les
muqueuses enflammées, et qui permettront au Calorique général
rayonnant de s'exhaler librement et de se dépenser normalement
par les pores décontractés et ouverts. Alors tout l'organisme se
régularisera en peu de temps, par la curation de cette gastro-entérite bénigne. — Mais si la maladie est plus intense ; si la langue
est sèche, rouge à la pointe et au pourtour, nᵒ 7 ; s'il y a soif vive,
nᵒˢ 7 et 31 ; s'il y a des nausées et des vomissements, nᵒ 8 ; si l'épigastre ou le pourtour de l'ombilic sont très-chauds et douloureux,
nᵒˢ 8 et 32 ; s'il y a une fièvre prononcée sans être forte, nᵒ 2 : il
sera nécessaire d'appliquer et peut-être de renouveler quinze sangsues, soit à l'épigastre, soit sur le milieu du ventre, Mᵈᵉ 8 (*). Et en
même temps on administrerait, comme nous l'avons indiqué ci-
dessus, les antiphlogistiques internes et externes, Mᵈᵉˢ 2 et 8. Si la
céphalalgie était considérable, si l'épigastre et le ventre étaient
simultanément douloureux, nᵒˢ 8 et 32, et s'il y avait encore une
colite avec diarrhée ou dyssenterie, il serait plus avantageux de
débuter d'abord par une application de douze sangsues à l'anus,
pour les appliquer ensuite successivement sur les poii les plus
ardents des autres parties du ventre. Je ferai observer que ce seul
traitement *organique anti-inflammatoire*, par cela même qu'il soulage et guérit la Phlogose causale ou primitive, dissippe bien vite
consécutivement les symptômes secondaires des *épreintes* et de la
douleur, nᵒˢ 31 et 32, qui sont des États morbides des Agents fonctionnels de *relation*. — Mais si la gastro-entérite est large, profonde
et très-aiguë, elle ne peut jamais arriver à ce point sans que la
Calorification vitale ne soit violemment fébricitée, nᵒ 2, et sans que
les réactions de son Calorique surabondant n'impressionnent vivement les viscères céphaliques et pulmonaires, n'impulsent énergiquement le cœur et la circulation, n'impriment à tout l'organisme

(*) Méthode nᵒ 8.

une chaleur ardente et mordicante. Alors, si le sujet est fort et sanguin, si le pouls est dur et plein ; pour prévenir des tendances congestives vers l'encéphale, vers la moelle, les poumons, le cœur, le foie, l'épigastre, etc., il sera indispensable de pratiquer une ou deux saignées générales, Méthode n° 2 ; ce qui n'empêchera pas de traiter séparément les Phlogoses locales par les sangsues réitérées, Méthode n° 8, ainsi que nous venons de l'expliquer précédemment. De sorte que les spoliations sanguines générales, M^{de} 2, seront toujours proportionnées à la Pyrexie vitale, n° 2 ; et de sorte que les spoliations locales, M^{de} 8, seront toujours mesurées sur la Phlogose viscérale, n° 8. Et ces procédés thérapeutiques ne seront pas pratiqués en vue de l'irritation de Broussais, de la sthénie de Brown, de l'obstruction de Boerhaave, du spasme d'Hoffmann, de la tonicité de Stahl, de l'archée de Van-Helmont, du *strictum* de Thémison, de l'intempérie de Galien, de l'orgasme d'Hippocrate, et de toutes les abstractions inventées par les Vitalistes et les Métaphysiciens ; mais cette pratique *antiphlogistique* se fera dans l'esprit et dans le but de modifier *chimiquement* et *physiquement* les Agents *impondérables* de l'organisme, et notamment le *Calorique central* exalté, qui met la Calorification vitale en *Pyrexie*, et le Calorique local trop tendu qui met la Caloricité viscérale en *Phlogose*. Voilà les idées positives qu'on doit se faire, et des Facteurs physiologiques à l'état morbide, et des médicaments anticaloriques employés comme des modificateurs *chimiques*, ou saturateurs, neutralisants et affaiblissants. Mais nos Méthodes ne sont pas seulement *chimiques*, elles opèrent aussi des effets physiologiques, physiques et mécaniques, puisque, en dégorgeant et en désobstruant les engorgements inflammatoires, on enlève les obstacles qui s'opposent au cours du Calorique général, à son exhalation, à sa dépense et à sa sortie du corps ; ce qui diminue sa quantité universelle ; ce qui débande ses tensions dans les plexus, dans les fluides et dans les viscères splanchniques ; ce qui relâche et affaiblit la Calorification vitale ; ce qui suspend ses contractions réactives, ses transports synergiques, ses décharges sympathiques, ses efforts résolutifs et ses dérivations critiques. Dans toutes ces explications, il n'y a ni abstraction, ni métaphysique, ni propriétés vitales, ni forces occultes, ni inventions hypothétiques : il n'y a que des Éléments physiques, physiologiques et pathologiques ; et il n'y a que des opérations chimiques et mécaniques. C'est pourquoi, à dater de l'Impondéralisme, la Science, qui était auparavant méthaphysique,

spéculative, conjecturale, empirique, va devenir désormais positive, chimique, physique, physiologique, mécanique, mathématique,
expérimentale et rationnelle. Aussi croyons-nous avoir rendu un
immense service à la Médecine, en la tirant des nuages de l'ontologie, des ténèbres de la métaphysique, des hypothèses des spéculations, pour la dresser ostensiblement et dignement sur des Causes
concrètes, sur les Lois des Agents impondérables, dont l'art pourra
comprendre les dérangements chimico-physiques, en même temps
qu'il pourra régulariser ces dérangements par des modificateurs
également *chimico-physiques*. Cette pierre fondamentale, où l'Impondéralisme est parvenu à asseoir définitivement la Médecine,
est le dernier terme des aspirations dogmatiques de la science ; on
peut dire que ce sont ses colonnes d'Hercule : aussi toutes les fois
qu'elle voudra s'en écarter, elle ne pourra que se noyer dans l'océan
des hypothèses, des conjectures, des abstractions et des erreurs.—
Le traitement de la gastro-entérite aiguë et grave se composera
donc, dans son début : 1° de saignées générales, proportionnées
aux forces de la Calorification et aux tensions splanchniques de
son Calorique rayonnant ; et 2° de saignées locales, proportionnées
aux Phlogoses multiples du tube digestif. Mais si, par ce traitement du début, on n'est pas parvenu à calmer la Fièvre et à détruire les Phlogoses, la Calorification vitale, si violentée, pousse
des réactions extrèmement tensives, et sur le foie et la rate qui
s'engorgent ; et sur les poumons qui s'engouent et s'oppressent ;
et sur le cœur et les artères qui se gonflent et se contractent vivement ; et sur le cerveau et la moelle qui se perturbent en *ataxie*
locomotrice et sensoriale, nᵒˢ 14 et 26 ; et sur les plexus épigastriques et abdominaux, dont les aboutissants membraneux se tuméfient, se phlogosent, s'embrasent et se dessèchent fuligineuse-
ment, nᵒ 11 ; et sur tous les réseaux nerveux constitutifs des
trames organiques, ce qui rend l'ardeur générale très-élevée et
très-âcre. Alors le traitement devient plus difficile à pratiquer,
parce qu'on a laissé échapper le temps le plus opportun d'agir vigoureusement, ou parce qu'on n'a pas su proportionner les moyens
thérapeutiques à la force de la Fièvre et à l'étendue des Inflammations. Cependant on observera si le pouls peut encore permettre
la phlébotomie ; et pour peu qu'il ait de l'ampleur, il ne faudra
pas hésiter de faire une saignée, qui sera d'autant plus complète
que le sang sera plus rouge ou couenneux, et qui sera d'autant
moins copieuse que le sang sera plus noir ou livide. Et l'on appli-

quera ensuite les sangsues, successivement à la distance de vingt-
quatre ou quarante-huit heures, sur tous les points enflammés des
régions épigastriques, circumombilicales, cœcales, etc. Ce sont
les applications réitérées de sangsues faites sur les Phlogoses ventrales, qui *jugulent* le mieux et le plus vite les gastro-entérites,
quels que soient leurs degrés de gravité, et quelles que soient leurs
Formes dangereuses, ataxiques ou typhoïdes, putrides, adynamiques, fuligineuses : une expérience de vingt-cinq années m'a
confirmé la vérité de ce principe. En même temps, comme la soif
est ordinairement dévorante, la langue rouge et sèche, l'ardeur
générale brûlante et âcre, la peau jaune et aride, on donnera
abondamment et par petits coups, des acidules et des émollients
glacés, des lavements mucilagineux frais ; et l'on fera des affusions
fraîches sur les membres, ou mieux encore, on fera prendre des
bains tièdes aussi souvent que le malade pourra le supporter. Tous
ces moyens neutralisateurs du Calorique général et local, modé-
reront la Pyrexie de la Calorification et la Phlogose de la Caloricité
intestinale ; il satureront, diminueront et détendront le Calorique
général rayonnant ; ils affaibliront et annuleront les réactions centrales sur les appareils splanchniques ; ils diminueront les gaz,
délayeront les liquides, amolliront les solides ; ils favoriseront
les absorptions, la circulation, les sécrétions et les excrétions ;
et en rafraîchissant, en humectant, en relâchant les pores des
deux téguments muqueux et cutané, ils ouvriront les deux plus
vastes débouchés du Calorique général exhalant, qui se dissipera profusément par ces deux voies, au profit de la Colorifi-
cation soulagée, et de l'organisme entier moins embrasé. Et ce
traitement général de la Pyrexie et local de la Phlogose, n'aura pas
seulement pour effet de calmer la Calorification vitale et la Caloricité gastro-intestinale, mais ses avantages retentiront encore :
1° sur les fonctions cérébrales, dont elles arrêteront et guériront
les inquiétudes, l'agitation, le délire, les convulsions, le coma, la
prostration, etc. ; 2° sur les Fonctions pulmonaires et circulatoires,
qui se tempéreront et se normaliseront ; 3° sur toutes les muqueuses, qui perdront leur sécheresse, leur enduit fuligineux, leur
contractilité maladive, ou leurs sécrétions et leurs excrétions exagérées ; 4° sur toute la surface de la peau, qui perdra son aridité,
son ardeur, sa mordicance. — Mais si la gastro-entérite avait été
exagérée par le traitement incendiaire des Métaphysiciens et des
Empiriques, qui abusent si désastreusement des vomitifs, des

purgatifs, des toniques et des stimulants ; et si un Impondéraliste
n'était consulté que lorsque le mal est très-avancé, quand la Pyrexie vitale, par ses réactions splanchniques intenses, a imprimé
à la maladie complexe les Formes *ataxiques* et *fuligineuses* ou adynamiques ; alors la Calorification serait tombée dans un *collapsus*
d'oppression, de contraction tensive et d'épuisement ; alors son
Calorique rayonnant abdominal aurait desséché, suréchauffé,
carbonisé ou fuliginosé, tuméfié et ulcéré les muqueuses gastro-
intestinales ; alors son Calorique rayonnant pulmonaire aurait
engoué les poumons ; alors son Calorique rayonnant cardiaque et
artériel aurait aminci et affaibli le pouls, noirci et altéré le sang ;
alors son Calorique encéphalique aurait violenté et opprimé les
Fonctions annexes de la Locomotion et de la Sensorialité ; ce qui
aurait produit les soubresauts des tendons, ou des convulsions,
ou des contractures, ou la prostration, et peut-être quelques paralysies ; et ce qui aurait encore produit le délire, des douleurs
inflammatoires, et enfin l'état soporeux. C'est à cette époque mal-
heureuse, amenée par l'ignorance et l'impéritie, que le traitement
devient extrêmement difficile. Alors la saignée n'est plus praticable,
parce qu'elle pourrait épuiser tout à fait et éteindre la Calorification, et parce qu'elle ferait évaporer la plus grande partie du Calorique général, qui est déjà insuffisante. Cette soustraction subite
ferait tomber les mouvements fonctionnels dans un relâchement
mortel ; le pouls serait réduit à rien ; le sang se dévitaliserait ou
se décaloriserait ; les gaz et les liquides se décomposeraient ; les
solides perdraient leurs liens physiologiques et se désagrégeraient ;
des eschares gangréneuses surviendraient sur les points cutanés
qui supportent le poids du corps ; et les ulcérations intestinales
prendraient un caractère putride plus prononcé ; et l'ataxie et
l'adynamie se renforceraient de plus en plus, et conduiraient plus
vite le malade au tombeau, par l'épuisement rapide des trois Foyers
centraux de la Calorification, de l'Electrisation locomotive et de
l'Illumination sensoriale. Mais si la saignée n'est plus praticable
dans cet état de collapsus et de prostration des Agents fonctionnels,
il n'en est pas de même des spoliations sanguines locales. C'est en
vain que la faiblesse musculaire ou l'adynamie locomotive semble
les contre-indiquer ; c'est en vain que le coma ou l'adynamie sensoriale semble les repousser ; c'est en vain que la petitesse du pouls
et l'abaissement de la température paraissent les faire rejeter : je
soutiens que les sangsues seules peuvent alors soulager, et non le

quinquina et les hypercaloriques , et non les balsamiques et les hyperélectriques, et non les éthers et les hyperlumineux. Et voici mes raisons. Si la saignée générale tend à épuiser directement la Calorification vitale et les Fonctions animales, il n'en est pas de même des sangsues posées sur les Phlogoses : d'abord , parce qu'elles enlèvent peu de sang à la masse vasculaire, qui n'en est pas diminuée, et qui n'en est que peu raréfiée ; ensuite, parce que, en détruisant les Inflammations et les obstructions locales , elles empêchent le Calorique rayonnant d'être refoulé sur la Calorification ; ce qui allège cette dernière de son oppression , et ce qui tend à la relever de son collapsus, en lui faisant absorber plus aisément l'air atmosphérique , et en lui faisant résorber plus facilement des principes organiques réparateurs. De sor'e que le sang tiré des Phlogoses n'appauvrit pas du tout la Calorification ni les grands vaisseaux, et n'appauvrit réellement que le viscère enflammé et engorgé qui tend, d'une part, à se normaliser, et d'une autre part, à harmoniser ses rapports de résistance et de coercition avec le Calorique général et avec la Calorification. Je prétends donc que, même dans l'ataxie et dans l'adynamie les plus prononcées, le seul moyen de salut est de poursuivre , par des sangsues proportionnelles à l'Etat général et local, les principaux engorgements et les principales Phlogoses, qui se trouvent ordinairement à l'épigastre, au milieu du ventre , à la région cœcale , aux méninges, etc. Et je certifie que cette pratique, faite sagement, loin d'affaiblir la Vie et les Forces, les soutiendra plutôt , entretiendra la Calorification, la détendra dans une juste mesure, arrêtera ses réactions congestives , débandera les tensions du Calorique vital et les contractions des viscères splanchniques, dissipera les effets inflammatoires, fuligineux et ulcéreux du Calorique général et local. Et cette médication salutaire retentira heureusement et consécutivement sur les Fonctions animales de la Locomotion et de la Sensorialité : aussi les soubresauts des tendons, les convulsions, les contractures cesseront ; le délire se calmera , la stupeur s'évanouira, les douleurs phlegmasiques s'annuleront ; et la Locomotion se relèvera , la Sensorialité se raffermira, l'espérance renaîtra , et la Force vitale s'accroîtra par l'aisance universelle des Agents et des mouvements Fonctionnels. Pour obtenir des résultats aussi heureux dans les gastro-entérites avancées et à formes typhoïde , ataxique, fuligineuse, les spoliations locales et les *anticaloriques* internes et externes suffiront. Mais qu'on se garde

bien du quinquina et du sulfate de quinine , des vins d'Alicante et
de Malaga, du camphre et du musc, des éthers et de l'alcali volatil,
et même des frictions alcooliques et aromatiques ; car tous ces
médicaments ardents ne pourraient qu'embraser et perturber davantage la Pyrexie, et aggraver et renforcer encore plus les phlegmasies locales que l'on doit détruire. C'est ce traitement incendiaire
des évacuateurs empiriques, des Browniens et des *Antiadynamistes,*
qui réduit les gastro-entérites à la carbonisation et à la fuliginosité,
qui tuméfie encore plus les plaques de Peyer, qui multiplie et
creuse encore plus les ulcères de l'iléon, du cœcum et du colon ;
qui rend les spasmes plus violemment convulsifs, et le délire plus
aigu, et les douleurs plus atroces, et le coma plus léthargique.
Tandis qu'on évite et qu'on amoindrit tous ces phénomènes graves,
par la saignée générale, quand on peut la pratiquer ; par les spoliations locales qui sont toujours favorables ; par les tisanes rafraî-
chissantes ou *anticaloriques ;* par les bains tièdes qui produisent un
effet général si tempérant ; par les lavements mucilagineux seulement dégourdis, qui font l'office de bains internes ; par les cataplasmes émollients, qui dilatent les pores, détrempent les humeurs,
font évaporer le Calorique local, et contribuent à délier les contractions viscérales et à dissiper l'excès de Caloricité phlegmasique.
Tel est l'ensemble des moyens curatifs des Méthodes nᵒˢ 2 et 8 ,
propres à guérir la Pyrexie et les Phlogoses. Cependant ces Méthodes ne suffisent pas toujours, et l'on a souvent à combattre aussi
des États fonctionnels morbides des Agents de relation , qui com-
mandent le concours de leurs Méthodes correspondantes et auxiliaires. Ainsi la céphalalgie, n° 31, le délire , n° 26, les convulsions
et les contractures, n° 14, la prostration et le coma , nᵒˢ 18 et 30,
indiquent le besoin de modifier aussi thérapeutiquement les Agents
impondérables de la Locomotion et de la Sensorialité, et ceux de
la Motilité et de la Sensibilité locales. Alors on recourt aux Méthodes
directement appropriées à leurs États morbides, et on les assortit
aux deux Méthodes radicales de la Calorification fébrile et de la
Caloricité inflammatoire. C'est ainsi que des sangsues derrière
les oreilles, des compresses vinaigrées sur le front, des sinapismes
sur les mollets , des vésicatoires à la nuque et aux jambes, peuvent
soulager auxiliairement la céphalalgie congestive. C'est ainsi que le
délire , les convulsions et les contractures , nᵒˢ 26 et 14 , quoique
guérissant plus sûrement par le traitement direct de l'ataxie fébrile
de la Calorification et de la Phlogose locale , nᵒˢ 2 et 8 , peuvent

s'amender encore par quelques préparations d'opium et de valériane, de jusquiame et d'assa, Méthodes 26 et 14 ; mais on ne
donnera ces principes actifs qu'avec un grand ménagement, que
par des fractions fort minimes, afin de ne pas stimuler et sur-
échauffer encore la Pyrexie et les Phlogoses : c'est pourquoi l'emploi des antispasmodiques et des narcotiques, devra toujours être
subordonné à l'intérêt du traitement antipyrétique de la Calorification vitale et anti-inflammatoire de la Caloricité viscérale. On
réussit bien mieux à dissiper l'ataxie de la Locomotion et de la
Sensorialité, par les spoliations sanguines générales et locales, par
les anticaloriques internes et par les bains tièdes, que par les antispasmodiques et les stupéfiants, dont les effets surexcitants contre-
disent le plus souvent les espérances que l'on fonde sur leurs
dénominations si trompeuses. Cependant, contre les *douleurs inflammatoires* de l'épigastre et du ventre, n°s 32 et 8, on peut
appliquer des cataplasmes laudanisés, Méthodes 8 et 32 ; de même
que, lorsque la colite diarrhéique est cuisante et douloureuse,
n°s 8 et 32, on peut prescrire des lavements à la fois mucilagineux
et opiacés, Méthodes 8 et 32 ; mais ces moyens antidouloureux
des phlogoses gastro-intestinales, réussissent bien moins que les
applications de sangsues à l'épigastre, sur le ventre ou à l'anus,
ce qui fait partie de la Méthode n° 8, qui est bien plus radicale, et
qui attaque la cause *organique* même du symptôme *animal* et secondaire *douleur*. — Un abus que je dois aussi relever, c'est l'emploi empirique de la macération d'ipécacuanha et des décoctions de
colombo, de simarouba, de quinquina, dans les diarrhées consécutives qui se prolongent. Comment ces stimulants pourraient-ils
guérir les gonflements chroniques ou les ulcères disséminés dans
le colon ? Ne sont-ils pas de nature à plutôt les aggraver, les creuser
et les multiplier ? C'est alors que l'on doit dégorger de temps
à autres la partie inférieure du tub. digestif par des sangsues à
l'anus, et qu'on doit prescrire des émollients et des calmants internes, propres à détruire la phlegmasie ulcéreuse et l'hypersécrétion
qu'elle provoque. C'est pourquoi les potions huileuses, les tisanes
albumineuses et mucilagineuses, aidées du diascordium, des pilules
d'opium, des lavements amidonés et laudanisés, et du régime
féculent et laiteux, constitueront, avec les sangsues anales et
ventrales, les bases principales de la diarrhée chronique, soit idiopathique, soit consécutive à la Pyrexie typhoïde. — Quant à la
convalescence de la gastro-entérite aiguë, elle sera surtout conso-

lidée par le régime, qui ne doit admettre d'abord que des aliments légers, liquides, féculents, qui fassent *cataplasmes internes*, et qui humectent, amollissent, désenflamment, relâchent et dilatent toute la continuité du canal digestif. Il faut que rien ne gonfle, ne fatigue, n'alourdisse, ne contracte et ne resserre les intestins. Il faut toujours que le manger soit faible en abondance, en poids, en activité chimique, relativement à la capacité, à la résistance contractile, à la force dissolvante et évacuante des organes digestifs. Quand ces conditions n'existent pas, les organes se plaignent, se tendent, se contractent, se tuméfient, s'échauffent, se phlogosent et s'endolorissent ; et la maladie se rallume, et les rechutes surviennent quelquefois plus graves que le mal primitif lui-même : ce qui nous indique l'importance que nous devons attacher à l'action des modificateurs, qu'ils soient médicamenteux, ou qu'ils soient seulement nutritifs et réparateurs. Aussi c'est cette considération qui doit faire employer avec la plus grande réserve, dans les gastrites et les gastro-entérites chroniques, les eaux minérales carboniques, bicarbonatées, ferrugineuses, etc., que l'on prodigue si aveuglément dans le but de fondre ou de rompre des obstructions viscérales, qu'on expliquera et qu'on traitera toujours faussement, tant qu'on ne sera pas initié aux dogmes chimiques, physiologiques et pathologiques de notre Impondéralisme.

Nous venons d'expliquer le traitement compliqué de la Maladie si complexe, qu'on a personnifiée sous le nom unitaire et abstrait de gastro-entérite. On voit que ce traitement se compose d'autant de *Méthodes curatives* individuelles qu'il existe d'Eléments pathologiques, ou d'*Etats fonctionnels morbides* coexistants. Dans la gastro-entérite, nous avons attaqué : 1° la Phlogose, n° 8 ; 2° la Pyrexie, n° 2 ; 3° les mouvements de Surexcitation des viscères organiques, affectés de vomissements, ou de diarrhée, ou de sécrétions trop actives, etc., n°s 7 et 8 ; 4° les congestions splanchniques, c'est-à-dire, les engorgements simples ou inflammatoires, n°s 7 ou 8 ; 5° l'agitation de la Locomotion, les convulsions, les soubresauts des tendons, la prostration indirecte, n°s 14, 15 ; 6° les inquiétudes, le délire, l'ataxie sensoriale, la somnolence, le coma, n°s 25, 26, 27, 30 ; 7° les spasmes musculaires, les tressaillements des membres, ou les engourdissements, n°s 19 ou 21 ; 8° les douleurs abdominales, et les émoussements de la Sensibilité locale, n°s 32 et 33. Tous ces Numéros nosogéniques indiquent les Etats fonctionnels morbides qui ont constitué la Maladie complexe de la *gastro-enté-*

rite, dans ses formes, dans sa marche et dans ses terminaisons. De sorte que le traitement général s'est composé de l'ensemble des Méthodes curatives dont les Numéros, dans le Cadre thérapeutique, correspondent directement à ceux des Numéros des Etats morbides coexistants. Voilà un exemple de l'application qu'on doit faire de la Thérapeutique, dans toutes les maladies possibles. Et toutes les fois qu'on diagnostiquera un Etat morbide nouveau, on l'attaquera directement par la Méthode curative qui lui correspond, en ayant soin d'assortir cette Méthode à l'intérêt des Méthodes principales, par lesquelles on traite, et la Calorification vitale oui ou non en Pyrexie, et la Caloricité viscérale oui ou non en Phlogose. Tant qu'on ne saisira pas bien les Etats fonctionnels morbides dans leur individualité séparée ; tant que le diagnostic ne les analysera pas comme des Eléments unitaires des maladies complexes ; tant que le Traitement ne les attaquera pas isolément, par les Méthodes spéciales qui sont respectivement appropriées à chacun d'eux, on ne pourra faire ni une appréciation exacte de la nature multiple des Maladies, ni un traitement rationnel et mathématique de leurs Eléments compliqués ; alors on ne fera qu'une Médecine de divination ou de tâtonnement, d'empirisme ou d'expérimentation arbitraire et hasardeuse.

Le traitement que nous venons d'appliquer à la gastro-entérite, peut s'administrer, dans son esprit, dans son but et dans ses moyens, à toutes les Maladies aiguës où la Calorification est exaltée en *Pyrexie*, et où la Caloricité viscérale est exaltée en *Phlogose*. Et le traitement de la fièvre et de l'inflammation ne variera qu'en raison des considérations tirées du siége des phlegmasies, de la violence de la fièvre, des organes affectés sympathiquement et congestivement par les réactions du Calorique central. C'est pourquoi, dans les affections aiguës des poumons, de la plèvre, du foie, de la matrice, des méninges, etc., on traitera : 1° la Phlogose des viscères ; 2° la Pyrexie de la Calorification ; 3° les réactions splanchniques du Calorique général ; 4° les tensions sympathiques, congestives et surexcitantes, que ce Calorique général opère sur les différents appareils et viscères ; 5° les divers Etats fonctionnels morbides de la Locomotion et de la Sensorialité ; 6° les divers Etats fonctionnels morbides de la Motilité et de la Sensibilité locales. Et toujours on subordonnera, comme nous l'avons déclaré avec insistance, les Méthodes curatives des Agents impondérables de *relation* aux Méthodes curatives des Agents impondérables *organiques*, ou du Calorique central et vital, et du Calorique viscéral et textural. Et dans toutes les Maladies aiguës, quelles qu'elles soient, lorsque la Calorification vitale, par son exagération fébrile, par ses réactions impétueuses, par les tensions ardentes de son Calorique rayonnant, donnera à l'ensemble morbide des symptômes les Formes *ataxique*, adynamique, *fuligineuse*, ce qui peut arriver dans toutes les affections inflammatoires et fébriles, quels que soient leur nature et leur siége viscéral, on pratiquera le traitement dans l'esprit, le but et les moyens qui nous ont servi pour la Médication de la gastro-entérite. Et nous établissons ce dogme didactique et nous proclamons ce précepte thérapeutique, parce que toutes les Maladies aiguës et inflammatoires, soit du cerveau, soit des poumons, soit de la matrice, etc., sont susceptibles d'allumer la **Pyrexie** de la Calorification, de provoquer ses réactions congestives et tensives, et de produire les phénomènes ataxiques, adynamiques, putrides, typhoïdes, fuligineux, par le même dynamisme et le même mécanisme qui les déterminent dans la gastro-entérite sur-aiguë. L'ataxie et la typhoïdité adynamique ou fuligineuse, ne sont donc pas des Entités morbides, des Maladies personnelles ; mais elles ne sont que des résultats *formels* et symptomatiques des déréglements aigus qui surviennent, d'une part, dans les Agents fonctionnels centraux de la Calorification, de la Locomotion et de la Sensorialité, et, d'une autre part, dans les rapports physiologico-pathologiques des Impondérables calorique, moteur et sensible, qui rayonnent excentriquement de leurs sources sécrétantes particulières dans leurs appareils nerveux respectifs. Les Médecins qui se feront une idée exacte de cette *Dynamologie* de nos Impondérables fonctionnels, de leurs corrélations mutuelles et de leurs influences réciproques, comprendront parfaitement l'esprit de notre Pathologie et de notre Thérapeutique générales ; ils deviendront d'excellents Praticiens, aussi remarquables par la précision de leur Diagnostic que par les succès de leur Traitement.

ARTICLE 60. — *Application de la Méthode curative n° 9 à la Congestion passive : Forme de l'Etat morbide n° 9.*

Toutes les fois qu'une Congestion passive se forme dans l'organisme, on ne doit pas attribuer ce phénomène morbide à des abstractions insignifiantes ou ridicules, telles que les mots *laxum*, *atonie*, *asthénie*, *abirritation :* 1° parce que ces abstractions systématiques n'expriment pas bien la cause de la vitalité locale et de la congestion passive ; et 2° parce que la science positive ne pourrait jamais établir de rapports chimico-physiques entre une pareille cause *abstraite* et l'activité *élémentaire* des médicaments. C'est cette considération qui fera toujours bannir la Métaphysique des explications et des applications médicales. Comme la Vitalité locale est produite uniquement par le *Calorique* viscéral, c'est ce dernier qui la modifie selon sa nature, sa quantité et son énergie. Et de même que c'est la surabondance du Calorique viscéral qui produit l'Exaltation de la Vitalité locale, le *strictum*, le spasme, la sthénie, l'irritation, la *congestion active*, les sécrétions exagérées, la Phlogose ; de même c'est l'insuffisance du Calorique viscéral qui détermine seul l'Affaiblissement de la Vitalité locale, le *laxum*, l'atonie, l'asthénie, l'abirritation, la *congestion passive*, l'inactivité des sécrétions, etc. Dans la Congestion passive, comme dans toutes les affections locales marquées par la diminution et l'insuffisance du *Calorique textural*, il y aura donc indication de renforcer le Calorique du viscère débilité, de remédier à son insuffisance, de l'accumuler dans son tissu relâché, de le condenser, de le tendre, de lui infuser la force chimique et vitale, propre à entretenir son activité organique, son attraction nutritive, son énergie transformante et assimilante, sa contractilité moléculaire et désassimilante, son expansion fonctionnelle, ses rapports dynamiques avec les gaz, les liquides et les solides voisins, et ses rapports physiologiques avec la Calorification centrale elle-même. Alors, par cette indication de renforcer le Calorique textural en insuffisance, on appliquera la Méthode curative n° 9, qui consistera dans l'emploi des topiques fortifiants et stimulants, des onctions aromatiques, des fumigations balsamiques, des frictions ammoniacales et rubéfiantes, des révulsifs sinapisés ou vésicants, des lotions vineuses et alcooliques, etc. Cette Médication *hypercalorisante*, n° 9, infusera du *Calorique* dans les plexus, les nerfs et les fibres de l'organe émoussé et passivement congestionné ; elle imprimera à son Calorique textural ainsi augmenté un degré d'énergie suffisant, pour se contracter activement contre les liquides congestionnants, pour les repousser expansivement, pour se délivrer de leur poids accablant, pour reprendre sa force physiologique, et pour se mettre en corrélation convenable avec tous les mouvements fonctionnels, généraux et locaux de l'organisme. Mais si la Calorification vitale elle-même était débilitée, n° 5, il faudrait aussi la fortifier par la Méthode curative n° 5, qui accroîtrait la Combustion vitale, qui augmente-

rait la force et la tension du Calorique rayonnant, et qui donnerait
à ce dernier le degré d'expansion et de réaction nécessaire pour
dissiper, soit répulsivement, soit résolutivement, la Congestion
passive locale. —Toutes les fois donc qu'il existera dans l'économie
des Affections partielles marquées au coin de la Faiblesse de la
Vitalité locale ou de la Caloricité viscérale, telles que des congestions, des hémorrhagies ou des hydropisies passives, des sécrétions
ou des excrétions asthéniques, des pneumatoses atoniques, des
langueurs, des relâchements, des dilatations par défaut d'irritabilité et de contractilité organiques, non-seulement il faudra fortifier la Calorification centrale si elle est débilitée, n° 5, mais
encore il sera indispensable de corroborer la Caloricité locale
déficiente et émoussée, n° 9. Et l'on ne pourra rationnellement
pratiquer les Méthodes curatives nᵒˢ 5 et 9, qu'en infusant, chimiquement et médicalement, des éléments *caloriques* abondants, et à
la Calorification vitale, et à la Caloricité viscérale. Et l'on aidera
l'action médicinale des substances *hypercaloriques*, par les moyens
accessoires qui sembleront les plus avantageux pour arrêter et
dissiper les congestions passives, les collections atoniques, les embarras asthéniques ; et ces moyens accessoires pourront être des
ventouses sèches, des sinapismes, des vésicatoires, des fomentations stimulantes, des fumigations irritantes, qui déplaceront
révulsivement le sang et les humeurs, et qui les feront circuler,
pendant que les hypercaloriques généraux et locaux les repousse-
ront excentriquement de l'organe renforcé et plus énergiquement
contracté.

ARTICLE 61. — *Application de la Méthode curative n° 10*
au Goître : Forme de l'État morbide n° 10.

Toutes les Affections locales avec Perversion de la nature intime
des viscères, sont dues à l'*altération* primitive du *Calorique* textural
qui vivifie, contracte et fait fonctionner ces viscères. Et cette altération du Calorique viscéral est toujours produite par sa viciation
nutritive, par sa réparation dénaturante, sous l'assimilation d'Impondérables malsains, miasmatiques, infectieux ou virulents. Voilà
ce qui produit originellement et pathologiquement le goître, la
grosse rate, l'engorgement strumeux, l'infarcissement tuberculeux,
le squirrhe, la tumeur blanche, l'exostose, etc., qui sont autant
de Formes de l'État fonctionnel morbide n° 10 du Cadre pathologique. Pour guérir tous ces États fonctionnels morbides, le Prati-

cien devra donc principalement s'attacher à assainir d'abord, et la Calorification vitale, si elle est elle-même spécifiquement altérée, et le Calorique viscéral lui-même, qui cause primitivement la perversion des humeurs et des solides de l'organe affecté. Nous allons appliquer la Méthode curative de la Viciation du Calorique local, n° 10, au traitement du Goître ; et cette application servira d'exemple au Médecin pour soigner, d'une manière analogue, les autres affections du même Ordre nosologique, c'est-à-dire, avec spécificité, mais sans inflammation. — Le goître, quoique pouvant être occasionné par l'exercice abusif des fonctions du larynx, et par la déclamation, le chant et les cris, ainsi que par les érections vitales et congestives de la colère et du coït, est le plus souvent dû à des causes endémiques, auxquelles il faut avant tout se soustraire. On quittera donc le pays où il règne et où il a débuté. Ensuite on donnera des dépuratifs et quelques purgatifs, Méthode n° 3. Après ces préliminaires, on administrera à l'intérieur la teinture d'iode, ou l'iodure de potassium, Méthode n° 5. L'éponge brûlée m'a réussi dans maintes circonstances, à la dose de 4 à 6 grammes par jour, pendant quelques semaines ; mais il faut l'avaler pure et sans mélange, et même sans liquide, parce que sa déglutition paraît exercer un avantage encore plus marqué sur la glotte, sur le larynx et sur le corps thyroïde lui-même, Méthode n°s 5 et 10. On aidera ces médicaments internes par des moyens externes et directs, tels que les pommades iodées et iodurées, les liniments fondants de Hufeland et de Roncalli, le collier de Morand, les sachets de sel marin, etc., Méthode n° 10. C'est ainsi que par la réunion des deux Méthodes purifiantes n°s 5 et 10, on assainira, d'une part, la Calorification vitale et avec elle tout l'organisme, et d'autre part, la Caloricité locale et avec elle tous les liquides et les tissus du viscère altéré. C'est ainsi que ces deux Méthodes n°s 5 et 10 attaqueront individuellement les deux Eléments pathologiques du Goître, n°s 5 et 10. Et c'est ainsi que l'on combattra toutes les Affections locales caractérisées par la Viciation non inflammatoire d'un ou de plusieurs viscères. La Méthode générale n° 5 reconstituera la Calorification vitale pervertie, et la Méthode locale n° 10 rétablira la Caloricité viscérale altérée.

ARTICLE 62. — *Application de la Méthode curative n° 11 à l'Anthrax malin : Forme de l'Etat morbide n° 11.*

Comme toutes les Phlogoses spécifiques dites dartreuses, stru-

meuses, vénériennes, cancéreuses, etc., l'Anthrax malin est causé
par la Viciation phlegmasique du Calorique local de la partie où il
siège. Ce Calorique, à la fois enflammé et dénaturé par les Impondérables septiques, miasmatiques et délétères absorbés et localisés,
enflamme, vicie et gangrène activement le tissu affecté. Aussi ce
tissu est tuméfié, dur, brûlant, livide, couvert de phlyctènes que
le Calorique local crève, carbonise, noircit et encroûte d'une
eschare putride. De sorte que c'est ce Calorique violent, âcre et
empoisonné, qui agit chimiquement et pathologiquement sur les
gaz, sur les liquides et sur les solides de l'Anthrax, et qui les décompose, les charbonne, les ulcère et les gangrène. — Pour guérir
cette grave affection, il faudra d'abord combattre la Fièvre de la
Calorification vitale par les antifébriles appropriés à sa violence, et
on attaquera aussitôt sa viciation par des acidules, des laxatifs, des
dépuratifs doux et des altérants. Mais, en même temps, on s'efforcera de détruire l'Anthrax lui-même, ou par des sangsues nombreuses, s'il ne fait que débuter, ou par des cautérisations promptes
et complètes, s'il est entièrement confirmé. On le circonscrira par
des scarifications profondes, et on le cautérisera soit avec le fer
rouge, soit avec le beurre d'antimoine, la pierre à cautère, le caustique de Vienne, Méthode 11. Et quand, après la chute de l'eschare,
la suppuration s'établira, on l'excitera le plus possible avec des
topiques chauds, vineux, alcooliques, aromatiques, avec le quinquina, et surtout avec le styrax et les solutions de chlorure de
chaux ou de sodium, Méthode 11. Ce traitement spécifique, tout
en attaquant la Phlogose spécifique, nᵒ 11, contribuera aussi à
calmer la douleur brûlante, nᵒ 55 ; mais on pourra aussi combattre
ce dernier Élément secondaire par les bains narcotico-émollients,
et par les onguents camphrés, opiacés et morphinés, Méthode 55.
— Dans le traitement de cette Phlogose spécifique, on doit être
très-sobre des antiphlogistiques généraux et locaux, parce qu'il
faut laisser à la Calorification vitale assez de force pour que son
expansion excentrique repousse et élimine les miasmes absorbés,
et parce qu'il faut que la Caloricité locale conserve assez d'énergie
pour se contracter, pour écarter les éléments septiques du mal,
pour détacher l'eschare de la cautérisation, pour établir la suppuration, pour excréter tous les éléments méphitiques et putrides
qui ont constitué l'Anthrax. Mais dans la plupart des Phlogoses
spécifiques, telles que les inflammations dartreuses, scrofuleuses,
vénériennes, etc., on n'emploie pas un traitement chirurgical aussi

violent et aussi perturbateur. On commence par affaiblir la Fièvre
de la Calorification par une spoliation modérée; ensuite on débilite
la Caloricité enflammée par des émissions sanguines locales abondantes; et ce n'est qu'après la détente suffisante de la Fièvre et de
l'Inflammation qu'on administre les spécifiques généraux et qu'on
applique les spécifiques locaux, en s'aidant des dérivatifs et des
révulsifs qui peuvent contribuer aux succès du traitement. La
Médication scarifiante et cautérisante de l'Anthrax malin est donc
une Méthode exceptionnelle, qui sert à démontrer l'énergie qu'on
doit déployer dans les affections externes, aiguës, septiques et
aussi graves, où l'on peut, sans danger, extirper les parties saturées
du Calorique empoisonné, et engorgées de liquides putréfiés. Mais
on comprendra bien qu'une telle Médication ne peut convenir pour
les viscères internes qui sont si utiles à la Vie, et qu'elle n'est
réellement praticable que sur le tissu cellulaire externe, dont l'in-
cision et la cautérisation ne sont pas susceptibles d'exciter des
sympathies mortelles sur la Calorification.

ARTICLE 63. — *Application de la Méthode curative n° 12 à la
Gangrène froide : Forme de l'État morbide n° 12.*

Ici nous ne parlerons pas de la Gangrène chaude, ou aiguë et
inflammatoire, n° 11; mais nous ne nous occuperons que de la
Médication de la Gangrène froide, ou par défaut de vitalité locale,
de Caloricité viscérale, n° 12. La Gangrène froide ou passive est la
mortification complète d'une partie organique du corps. Comme
c'est le Calorique local qui produit la Vitalité viscérale, il en résulte
que c'est son absence partielle dans un tissu qui fait tomber ce
tissu en gangrène asthénique. Aussi n'existe-t-il plus dans la partie
qui se gangrène, ni attraction absorbante, ni transformation organique, ni assimilation, ni contractilité, ni innervation vitale, ni
circulation, ni Caloricité, ni même Sensibilité. Il n'y a qu'un travail de décomposition et de putréfaction, qui est environné par
un effort expansif, éliminateur, réparateur, végétatif et reconsti-
tuant du Calorique des parties saines. C'est le Calorique décomposé
et fermentatif des fluides et des solides soustraits aux rapports
universels de l'organisme, qui dénature, pourrit et désagrège les
parties gangrénées, et qui leur fait subir toutes leurs détériorations
chimiques et anatomiques. — Dans le traitement de cette affection,
il y a plusieurs indications à remplir. D'abord, il faudra s'attacher
à fortifier la Calorification vitale si elle est affaiblie, n° 5, ou du

moins on la soutiendra toujours convenablement par les analeptiques, le vin, le quinquina, l'acétate d'ammoniaque, etc., afin de
donner à son Calorique rayonnant assez de force expansive pour
empêcher la résorption des détritus gangréneux et pour les éliminer, Méthode 5. Ensuite on s'efforcera *d'infuser un nouveau
Calorique local, sain et vivace, à la partie décalorisée, froide et
putréfiée*, Méthode 12. Ce nouveau Calorique, qui résultera des
principes médicinaux et de leur transformation physiologique,
contribuera, avec le Calorique rayonnant, à produire le travail
inflammatoire propre au détachement et à l'élimination des détritus
gangréneux, et propre encore à régénérer les parties séparées, à
les échauffer, à les vivifier, à les contracter, et à rétablir leur
fonction primitive. C'est dans ce but qu'on emploie l'onguent
styrax, l'eau d'arquebusade ; les alcoolats et les poudres de quinquina, d'aloès, de camphre ; les vins aromatiques, de camomille,
de tanaisie, d'arnica ; le chlorure de sodium, les solutions caustiques, la cautérisation. Tous ces médicaments locaux, si fortement
pénétrés d'éléments caloriques, non-seulement en infusent une
dose abondante à la partie gangrénée, mais encore opposent au
Calorique général, qui tend à s'exhaler par cette partie, un obstacle
qui le refoule, qui excite ses réactions, ses contractions, sa résistance et sa tension inflammatoire : d'où résultent l'élimination de
l'eschare, la suppuration, la régénération et la guérison.

ARTICLE 64. — *Application de la Méthode curative n° 13 à
l'Irritabilité générale de la Locomotion : Forme de l'Etat
morbide n° 13.*

Les Affections de la Locomotion et de la Sensorialité sont rarement primitives ; généralement elles sont secondaires aux Etats
fonctionnels morbides de la Calorification vitale. Aussi est-ce cette
dernière qui, selon ses Etats de Surexcitation, de Fièvre, d'Affaiblissement, de Viciation ou d'Abolition, imprime sympathiquement
des effets pathologiques analogues sur les Agents et les Fonctions
de relation. C'est pourquoi, quand la Locomotion est exaltée sans
fièvre, n° 13, son Exaltation est ordinairement due à l'Exaltation
primitive de la Calorification vitale, n° 1. Aussi est-ce principalement la Méthode curative n° 1 qu'il faudra employer contre l'Etat
fonctionnel morbide n° 13, tout en utilisant aussi comme auxiliaire
la Méthode n° 13, propre à le combattre directement. L'Exaltation
de la Locomotion se reconnait à l'irritabilité musculaire, à l'agi-

tation des membres, à une gesticulation vive, à la grande impressionnabilité des nerfs moteurs, aux tressaillements subits aux
moindres émotions, à la disposition aux spasmes, aux convulsions,
etc. Cet Etat de Surexcitation de la Locomotion survient le plus
souvent lorsque la Calorification est chroniquement suractivée,
soit idiopathiquement comme dans la pléthore et la goutte, soit
indirectement comme dans les affections hypochondriaques et
hystériques, qui tiennent à des phlogoses lentes et à des obstructions anciennes des viscères abdominaux. Pour guérir la Surexcitation de la Locomotion, occasionnée par l'Exaltation idiopathique
de la Calorification, n° 1, on calmera cette dernière par la Méthode
n° 1, c'est-à-dire, par un régime restreint, par une saignée si on
la juge nécessaire, par les acidules et les tempérants, par les émollients nitrés et tartarisés, par les laxatifs doux, par les bains tièdes.
Ce traitement primitif de la Calorification agira secondairement
sur la Locomotion, et tendra à modérer son excitabilité maladive,
à diminuer le Fluide locomoteur, et à favoriser son expansion
excentrique et ses dépenses régulières. — Quand la Calorification
est surexcitée indirectement par des phlogoses viscérales chroniques, comme dans l'hypochondrie et l'hystérie, le traitement,
quoique le même dans son esprit raréfiant et affaiblissant, peut se
passer de la saignée générale ; mais comme les accidents nerveux
hypochondriaques et hystériques, au nombre desquels se trouve
l'irritabilité locomotive, résultent de la trop forte coercition et de
l'étreinte des Impondérables centraux, ou des Fluides rayonnants
calorique, moteur et sensible, sous l'obstacle des inflammations et
des engorgements chroniques des viscères abdominaux, il est
urgent de détruire d'abord ces inflammations et ces engorgements;
ce qui ne peut se faire que par des applications réitérées de sangsues sur les points contractés et embarrassés, et que par les antiphlogistiques généraux et locaux, longtemps administrés. Alors les
oblitérations des organes se dégagent, les constrictions viscérales
se délient, les Impondérables rayonnants n'éprouvent plus d'obstacles, ils se dépensent aisément et en abondance, selon les besoins
de l'organisme ; et n'étant plus refoulés et concentrés morbidement sur les Foyers de la Calorification, de la Locomotion et
de la Sensorialité, ces Fonctions se calment et se normalisent.
C'est ainsi que l'irritabilité musculaire, l'agitation maladive de
la Locomotion, la disposition aux tressaillements, aux spasmes
et aux convulsions, guérira secondairement, par le traitement

primitif de la Calorification. Ceux qui négligeraient de soigner la Calorification, omettraient la condition principale de la Médication, et ne feraient qu'un traitement symptomatique ou propre à un effet consécutif. Ce n'est donc qu'après ou que pendant ce traitement radical de la Calorification, qu'on peut employer, seulement comme auxiliaire et subordonnée, la Méthode n° 15, propre à combattre directement l'irritabilité musculaire, n° 15. Alors on administre, avec les anticaloriques affaiblissants de la Calorification, et avec les antiphlogistiques destructifs des phlogoses latentes, les légers antispasmodiques directs, tels que l'extrait de valériane, le castoréum, le musc ou l'assa fœtida ; et ces médicaments diminueront d'autant mieux le Fluide moteur et calmeront d'autant mieux la Locomotion, qu'ils ne contrarieront pas le traitement radical de la Calorification vitale et celui des phlogoses viscérales.

Article 65. — *Application de la Méthode curative n° 14 à l'Ataxie de la Locomotion : Forme de l'État morbide n° 14.*

L'Ataxie de la Locomotion est la perturbation fébrile et désordonnée de l'Impondérable central, qui cause l'Électrisation ou qui sécrète et dégage le Fluide moteur général. Cette Ataxie locomotrice n'est point une entité pathologique, n'est point une maladie unitaire ni primitive : ce n'est qu'un État fonctionnel morbide de l'Agent locomoteur en pyrexie propre, mais consécutive. Cette Ataxie fébrile de la Locomotion peut provenir de deux causes bien distinctes. Ou elle résulte des réactions synergiques et sympathiques de la Calorification vitale elle-même en pyrexie ataxique, n° 2 ; ou elle naît d'un obstacle invincible au cours expansif et dépensif du Fluide moteur rayonnant : alors ce Fluide moteur est refoulé sur le Foyer central de l'Électrisation ; il le remplit, il le met en turgescence et en éréthisme, il le contracte, le convulse, le désordonne, et le secoue en ataxie locomotive. Telles sont les deux causes de l'ataxie de la Locomation, n° 14. On voit par là que cette *ataxie* n'est jamais que secondaire et symptomatique. Quand c'est la première cause, ou la Calorification ataxique qui l'a provoquée, il y a Fièvre, n° 2, convulsions, n° 14, et souvent délire, n° 26. Mais quand c'est la seconde cause qui l'a déterminée, la Pyrexie de la Calorification peut manquer, il n'y a que des mouvements convulsifs, il n'y a pas de délire, et le plus souvent il existe ou un affaiblissement de la pensée, n° 27, ou la perte de connaissance, ou un état congestif et apoplectique du sensorium, n° 30. — Lorsque l'ataxie de la Locomotion sera l'effet direct et corrélatif de l'ataxie pyrétique de la Calorification vitale, on la combattra efficacement, et par la Méthode curative antifébrile n° 2, et par la Méthode anti-inflammatoire n° 8, et par les spoliatifs et les anticaloriques généraux et locaux, qui composent ces deux Méthodes; et on leur associera avec prudence et dans leur intérêt les moyens antispasmodiques de la Méthode n° 14, qui attaqueront directement la plénitude, la turgescence et l'ataxie du Foyer fonctionnel locomoteur. Ainsi on emploiera le musc, le camphre, l'extrait de valériane, le cyanure de potassium, l'oxyde de zinc, à doses fractionnées, et de manière à ne pas nuire aux effets antifébriles et anti-inflammatoires des saignées générales et locales, des délayants, et de tous les moyens antiphlogistiques, raréfiants et désobstruants, employés pour régulariser la Calorification vitale et la Caloricité viscérale. — Mais lorsque l'ataxie de la Locomotion sera produite par un obstacle passager ou durable, qui s'opposera à la dépense et à l'exhalation finale, soit du Calorique rayonnant, soit du Fluide moteur général, soit du Fluide sensible lui-même; et lorsque ces Impondérables seront refoulés concentriquement sur l'axe encéphalo-spinal de l'innervation, en y produisant des congestions opprimantes et des perturbations *ataxiques* de la Locomotion; alors il n'y aura pas de Pyrexie de la Calorification, n° 2: mais il y aura seulement des phénomènes nerveux locomoteurs, qu'on a eu tort d'ériger en Maladies unitaires ou en Individualités morbides, sous les noms abstraits de convulsions, d'éclampsie, d'épilepsie et de tétanos; puisque ces accidents ne sont pas idiopathiques; puisqu'ils tiennent à des obstacles locaux; puisqu'ils ne sont que des symptômes formels d'une ataxie de la Locomotion, n° 14, produite par la difficulté ou l'impossibilité qu'ont les Impondérables de s'irradier et de s'échapper par des ganglions engorgés, par des plexus embarrassés, par des nerfs crispés, par des extrémités nerveuses chroniquement phlogosées. Aussi est-ce de ces obstacles locaux que partent les refoulements d'Impondérables, qui vont gonfler et ébranler l'Agent et l'Arbre nerveux de la Locomotion, qui vont les convulser épileptiquement ou les contracter tétaniquement. Ces secousses nerveuses, qui ont des retours assez souvent périodiques, surviennent quand l'Appareil locomoteur est turgide de Fluide moteur retenu et non dépensé; et les attaques sont d'autant plus fortes qu'il en est plus gonflé : aussi ces attaques finissent-elles par épuiser le Fluide moteur dans les

secousses et les vibrations des nerfs musculaires, et elles se renouvellent après une nouvelle réparation et une nouvelle plénitude de
l'Agent moteur. Et ces attaques sont ordinairement annoncées par
des prodromes d'Exaltation de la Calorification et de la Vie organique, et par une surexcitation et une grande irritabilité de la
Fonction motrice. Et même une attaque peut être subitement
présagée par une *aura* d'Impondérables qui, partant des plexus
épigastriques, cardiaques, utérins ou autres, se concentrent sur
la moelle épinière, sur le cervelet ou sur le cerveau, pour les congester apoplectiquement, et pour les secouer convulsivement,
c'est-à-dire, pour déterminer l'ataxie locomotive, n° 14. Pour traiter
cet État morbide n° 14, on sent donc qu'il faut principalement
s'attacher à guérir l'obstacle local, qui s'oppose aux irradiations
des Fluides nerveux, et qui provoque leur *aura* centripète. Et
comme cet obstacle provient le plus souvent, ou d'une *névrite*
latente et chronique, n°s 8 et 20, ou d'une *spinite* obscure et ancienne, il faudra, avant tout, recourir aux deux Méthodes curatives
n°s 8 et 20, c'est-à-dire, à la combinaison des anti-inflammatoires
et des antispasmodiques locaux. Mais comme la *spinite* et la *névrite*
sont ordinairement profondes et tenaces, comme toutes celles que
déterminent la terreur et la colère, on ne pourra guère les résoudre qu'à l'aide des sangsues répétées, des vésicatoires camphrés ou
morphinés, des cautères ou des moxas. Et en même temps que l'on
pratiquera ce traitement local, on mettra en œuvre le traitement
général, spoliatif, décongestif et tempérant de la Calorification
vitale, n° 1 ; et l'on emploiera les antispasmodiques de la Méthode
n° 14, c'est-à-dire, les préparations internes de camphre, de valériane, d'assa, de musc, de castoréum, d'oxyde et de valérianate de
zinc, de cyanure de potassium, et de leurs analogues antilocomo-
teurs. — On sent donc, d'après ces explications, que, puisque
l'*ataxie* locomotrice n'est pas une maladie simple, n'est pas une
individualité morbide, mais bien un État fonctionnel particulier,
n° 14, qui entre comme Élément unitaire dans une Affection complexe et à causes multiples, le Praticien doit prendre en considération toutes les conditions pathologiques coexistantes, et attaquer
simultanément tous les États fonctionnels concomitants. Cette
manière de voir est donc bien différente de l'empirisme contem-
porain, qui oppose aveuglément un antispasmodique à un phénomène spasmodique, sans songer à détruire la cause radicale,
organique, primitive et permanente du mal. Cet empirisme grossier

tient à l'ignorance des Lois de la Vie, des Causes des Maladies, de leurs Eléments complexes et de leurs Méthodes appropriées ; mais espérons qu'il tombera bientôt sous les coups de la Doctrine rationnelle de l'Impondéralisme.

ARTICLE. 66. — *Application de la Méthode curative n° 15 à l'Affaiblissement de la Locomotion : Forme de l'Etat morbide n° 15.*

L'Affaiblissement de la Locomotion tient, ou à la diminution directe du Fluide moteur central, ou à son oppression indirecte et secondaire, sous le refoulement concentratif du Calorique général et du sang, qui congestionnent la moelle épinière. L'Affaiblissement *direct* de l'Agent locomoteur provient de son épuisement, par une trop longue veille, par une marche trop prolongée, par des travaux trop fatigants. Alors on guérit facilement cet Etat fonctionnel morbide par le repos, les analeptiques, le vin, les aromatiques, et les médicaments spasmodiques, Méthodes 5 et 15. Mais l'Affaiblissement *indirect*, qui est produit par la réaction congestive du Calorique et du sang sur la moelle épinière, et qui tient à l'oppression sympathique du Fluide locomoteur spinal, ne peut guérir que par la détente excentrique du Calorique vital, et que par la décongestion préliminaire du sang rachidien. Cet Affaiblissement indirect de la Locomotion est un phénomène prodomique ordinaire dans les maladies aiguës, et il est indiqué par la courbature, le brisement des membres, l'engourdissement et souvent la prostration de l'appareil musculaire entier. Cet affaiblissement indirect ou d'oppression de la Locomotion est encore un effet ordinaire de tout engouement et de toute congestion active de la moelle spinale, dans les affections les plus aiguës et les plus chroniques ; et le collapsus *adynamique* de la Locomotion, qui accompagne la Pyrexie de la Calorification à Forme typhoïde, putride ou *fuligineuse*, tient à la même cause indirecte d'oppression sanguine rachidienne. Aussi les Vitalistes et les Métaphysiciens, en érigeant ce symptôme secondaire en une individualité morbide primitive, ont-ils commis l'erreur la plus grossière ; et en traitant cette entité pathologique par les remèdes chauds, comme le quinquina, les vins du midi, les aromatiques et les ammoniacaux, ont-ils pratiqué la Médication la plus désastreuse ; puisque, d'une part, quoique la Locomotion soit opprimée et prostrée, elle conserve toute sa puissance sans pouvoir la manifester ; et puisque, d'autre part, malgré le symptôme indirect de l'Affaiblissement de cette fonction secondaire, la *Calorification* vitale n'est pas moins en *Pyrexie* ardente et en réaction intense, fuliginosante et continue contre des *Phlogoses* tenaces : cette considération de l'exaltation fébrile de la Calorification , ou de la Fonction primordiale de la Vie , doit donc faire rejeter la Médication stimulante anti-adynamique des Browniens et des Pinélistes, pour lui substituer les Méthodes antifébrile et anti-inflammatoire n°s 2 et 8, qui sont bien plus propres à calmer la Calorification, à arrêter ses réactions congestives, et à délier ses tensions oppressives. Lors donc que la Locomotion sera affaiblie *indirectement* ou sympathiquement, on la fortifiera mieux par les Affaiblissants anticaloriques que par les Stimulants spasmodiques , parce que ces derniers exalteraient encore plus la Calorification vitale, et aggraveraient ses transports congestifs sur la moelle épinière ; tandis que les anticaloriques , les spoliatifs, les dérivatifs et les révulsifs, auront pour effets d'apaiser la Calorification et d'annuler ses transports réactifs et oppressifs. Alors l'axe nerveux de la Locomotion et le Fluide central locomoteur, n'étant plus contractés par le refoulement du Calorique général, ni accablés par le poids congestif du sang, fonctionneront avec aisance et force ; et la courbature , le brisement des membres , la prostration musculaire , le *collapsus adynamique* , disparaîtront consécutivement à la Médication de la Pyrexie vitale , Méthode 2 , et au traitement des Phlogoses viscérales, Méthode 8.

ARTICLE 67. — *Application de la Méthode curative n° 16 à la Viciation apyrétique de la Locomotion : Forme de l'Etat morbide n° 16.*

L'Agent impondérable de la Locomotion, étant toujours le produit de la transformation chimico-physiologique du Calorique vital en son essence, ne peut jamais être vicié que secondairement. Et sa viciation secondaire prend toutes les natures et tous les degrés morbides que lui impose l'altération primitive du Calorique vital , quand ce dernier se détériore sous l'influence des causes morbifiques et des absorptions pervertissantes. C'est pourquoi, dans l'ivresse morbide, dans l'agitation raphanique, dans le tremblement mercuriel, dans les spasmes saturnins, dans l'irritabilité morbide et viciée de l'hypochondrie et de l'hystérie, où le Calorique et le sang sont altérés, on ne pourra assainir la perversion secondaire du Fluide locomoteur qu'en purifiant d'abord la perversion primitive du Calorique vital. Le traitement se composera donc, à la fois, des deux Méthodes n°s 14 et 16. Ainsi les acidules, les laxatifs, les dépuratifs, les sudorifiques et les spécifiques de la première Méthode, régénéreront le Calorique vital et par suite le Fluide moteur; mais on pourra aussi chercher à assainir ce dernier Agent par les moyens curatifs de la seconde Méthode, c'est-à-dire, par les purifiants qui lui sont directement appropriés, tels que les alcooliques, les aromatiques et les balsamiques, dont la vertu si diffusible sera de transporter les spécifiques radicaux jusqu'au Foyer de l'Electrisation locomotive, qui s'en trouvera assainie et reconstituée.

ARTICLE 68. — *Application de la Méthode curative n° 17 à la Viciation fébrile de la Locomotion : Forme de l'Etat morbide n° 17.*

Lorsque l'Agent locomoteur central est à la fois vicié et fébricité, il ne peut être ainsi affecté que secondairement par le Calorique morbide et ardent qui rayonne de la Calorification en Pyrexie spécifique. C'est donc quand cette dernière est dénaturée et violentée par des absorptions miasmatiques, virulentes et toxiques, que son Calorique vicié et trop actif va faire partager sa perversion et son ardeur à l'Agent central de la Locomotion. Aussi le Fluide locomoteur réfléchit bientôt toutes les perturbations que lui impriment le Calorique rayonnant altéré et la Calorification désordonnée; et il manifeste son état morbide par une *ataxie spécifique* de la Locomotion. Cette ataxie locomotive se traduit secondairement par des symptômes musculaires spasmodiques, convulsifs, contractifs, éclampsiques, épileptiques ou tétaniques, relatifs aux absorptions délétères, infectieuses, toxiques, qui ont perverti et fébricité spécifiquement la Calorification. Pour guérir l'ataxie spécifique de la Locomotion, qui n'est jamais qu'un Elément simple de la maladie existante, il sera donc indispensable de combiner ensemble les deux Méthodes 5 et 17. C'est ainsi que les spoliatifs, les anticaloriques, les évacuants et les spécifiques de la première Méthode, calmeront et assainiront la perversion fébrile de la Calorification. Et c'est ainsi que les infusions théiformes de tilleul et d'oranger, quelques baumes et quelques huiles volatiles, combinés au musc, au camphre, à l'assa, composeront la seconde Méthode, celle qui sera directement appropriée à purifier et à reconstituer l'Agent électrique central de la Locomotion. Mais les purifiants antispasmodiques qui ne combattent qu'un Etat fonctionnel animal et consécutif, n° 17, ne devront jamais entraver l'action purifiante et régularisante qu'on cherche à exercer sur l'Etat fonctionnel radical et primitif de la Calorification vitale spécifiquement fébricitée, n° 5.

Article 69. — *Application de la Méthode curative n° 18 à l'Abolition de la Locomotion : Forme de l'Etat morbide n° 18.*

Quand la Locomotion est suspendue ou abolie, c'est par l'effet de la privation ou de l'oppression du Fluide central qui cause l'Electrisation. Cette Annulation fonctionnelle du Fluide central locomoteur peut être directe ou par épuisement; ou bien elle peut être indirecte, ou par congestion, oppression, étouffement. Lorsque la Locomotion est abolie directement, par épuisement de l'Agent électrique, on peut chercher à le ranimer et à le condenser par la Méthode directe n° 18, c'est-à-dire, par les moyens *hyper-électriques* dont elle se compose, tels que les alcooliques, les aromatiques, les balsamiques, l'alcali volatil, la strychnine, le galvanisme. Les Impondérables médicinaux de ces Médicaments si pénétrants s'infuseront dans le Foyer nerveux de la Locomotion, et pourront le saturer, le ranimer et rétablir sa Fonction, comme dans la syncope. — Mais le traitement n'est plus le même, lorsque la Suspension de la Locomotion provient de l'oppression et de l'étouffement du Fluide moteur central, comme dans l'asphyxie, l'apoplexie, la léthargie typhoïde, la mort apparente qui succède aux attaques d'hystérie. Alors il faut décongester le Foyer calorificateur lui-même, délivrer la moelle épinière, dégager les ganglions et les plexus du trisplanchnique, enlever les obstacles oppresseurs, rallumer la Calorification vitale, Méthode 6, rétablir les rayonnements du Calorique général, et rouvrir les voies obstruées de ses exhalations locales et totales, Méthode 7. On opère tous ces effets curatifs successivement, selon les indications actuelles. Mais dans l'asphyxie, l'apoplexie, la léthargie, le collapsus adynamique, la pseudo-mort hystérique, il ne faut pes se laisser tromper par les symptômes d'inertie musculaire, de résolution du corps, de prostration complète ; car, dans ces cas, on commettrait une grande faute thérapeutique si l'on administrait des médicaments chauds, électriques, impétueux, pour réveiller la Locomotion secondairement suspendue ; parce que ces médicaments violents augmenteraient la congestion apoplectique, asphyxique, léthargique et mortelle, au lieu de la dissiper. C'est pourquoi il faut plutôt alors des décongestifs généraux et des spoliatifs locaux, qui délivrent la Calorification engorgée, qui libèrent les centres nerveux opprimés, qui élargissent les Impondérables fonctionnels entravés, qui rétablissent leurs rayonnements empêchés, et qui réintègrent leurs exhalations et leurs dépenses arrêtées. Ce n'est qu'après ces conditions curatives de la Calorification et de la Caloricité, que les Fonctions animales de la Locomotion et de la Sensibilité se rétabliront consécutivement et sûrement.

ARTICLE 70. — *Application de la Méthode curative n° 19 à l'Irritabilité de la Motilité locale : Forme de l'État morbide n° 19.*

L'Irritabilité de la Motilité locale est l'effet direct de la Suractivité du Fluide moteur local. C'est l'excès d'accumulation et de tension de ce Fluide électrique qui cause cette irritabilité musculaire et ses diverses formes, telles que les spasmes toniques, les tics, le clignotement, la crampe, etc., n° 19. Mais cet État fonctionnel morbide n'est jamais primitif : il survient toujours consécutivement à une Exaltation du Calorique local et à des engorgements viscéraux, n° 7, qui avoisinent les nerfs moteurs, et qui les irritent, les contractent et les surexcitent. Il sera donc indispensable d'employer ensemble, d'abord la Méthode radicale n° 7, qui dissipera l'hypercaloricité viscérale et l'engorgement sanguin, et ensuite la Méthode n° 19, qui contribuera de son côté à affaiblir l'Exaltation de la Motilité locale. Ainsi les ventouses sèches, les cataplasmes et les onctions de la première Méthode, seront combinés aux antispasmodiques de la seconde, c'est-à-dire, aux applications locales de camphre, de musc, de succin, etc. C'est du concours de ces deux sortes de moyens curatifs que résultera la guérison de tous les phénomènes sympathiques, marqués par l'Irritabilité de la Motilité locale.

ARTICLE 71. — *Application de la Méthode curative n° 20 aux Convulsions partielles : Forme de l'État morbide n° 20.*

Les Convulsions partielles, les spasmes violents, les crampes atroces, les contractures locales, la tension tétanique et le trismus circonscrit d'un nerf moteur, ne sont pas des individualités pathologiques particulières ; ce ne sont que des manifestations de l'État fonctionnel morbide n° 20, ou de l'Exaltation inflammatoire du Fluide moteur local. Cette Exaltation inflammatoire de l'Agent

local du mouvement n'est jamais primitive ; mais elle est toujours
consécutive à une phlegmasie de la Caloricité viscérale, n° 2. Quand
le Calorique enflamme et engorge un organe , souvent il échauffe,
suractive, phlogose, embrase, opprime, pince et convulse le Fluide
impondérable des nerfs moteurs engagés dans la phlegmasie. Alors
la phlogose de cet impondérable est secondaire, et elle se manifeste
par les accidents spasmodiques et violents qui la caractérisent.
Pour guérir ces accidents convulsifs locaux , ou l'Etat morbide
n° 20, il faudra donc commencer par la Méthode anti-inflammatoire
n° 2, qui détruira la cause *organique* et originelle du mal ; et on
adjoindra ensuite la Méthode curative n° 20 , qui contribuera au
traitement total , en modifiant particulièrement l'inflammation du
Fluide moteur lui-même. Ainsi , à l'emploi des sangsues , des ventouses scarifiées ou sèches, des cataplasmes , des lotions ou des
onctions adoucissantes , on adjoindra les applications antispasmodiques de blanc de baleine , de camphre, de musc , ou l'aimant ,
l'acupuncture et l'électro-puncture. Et de même que la Méthode
n° 2 tendra à désenflammer, à désobstruer le Calorique viscéral,
de même la Méthode n° 20 s'efforcera de calmer, de délier et de
dégager le Fluide moteur local , d'empêcher sa compression et ses
refoulements, et d'annuler conséquemment ses réactions violentes,
spasmodiques, convulsives ou tétaniques.

Article 72. — *Application de la Méthode curative n° 21 à
l'Affaiblissement de la Motilité locale : Forme de l'Etat morbide n° 21.*

L'Affaiblissement de la Motilité locale se traduit symptomatiquement par la difficulté de certains mouvements musculaires , par
l'engourdissement d'un membre ou d'un doigt , par des fourmillements avec pesanteur, par la gêne de quelques muscles , par l'embarras de la langue , par la flaccidité du pénis , etc. Toutes ces
formes de l'Etat morbide n° 21 tiennent directement à l'insuffisance
locale du Fluide moteur. Mais leur cause primitive consiste ordinairement dans la diminution du Calorique partiel des nerfs , des
vaisseaux et des tissus organiques , n° 9, qui entourent et influencent les nerfs moteurs débilités. C'est pourquoi, pour guérir les
Affaiblissements de la Motilité partielle , il faut, le plus souvent,
réunir les deux Méthodes n°s 9 et 21. La première , par ses médicaments locaux *hypercaloriques*, alcooliques , aromatiques , condensera le Calorique viscéral et renforcera la partie organique

débilitée ; tandis que la seconde, par ses médicaments locaux *hy-perélectriques*, spasmodiques, strychniques, condensera le Fluide moteur dans les nerfs engourdis, et ravivera et renforcera la Motilité partielle affaiblie.

ARTICLE 73. — *Application de la Méthode curative n° 22 à la Viciation non inflammatoire de la Motilité locale : Forme de l'Etat morbide n° 22.*

Le Fluide moteur local, quand il est altéré, n° 22, produit des mouvements pervertis dans les nerfs musculaires qu'il parcourt ; et ces mouvements pervertis se manifestent surtout dans les cas d'absorptions méphitiques, saturnines, mercurielles, strychniques. Mais comme la perversion du Fluide moteur local est presque toujours secondaire à la dénaturation primitive du Calorique des tissus qui avoisinent les nerfs musculaires, n° 10, il sera nécessaire de combiner ensemble les deux Méthodes n°ˢ 10 et 22. Ainsi, pendant que la première utilisera les spécifiques de la Caloricité locale, tels que les applications sulfureuses, iodiques, mercurielles, et les fondants, les résolutifs, les révulsifs ; la seconde aidera le traitement par les spécifiques du Fluide moteur local, tels que les teintures de myrrhe et d'aloès, le baume de soufre, le vinaigre aromatique, et les balsamiques camphrés, musqués, éthérés. C'est par l'association de ces deux Méthodes n°ˢ 10 et 22, qu'on assainira et qu'on régénérera les deux altérations du Calorique local et du Fluide moteur partiel. Mais bien souvent, en raison de la coexistence de la viciation de la Calorification sous l'effet des absorptions pervertissantes, n° 4, il sera nécessaire aussi de réunir aux deux Méthodes précédentes n°ˢ 10 et 22 la Méthode n° 4, qui peut seule purifier et reconstituer la Calorification, ainsi que le Calorique général et le Fluide moteur rayonnant. Alors on utiliserait en même temps les Purifiants de la Combustion vitale, tels que les laxatifs, les purgatifs, les dépuratifs, et les Spécifiques centraux qui seraient appropriés, comme les antiscorbutiques, les antidartreux, les iodiques, les mercuriaux, etc.

ARTICLE 74. — *Application de la Méthode curative n° 23 à l'Inflammation spécifique de la Motilité locale : Forme de l'Etat morbide n° 23.*

Lorsque les nerfs moteurs sont englobés dans une Phlegmasie spécifique, dartreuse, vénérienne, cancéreuse ou gangréneuse, il

en résulte des mouvements musculaires vicieux, tels que des spasmes, des crampes, des convulsions ou des contractures partielles,
qui témoignent la perversion inflammatoire du Fluide moteur local,
n° 23. Mais comme ce Fluide moteur n'est jamais enflammé et
vicié que secondairement, sous la dénaturation et la Phlogose
primitives du Calorique viscéral, n° 11, il s'ensuit qu'il faut employer les deux Méthodes curatives n°ˢ 11 et 23. La Méthode n° 11,
par les sangsues, les ventouses, les topiques émollients, unis aux
Spécifiques du Calorique local, guérira la Phlogose spécifique des
nerfs organiques affectés ; tandis que la Méthode n° 23, par les
Spécifiques directement antispasmodiques, tels que les topiques
balsamiques, acétiques, camphrés, musqués, éthérés, contribuera
puissamment à guérir la névrite spécifique de la Motilité locale.
Mais s'il existait aussi une Pyrexie spécifique de la Calorification,
n° 5, ce qui arrive le plus souvent, il faudrait aussi recourir à la
Méthode n° 5, qui tendrait à calmer antiphlogistiquement et à
purifier spécifiquement la Calorification vitale elle-même.

ARTICLE 75. — *Application de la Méthode curative n° 24 à la
Paralysie de la Motilité locale : Forme de l'État morbide
n° 24.*

La Paralysie de la Motilité locale n'est point une individualité
pathologique ; ce n'est qu'un État fonctionnel morbide dû à l'Abolition du Fluide moteur dans les nerfs de quelques parties musculaires. Voilà ce qui cause la chute de la paupière supérieure,
l'impossibilité de l'érection, l'impuissance de soulever un membre,
la paraplégie, l'hémiplégie, etc., n° 24. Mais tous ces cas de paralysie du mouvement sont le plus souvent causés par l'annulation
primitive de la Caloricité locale, par l'absence du Calorique textural,
ou par le défaut de rayonnement du Calorique général, n° 12 ; ce
qui arrive si souvent par la compression, la ligature et l'oblitération
des nerfs et des vaisseaux. Pour guérir rationnellement les paralysies de la Motilité partielle, il sera donc nécessaire de combiner
ensemble les Méthodes 12 et 24. La première Méthode, par ses
topiques *hypercaloriques*, stimulants, rubéfiants et caustiques,
rappellera et rétablira le Calorique local manquant ; et la seconde,
par ses applications *hyperélectriques*, bruciniques, strychniques,
phosphorées, reconstituera le Fluide moteur annulé. Mais on
réussira mieux encore à guérir les paralysies de la Motilité, en
combinant aux deux Méthodes précédentes les Méthodes n°ˢ 5 et

15, qui auront pour but de renforcer la Calorification vitale et l'Electrisation locomotrice, et d'augmenter et de tendre plus vigoureusement les irradiations du Calorique général et du Fluide moteur central.

ARTICLE 76. — *Application de la Méthode curative n° 25 à l'Irritabilité générale de la Sensorialité : Forme de l'Etat morbide n° 25.*

L'extrême irritabilité et l'exaltation passagère ou chronique de la Sensorialité se manifestent par la susceptibilité du caractère, par la suractivité de la pensée, par la fougue de l'imagination et des passions, et souvent par l'agacement excessif de la Sensibilité et l'hyperesthésie générale. Cet Etat maladif est dû à la Surexcitation apyrétique de la Fonction chimico-phosphorique qui constitue la Sensorialité, n° 25. Bien souvent la cause éloignée de cet Etat morbide réside dans des engorgements viscéraux, dans des Phlogoses latentes et tenaces, n° 8, qui s'opposent aux irradiations et aux exhalations libres du Calorique général et du Fluide sensible : c'est ce qui a lieu ordinairement chez les hypochondriaques, les hystériques, les mélancoliques, les fous et les maniaques, dont les viscères abdominaux, utérins, cardiaques, cérébraux, spinaux, sont affectés de phlegmasies lentes et d'obstructions anciennes. Alors les refoulements morbides et persistants du Calorique général et du Fluide sensible, en empêchant leurs dépenses journalières, en les emprisonnant, en les accumulant, en les concentrant sur leur Foyer encéphalo-rachidien, finissent par opprimer et surexciter, et la Calorification vitale, n° 1, et l'Illumination mentale, n° 25. C'est pourquoi la Sensorialité s'exalte, et c'est pourquoi la Sensibilité générale devient extrêmement irritable. On comprend donc que le traitement devra se composer de plusieurs Méthodes, et notamment des Méthodes n°ˢ 1, 8 et 25. La Méthode n° 1 affaiblira la Calorification vitale et détendra le Calorique rayonnant; la Méthode n° 8 détruira les obstacles viscéraux qui s'opposent à la diffusion, à l'exhalation et à la sortie des Impondérables calorique et sensible; et la Méthode n° 25 calmera directement la Surexcitation non fébrile de la Sensorialité et de la Sensibilité générale, par les narcotiques antilumineux, tels que les préparations de jusquiame, d'opium, de morphine, etc.

ARTICLE 77. — *Application de la Méthode curative nº 26 à l'Ataxie de la Sensorialité : Forme de l'Etat morbide nº 26.*

L'Ataxie de la Sensorialité n'est pas une individualité pathologique ; mais c'est un Etat fonctionnel morbide qui exprime la fièvre de la Fonction sensoriale. Cette fièvre se manifeste par l'exaltation extraordinaire des organes sensitifs, par l'agitation bouillonnante du moral, par l'égarement et le délire de la pensée, par des émotions bouleversantes, nº 26. Mais cette fièvre sensoriale est toujours secondaire à la Pyrexie ataxique de la Calorification, nº 2, qui elle-même est ordinairement déterminée par des Phlogoses aiguës et violentes, nº 8. Il sera donc logique de combiner ensemble les trois Méthodes nᵒˢ 2, 8 et 26. La première Méthode tendra à modérer la Calorification et à dissiper sa fièvre ataxique, par les spoliatifs et les *anticaloriques* généraux. La seconde Méthode calmera la Caloricité locale et détruira les inflammations et les entraves viscérales, par les spoliatifs et les *anticaloriques* locaux. Et la troisième Méthode diminuera l'exagération ataxique de la Sensorialité et l'excessive irritabilité de la Sensibilité générale, par les *antilumineux* narcotiques, à doses plus ou moins élevées, mais employées cependant de manière à ne pas contrarier le traitement antifébrile et anti-inflammatoire des Méthodes nᵒˢ 2 et 8. Ces explications démontrent avec évidence que l'*ataxie sensoriale* suppose toujours une Maladie complexe de l'organisme, et invoque une thérapeutique compliquée, qui attaque les trois Eléments principaux du mal, et notamment : 1° la Fièvre ataxique de la Calorification, nº 2 ; 2° les Phlogoses viscérales déterminantes, nº 8 ; et 3° la Fièvre ataxique et spéciale de la Sensorialité, nº 26.

ARTICLE 78. — *Application de la Méthode curative nº 27 à l'Affoiblissement de l'Esprit : Forme de l'Etat morbide nº 27.*

Quelle que soit la vigueur constitutionnelle et acquise de la Sensorialité chez un homme médiocre ou chez un homme d'un grand esprit, quand la Fonction sensoriale se débilite par la diminution du Fluide sensible central et par le ralentissement de l'activité chimico-phosphorique qui constitue le sentiment, l'intelligence et le moral, il en résulte l'Etat morbide nº 27, la cause directe de l'Affaiblissement de l'Esprit. Cet Etat morbide se traduit par la nonchalance du caractère, par la langueur du moral, par la mollesse de l'esprit, par la faiblesse de la pensée, par la somnolence, par l'émoussement de la Sensibilité générale. Cet Etat morbide n° 27 sera traité directement par la Méthode *illuminante* n° 27, qui se composera des vins généreux, des alcooliques, des aromatiques, des essences, du thé, du café, de la sauge, de la mélisse, des distractions, des spectacles, des voyages. Mais si l'on observe que l'Affaiblissement de la Sensorialité tienne, soit à l'épuisement de la Calorification vitale, n° 3, soit à la débilité particlle de la Caloricité céphalique ou spinale, n° 9, il sera indispensable de faire entrer dans le traitement, et les corroborants généraux de la Méthode n° 3, et les corroborants locaux de la Méthode n° 9. C'est ainsi qu'on détruira toutes les conditions élémentaires de la maladie complexe. — Mais si l'affaiblissement de l'Esprit était indirect et tenait à des causes inflammatoires, n° 8, comme dans les affections aiguës avec stupeur, alors il faudrait s'attacher à détruire, avant tout, ces causes phlegmasiques par leur Méthode appropriée, n° 8.

ARTICLE 79. — *Application de la Méthode curative n° 28 à la Perversion apyrétique de l'Esprit : Forme de l'Etat morbide n° 28.*

La Perversion non fébrile de l'Esprit se traduit en symptômes divers, qui sont : un sentiment morbide des choses, l'altération du moral, la dénaturation du caractère, la viciation des idées, des hallucinations étranges, des aberrations fantastiques, une espèce d'aliénation lente, virulente ou toxique. Tous ces symptômes indiquent que l'Agent sensorial est altéré, et que la Fonction qui sécrète la Sensibilité générale est pervertie, n° 28. Cette Viciation sensoriale survient, et par l'effet des lectures immorales, des spectacles indécents ou criminels, des actions honteuses et avilissantes, et par l'effet des absorptions malsaines, des boissons enivrantes et frélatées, des poisons pris à doses fractionnées et longtemps continuées, etc. Sans doute cet Etat morbide n° 28 nécessite d'abord la soustraction des causes morbifiques, et ensuite l'application de la Méthode curative n° 28, qui se compose des diffusibles et des altérants *hyperlumineux*, comme les infusions et les teintures aromatiques, combinées aux balsamiques, aux éthers et aux ammoniacaux. Mais comme le Fluide sensorial n'est presque jamais vicié que secondairement, sous la perversion primitive du Calorique général et de sa portion encéphalique qui allume et entretient la Sensorialité, il s'ensuit qu'il faut en même temps s'attacher à assainir la Calorification vitale elle-même par la Méthode curative n° 4. C'est pourquoi on emploiera, de concert avec les Purifiants *hyperlumineux* ou sensoriaux, les Purifiants *hyper-caloriques* ou vitaux, tels que les évacuants, les dépuratifs, les sudorifiques, les alexitères et les Spécifiques, propres à combattre les causes infectieuses, virulentes ou toxiques. C'est ainsi que le traitement combattra individuellement tous les Eléments nosogéniques, dont l'ensemble compose la Maladie complexe qui constitue la Viciation apyrétique de l'Esprit.

ARTICLE 80. — *Application de la Méthode curative n° 29 à la Viciation fébrile de l'Esprit : Forme de l'Etat morbide n° 29.*

Lorsque l'Agent de la Fonction sensoriale est à la fois perverti et fébricité, il manifeste son Etat morbide n° 29 par des signes caractéristiques. La raison est désordonnée et altérée, l'imagination est ardente et falsifiée, il existe une ataxie spécifique du sentiment, un délire sensorial violent, ou médicinal, ou virulent, ou toxique. La conscience des choses est troublée et égarée, le moral est dénaturé et violemment emporté. L'individu est en proie aux émotions les plus bouleversantes, il va jusqu'à douter de sa personnalité et croire à sa transfiguration sous l'effet des hallucinations les plus étranges, des perturbations les plus fantastiques et les plus vertigineuses. Mais comme cette perversion fébrile de l'Agent sensorial est toujours secondaire à la Perversion ataxique primitive de la Calorification vitale, n° 5, il sera nécessaire de combattre d'abord cette dernière par la Méthode antifébrile et purifiante n° 5, c'est-à-dire, par les spoliatifs, les anticaloriques et les *spécifiques* généraux. Et en même temps on attaquera la perversion ataxique de l'Agent sensorial lui-même, par sa Méthode propre n° 29. Et cette dernière se composera des préparations de jusquiame, d'opium et de morphine, que l'on combinera prudemment aux spécifiques et aux antifébriles de la Calorification, sans que leur action stupéfiante ne contrarie jamais la Médication principale de cette Fonction capitale. On affermira la convalescence par le traitement moral, par les consolations, les encouragements, les bons procédés, les bains, les distractions, les voyages, le séjour aux eaux minérales acidules et laxatives, la campagne, le jardinage et la chasse. Cette thérapeutique contribuera puissamment à guérir la maladie à son état aigu, et à empêcher sa dégénération chronique, en calmant, en assainissant et en renouvelant les Agents centraux de la Calorification et de la Sensorialité.

Article 81. — *Application de la Méthode curative n° 30 à la Perte de connaissance : Forme de l'État morbide n° 30.*

La perte de connaissance, qui survient dans les maladies complexes, individualisées si faussement par les Métaphysiciens, sous les noms de syncope, d'asphyxie, d'apoplexie, de léthargie, de mort apparente, n'est que la Cessation temporaire ou définitive de la Fonction sensoriale. Pour guérir cet État fonctionnel morbide n° 30, il faut recourir spécialement à la Méthode curative n° 30, et conséquemment aux Médicaments *hyperlumineux* dont elle se compose, tels que les huiles essentielles, les diffusibles balsamiques, l'arnica, les éthers, l'acide phosphorique , etc. Mais comme la perte de connaissance est presque toujours l'effet de la suspension ou du collapsus de la Calorification vitale, n° 6, et souvent aussi l'effet d'obstacles asphyxiques et de congestions apoplectiques, n° 7, il sera nécessaire de combiner à la Médication ressuscitante de la Sensorialité, n° 30, les deux Méthodes n°s 6 et 7, qui contribueront à raviver la Calorification étouffée et suspendue, et à dégager les voies congestionnées et obstruées de son Calorique rayonnant. C'est pourquoi on emploiera aussi les moyens énergiques dont ces deux Méthodes se composent : tels que les alcooliques, les aromatiques, les ammoniacaux, les révulsifs émétiques et drastiques, les frictions rubéfiantes, les vésicatoires, l'eau bouillante, la cautérisation, l'insolation, le galvanisme.

Article 82. — *Application de la Méthode curative n° 31 à l'Hyperesthésie, ou à la Surexcitation de la Sensibilité locale : Forme de l'État morbide n° 31.*

L'Hyperesthésie n'est pas une individualité pathologique, c'est un simple Élément morbide, qui tient uniquement à l'Exaltation fonctionnelle du Fluide sensible local. C'est son accumulation, son étreinte, sa coercition maladive, qui produisent l'agacement, la souffrance, le prurit, la cuisson, soit de la peau, soit d'une partie sensitive quelconque. On pourra combattre directement cette Exaltation de la Sensibilité locale, n° 31, par sa Méthode directe n° 31, par les antilumineux locaux, c'est-à-dire, par les fomentations de baume tranquille, d'onguent populeum, d'huile opiacée, de pommade belladonée ou morphinée. Mais comme l'Exaltation de la Sensibilité locale, qui n'est qu'un phénomène de *relation* , est le plus souvent déterminée par une cause *organique,* par l'Exaltation primitive de la Caloricité locale, n° 7, il sera nécessaire de combiner ensemble les Méthodes curatives n°s 7 et 31. La Méthode n° 7 diminuera l'accumulation, l'étreinte et la tension du Calorique local, par les cataplasmes émollients, par les fomentations mucilagineuses, par les lotions acidules, par les bains rafraichissants. Et c'est du concours de ces deux Méthodes n°s 7 et 31 que résultera la guérison de l'Hyperesthésie, et de toute espèce d'Exaltation de la Sensibilité locale.

ARTICLE 83. — *Application de la Méthode curative n° 32 aux Douleurs inflammatoires : Formes de l'Etat morbide n° 32.*

Ni la Douleur simple, ni les Douleurs inflammatoires ne sont des maladies personnelles ou des entités pathologiques. Elles ne constituent qu'un Elément unique des affections complexes ; et elles résultent de l'Exaltation inflammatoire du Fluide sensible, n° 32. Cet Elément morbide est donc inhérent à un Impondérable de la vie de *relation*. C'est pourquoi les *douleurs* même inflammatoires, ne sont jamais engendrées que consécutivement à des conditions *organiques* primitives, et notamment aux Phlegmasies de la Caloricité viscérale, n° 8. Les abstractions morbides, qu'on a nommées rhumatisme, sciatique, névralgies, gastralgie, entéralgie, coliques, otalgie, odontalgie, etc., ne sont que des Affections complexes, formées de deux Eléments pathologiques principaux ; et ces deux Eléments nosogéniques sont : d'abord une Phlogose originelle et déterminante, n° 8, et ensuite une Exaltation inflammatoire secondaire de la Sensibilité, n° 32. Cette dernière survient, quand les nerfs sensitifs sont englobés, embrasés, pincés et torturés, dans un foyer d'inflammation viscérale. Pour guérir toutes les *douleurs* inflammatoires, et toutes les névralgies qui accompagnent symptomatiquement les Phlegmasies, il faudra donc la réunion des Méthodes curatives n°s 8 et 32. Par la première, les sangsues, les ventouses, les topiques émollients, détruiront la Phlogose primitive du Calorique local ; et par la seconde, les topiques belladonés, opiacés, morphinés, dissiperont l'Exaltation inflammatoire consécutive du Fluide sensible partiel. Mais les Praticiens, qui n'opposeront que des narcotiques aux névralgies, sans attaquer d'abord la Phlogose organique qui les détermine, ne feront jamais qu'une thérapeutique palliative, temporaire et inefficace, parce qu'ils n'extirperont pas la condition radicale et *vitale*, qui entretient le symptôme animal *Douleur*.

Article 84. — *Application de la Méthode curative n° 33 à l'Affaiblissement de la Sensibilité locale : Forme de l'État morbide n° 33.*

Lorsque la Sensibilité locale est affaiblie, ce phénomène indique que le Fluide sensible partiel est diminué, et n'entretient plus la Sensibilité locale dans ses conditions normales d'activité et d'intensité, n° 33. Alors cet État morbide se traduit par l'engourdissement, les fourmillements et l'émoussement de la partie sensitive affectée. Aussi combattra-t-on cet Élément simple des maladies par la Méthode n° 33, c'est-à-dire, par les médicaments locaux *hyperlumineux*, qui sont si propres à accumuler, à activer et à fortifier le Fluide sensible local : tels sont les onguents balsamiques, ammoniacaux, éthérés et phosphorés. Mais comme l'Affaiblissement de la Sensibilité locale est presque toujours causé par la diminution primitive de la Caloricité viscérale, n° 9, il sera indispensable d'employer aussi de concert la Méthode curative n° 9, avec ses médicaments locaux *hypercaloriques*, qui sont : les liniments vineux, alcooliques, aromatiques, les fumigations stimulantes, les frictions rubéfiantes, l'urtication et la vésication.

Article 85. — *Application de la Méthode curative n° 34 à la Viciation non inflammatoire de la Sensibilité locale : Forme de l'État morbide n° 34.*

La Sensibilité locale se vicie toutes les fois qu'une partie sensitive se trouve englobée dans un engorgement spécifique, ou dartreux, ou scrofuleux, ou vénérien, etc. Voilà ce qui produit les sensations insolites, les souffrances étranges, les prurits singuliers que l'on ressent dans ces engorgements spécifiques. La Sensibilité locale n'est ainsi pervertie, que parce que le Fluide sensible est altéré, n° 34. Mais comme l'altération de cet Impondérable de relation n'est jamais que consécutive à la perversion primitive du Calorique local, n° 10, il en résulte qu'on ne pourra guérir la Sensibilité locale viciée, qu'en régénérant d'abord la Caloricité locale dénaturée. C'est pourquoi le traitement comprendra à la fois les deux Méthodes n°s 10 et 34. La première se composera des spécifiques locaux, antidartreux, antiscrofuleux, antivénériens, etc. ; et la seconde sera constituée par ses propres purifiants locaux, qui sont les baumes, les essences, les éthers, que l'on combinera prudemment aux sulfureux, aux iodiques, aux mercuriaux, etc.

Article 86. — *Application de la Méthode curative n° 35 à la Viciation inflammatoire de la Sensibilité locale : Forme de l'État morbide n° 35.*

L'Agent de la Sensibilité locale s'enflamme et se dénature toutes les fois que les névricules qu'il parcourt sont englobés dans des phlogoses scrofuleuses, syphilitiques, cancéreuses, gangréneuses, charbonneuses, etc. Voilà ce qui lui fait produire les souffrances indéfinissables, les douleurs extraordinaires, les prurits excessifs, les cuissons intolérables, les ardeurs térébrantes, les élancements déchirants, qui surviennent dans les phlegmasies spécifiques. Mais cette perversion inflammatoire du Fluide sensible local, n° 35, n'est jamais primitive ; elle est toujours consécutive à la dénaturation phlegmasique du Calorique local qui cause les Phlogoses spécifiques, n° 11. Il sera donc nécessaire de composer le traitement par la réunion des deux Méthodes nᵒˢ 11 et 35. Par la première, les sangsues, les ventouses, les topiques émollients, unis prudemment aux spécifiques sulfureux, iodurés, mercuriaux, arsénicaux, etc., désenflammeront et assainiront la Caloricité viscérale. Et par la seconde Méthode, les onguents de blanc de baleine, de beurre de cacao, de cire vierge, unis à l'opium, à la belladone, à la morphine, désenflammeront et purifieront la sensibilité locale.

Article 87. — *Application de la Méthode curative n° 36 à la Paralysie de la Sensibilité locale : Forme de l'État morbide n° 36.*

La Paralysie de la Sensibilité locale n'est point une individualité morbide, mais elle entre comme Élément simple dans des maladies complexes. Cette Paralysie est l'effet de l'absence ou de l'annulation du Fluide sensible dans une partie sensitive quelconque. Voilà ce qui produit la cécité, la surdité, l'anosmie, l'agustie, l'anesthésie, la paralysie du sentiment dans un ou plusieurs membres, dans un ou plusieurs doigts. On pourra attaquer directement cet État morbide n° 36 par la Méthode curative n° 36, c'est-à-dire, par les médicaments locaux *hyperlumineux*, et notamment par les liniments térébenthinés, ammoniacaux, cantharidés, éthérés et phosphorés, qui sont si propres à ressusciter la sensibilité éteinte. Mais comme l'annulation du Fluide sensible local tient presque toujours à l'absence du Calorique local, soit qu'il soit intercepté par une compression, une ligature, un engorgement obstructif, soit qu'il soit totalement exhalé, éventé, aboli, n° 12 ; il sera nécessaire d'employer en même temps la Méthode n° 12. Cette Méthode aura pour but de ressusciter et de rétablir le Calorique local suspendu ou annihilé, et de lui donner la force d'activer convenablement le Fluide sensible partiel, qui est toujours en rapport avec lui et qui s'entretient par son influx indispensable. C'est pourquoi on prescrira les *hypercaloriques* locaux, tels que les liniments alcooliques, aromatiques, rubéfiants, vésicants et caustiques, qui guériront la paralysie des tissus *organiques*, en leur infusant des Impondérables ardents, et en ravivant leur Caloricité amortie.

ARTICLE 88. — *Conclusion sur la Thérapeutique.*

Dans tous les siècles, et quels que soient les systèmes qui prévaudront ultérieurement en Médecine, les vrais observateurs ne pourront jamais se refuser à reconnaître, dans l'organisme, l'existence de la *Chaleur* générale et locale, de la *Motilité* générale et locale, et de la *Sensibilité* générale et locale. Mais ces Propriétés vitales n'ont jamais été regardées que comme des abstractions, que comme des Entités métaphysiques, inexplicables dans leurs causes, dans leurs influences pathologiques, et dans leurs modifications thérapeutiques. Il n'y a que notre *Réforme doctrinale* qui a considéré la Chaleur, la Motilité et la Sensibilité, comme les effets chimiques et physiologiques des *Agents impondérables, calorique, électrique* et *lumineux.* Et l'*Impondéralisme* a démontré que c'étaient ces Agents fonctionnels eux-mêmes qui étaient primitivement malades, tandis que les affections des Gaz, des Liquides et des Solides, ne survenaient jamais que consécutivement. De plus, nous avons prouvé que ces Agents subtils ne pouvaient se morbifier que selon les six Modes suivants de leur activité, savoir : 1° soit avec Exaltation franche, sans fièvre ni inflammation ; 2° soit avec Exaltation franche, ou fébrile, ou inflammatoire ; 3° soit avec Affaiblissement ; 4° soit avec Viciation sans fièvre ni inflammation ; 5° soit avec Viciation, ou fébrile, ou inflammatoire ; 6° soit avec Abolition. C'est pourquoi on ne pourra jamais se passer : 1° des six Méthodes de la Calorification vitale ; 2° des six Méthodes de la Caloricité locale ; 3° des six Méthodes de la Motilité générale ; 4° des six Méthodes de la Motilité locale ; 5° des six Méthodes de la Sensorialité ou de la Sensibilité générale ; 6° des six Méthodes de la Sensibilité locale. Mais, de même que la Pathologie nous a fait voir que nos six Impondérables fonctionnels n'étaient suscep-

tibles que de trente-six *Etats morbides*, qui constituent à eux-seuls
le *Cadre pathologique ;* de même la Thérapeutique ne pouvait se
composer que de trente-six *Méthodes* correspondantes , et constitutives du *Cadre médicateur*. Si donc toutes les Maladies possibles
ne sont que des affections plus ou moins complexes, toujours
constituées par un plus ou moins grand nombre d'Etats fonctionnels morbides , qui composent seuls les Eléments principaux du
Diagnostic, le *Traitement* ne pourra consister que dans la réunion
de toutes les Méthodes curatives, qui correspondront directement
à tous les Etats fonctionnels morbides, dont la coexistence constitue la maladie diagnostiquée. Cet aphorisme capital est de toute
évidence et de toute rationalité. Si , par extraordinaire , un Etat
fonctionnel morbide existait isolément et uniquement , chez un
malade, le plus souvent il suffirait d'opposer seulement la Méthode
curative qui correspond au *numéro ordinal* de l'Etat fonctionnel
morbide existant. Mais quand les Etats fonctionnels morbides
sont multiples , ce qui est plus ordinaire ; quand ils coexistent en
plus ou moins grand nombre : il faut aussi employer toutes les
Méthodes curatives qui seront propres à les combattre tous individuellement et respectivement ; et ces Méthodes curatives seront
indiquées par les numéros thérapeutiques, qui correspondront directement à tous les Etats fonctionnels morbides diagnostiqués.
Mais dans l'emploi de ces Méthodes multiples, il faudra faire en
sorte de les combiner ensemble, de manière qu'elles ne se contrecarrent pas. C'est pourquoi on ne devra pas oublier qu'il en existe
de plus importantes les unes que les autres. En effet, les Méthodes
curatives de la Calorification et de la Caloricité , sont les principales ; parce que, quand on a guéri les Etats morbides de la Vitalité
générale et de la Vitalité locale, ordinairement les autres Fonctions
centrales et particlles de la Motilité et de la Sensibilité , se rétablissent sympathiquement et consécutivement. Aussi tout Traitement doit-il s'effectuer dans l'intérêt direct et majeur de la
Calorification vitale et de la *Caloricité locale*, qui sont les *conditions
organiques* fondamentales de la Physiologie ; tandis que les Fonctions animales de la Motilité et de la Sensibilité n'en sont que des
conditions secondaires, accessoires et subordonnées. Cependant on
ne devra négliger aucune Fonction malade ; et en général il faudra
s'attacher à normaliser, à la fois, et celles qui sont primitivement
affectées, et celles qui sont le plus gravement compromises. —
Mais on ne diagnostiquera jamais bien les Etats fonctionnels mor-

bides, et on n'appliquera jamais bien les Méthodes propres à les combattre, ou individuellement, ou dans leurs complications, si l'on n'est pas parfaitement initié aux Principes philosophiques de notre Doctrine, c'est-à-dire, si, d'une part, on n'a pas saisi suffisamment la valeur *séméiotique* des trente-six *Ordres de notre Cadre pathologique,* et si, d'une autre part, on n'a pas compris exactement la corrélation *chimique* qu'ont avec eux les trente-six *Ordres de notre Cadre thérapeutique.*

ARTICLE 89. — *Caractère transcendant, analytique et mathématique de l'Impondéralisme.*

Tant qu'on fera de la Médecine, on ne pourra l'exercer heureusement qu'en se conformant à notre *théorie* et à notre *pratique.* Or, notre théorie et notre pratique se fondent sur les considérations philosophiques les plus élevées. En effet, notre Doctrine soutient que les Principes qui animent l'Univers sont les mêmes que ceux qui vivifient, meuvent et sensibilifient l'organisme de l'Homme, puisque l'Univers et l'Homme sont composés des mêmes Eléments impondérables et des mêmes Eléments pondérables, et puisque tous les deux sont soumis aux mêmes Lois d'*Attraction,* de *Calorification* et d'*Expansion.* La *Médecine* que nous avons tirée de cette théorisation peut donc s'appeler *transcendante,* puisqu'elle se base sur la synthèse chimique la plus avancée. Mais notre Doctrine est aussi *analytique :* 1° parce que, ayant réduit la Physiologie aux trois opérations centrales et aux trois activités locales de nos Agents impondérables, nous en avons déduit leurs trente-six *Etats fonctionnels morbides ;* et 2° parce que, à ces trente-six Etats fonctionnels morbides, qui sont les seuls Eléments possibles des Maladies et de leur Diagnostic, nous avons rattaché trente-six *Méthodes curatives* correspondantes, qui sont les seuls Eléments possibles de tout Traitement. Notre Doctrine résume donc, en quelque sorte, toute la théorie et toute la pratique dans les deux Formules suivantes. « 1° Un ou plusieurs Etats morbides étant donnés, leurs signes caractéristiques et leur position dans le *Cadre pathologique de l'Impondéralisme,* sont des *indications suffisantes,* qui appellent l'emploi d'une ou de plusieurs *Méthodes,* et notamment les *correspondantes* du *Cadre thérapeutique.* » « 2° Quels que soient le nombre et la *complication* des *Etats morbides* coexistants dans un organisme, il suffit d'apprécier leurs formes *symptomatiques* et leur valeur *séméiotique,* selon nos explications ; parce qu'ils indiqueront , aussitôt qu'ils seront compris, le nombre et la *combinaison de celles des trente-six Méthodes* qui seront propres à les *guérir.* » Certes , ce résumé de l'*Impondéralisme* peut bien corroborer les qualifications de *transcendant* et d'*analytique* que nous lui avons données. Il est *transcendant*, parce que sa Philosophie ne reconnaît que des *Impondérables* pour Causes et Agents , et que des *Pondérables* pour Effets et Instruments. Et il est *analytique* , parce qu'il considère la *Maladie*, non comme un être métaphysique et indivisible , ainsi que nos devanciers se la figuraient , mais comme une *condition* anormale de l'économie , laquelle condition anormale ne doit représenter dons l'esprit qu'un *Etat morbide simple* , ou que des *Etats morbides compliqués* , soit d'un seul, soit de plusieurs des Agents fonctionnels de la Calorification vitale et de la Caloricité locale , de la Locomotion et de la Motilité locale , de la Sensorialité et de la Sensibilité locale. Aussi , il suffira au praticien d'*analyser* les divers *Etats morbides* constitutifs d'une maladie , pour avoir un *diagnostic* sûr de cette maladie entière ; et il lui suffira de *réunir* les *Méthodes curatives* qui correspondent à ces Etats morbides , pour avoir un *traitement* d'induction. Ces considérations nous prouvent donc que l'Impondéralisme est une Doctrine à la fois *analytique* , *logique* et *certaine*. Mais il est facile de prouver que sa certitude porte un cachet vraiment *mathématique*. — Nos explications ont démontré qu'il n'existe réellement que trente-six Etats morbides , dont la combinaison variée détermine toutes les maladies possibles , toutes les entités pathologiques des anciens et des modernes. Ainsi toute affection , quelle qu'elle soit , suppose toujours l'existence d'un ou de plusieurs des trente-six *Etats morbides* de notre Cadre pathologique. Mais nous avons, pour les combattre , les trente-six *Méthodes curatives* de notre Cadre thérapeutique , qui suffiront toujours pour leur guérison. Ainsi tout traitement supposera une ou plusieurs de nos trente-six Méthodes curatives. Les Etats morbides , par leur simple *estimation* , appellent les Méthodes curatives qui leur correspondent directement , ou respectivement Ordre par Ordre, Numéro par Numéro. Donc les symptômes, les signes et les complications des Etats morbides suffisent pour *inspirer le traitement* , ou la collection des Méthodes curatives qui leur sont appropriées. L'art ne consiste donc plus qu'à *diagnostiquer les Etats morbides coexistants ;* une fois que ces derniers sont connus, ils sont d'emblée, ou par eux-mêmes, *les indications des Méthodes curatives* propres à les combattre, et

propres à composer le *traitement* qui leur est nécessaire. **Nous
aboutissons donc à cette Formule aphoristique : « Les maladies
» supposent presque toujours la coexistence de plusieurs Etats
» morbides du Cadre pathologique, et nécessitent presque toujours,
» par conséquent, la combinaison de plusieurs Méthodes curatives,
» et notamment les numériquement** *correspondantes* **du Cadre thé-
» rapeutique. »** Ce résultat pratique n'est-il pas une grande simpli-
fication de l'art ? Et s'il ne s'agit pour guérir que d'appliquer les
Méthodes curatives qui *correspondent*, numéro par numéro , aux
Etats morbides de la Pathologie , n'est-ce pas en quelque sorte
avoir rendu la Médecine *mathématique ?* Qu'il nous soit donc per-'
mis de déclarer que notre Doctrine a pour base le rationalisme le
plus austère , et que l'Impondéralisme est fondé, à la fois, sur
l'*analyse,* le *calcul* et la *certitude.*

CHAPITRE IX.

RÉCAPITULATION GÉNÉRALE DES DOGMES FONDA-MENTAUX DE L'IMPONDÉRALISME.

Article 1ᵉʳ. — *Vérité et raison de l'Impondéralisme.*

La Médecine, cette science si intéressante pour l'Humanité , a
été , dans tous les siècles, le triste partage de l'empirisme , de la
conjecture et de l'erreur. Il importe cependant de l'asseoir sur la
vérité , et d'en régler les préceptes et les applications, si l'on veut
soumettre les actes des Médecins à une discipline commune et au
contrôle indispensable des lois. C'est parce que je n'ai pas trouvé
dans les systèmes des anciens et des modernes, des bases certaines
à notre art, que je me suis efforcé d'en chercher de nouvelles, plus
positives et plus sûres ; et c'est le résultat synthétique de mes découvertes que j'offre au monde médical dans la Doctrine de l'*Impondéralisme.* — L'Histoire n'est remplie que de contradictions et
que d'antagonismes, dans les théories et dans les pratiques de toutes
les époques. Cependant j'ai réduit à quatre chefs de spéculations
toutes les entreprises faites par nos devanciers pour édifier la Philosophie médicale. Ces quatre chefs sont : 1° la Métaphysique, sous
le nom de Vitalisme ; 2° le Gazisme, sous le nom de Pneumatisme
ou de chimie pneumatique ; 3° l'Humorisme ; 4° le Solidisme.
Mais ces quatre systèmes sont absurdes. D'abord la Métaphysique
est fausse, parce qu'elle n'invoque pour Causes que des abstractions, et parce qu'il est impossible d'établir des rapports rationnels

et positifs entre des propriétés vitales *abstraites* et les Eléments
physiques, soit du corps, soit des modificateurs. Ensuite le Gazisme,
l'Humorisme et le Solidisme sont erronés, parce qu'ils ne sont basés
que sur des *Effets*, puisque la chimie démontre évidemment que
les Gaz, les Liquides et les Solides ne prennent leurs différents états
que parce que les *Impondérables* ou les Impondérés *calorique*, *électrique* et *lumineux* les *gazéifient*, les *liquéfient* ou les *solidifient*, dans
les rapports de leur fixation ou de leur évaporation. Si donc on ne
doit fonder la véritable Philosophie médicale que sur des Principes
réels et concrets, et que sur des raisons de *Causalité*, il est certain
que ce n'est ni le Vitalisme, ni le Gazisme, ni l'Humorisme, ni le
Solidisme, qui constitueront la Synthèse de la science ; mais que
cette doctrine glorieuse ne peut appartenir légitimement qu'à
l'*Impondéralisme*, c'est-à-dire, qu'à la *Théorisation des Lois des
Agents impondérables*. Notre Doctrine est donc basée, à la fois, sur
la logique et sur l'induction chimique, qui sont les deux colonnes
les plus solides de *toute conception philosophique*. — Comme nous
ajoutons l'Impondéralisme aux quatre Systèmes de nos Prédécesseurs, nous aurons cinq chefs capitaux de Théorisation. Et nous
ne craignons pas de limiter les bornes absolues de l'esprit humain,
en déclarant que ces cinq chefs seront les seuls possibles, dans le
présent comme dans l'avenir. Oui, quels que soient les efforts
spéculatifs des hommes de génie, jamais leur raison ne pourra
enfreindre le cercle d'idées qui leur seront inspirées, soit par la
Métaphysique, soit par l'Impondéralisme, soit par le Gazisme, soit
par l'Humorisme, soit par le Solidisme ; et toutes les causes théoriques que l'imagination pourra évoquer, seront fatalement enser-
rées dans ces cinq Systèmes, les seuls accessibles à l'intelligence
humaine. — Ces cinq chefs de Systèmes réunissent à eux seuls
toutes les Doctrines qui ont dominé dans l'histoire. Ainsi : 1° la
Métaphysique comprend tous les genres de Vitalisme, et notamment les utopies fondées sur l'intelligence d'Anaxagore, sur l'âme
universelle de Platon, sur la nature et les facultés d'Hippocrate et
de Galien, sur l'archée de Van Helmont, sur l'attraction de Newton,
sur les propriétés abstraites des Physiciens et des Chimistes, sur
l'âme de Stahl, sur les forces nerveuses de Cullen, de Bordeu et
de Barthèz, sur l'excitabilité de Brown, sur les propriétés vitales
de Bichat, sur l'irritation de Broussais, sur le dynamisme spirituel
d'Hahnemann. Il est évident que toutes ces Causes philosophiques
sont des abstractions, des inventions chimériques, des entités sans

corps, qui ne peuvent être d'aucune utilité à la Médecine pratique, par l'impossibilité où l'on sera toujours d'établir des rapports directs entre leur nature *métaphysique* et l'essence *concrète* des Agents physiques, chimiques et médicamenteux. Ainsi la Métaphysique est désormais jugée comme un Système imaginaire et mensonger. — 2° L'*Impondéralisme*, qui n'était pas encore théorisé avant mes travaux, puisque moi seul l'ai créé et inauguré, a inspiré çà et là, dans le cours des siècles, quelques utopies vagues qui s'approchèrent plus ou moins de son esprit : telles que le feu d'Héraclite, l'âme plastique universelle de Zénon, les esprits animaux d'Erasistrate, la chaleur de Dioclès et d'Asclépiade, l'esprit sydérique de Paracelse, le principe fermentatif de Van Helmont, l'âme sensitive et matérielle de **F. Hoffmann**, le fluide magnétique de **Mesmer**. Mais il y a loin de ces utopies restreintes à la Théorisation générale de tous les *Impondérables* de la Nature, et à leur réduction dans un principe unitaire et synthétique. Aussi est-il vrai que personne, avant nous, n'a eu la pensée d'élever cette Doctrine à la hauteur de l'Humorisme et du Solidisme, et de subalterniser tous les autres Systèmes à sa prééminence absolue. — 3° Le *Gazisme*, qui tendait à rattacher la science universelle et médicale à la causalité des gaz, comprend l'air d'Anaximène, le pneuma des Stoïciens, le gaz de Van Helmont, la transpiration insensible de Sanctorius, les exhalaisons volatiles des Chimiâtres, la chimie pneumatique de Baumes. — 4° L'*Humorisme*, le plus ancien des systèmes, embrasse l'eau de Thalès, l'humeur peccante d'Hippocrate, la plénitude d'Erasistrate, les intempéries et les cacochymies de Galien, les alcalinités et les acidités humorales de Sylvius, l'obstruction de Boerhaave, les congestions inflammatoires de tous les Praticiens. — 5° Le *Solidisme* renferme les utopies du *strictum* d'Asclépiade et de Thémison, celle des obstacles au pneuma d'Arétée, celle des résistances mécaniques des Physiciens, l'innervisme ou la localisation des forces vitales dans les nerfs, l'anatomopathologisme ou la localisation des maladies dans les tissus. Telle est la part que chacun des cinq chefs possibles de spéculation a prise dans le cours de l'histoire. Mais, je le répète, parmi ces cinq chefs de Synthèse, il n'y a que l'*Impondéralisme* de vrai, de philosophique et de rationnel : car la Métaphysique n'invente que des principes creux, que des hypothèses vides, que des causes chimériques, sans applications ni calculables, ni possibles. Et le Gazisme, l'Humorisme et le Solidisme ne s'appuient que sur des effets passagers, excessivement mutables et destructibles ; puisque la Chimie, la Physique et la Physiologie prouvent évidemment que les Gaz, les Liquides et les Solides n'existeraient pas, ne jouiraient d'aucune activité, ne se combineraient pas, ne s'organiseraient et ne se vivifieraient pas, sans l'intervention primitive, causale et conditionnelle des *Impondérables.* Ces considérations scientifiques irréfutables sont donc plus que suffisantes pour consacrer l'excellence de l'Impondéralisme et pour lui subordonner tous les autres Systèmes historiques, tant les anciens que les modernes. Et comme il sera toujours impossible à la raison humaine, dans ses conceptions philosophiques, de sortir des *cinq chefs de Théorisation* que nous avons précisés, il s'ensuit que le cercle des réformes médicales est à jamais fermé par l'Impondéralisme, et que l'avenir de notre art reposera exclusivement et éternellement sur ses principes dogmatiques et pratiques. Espérons donc que tous les hommes judicieux et amis du progrès vont bientôt abandonner les utopies ténébreuses et usées des siècles précédents, pour se rallier sous la bannière plus lumineuse et plus vivace de notre Impondéralisme.

Article 2. — *Principes philosophiques de l'Impondéralisme.*

La Philosophie d'une science quelconque se compose de la collection des principes les plus élevés qui constituent cette science. Et ces principes doivent être l'expression des *causes premières* elles-mêmes. Ainsi la Médecine étant la science de l'homme et de ses maladies, comme l'homme est un produit et un annexe de la Nature, il s'ensuit que les Causes premières de l'homme sont aussi celles de l'Univers. Mais quels sont les Agents primitifs de l'Univers ? L'observation va nous le dire. Le spectacle du firmament nous démontre que la Nature n'est formée que d'astres resplendissants et que de corps opaques. Les causes de l'éclat des uns et de l'opacité des autres seront donc les Causes premières et générales du Monde. Les anciens philosophes de l'Inde et de l'Egypte avaient déjà saisi cette idée, en admettant pour Agents originels de l'Univers, et le Principe lumineux sous les noms d'Oromase, de Mithra, d'Osiris, et le Principe ténébreux sous les noms d'Arhiman, de Prince des Ténèbres, de Typhon, etc. Mais ces expressions sont métaphysiques, hypothétiques, allégoriques. La science d'aujourd'hui précise mieux les choses ; et la Physique et la Chimie nous apprennent que les Causes de l'*illumination* des astres et de l'*opacité* des planètes ne sont autre chose que les *Agents impondérables* et les *Patients pondérables* de l'Univers. Ainsi les Principes primordiaux du Monde ne sont autres que ses *Impondérables* et que ses *Pondérables* constitutifs. C'est en vain que l'imagination se subtilisera maladivement et se torturera convulsivement pour inventer des Causes métaphysiques, extranaturelles et chimériques, jamais la raison ni la science n'adopteront les rêveries de son délire, ni les hallucinations de son ambition ; et le Dogme de nos connaissances expérimentales ne pourra jamais surgir que de l'observation immédiate et calme de nos sens, et que de l'induction logique et saine de notre entendement. C'est pourquoi, comme dans la Nature il n'existe rien en dehors de l'incessante sensation et de l'évidente compréhension des Impondérables et des Pondérables, il en résulte que ces *Impondérables* et que ces *Pondérables* seront considérés par les esprits droits et exempts de préjugés , comme les deux Eléments primitifs et immanents du Monde. Si donc les *Impondérables* et les *Pondérables* sont les seules Causes premières de l'Univers , et si les premiers sont uniquement *actifs*, tandis que les seconds sont absolument *passifs* , il s'ensuit que l'*Impondéralisme* sera la seule Doctrine admissible par les Philosophes, par les Cosmologistes , les Naturalistes, les Physiciens, les Chimistes et les Médecins. Il n'y aura donc pas de science expérimentale ou positive qui puisse invoquer, pour sa théorie et sa pratique, d'autres Principes que les Agents impondérables eux-mêmes ; puisqu'ils sont les dépositaires uniques de toute l'énergie de la Nature ; et puisque toutes les lois de l'Univers entier, ainsi que celles de tous les Etres particuliers qui le composent, dérivent exclusivement de leur activité élémentaire ou de leurs forces *chimiques*. Désormais, le Principe animateur du Monde est donc connu : il n'est autre chose que la combinaison harmonique de tous les Impondérables universels. La somme totale des Impondérables constitue le principe universel et éternel des choses, que j'ai nommé le *Phlox* , ou l'*Esprit* concret, ou l'âme fluide et plastique qui *vivifie* l'Univers. Tandis que la somme totale des Pondérables constitue l'*Aphlox*, ou la *Matière* passive, ou le *substratum* inerte , qui sert de base corporelle à la composition du Monde entier et des Etres singuliers qui en forment l'assemblage. Pour édifier la Philosophie de la Nature, l'esprit humain sera donc obligé d'admettre les Impondérables et les Pondérables, comme les Causes premières de l'Univers, et il sera forcé de considérer leurs Lois élémentaires comme les Principes moteurs de tous les phénomènes des Etres. Nous venons donc de poser les fondements les plus transcendants de la Science générale, qui ne peut trouver ses raisons de constitution que dans les conditions doctrinales de l'*Impondéralisme*.

ARTICLE 3. — *Théorisation des Propriétés et des Lois des Impondérables et des Pondérables.*

Les Pondérables et les Impondérables sont les seuls Eléments constitutifs de la Nature : il n'en existe pas d'autres en dehors d'eux. C'est pourquoi la science doit chercher dans leur essence respective toutes les *Lois* d'activité et d'énergie qui meuvent et animent le Monde et les Etres.— Les Pondérables sont entièrement inertes, et ils sont servilement soumis à l'influence causale et aux modifications incessantes des Impondérables. Ce sont ces derniers qui les pénètrent et les transforment, qui leur donnent leurs divers états gazeux, liquides et solides, et qui leur impriment toutes les formes physiques et organiques que présentent les corps et les êtres. Lors donc qu'une agrégation quelconque de molécules pondérables manifestera les moindres signes de mouvement et d'activité, il faudra en chercher la raison déterminante dans les Impondérables qui pénètrent cette agrégation, et qui la meuvent et l'activent. C'est pourquoi toute structure inorganique et toute texture organique ne devront être considérées, dans leur formation et dans leur arrangement, que comme des produits directs de l'action originelle des Impondérables sur les molécules passives et obéissantes des Pondérables. Concluons donc que les Pondérables ne sont en réalité que les gangues, la pâte malléable, ou les instruments inertes des Impondérables.

Mais les Impondérables sont les dépositaires uniques et exclusifs de l'activité universelle ; eux seuls possèdent la puissance dynamique, la *force chimique*, l'impulsion motrice ; et il n'y a pas de force, ni d'activité, ni d'opération en dehors de leur initiative, de leur intervention et de leur concours : c'est dire que les Impondérables renferment, dans leur nature élémentaire, toutes les conditions d'influence, de modification et d'omnipotence. Aussi il ne peut exister aucun phénomène dans l'Univers qui ne doive se rattacher à leur énergie atomistique et chimique, comme à sa source originelle et causale. — Il n'existe pas de Causes métaphysiques, pas de forces abstraites, pas de propriétés immatérielles, pas de lois extranaturelles ; et toutes celles que l'on a invoquées ne sont que des hypothèses qui, sous des dénominations ou des interprétations fausses, ne peuvent exprimer que les manifestations dynamiques et élémentaires des Impondérables. C'est pourquoi l'idée de *force* implique la nécessité et la coexistence d'un *Impondérable* qui la révèle et l'émette. Il ne peut exister de force, de mouvement, d'activité, sans la condition causale d'atomes impondérables qui les produisent. Les mots force, mouvement, âme, lois, propriétés vitales, ferment, attraction, magnétisme, combus..., impulsion, réaction, etc., n'indiqueront que l'activité causale des Impondérables, n'exprimeront que les modes de leur manifestation phénoménale, et feront toujours supposer leur existence indispensable.

L'activité élémentaire des Impondérables, ou leur énergie chimique, se manifeste par des *actes*, qu'on a faussement abstraits, pour les ériger en *lois*, pour les soustraire à l'empire de leurs atòmes constitutifs, et pour les attribuer à des puissances métaphysiques, occultes et imaginaires. Ainsi, tandis que l'activité atomistique des Impondérables se manifeste par trois sortes d'actes, dont les uns sont *attractifs*, dont les autres sont *transformateurs*, dont les troisièmes sont *impulsifs*, les Métaphysiciens disent l'attraction, la transformation, la répulsion, etc. Or, ce langage est faux et ontologique, parce qu'il tend à essentialiser et à individualiser une chose qui n'existe pas par elle-même, qui n'est qu'un acte modal, qui n'est que l'expression phénoménale de l'énergie des atòmes impondérables. L'Attraction, la Transformation et l'Expansion n'existent pas en dehors des Impondérables qui attirent, qui transforment, qui repoussent, puisque ce sont eux qui agissent ainsi. Si donc les obligations du langage nous forcent à employer ces expressions abstraites, retenons bien que ces abstractions n'expriment de réel que les phénomènes, et ne doivent pas empêcher de les rattacher aux conditions chimiques et inhérentes des Impondérables.

Les Impondérables de la Nature se présentent à nous sous les trois formes du *Calorique*, de l'*Electricité* et de la *Lumière*, dont la combinaison harmonique forme le *Phlox*, ou l'âme plastique du Monde. De plus, les Impondérables nous manifestent leur activité chimique sous les trois phénomènes de l'*attraction*, de la *combustion* transformante, et de l'*expansion*; et ces phénomènes, qui ont été érigés en Lois, ne sont que les attributs expressifs de leur activité élémentaire. Ce sont les combinaisons magnéto-électriques des Impondérables qui produisent surtout l'attraction; ce sont leurs combinaisons électro-caloriques qui effectuent surtout la combus-

tion ; et ce sont leurs combinaisons calorico-lumineuses qui opèrent surtout l'expansion. Et ces lois, qui s'exécutent dans la totalité
du Monde, se réfléchissent également dans toute la série universelle
des Etres, et même dans chacun de leurs organismes particuliers.

ARTICLE 4. — *Organisation et Vie de l'Univers.*

Ainsi que nous l'avons proclamé déjà dans notre *Sécrétisme
animal,* publié en 1836, et dans notre *Evangile médical,* publié en
1843, le *Cosmos,* ou l'Univers, est un Etre *sui generis,* unitaire,
individuel, limité dans son étendue, précis dans sa forme spéciale,
composé chimiquement, organisé anatomiquement, et animé physiologiquement. — Il n'existe rien en dehors de lui. L'Espace, le
Temps, l'Infini, ne sont que des abstractions. Il n'y a d'existants
que la Nature, et les Etres singuliers qui, par leur assemblage,
constituent ses parties et sa totalité.— L'Univers est chimiquement
composé de Pondérables et d'Impondérables. Les Pondérables
forment le *substratum* passif et anatomique du Monde. Les Impondérables sont les Agents animateurs qui le vivifient physiologiquement. Les Impondérables sont les dépositaires ou les Facteurs
de la Force chimique et des Lois physiologiques qui ont présidé à
la formation et au développement de la Nature, ainsi qu'à sa forme
actuelle et définitive. Cette forme est celle d'un arbre sidéral et
colossal, ayant un globe central énorme pour tronc supporteur.
Ce tronc est entouré de traînées ou d'irradiations immenses
d'astres primaires, secondaires, tertiaires, et d'une foule d'autres
de moins en moins volumineux, espacés ramificativement, et
de plus en plus décroissant jusqu'aux derniers et aux plus petits
soleils. Dans cette série prodigieuse d'astres divergents, il en
est de principaux et de subordonnés. Les principaux servent
de centres particuliers, où gravitent un grand nombre d'autres
astres inférieurs, qui ressentent leur influence vitale, et qui obéis-
sent à l'expansion de leur atmosphère. Depuis le centre unique de
la Nature, jusqu'aux derniers soleils de la circonférence orbiculaire
de l'Univers, les astres de plus en plus décroissant en énergie et
en volume, se supportent les uns les autres. Et chacun de ces
astres est un centre solaire qui soutient un système planétaire
complet. Et il est un grand nombre de planètes principales, qui
servent aussi de centres supporteurs, pour des accessoires que nous
avons appelées satellites. Et il est des planètes excessivement excentriques, que nous avons appelées comètes, qui révolutionnent, soit

aux confins de chaque système planétaire, soit même aux limites de l'Univers entier, en suivant des courbes qui nous paraissent paraboliques ou hyperboliques, mais qui ne le sont pas, parce que ces comètes s'inclinent à l'apogée de leurs mouvements centrifuges , pour subir l'action gravifique et la sollicitation centripète, soit de leur soleil particulier, soit du foyer constellaire le plus voisin , soit même du globe central qui sert de pivot à l'Univers entier. De sorte que , dans l'arbre général de la Nature, rien ne peut sortir de ses limites orbiculaires, ou de la ligne arrondie de son feuillage terminal ; et si quelques comètes s'en écartent, ce n'est que temporairement, pour développer leur révolution, pour user le mouvement de projection qu'elles ont subi, et pour bientôt retomber concentriquement dans le sein de la Nature, où elles vont puiser une nouvelle impulsion excentrique, qui leur fait recommencer leur ellipse accoutumée. C'est ainsi que le cours des astres est aussi réglé que la circulation du sang, dont les globules sont poussés par le cœur jusqu'à la circonférence, où sa force impulsive expire et cède son empire à l'attraction, qui convoque les globules au foyer cardiaque, pour les exposer ainsi alternativement à une nouvelle projection. Cette observation nous fait voir que les Lois de la Nature sont universelles , et qu'elles se réfléchissent du grand Monde dans tous les êtres particuliers qu'il a engendrés.

Nous venons d'exposer la Forme *anatomique* et arboréale de l'Univers ; il nous reste à expliquer sa Genèse et ses Lois physiologiques. Mais la Genèse du Monde dérive des forces chimiques des Impondérables, et nous savons que les Impondérables manifestent leur activité élémentaire : 1° par l'*Attraction* ; 2° par la *Combustion* transformante ; 3° par l'*Expansion*. Ce sont donc ces Lois chimiques qui ont présidé à la structure anatomique et au développement physiologique du Cosmos. Le Cosmos, comme tous les Etres organisés et vivants, est soumis à des phases alternatives de chaos, de naissance, de croissance, de maturité, de reproduction, de décadence et de dissolution. Dans une phase palingénésique ou de rénovation du monde, et après la dissolution complète de la Nature, qui s'est détruite et reformée des milliards de fois, les Eléments étaient confondus, les Impondérables et les Pondérables étaient en chaos. Mais après une longue incubation, il s'opéra une saturation suffisante des uns par les autres ; et un centre *attractif* s'agrégea ; et les Impondérables formèrent un Foyer d'organisation et de vitalité ; et les Impondérables concentrés *brûlèrent* la masse des Pondé-

rables. De ce premier travail embryogénique, il résulta un Globe
unique et universel, composé de la totalité des matériaux physiques
et chimiques de la Nature. Et ce Globe s'organisa et s'anima en
lui-même ; et il *attira*, et il *brûla* en s'assimilant, et il *irradia* ; et
sa Vie chimique et physiologique fut ainsi établie. Mais quand le
foyer central de ce globe unique eut consumé la plus grande partie
des Pondérables universels et les eut enchaînés à son organisme,
ce foyer central parvint à sa période de vigueur et de reproduction.
Alors sa force expansive lutta contre les couches énormes des
Pondérables qui l'entouraient et l'opprimaient ; et après des incu-
bations nouvelles et une fermentation prodigieuse, il fit une éruption extraordinaire dans leur masse agglomérée ; et cette irruption
se fit jour au dehors par mille cratères, d'où jaillirent profusément
dans l'espace des milliards d'éjaculations de matières flamboyantes,
à projections excentriques et disséminées. Ces matières enflammées
se pelotonnèrent sphéroïdalement dans leurs expulsions divergentes, elles s'organisèrent en astres excessivement nombreux, et
et elles s'animèrent par la continuation de leur embrasement et par
leurs propres Impondérables constitutifs. Et quand le mouvement
de projection expira, chacun de ces astres s'inclina sous la convo-
cation centrale du Globe générateur, qui les attira dans sa sphère
d'activité, et dont la force irradiante les impulsa de nouveau pour
les faire révolutionner autour de lui ; et c'est ainsi que s'établit
leurs lois astronomiques et la périodicité de leurs rotations orbi-
taires. Tous ces astres, à leur tour, par des causes naturelles analogues, enfantèrent chacun des astres plus petits et des planètes
moins considérables, qui se superposèrent sur eux et qu   ir furent
subordonnés dans leurs révolutions. Ces nouveaux et plus petits
astres, par des causes semblables, en produisirent encore d'autres
bien moins volumineux, qui se superposèrent encore, qui s'organisèrent et s'animèrent, et qui agrandirent de plus en plus le
développement progressif et ramificatif de la Nature. Et c'est par
des millions et des milliards de générations astrales semblables et
successives que la Nature entière se forma telle que nous la voyons,
depuis ses premiers enfantements immédiats jusqu'aux derniers
soleils de sa circonférence arrondie et terminale. Et les astres furent
d'autant plus puissants qu'ils renfermèrent plus d'Impondérables
inhérents, comparativement à la proportion de leurs Pondérables
constituants. Et ils furent d'autant moins énergiques qu'ils con-
tinrent moins d'Impondérables élémentaires et plus de Pondérables

intrinsèques. Mais comme les Impondérables dominaient dans les premières générations astrales et repoussaient à la circonférence les Pondérables, dont ils opéraient la purification et le dépouillement successifs, les Pondérables furent en plus grand nombre dans les dernières productions sphériques de la Nature. Aussi les avant-derniers et les derniers soleils eurent-ils plus d'efforts à faire pour s'en débarrasser, et c'est avec eux qu'ils composèrent les systèmes planétaires qui les entourent. Mais c'est toujours par les mêmes lois naturelles qu'ils les projetèrent excentriquement, et qu'ils les firent tourbillonner périodiquement autour de leur foyer enflammé et dans la sphère de leur activité. C'est ainsi que la Nature entière se constitua : elle fut non-seulement organisée et animée dans son ensemble ; mais chacune de ses parties, soit lumineuses, soit opaques, fut aussi organisée et vivifiée sur le même type unique. De sorte que chaque corps céleste *attira*, *brûla* et *rayonna*. Il attira pour se nourrir ; il brûla pour assimiler et grossir ; il irradia pour repousser les astres qui gravitaient immédiatement sur lui, et pour les maintenir en circulation harmonique autour de son foyer. Et c'est ainsi que l'équilibre des mondes s'établit universellement et dans tous les départements constellaires de la Nature. Voilà comment se forma l'Organisation anatomique et la Vie physiologique du Cosmos, qui n'est que l'Etre unique et général auquel tout se rattache, puisqu'il renferme les étoiles, les planètes, les satellites, les comètes, et puisque les soleils et les planètes renferment aussi les minéraux, les végétaux et les animaux. Dans cette Genèse du Monde, on voit donc que ce sont les Impondérables qui, par leurs Lois *attractive*, *combustive* et *expansive* sur les Pondérables, ont formé et organisé toutes les sphères lumineuses et opaques, en donnant à leur assemblage la forme typique d'un arbre ramifié, et en douant chaque corps céleste d'une force vitale à la fois attractive, combustive et rayonnante. Ces considérations doivent donc nous faire conclure que c'est l'Impondéralisme qui doit présider aux explications cosmologiques et astronomiques du Monde.

ARTICLE 5. — *De la chaîne des Etres dans notre Planète.*

La Terre, qui est une des productions extrêmes de la Nature, a été enfantée directement par notre soleil, comme toutes les autres planètes du système. Elle est aussi composée de Pondérables et d'Impondérables. Mais les Pondérables et les Impondérables ont pris, dans les divers corps constitutifs du globe, des formes spé-

ciales qui sont appropriées à leur position régionale et à leur office
dans le sein de la Nature universelle. C'est pourquoi la Terre est
formée des rudiments élémentaires de toutes les parties constitutives des sphères supérieures ; elle n'est en quelque sorte qu'un
extrait final et un dernier bourgeon du grand Arbre universel.
Elle est organisée dans ses **Pondérables**, et elle est vivifiée par ses
Impondérables. Aussi, comme tous les astres, elle *attire* et s'alimente ; elle *brûle* et assimile ; elle *irradie* des Impondérables
défensifs, qui repoussent à distance les planètes voisines, et qui
l'équilibrent dans ses rapports avec toutes les parties du système
solaire. Dans son âge de vigueur, elle a projeté la Lune, et a soumis
sa révolution périodique à son attraction et à son expansion. La
terre n'enfantera plus de satellites, parce que sa force générative
est épuisée, et parce qu'elle est dans un âge de décadence. Tous
les premiers efforts de sa vitalité ont été consacrés, d'abord à produire la Lune, par son irruption primitive et la plus vivace ; ensuite
à organiser ses terrains primaires et secondaires, et les immenses
voies convergentes et divergentes de ses volcans, et les ramifications si étendues de ses filons métalliques, et les vastes divisions
de ses cours d'eaux internes et externes, et les grandes chaînes de
ses montagnes, etc. Mais après tous ses efforts excentriques d'organisation et d'animation, la plus grande partie des Impondérables
du foyer était disséminée dans la masse terrestre, qu'ils saturaient
chimiquement, qu'ils faisaient fermenter, et qu'ils tendaient à
organiser et à vivifier partiellement. C'est alors que les minéraux
prirent leurs formes particulières, gazeuses, liquides et solides ;
c'est alors qu'ils contractèrent leurs propriétés chimiques spéciales,
dues à leurs Impondérables intégrants ; c'est alors que se formèrent
les prétendus corps simples et composés, signalés par la science
imparfaite d'aujourd'hui. Et les Impondérables, qui alors saturaient
si profusément les Pondérables du Globe, les animèrent graduellement, avec le concours des rayons solaires et des émanations
atmosphériques de tous les astres. Et ils composèrent d'abord un
règne immense d'Etres organiques minéraux, qui sont aujourd'hui
perdus, mais dont l'existence, la forme anatomique et la force
physiologique nous sont révélées par quelques débris rares, par
les cristaux, par les formations végétatives des éponges et des
coraux, par les dispositions madréporiques, etc. De sorte que la
matière que nous regardons comme brute à présent, était jadis
imprégnée et animée par des Impondérables ardents, et constituait

des êtres minéraux nombreux, jouissant de l'organisation et de la vie. Mais le refroidissement progressif du globe, les cataclysmes terrestres, et la force destructive du temps, ou plutôt du feu, de l'air, des eaux et des éboulements, ont détruit ce règne organique minéral originel, et il n'en reste plus aujourd'hui des traces suffisantes pour le constater ; mais ce règne primitif a existé et a servi de préliminaire indispensable pour amener les deux autres règnes organiques végétal et animal, qui sans lui n'auraient pas de raison d'être. C'est donc avec les détritus du règne organique minéral préliminaire, que les Impondérables terrestres et solaires composèrent les premiers végétaux et les premiers animaux. Et ces deux nouveaux règnes s'ébauchèrent lentement et graduellement, d'abord dans des êtres assez informes, et ensuite dans des individus bien mieux dessinés. Et tous s'organisèrent et s'animèrent par les Impondérables et par leurs Lois *attractives*, *combustives* ou transformantes, et *expansives*. Les Végétaux se perfectionnèrent graduellement par le développement successif des Agames, des Cryptogames et des Phanérogames, jusqu'à ce qu'ils produisirent la Flore actuelle. Et les Animaux se perfectionnèrent aussi progressivement, par le développement successif des Microscopiques, des Polypes, des Radiaires, des Vers, des Annelides, des Crustacés, des Arachnides, des Insectes, des Mollusques, des Poissons, des Reptiles, des Oiseaux, des Mammifères, des Quadrumanes, des Bimanes, des Orangs-Outangs, des Troglodites, des Papous, des Boschismans, des Nègres, des Malais, des Mongols et des Caucasiens. C'est ainsi que la matière minérale s'organisa et se vivifia végétalement et animalement, et d'une manière continue et perfective, depuis les minéraux jusqu'aux plantes les plus belles, jusqu'aux animaux les plus avancés, jusqu'aux races des Singes, et enfin jusqu'à l'Espèce Humaine. Et tous les Organismes se compliquèrent, et ils fonctionnèrent physiologiquement, par l'influx attractif, sécréteur et expansif de leurs seuls Impondérables constitutifs. De sorte que la Physiologie végétale et animale ne fut qu'une représentation exacte et qu'une réduction fidèle de la grande Physiologie qui anime l'ensemble de la Nature entière. Et toutes ces créations animales et végétales de la Terre furent enchaînées entre elles, par des lois de continuité et d'évolution successives, analogues à celles qui unissent le tronc d'un arbre à ses grosses et à ses petites branches, à leurs rameaux, à leurs divisions, à leurs pétioles, à leurs bourgeons, à leurs feuilles, à leurs fleurs et à leurs fruits. Ainsi, dans la série des Êtres ter-

restres, tout se lie texturalement, organiquement et fonctionnel-
lement, et les espèces s'engendrent avec filiation et hiérarchie.
C'est pourquoi, de même que le fruit est le produit le plus épuré
d'un arbre, de même l'*Homme*, qui est venu au sommet final de la
Genèse universelle, me paraît le résumé extrême de toutes les
productions antérieures de la Nature, et la quintessence dernière
de la Nature elle-même. C'est le fruit le plus mûr qu'elle a développé sur notre Planète ; et si d'autres êtres encore supérieurs
devaient un jour apparaître sur le Globe, certainement ils n'auraient d'autre raison d'être, que par la transformation graduelle et
la perfection toujours plus exquise de la nature organique et de
l'activité physiologique de l'Espèce humaine : ce qui ne pourrait
être dû qu'à la subtilisation de plus en plus complète de nos Impondérables et de nos Pondérables constituants. — Si donc le
Système généalogique des Etres ne peut s'expliquer que par l'existence et les lois des Impondérables et des Pondérables, concluons
donc encore que la Philosophie naturelle ne peut avoir d'autre base
que la Doctrine de l'Impondéralisme.

ARTICLE 6. — *De l'Homme.*

Le corps de l'Homme est le résumé final et l'extrait quintessencié de toutes les élaborations progressives de la Nature universelle. Les Stoïciens et les Cabalistes avaient raison d'appeler
l'homme le petit Monde, ou le Microcosme, en le comparant au
grand Monde, ou au Macrocosme. En effet, l'homme contient en
lui tous les rudiments impondérables et pondérables de l'Univers.
Mais les Eléments physiques et les Lois chimiques de la Nature,
par des transformations successives de plus en plus parfaites, sont
parvenus à leur dernier degré de subtilisation et d'expression,
pour construire notre organisme, pour le vivifier, le mouvoir et le
sensibiliser. Mais notre organisme n'en est pas moins, dans notre
planète, l'aboutissant final et annexe de toutes les évolutions généalogiques du grand Monde ; il en est le fruit sommital et le plus
épuré ; il en est l'extrait terminal et fidèlement représentatif. L'organisme humain ne doit sa structure, sa vie et son animation qu'à ses
éléments constitutifs, qui ne sont que les dérivés de ceux de la Nature entière ; qui ne sont que des perfectionnements et des purifica-
tions des Impondérables et des Pondérables universels. Les Impondérables et les Pondérables de l'Homme représentent donc exactement
ceux du Monde général. Mais les Impondérables universels ont

pris , dans notre organisme, les formes plus subtiles et plus atté-
nuées du *Calorique vital* , du *Fluide moteur* et du *Fluide sensible ;*
et les Pondérables universels ont pris , en nous, les formes plus
délicates de nos gaz, de nos liquides et de nos viscères constitutifs.
C'est l'union de nos Impondérables et de nos Pondérables intégrants , qui a formé nos appareils , nos tissus , nos fibres , nos
humeurs, nos globules et nos gaz. Mais ce sont nos Impondérables
seuls qui imposent et exercent les Lois chimiques et physiologiques ; qui président à la Vie, à la Motilité, à la Sensibilité, et à
toutes les autres fonctions auxiliaires d'attraction et d'absorption ,
de digestion et de sécrétion, de transformation et d'assimilation ,
d'exhalation et d'excrétion. Sans les Impondérables , qui constituent seuls les Causes de l'activité du corps, la Vie n'existeroit pas,
et les mouvements fonctionnels ne s'effectueraient pas. Le cadavre
n'est qu'un assemblage de Pondérables en excès, réunis à des Impondérables saturés , neutralisés et annulés : ceux-ci ne sont plus
en suffisance pour pénétrer convenablement les viscères, pour les
vivifier et les contracter, pour leur faire opérer leurs lois attractives , sécrétantes et expansives ; c'est pourquoi les organes ne
possèdent plus en eux les conditions physiques et chimiques de
leurs forces et de leurs mouvements physiologiques. Aussi tout
est-il inerte et mort ; et les Pondérables cadavériques, soit gazeux,
soit liquides , soit solides, ne peuvent plus rien , sans l'influx indispensable d'Impondérables à la fois suffisants et libres, et à la fois
vitalisateurs, locomoteurs et sensibilifiants.

L'Homme est en petit ce que la Nature entière est en grand.
Il est composé physiquement des mêmes Impondérables et des
mêmes Pondérables : seulement ces deux sortes de principes élémentaires sont, en lui, appropriées à son essence bien plus éla-
borée, à son essence mûrie par des transformations antérieures
innombrables , à la fois astrales, planétaires, minérales, végétales
et animales. Les Lois chimiques des Impondérables de l'Homme,
sont aussi les mêmes que celles des Impondérables de la Nature.
C'est pourquoi l'Homme a été organisé sur le même moule que
l'Univers ; et c'est pourquoi il a été animé sur le même type que le
Monde lui-même. Aussi, ce sera surtout par la connaissance exacte
de l'anatomie et de la physiologie humaines, que les investigateurs
philosophes pourront , par l'analogie et l'induction, s'élever à la
compréhension exacte de l'anatomie et de la physiologie universelles. Notre encéphale représente le globe central, qui sert de

pivot ou de soutien à la totalité de la Nature. Les divers faisceaux
nerveux, constitutifs de la moelle épinière, représentent les vastes
traînées d'astres primaires, qui ont été projetées originellement par
l'acte générateur du globe central, et qui ont constitué ses membres
immédiats, ou les principaux troncs du grand arbre universel et
multiastral du Monde. Les ganglions nerveux figurent les centres
particuliers des innombrables agglomérations d'astres secondaires,
qui entourent le globe central sous la forme de nébuleuses profondes, dont le télescope nous révèle seulement les plus extrêmes.
Les plexus nerveux figurent les constellations incalculables et successives qui sont groupées autour des agglomérations des nébuleuses. L'immense quantité des nerfs et de leurs divisions représente
la prodigieuse profusion des ramifications astrales, qui compose le
feuillage étoilé du grand Arbre sidéral de la Nature. Les derniers
réseaux des nerfs figurent l'excessive dissémination des soleils répandus dans les dernières régions circonférencielles du Monde.
Les éléments pondérables qui sont unis aux impondérables physio-
siologiques et qui forment le *subtratum* des gaz, des globules liquides et des cellules solides du corps, représentent les éléments
pondérables de toutes les planètes, et donnent l'idée de l'enchaînement successif de tous les gaz, de tous les liquides et de
tous les solides de chaque planète, au foyer d'Impondérables qui l'a-
nime et qui entretient ses rapports volcaniques et minéralogiques,
marins et atmosphériques, solaires et astronomiques. Les parties solides du corps, qui environnent les nerfs et qui enveloppent les viscères, représentent toutes les couches minérales qui circonscrivent
le foyer des globes célestes, qui forment leurs masses sphériques, et
qui composent leurs croûtes si épaisses et si compactes. Les liquides
du corps représentent les mers intérieures et les mers extérieures
des planètes. Les gaz de l'organisme figurent les vents réguliers et
irréguliers des corps planétaires. Les perspirations de vapeurs, qui
se dégagent de la circonférence cutanée, représentent les atmosphères aériformes des corps célestes. Nos exhalations d'Impondérables *caloriques* ou vitaux, *électriques* ou moteurs, *phosphoriques*
ou sensibles, représentent les émanations caloriques, électriques et
lumineuses des astres et des planètes ; et ils nous annoncent, de
plus, que ces émanations astrales et planétaires surgissent de
Foyers de Combustion ou de vitalité, d'Electrisation ou de mouvement, et d'Illumination ou de sensibilité. Voilà pourquoi nous
avons proclamé que la Nature entière, cu le *Cosmos*, était un indi-

vidu spécial, limité et organisé , qui avait sa Vie propre, sa Locomotion particulière, et sa Sensibilité distincte ; et voilà pourquoi
nous avons aussi déclaré que chacune de ses parties, soit astrales ,
soit planétaires , soit satellitaires , soit cométaires , était vivante,
motrice et sensible, à sa manière, mais dans des rapports de simi-
litude, de correspondance et de filiation, avec la Nature entière.
Tout le système des Etres ne forme qu'un Tout harmonique, qu'un
immense Organisme , ayant son Foyer central de vitalité universelle , et étant composé d'une innombrable accumulation de foyers
vitaux , semblables et successifs , c'est-à-dire , d'organes célestes
progressivement subordonnés , depuis le centre jusqu'aux extrémités , depuis les premiers astres jusqu'aux derniers soleils, jusqu'aux planètes, aux satellites et aux comètes ; et, dans une planète, depuis son noyau volcanique central jusqu'à ses terrains et
ses minéraux, jusqu'à ses végétaux et ses animaux ; et, dans la
chaine des animaux, depuis les polypes, les radiaires , les vers , les
crustacés , les mollusques , les poissons , les reptiles , les oiseaux ,
les mammifères , jusqu'aux singes et à l'espèce humaine. De sorte
que le grand Arbre organisé et vivant de l'Univers, a développé
toutes ces productions graduelles, comme un pommier déroule ses
branches , ses rameaux, ses bourgeons, ses feuilles, ses fleurs et
ses fruits. Et de même que le fruit est la partie finale la plus éla-
borée et la plus mûre ; de même l'Homme, amené par les transformations antérieures et successives de la Nature , en est l'extrait le
plus quintessencié et le résumé le plus analytique. Mais il n'en est
pas moins enchaîné au reste du Monde , par ses éléments homogènes, par ses lois identiques, par ses rapports forcés, c'est-à-dire,
par les conditions mêmes de son organisation , de sa vitalité, de ses
fonctions animales , de son entretien et de sa conservation. Mais si
tel est le secret de la Nature et de l'Homme, on sentira bien que
ce secret philosophique ne pouvait surgir que des explications de
la Doctrine de l'Impondéralisme.

ARTICLE 7. — *Composition physique et chimique de l'Homme.*

L'organisme de l'Homme possède une composition physique et
chimique analogue à l'Univers entier. Comme ce dernier, il est
constitué par des Impondérables uniquement actifs, et par des
Pondérables absolument passifs. Les Impondérables de la Nature,
en passant par la chaine des Etres, et en subissant l'immense série
des élaborations progressives et généalogiques, se sont purifiés et

subtilisés successivement, et ont fini par prendre, dans l'Homme, les formes finales et plus exquises du Calorique vital, du Fluide locomoteur et du Fluide sensorial. De sorte que ce sont ces trois Impondérables distincts qui sont maintenant chargés de renouveler notre espèce par l'acte générateur, de composer l'organisme embryonnaire, de constituer la structure anatomique, d'entretenir l'activité physiologique, et de conserver l'individu par l'alimentation, par les rapports hygiéniques et par les relations sociales. Chacun de nos trois Impondérables jouit de l'*attraction*, de la force *combustive* ou sécrétante, et de la force *expansive* ou rayonnante ; et c'est avec ces trois Lois élémentaires que chacun d'eux s'est façonné un appareil spécial, destiné à le contenir et à faciliter ses opérations chimiques et fonctionnelles. De sorte que ce sont nos trois Impondérables qui ont attiré des Pondérables particuliers, qui les ont brûlés, sécrétés et transformés, et qui les ont disposés anatomiquement, pour constituer nos appareils de la Calorification vitale, de l'Electrisation locomotive et de l'Illumination sensoriale. Dans cet acte de formation structurale, les Pondérables assimilés et organisés étaient absolument inertes, et ils ont subi passivement l'influx initial et dominateur des Impondérables physiologiques. C'est pourquoi tous les éléments pondérables du corps ont été asservis chimiquement et harmoniquement à l'autorité suprême des trois Foyers fonctionnels de la Vitalité, de la Locomotion et de la Sensorialité ; et c'est pourquoi ils continuent toujours à obéir servilement à l'influence des Fluides centraux ou rayonnants, et des Fluides locaux ou intégrants. Ce sont donc les Impondérables seuls qui ont présidé au choix et à l'arrangement de nos Pondérables constitutifs ; ce sont eux qui leur ont imprimé leurs Propriétés physiques, chimiques et physiologiques ; et ce sont eux qui les ont enchaînés administrativement à l'exercice ministériel de leurs Fonctions centrales, départementales et locales. De sorte que l'Organisme ne forme qu'un Tout harmonique, soumis à un Foyer commun de Combustion vitale, et dont les propriétés chimiques sont masquées, absorbées et exploitées au profit de l'exercice gouvernemental et suprême de la Calorification, et dont les parties constituantes n'ont été assujetties à leur ordre anatomique, que pour favoriser l'exécution des Lois attractives, sécrétantes et impulsives des Agents fonctionnels ou des Impondérables physiologiques. C'est pourquoi les divers éléments que nous extrayons du cadavre, et en qui nos expériences découvrent des propriétés chimiques particulières, ne possèdent pas et n'exercent pas ces propriétés chimiques, quand ils sont dans le corps vivant; parce que ces propriétés chimiques sont dissimulées, neutralisées et maî trisées par les propriétés chimico-physiologiques nouvelles, que leur impriment les Impondérables qui les saturent, les activent, les asservissent, les emploient et les font officier, dans l'intérêt de l'harmonie et de la physiologie totales. D'un autre côté, les Pondérables, qui ont été appelés par les Impondérables fonctionnels à faire partie du corps vivant, et qui ont été disposés anatomiquement pour remplir un office quelconque, ne sont plus inertes dès qu'ils font partie intégrante de l'organisme. Car ces Pondérables, étant devenus des gaz, des liquides, des solides, des viscères ou des appareils, par leur combinaison avec les Impondérables, se sont activés, vitalisés et animés nécessairement sous l'influx de ces derniers; c'est pourquoi ils participent à leur énergie chimique et physiologique, dans le rapport de cette combinaison et de cet influx, c'est-à-dire, dans le rapport de leur pénétration d'Impondérables, dans le rapport de la somme intrinsèque qu'ils en possèdent, et de la somme variable qu'ils reçoivent de leurs irradiations centrales continuelles, et de leur fixation locale incessante. Aussi les Pondérables de l'organisme, sous cet influx des Impondérables rayonnants et intégrants, remplissent des offices physiologiques subordonnés, et relatifs à leurs formes physiques et anatomiques, ou gazeuses, ou humorales, ou viscérales. Mais, pour que les Pondérables du corps agissent, et pour qu'ils continuent d'agir, il faut qu'ils reçoivent sans interruption cet influx indispensable d'Impondérables, sans lesquels ils seraient inertes; et pour peu que les Impondérables ne leur parviennent plus, ils s'engourdissent, se paralysent et s'annulent. C'est pourquoi les Pondérables du corps n'ont d'activité que celle qu'ils empruntent aux Impondérables, auxquels ils sont absolument subordonnés dans leurs modifications physiologiques, pathologiques et thérapeutiques. — Ces considérations sur la passivité des Pondérables et sur leur assujettissement permanent aux Impondérables, doivent nous faire conclure que c'est par l'influence autocratique de ces derniers que les premiers ont pris toutes leurs formes élémentaires, et notamment celles de la protéine, de la caséine, de l'albumine, des globules, de la fibrine, de la gélatine, des principes minéraux constituants; et du sérum, de la lymphe, du sang, de la bile, des sécrétions, des excrétions; et des tissus nerveux, artériel, veineux,

lymphatique, glandulaire, cellulaire, graisseux, séreux, aponé-
vrotique, tendineux, ligamenteux, gélatineux, osseux, épidermi-
que, pileux, onglaire; et des appareils, des viscères, de leurs
enveloppes, etc., etc. De sorte que tous les principes chimiques et
ana'omiques de nos Pondérables ne sont réellement que les produits constants des seuls Impondérables, qui nous *organisent*, qui
nous échauffent et nous *vivifient*, qui nous électrisent et nous
meuvent, qui nous phosphorisent et nous *sensibilifient*. Si donc
toutes les conditions chimiques, anatomiques et physiologiques du
corps de l'Homme, ne relèvent que des Impondérables qui nous
ont formés, et que de leurs Lois qui nous animent et nous entretiennent, il est juste de conclure que l'*Impondéralisme* sera la
Doctrine la plus propre à expliquer les mystères de notre composition et de notre vitalité.

ARTICLE 8. — *L'Anatomie.*

Les éléments de l'organisme, avant d'entrer dans le domaine de
notre constitution pour composer les parties primitives de l'embryon, ont été soumis d'abord à l'activité originelle et conditionnelle des Impondérables générateurs. Ces Impondérables générateurs, tirés du père et de la mère, ont formé un *stimulus* initial
d'*attraction*, de *sécrétion* et d'*expansion*, qui devint le Foyer de la
Calorification vitale. Et c'est par ce Foyer dominateur et assimila-
teur que tous les Pondérables et tous les Impondérables ultérieurs,
nutritifs et grossissants, passèrent, se modifièrent et se transfor-
mèrent, pour acquérir les conditions d'entretenir la Vie et les
Fonctions, et de servir à la *composition* des tissus, des viscères, des
solides, des liquides et des gaz du corps. Et tous ces matériaux de
notre organisme ont été chimiquement combinés et physiquement
distribués, pour effectuer les Lois d'attraction, de sécrétion et
d'expansion, pour ordonner directement notre *construction* anatomique, et pour faire fonctionner instrumentalement notre activité
physiologique. Nous établissons donc pour principe fondamental
de notre Doctrine, que ce sont les trois Lois chimiques de nos
Impondérables qui furent les Causes suprêmes et primordiales de
notre *Anatomie* et de notre *Physiologie* : et nous espérons que cette
grande vérité fera le triomphe de l'Impondéralisme. Néanmoins,
nous engageons encore à tenir compte des gaz, des liquides et des
solides; parce que, quoiqu'ils seraient inertes sans leurs Impondérables intégrants et sans les Impondérables impulsifs, ils n'en

servent pas moins de gangues et d'instruments à ces Impondérables, et ils n'en sont pas moins des intermédiaires indispensables,
qui lient les Impondérables fonctionnels à leurs modificateurs
hygiéniques et pathologiques. Ce sont les Impondérables qui, par
leur action physique et chimique sur les Pondérables, ont *gazéifié*
les gaz, ont *liquéfié* les humeurs, ont *solidifié* les viscères et les
tissus. Ce sont les Impondérables qui ont disposé anatomiquement
les Pondérables, et qui leur ont imprimé leurs propriétés officielles.
La structure des appareils du corps n'est qu'un arrangement des
Pondérables par les Impondérables, pour exercer les trois Lois
attractive, sécrétante et rayonnante de ces derniers : or, l'exercice
de ces trois Lois constitue la Physiologie. Ce n'est qu'avec l'aide
des Impondérables impulsifs et saturateurs, que les gaz, les liquides et les solides contribuent à exécuter secondairement ces Lois,
et à entretenir auxiliairement et instrumentalement les Fonctions
qui en dépendent. Si nos grands appareils possèdent des racines,
un tronc et une tige, des ramifications et des viscères fructiformes,
c'est que, comme chez les végétaux leurs devanciers, ces tissus ont
été créés, façonnés et distribués par les Lois des Impondérables qui
les saturent et les animent. C'est l'*attraction* qui a déterminé les
racines *convergentes* de nos appareils nerveux, artériel et veineux;
c'est le pouvoir *combustif* et sécréteur qui a configuré leurs foyers
centralisants, encéphalique et cardiaque; c'est l'*expansion* qui a
projeté leurs tiges spinale et aortique, et toutes les ramifications
divergentes des nerfs, des artères, des veines, des lymphatiques,
de l'arbre osseux lui-même. C'est encore la concentration partielle
des Impondérables, qui a formé les glandes et tous les viscères
particuliers. Et les Impondérables ainsi localisés dans ces viscères
isolés, en y exerçant leurs trois forces élémentaires attractive,
sécrétante, expansive, ont encore présidé à la confection de leurs
canaux d'absorption, de leur foyer spécial de vitalité et d'élaboration, et de leurs canaux d'exportation ou d'excrétion. Et tout cet
ensemble des instruments anatomiques de l'organisme a été disposé
et enchaîné, de manière à favoriser l'exercice de toutes les lois
centrales et locales d'attraction, de sécrétion et d'élimination. De
sorte que les Impondérables et les Pondérables réparateurs devaient
être reçus dans des cavités, sous formes gazeuses, liquides et solides, pour être transportés *concentriquement* aux divers foyers de
la vitalité, pour y être englobés *centralement*, afin d'y subir les
élaborations suffisantes, et pour être ensuite repoussés *excentri-*

quement, et être rejetés en résidus inutiles, sous formes gazeuses, liquides ou solides. Voilà ce qui a déterminé les tissus, les appareils, les viscères, les gaz, les liquides et les solides ; voilà ce qui a concentré les appareils principaux de l'innervation, ou de la Calorification, de l'Electrisation et de l'Illumination ; voilà ce qui a fait annexer à ces appareils principaux les autres appareils accessoires de la digestion, de l'absorption, de la respiration, de la circulation, des sécrétions, des exhalations et des excrétions. Voilà pourquoi tous le corps entier, comme les organes particuliers, et comme les cellules, les globules et les moindres molécules, *attire* dans sa profondeur, décompose, brûle, *sécrète* et transforme ce qu'il a attiré, et *irradie*, repousse, élimine, exhale ou excrète les produits impropres qui ont passé par l'attraction et les absorptions, par la combustion vitale et la décomposition, par les sécrétions et les élaborations. On voit donc, par ces explications, que l'organisme n'est vraiment qu'une machine anatomique, animée par des Impondérables et destinée, par ses fonctions viscérales, à exécuter leurs Lois chimiques et physiologiques d'attraction, d'appropriation et d'exportation. Mais, si tel est l'empire des Impondérables dans notre organisme, ne devons-nous pas donner à notre Doctrine qui les théorise, toute la prééminence qu'elle mérite sur les systèmes insuffisants et faux du Vitalisme, du Gazisme, de l'Humorisme et du Solidisme ?

Article 9. — *La Physiologie.*

Si les Impondérables sont les conditions premières de la composition anatomique de l'homme, en attirant, en sécrétant et en disposant nos Pondérables constitutifs ; les Impondérables sont aussi les conditions premières de notre activité physiologique, par leurs Lois chimiques d'attraction, de sécrétion et d'expansion. Enlevez de l'organisme les Causes élémentaires, ou les Impondérables qui recèlent atomistiquement les Lois chimiques, l'organisme sera aussitôt privé de ses Lois physiologiques, qui ne sont que des dérivées des Lois chimiques ; et l'activité vitale s'annulera, et les mouvements fonctionnels s'aboliront, et toutes les opérations viscérales s'anéantiront, et tout prendra l'immobilité, l'inertie et la rigidité cadavériques. La Physiologie n'est que l'exécution de l'activité chimique des Impondérables ; elle n'est que l'exercice, la réparation et le maintien des mouvements fonctionnels composés que déterminent leurs trois Lois élémentaires d'attraction, de sécrétion et d'expansion. De même qu'il existe dans notre organisme trois Impondérables centraux, qui sont : le Calorique, le Fluide moteur et le Fluide sensible ; de même il y a trois Fonctions centrales, causées respectivement par ces trois Impondérables, et chargées d'attirer leurs homogènes, de les sécréter en les renouvelant, et de les irradier dans leurs appareils respectifs. Ces trois Fonctions sont celles de la Vitalité, de la Locomotion et de la Sensorialité, ou plutôt, selon notre Doctrine, de la Calorification vitale, de l'Electrisation locomotive et de l'Illumination sensoriale. La Calorification vitale est la Fonction primordiale ou la primaire, parce qu'elle supporte, allume, avive, stimule et entretient les deux autres. L'Electrisation locomotive est la Fonction secondaire, l'intermédiaire, parce qu'elle reçoit directement le Fluide vital de la Calorification, fluide qu'elle est obligé de changer en Electrique animal, pour le transporter ainsi modifié à l'Illumination sensoriale, qui, à son tour, le transforme en Fluide sensorial et sensible. L'Illumination sensoriale, qui est le phénomène chimico-physiologique du sentiment, de la pensée et de toutes les opérations de l'intelligence, est la Fonction tertiaire de l'organisme ; parce qu'elle est enchaînée immédiatement à l'Electrisation locomotive et médiatement à la Calorification vitale, desquelles elle est servilement dépendante, et sans lesquelles elle ne s'animerait pas, ne fonctionnerait pas et ne s'entretiendrait pas. Ces trois Fonctions fondamentales de la Physiologie siègent chacune dans un appareil nerveux particulier. Aussi, sous l'influence de l'Agent impondérable qui les exécute individuellement, et qui sature leur appareil respectif, ces trois Fonctions exercent leurs Forces chimiques et leurs Lois physiologiques d'attraction, de sécrétion et d'expansion. Le Fluide qui rayonne de la Calorification, va vivifier et contracter tous les tissus nerveux, artériels, veineux, lymphatiques, glandulaires, cellulaires, séreux, etc., qui tiennent à l'Appareil calorificateur, et qui exécutent les Opérations *auxiliaires*, propres à alimenter et à entretenir la Calorification vitale ; or, ces opérations sont celles de la respiration, de la digestion, de l'absorption, de la circulation, des sécrétions et des élaborations, de la nutrition et de la désassimilation, des exhalations et des excrétions. Toutes ces Opérations auxiliaires sont donc *organiques* ou *radicales*, et sont sous la dépendance directe de la Calorification vitale ; aussi constituent-elles, avec cette Calorification, tout le domaine entier que Bichat et les Métaphysiciens ont attribué à la *Vie organique*, tandis

que ce domaine n'est autre que celui de l'Appareil Calorificateur et
de la Fonction de la Calorification. Cette expression de Vie organique
est aussi fausse que celle de *Vie locomotrice*, qu'on donnerait à l'Appareil et à la Fonction de l'Electrisation ; ou que celle de *Vie sensoriale*, qu'on imposerait à l'Appareil et à la Fonction de l'Illumination
mentale. On sent donc que ce terme abstrait de *Vie organique* ne
désigne que le domaine entier de l'Appareil et de la Fonction de la
Calorification ; tandis que le terme abstrait de *Vie animale* ne représente que la confusion des deux domaines de la Locomotion et
de la Sensorialité. Mais il faut bannir de la science ce langage métaphysique et trop généralisateur, et remplacer les deux Vies organique et animale des Ontologistes par les trois Fonctions bien
distinctes et bien comprises de la *Calorification* primaire, de
l'*Electrisation* secondaire et de l'*Illumination* tertiaire, qui sont enchaînées entre elles par une corrélation intime et inséparable,
puisque la primaire avive, stimule et nourrit les deux autres, et
puisque la secondaire stimule et entretient aussi la tertiaire. —
Du Foyer de la Calorification, s'irradie le Calorique *général*, qui va
échauffer, organiser, vivifier, contracter et faire fonctionner tous
les gaz, tous les liquides et tous les solides dépendants de l'Appareil
calorificateur ; tandis que le Calorique général, en se combinant
aux Pondérables des gaz, des liquides et des solides, constitue le
Calorique intégrant ou *local* qui préside aux fonctions moléculaires
des gaz, aux fonctions globuleuses des humeurs, et aux fonctions
texturales des viscères. Aussi l'Appareil *calorificateur* exécute-t-il
la physiologie la plus radicale de l'organisme, par ses Lois chimiques centrales d'attraction, de combustion et d'expansion ; tandis
que le Calorique général et le Calorique local ajoutent leur concours auxiliaire, en remplissant, d'une part, toutes les fonctions
splanchniques de la Caloricité départementale, et en effectuant,
d'autre part, toutes les fonctions viscérales de la Caloricité texturale. De même les Appareils *électrisateur* et *illuminateur*, par leurs
Lois chimico-physiologiques centrales d'attraction, de sécrétion et
d'expansion, produisent les Fonctions générales de la Locomotion
et de la Sensorialité ; tandis que leurs Fluides rayonnants vont
animer toutes les dépendances anatomiques de leurs appareils
respectifs, et vont leur imprimer les Fonctions locales de la Motilité
et de la Sensibilité partielles. Si donc la Physiologie, comme l'Anatomie, ne peut s'expliquer sans l'invocation des Impondérables et
de leurs Lois élémentaires ; si l'Attraction, la Sécrétion et l'Expan-

sion de nos appareils, ne peuvent trouver leur raison phénoménale
que dans l'Activité chimique des Impondérables ; si la Vie radicale
ou organique ne peut se supposer, de même que la chaleur et la
température , sans le Calorique qui opère la Calorification et la
Caloricité ; si la Locomotion ne peut s'effectuer sans l'action du
Fluide encéphalique qui produit l'Electrisation, et dont les dégagements provoquent la Motilité musculaire ; si la Sensorialité ne
peut s'exécuter sans l'intervention de l'Agent subtil qui allume
l'Illumination phosphorique du sentiment, et dont les rayonnements déterminent la Sensibilité locale ; si, dis-je, toutes les Fonctions centrales des appareils , et toutes les Fonctions locales des
organes, ne peuvent se supposer et se mettre en jeu, sans l'initiative , la Causalité et l'omnipotence chimiques des *Impondérables*
qui nous ont organisés et animés, et qui nous répare*nt* et nous
entretiennent sans cesse ; il est donc logique de considérer l'*Impondéralisme* comme la Doctrine fondamentale de la Médecine ,
comme la base véritable de la Philosophie médicale, comme la
Synthèse la plus propre à expliquer la Pathologie et à assurer la
Thérapeutique.

Article 10. — *L'Hygiène.*

L'Hygiène de l'Impondéralisme nous apprend que la constitution , les tempéraments, les âges, les sexes, les influences de
l'hérédité , des habitudes, des passions et des professions, s'expliquent par les prédominances d'action, soit de nos trois Fonctions
principales de la Calorification vitale, de l'Electrisation locomotive,
de l'Illumination sensoriale, soit de nos trois Impondérables généraux et locaux, calorique, moteur et sensible. Bien certainement,
la Vie, la Locomotion et la Sensorialité ne pourront avoir d'activité, de force et de chances de durée, qu'autant que nos Impondérables centraux, qui les effectuent , seront eux-mêmes dans de
bonnes conditions numériques, chimiques, physiologiques et har-
moniques. Et les Fonctions splanchniques de la Caloricité, de la
Motilité et de la Sensibilité partielles, ne pourront s'exécuter avec
vigueur et persistance , et ne pourront parcourir leurs phases
d'accroissement et de décadence, qu'autant que les Impondérables
généraux et locaux seront suffisants, libres, et convenablement
équilibrés entre eux, et avec leurs centres sécréteurs, et avec leurs
débouchés exhalants, et surtout avec leurs modificateurs externes.
— Ces modificateurs de l'Hygiène , physiques , intellectuels ou

moraux, ne sont jamais que des Impondérables ou des Pondérables qui agissent sur nous de deux manières : soit en *impressionnant* les rayonnements extrêmes de nos Impondérables excentriques ; soit en se *dissolvant* dans nos propres Foyers fonctionnels centraux, dont ils modifient et la nature chimique, et la force et la faiblesse physiologiques. Les modificateurs impressionnants ne doivent exercer, sur nos Impondérables rayonnants, qu'une stimulation pondérée, sinon une action insuffisante de leur part *raréfierait* les voies exhalantes, et ferait trop dépenser et affaiblir nos Fluides subtils ; tandis qu'une action trop refoulante de leur part fermerait les voies exhalantes, et *concentrerait* ces mêmes Fluides subtils sur leurs Foyers sécréteurs, ce qui provoquerait des réactions et des tensions trop énergiques et maladives. Les modificateurs solubles seront toujours sains ; car s'ils étaient viciés et toxiques, ils *dénatureraient* les agents de nos Foyers fonctionnels, et ils détermineraient des maladies infectieuses, virulentes et empoisonnantes. De plus, les modificateurs solubles ne contiendront que des quantités convenables d'Impondérables et de Pondérables alimentaires et réparateurs ; car leur insuffisance raréfierait, *débiliterait* et engourdirait nos Foyers fonctionnels ; tandis que leur surabondance les engorgerait, les opprimerait, les *exalterait*, les désordonnerait, et pourrait les accabler et les tuer apoplectiquement, par l'entrave qu'ils apporteraient au dégagement nécessaire et à la dépense continue de nos agents physiologiques. — On s'efforcera donc d'harmoniser les modificateurs impressionnants avec les besoins actuels de nos Impondérables rayonnants ; de manière que ceux-ci soient pondérés, et dans leur juste tension interne, et dans leur exacte dépense tégumentaire. On s'efforcera aussi d'équilibrer les modificateurs solubles et assimilables ; de manière qu'ils soient toujours proportionnés avec les besoins de réparation de nos Foyers centraux, avec les exactes répartitions de nos Impondérables dans les départements splanchniques, et avec leurs tensions nécessitées éventuellement par les rapports externes.

Ainsi, comme l'Hygiène, de même que l'Anatomie et la Physiologie, ne peut s'expliquer sans invoquer l'action réciproque et permanente, et des Impondérables qui nous modifient, et des Impondérables qui nous animent, c'est une raison de plus pour nous convaincre de la toute puissance et de l'universalité de *l'Impondéralisme.*

Article 11. — *La Pathologie.*

La Pathologie est complètement *réformée* par notre Doctrine. Désormais on rejettera les abstractions du Vitalisme, les absurdités du Gazisme, les aberrations de l'Humorisme, les erreurs du Solidisme. Et la Maladie ne sera plus une entité ni métaphysique, ni gazeuse, ni humorale, ni viscérale. La Maladie sera une collection plus ou moins complexe d'*Etats fonctionnels morbides*. Mais, entendons-nous bien, ces Etats morbides ne seront pas des Etats organiques, des Etats viscéraux, des Etats de solides, ni de liquides, ni de gaz ; car ce serait retomber dans les fautes grossières des Systèmes antérieurs. Comme les gaz, les liquides et les solides sont composés d'Impondérables et de Pondérables, et comme ils seraient complètement inertes et cadavériques, s'ils ne contenaient que des Pondérables, il s'ensuit que s'ils ne sont *vivants* que par les Impondérables, ils ne peuvent aussi être *malades* que par leurs Impondérables ; et encore faut-il que ces derniers soient libres et fonctionnants, et non en saturation et annulés. Ainsi ce sont les *Etats fonctionnels morbides* de nos *seuls Agents impondérables*, qui seront les Eléments primitifs et exclusifs des Maladies ; tandis que les Etats morbides des gaz, des liquides et des solides, ne seront jamais des Eléments primitifs des maladies, mais seulement des conditions accessoires, secondaires, subordonnées et consécutives. — Comme il n'y a dans l'organisme que six Impondérables constitutifs de ses fonctions et exécuteurs de sa physiologie entière, il en résulte que ces six Impondérables seront les seuls Patients morbides, ou les Dépositaires uniques et essentiels des Eléments pathologiques. C'est pourquoi on aura, pour classes : 1° les Eléments morbides du Calorique central, ou du Fluide calorificateur ; 2° ceux de l'Electrique central, ou du Fluide locomoteur ; 3° ceux du Phosphorique central, ou du Fluide sensorial ; 4° ceux du Calorique local, ou de l'Agent de la Caloricité partielle ; 5° ceux du Fluide moteur local, ou de l'Agent de la Motilité partielle; 6° ceux du Fluide sensible local, ou de l'Agent de la Sensibilité partielle. Et comme chacun de ces Impondérables fonctionnels est susceptible de six modifications maladives particulières, on aura pour chaque classe, six genres d'*Eléments morbides spéciaux*, dont la réunion constituera les trente-six Ordres de notre Cadre pathologique. Ces trente-six Ordres nosogéniques seront donc les trente-six Etats fonctionnels morbides, qui seront considérés comme les seuls Eléments primitifs et possibles de toutes les Maladies, même des plus complexes. Nos Agents fonctionnels contractent leurs modifications morbides respectives, sous l'influence des Modificateurs impressionnants et solubles. Ces Modificateurs les exaltent, les fébricitent ou les enflamment ; les affaiblissent ; les vicient sans fièvre et sans inflammation, ou bien avec fièvre et avec inflammation ; les suspendent ou les abolissent. Et ce n'est que consécutivement à ces effets initiaux et conditionnels des causes morbifiques sur nos Agents impondérables, que les Pondérables gazeux, liquides et solides sont affectés sympathiquement et secondairement. C'est pourquoi les trente-six Etats fonctionnels morbides de nos six Impondérables sont les seuls Eléments primitifs des Maladies, et sont les seuls Eléments analytiques et séméiotiques du Diagnostic et des Indications curatives. Une maladie quelconque étant donnée, il ne s'agit que de saisir ses Eléments primitifs pour composer son diagnostic. Et ces éléments ne seront autres que les Etats fonctionnels des Impondérables calorique, moteur et sensible, centraux ou locaux, qu'on reconnaitra morbides et coexistants. Et la réunion de ces Etats fonctionnels morbides coexistants, constituera la maladie recherchée, qui sera complètement *diagnostiquée* par leur exacte énumération. Et leur énumération, en précisant positivement leurs numéros d'Ordres dans le Cadre pathologique, deviendra la source rationnelle et suffisante des *Indications* curatives ; puisque l'ensemble des Méthodes, dont les numéros correspondront, dans le Cadre thérapeutique, aux numéros d'Ordres pathologiques de tous les Etats morbides diagnostiqués, composera la totalité du *traitement*. L'analyse des nouveaux Eléments morbides de la Doctrine de l'Impondéralisme est donc la base fondamentale de la science des maladies, et change donc complètement l'esprit de la Pathologie de tous les siècles antérieurs. Par notre *Réforme* philosophique, nous avons donc poussé la Médecine dans une voie nouvelle, dans une théorie neuve, dans une pratique encore inconnue. En ouvrant cette perspective originale aux progrès didactiques et aux applications cliniques de notre art, ne donnons-nous pas un éveil intéressant pour les esprits droits et pour les cœurs philantropes, désireux de s'instruire, et plus ambitieux encore de guérir les innombrables affections de l'humanité ? Et comme notre nouvelle Médecine est facile à comprendre et plus facile encore à pratiquer, n'est-ce pas un encouragement pour que le monde médical s'unisse à nos efforts et se rallie sous la bannière de l'Impondéralisme ?

ARTICLE. 12. — *La Matière médicale*.

Tous les Impondérables et tous les Pondérables de la Nature sont identiques dans leurs Eléments et dans leurs Lois chimiques, et ils ne diffèrent que par leurs divers degrés de subtilisation et d'assimilation , dans les astres, dans les minéraux planétaires, dans les végétaux et dans les différents animaux. C'est la somme et la combinaison harmonique de tous les Impondérables universels, qui constituent l'âme plastique et totale du Monde, ou le grand *Esprit* fluide et suprême qui vivifie le Cosmos et toutes ses productions. Ce grand Esprit, selon les degrés de sa condensation, prend les formes, ou du *Calorique*, ou de l'*Electricité*, ou de la *Lumière*, sous lesquelles il se manifeste à nous, en produisant tous les phénomènes attractifs, transformateurs et expansifs, qui se révèlent dans les corps. Aussi ce sont les émanations du grand Esprit, et ce sont leurs diffusions si variables, qui animent tous les Etres de la Nature, et qui leur impriment toutes leurs propriétés chimiques, physiologiques et mécaniques, quels que soient leurs modes d'existence, et quelles que soient leurs formes et leurs vies astrales, planétaires, minérales, végétales, animales et humaines. Mais si les Impondérables et les Pondérables de l'Univers sont partout identiques, congénères, homogènes, il s'ensuit que les Agents vivifiants des êtres sont de la même nature que les modificateurs qui les entourent et qui les influencent.

C'est donc aussi par leurs Impondérables et par leurs Pondérables intégrants que les Modificateurs pourront impressionner, alimenter, entretenir normalement, ou désordonner pathologiquement, les Agents fonctionnels de notre organisme. Déjà nous avons vu que les Modificateurs hygiéniques stimulaient et réparaient nos fonctions, par leur impression et leur dissolution convenables et équilibrantes ; tandis qu'ils devenaient morbifiques, quand leur impression était trop raréfiante ou trop concentrante, et quand leur dissolution était ou insuffisante, ou surabondante, ou pervertissante. Mais il en sera de même pour les Modificateurs pharmaceutiques, ou pour les substances médicinales. Tous les Médicaments ne sont formés que d'Impondérables et de Pondérables universels, plus ou moins modifiés par les opérations intimes des Etres qui les recèlent. Ce sont donc les Impondérables et les Pondérables, qui, par leurs combinaisons et leurs proportions diverses, constitueront toutes les Propriétés chimiques, physiques et médicinales des Médicaments. Les Médicaments, par leurs Impondé-

rables et leurs Pondérables intrinsèques , sont aussi susceptibles,
comme tous les Modificateurs , d'influencer nos Agents fonctionnels, soit en les impressionnant , soit en se dissolvant pour les
alimenter. Leur action impressionnante s'opère aussi, soit en *raréfiant* nos Fluides subtils, soit en les *concentrant* avec trop d'énergie.
Et leur dissolution interne s'effectue aussi , soit avec insuffisance,
soit avec surabondance, soit avec une *spécificité* purifiante et reconstituante. C'est en employant ces Propriétés médicinales, selon les
principes allopathiques des contraires, ou selon les principes homœopathiques des semblables, et toujours dans l'intérêt de la guérison
des maladies, que les Médicaments méritent réellement leur dénomination, et produisent leurs effets salutaires ou d'affaiblissement,
ou de corroboration ou de régénération. Mais si les Médicaments
étaient administrés dans un sens opposé aux besoins de l'organisme
malade, et dans une direction propre à entretenir les phénomènes
morbides existants , alors les Médicaments devraient assurément
perdre leur dénomination, puisqu'ils manqueraient leur but ; et ils
ne seraient vraiment que des Modificateurs morbifiques, puisqu'ils
agiraient pathologiquement comme tous les Agents nuisibles qui
nous entourent et nous pénètrent. — Les médicaments ne doivent
leurs propriétés pharmaceutiques qu'à leurs Impondérables et qu'à
leurs Pondérables intégrants. Leurs Pondérables étant inertes, ne
sont propres qu'à saturer chimiquement nos Agents fonctionnels
et qu'à les affaiblir ; cependant, ils peuvent aussi leur offrir une
résistance passive et mécanique, qui les refoule et qui les concentre,
de manière à les accumuler et à les surexciter : mais cette surexcitation n'est jamais directe ou par alimentation ; elle n'est toujours
qu'indirecte ou par obstacle et oppression. Les Impondérables
médicinaux sont les seules Causes des propriétés pharmaceutiques
directes ou de corroboration nutritive. Et selon que le *Calorique*,
ou l'*Electricité*, ou la *Lumière*, dominent dans les remèdes, ceux-ci
sont plus propres à influencer chimiquement et thérapeutiquement
ou la *Calorification* vitale et la *Caloricité* locale , ou l'*Electrisation*
locomotive et la *Motilité* locale , ou l'*Illumination* sensoriale et la
Sensibilité locale. C'est pourquoi les Médicaments sont ou *hypercaloriques*, ou *hyperélectriques* , ou *hyperlumineux* , quand ils contiennent intimement une quantité excessive de Calorique, ou
d'Electricité, ou de Lumière, comparativement à la minorité de
leurs Pondérables intégrants. Et dans cet état, ils sont propres à
exalter la Calorification et la Caloricité viscérale, ou la Locomotion

et la Motilité partielle, ou la Sensorialité et la Sensibilité locale. Lorsque les Médicaments sont, au contraire, peu pourvus, ou de Calorique, ou d'Électricité, ou de Lumière, vivaces et intimes ; et quand ils sont saturés des atômes éteints et pondéralisés de ces Impondérables ; alors ils deviennent ou *anticaloriques*, ou *anti-électriques*, ou *antilumineux* ; et dans cet état, ils sont propres à saturer et à *affaiblir*, ou la Calorification et la Caloricité viscérale, ou la Locomotion et la Motilité partielle, ou la Sensorialité et la Sensibilité locale. Lorsque les Impondérables caloriques, électriques et lumineux des Médicaments sont combinés d'une certaine manière, soit entre eux, soit avec les Pondérables ; et lorsqu'ils ont subi des modifications chimiques particulières, qui ont altéré leur nature et transformé leur activité primitive ; alors ils sont susceptibles de modifier *spécifiquement* nos Agents fonctionnels, et de produire des effets *purifiants*, assainissants, reconstituants et régénérateurs, sur la Calorification vitale et sur la Caloricité viscérale, ou sur la Locomotion et sur la Motilité partielle, ou sur la Sensorialité et sur la Sensibilité locale. Quant aux actions *spéciales* des médicaments, elles ne proviennent que des opérations dissolvantes et que des mouvements réactifs, résolutifs et critiques, qu'effectuent nos Agents fonctionnels, sous les efforts d'élaboration et d'élimination des particules médicinales, et sous les résistances synergiques des appareils sains, et sous les résistances anormales des viscères malades. Et si parfois des paroles consolantes, des encouragements donnés à propos, des espérances éveillées dans un temps opportun, opèrent des effets curatifs inattendus, les Médecins philosophes ne considéreront ce *magnétisme* bienfaisant que comme le résultat expansif et dilatateur de nos *Impondérables sensoriaux*, qui, en s'exhalant de l'âme du Praticien, et en pénétrant l'âme du malade, vont opérer, dans ses fonctions vitales et animales, les mêmes effets que les Médicaments diffusibles, par une action encore plus immédiate et plus subtile, puisque cette action porte directement et atomistiquement sur l'Illumination mentale même du patient. — Si donc la Matière médicale ne peut s'expliquer, comme toutes les autres sciences constitutives de la Médecine, que par les propriétés chimiques et physiques des Impondérables et des Pondérables ; cette invocation nécessaire et incessante de la *nature* et des *Lois* des *Impondérables*, doit nous convaincre de plus en plus de l'indispensabilité et de l'excellence de notre Impondéralisme.

ARTICLE 13. — *La Thérapeutique.*

Les premières conditions de la Thérapeutique sont basées :
1° sur la composition physique de notre organisme, c'est-à-dire,
sur nos Impondérables et sur nos Pondérables constitutifs ; 2° sur
les concentrations élémentaires et sur les organisations vicérales
de nos Impondérables caloriques, électriques et phosphoriques ;
3° sur leurs Lois chimiques et respectives d'attraction, de sécrétion et d'irradiation ; 4° sur leurs Lois physiologiques et effectives
de la Calorification vitale et de la Caloricité texturale, de l'Electrisation locomotive et de la Motilité particelle, de l'Illumination sensoriale et de la Sensibilité locale; 5° sur les dispositions anatomiques que nos Pondérables constituants ont prises sous l'impulsion et l'assimilation de nos Impondérables attractifs, sécréteurs
et rayonnants, qui furent les Causes effectives des appareils convergents, centralisants et divergents, et les Causes effectives de
tous les solides, de tous les liquides et de tous les gaz ; 6° sur les
influences des Modificateurs impressionnants et incorporables, qui
sont hygiéniques, quand ils pondèrent les mouvements fonctionnels,
et qui sont morbifiques quand ils les dérèglent ; 7° sur les trente-
six Etats morbides de nos Agents fonctionnels, qui sont les trente-
six Eléments uniques de toutes les Maladies possibles, et qui sont
conséquemment les seuls trente-six Ordres présentables dans un
Cadre pathologique ; 8° sur les Propriétés chimiques et physiques
des Médicaments, dont les principes superlativement, ou minora-
tivement, ou spécifiquement caloriques, électriques et phosphoriques, sont propres à affaiblir, ou à fortifier, ou à purifier nos Agents
fonctionnels si diversement affectés. C'est quand toutes ces conditions fondamentales sont établies d'avance et doctrinalement,
qu'arrive le rôle de la Thérapeutique. Alors cette science complé-
mentaire est chargée de mettre en harmonie les Fonctions dérangées. A cet effet, elle compose avec les médicaments et des
procédés hygiéniques, chirurgicaux et moraux, un Cadre de trente-
six Méthodes curatives, qui sont propres à combattre individuellement et directement les trente-six Eléments des Maladies, ou les
trente-six Etats morbides dont nos Agents fonctionnels sont susceptibles. Et selon qu'une Maladie bien analysée et bien diagnostiquée,
se trouve être composée de trois, de quatre, de six, ou d'un plus
grand nombre de ces trente-six Etats fonctionnels morbides, on
les inscrit les uns au-dessous des autres ; on inspecte leurs numéros dans le Cadre pathologique, et l'on n'a qu'à prendre, dans le

Cadre thérapeutique, les Méthodes curatives qui correspondent respectivement aux numéros des Etats morbides diagnostiqués ; et alors on aura un ensemble de Méthodes , dont l'application combinée constituera le *Traitement*. Et ce Traitement guérira , parce qu'il attaquera tous les Eléments principaux du mal ; parce qu'il régularisera les *Etats morbides de tous les Agents fonctionnels dérangés*. Or, comme ces Agents fonctionnels ne sont autres que les Facteurs impondérables de la Calorification vitale et de la Caloricité viscérale, de l'Electrisation locomotive et de la Motilité partielle, de l'Illumination sensoriale et de la Sensibilité locale ; il s'ensuit que la Thérapeutique ne pourra s'adresser primitivement qu'à ces mêmes Facteurs impondérables ; que ce sera pour leur intérêt direct et permanent qu'elle constituera le Traitement ; et qu'elle ne tentera de modifier les gaz , les liquides et les solides, que dans le but de réintégrer initialement et principalement les Impondérables morbifiés. Si donc la Médication des gaz , des humeurs et des solides, n'est que d'un intérêt consécutif , et toujours subordonné aux besoins et aux convocations conditionnelles des Impondérables, on doit nécessairement en conclure que l'Impondéralisme est la Doctrine médicale par excellence, et qu'elle devra toujours primer les indications secondaires et les secours accessoires du Gazisme, de l'Humorisme et du Solidisme. Mais si ces trois derniers Systèmes n'offrent à la Thérapeutique qu'un concours ainsi dépendant et seulement auxiliaire, on ne pourra nier, qu'en édifiant notre nouvelle Doctrine, nous n'ayons fondé la Médecine sur sa véritable base philosophique. Or, c'était pour démontrer cette légitime suprématie de L'IMPONDÉRALISME que nous avons entrepris cet ouvrage. Espérons , en terminant notre tâche, que notre conviction d'avoir suffisamment établi cette grande démonstration, sera partagée par la généralité des Médecins ; et qu'ils conformeront bientôt leur *Théorie* et leur *Pratique* aux Principes didactiques de notre MÉDECINE CHIMIQUE, sans laquelle il n'y aura jamais, ni réalité dans la notion des Agents physiologiques, ni exactitude dans l'appréciation des Maladies, ni certitude dans l'application du Traitement.

ARTICLE 14. — *Conclusion.*

Pour édifier notre nouvelle Doctrine de l'Impondéralisme, nous nous sommes élevé aux Causes premières de la Nature ; nous avons théorisé les Lois élémentaires et chimiques des Agents primordiaux de l'Univers. Et ces Agents et ces Lois nous ont servi à expliquer l'organisation et la vie du Monde lui-même. Partant de ces Principes philosophiques suprêmes, nous avons déroulé la série généalogique des Etres ; et nous avons démontré que l'*Homme* dérivait immédiatement des productions évolutives de la Nature ; qu'il n'était composé que des mêmes Eléments que ceux du grand Monde ; qu'il n'était animé que par les Lois chimiques des mêmes Impondérables. Alors ce sont les Lois chimiques des Impondérables de l'Organisme qui nous ont servi à expliquer sa Physiologie ; à rendre compte des Modificateurs hygiéniques ; à analyser les véritables Eléments des maladies ; à préciser les modes d'action des Substances médicamenteuses ; à établir définitivement les préceptes et les applications de la Thérapeutique. Si donc notre *Réforme médicale* se fonde sur la théorisation nouvelle des *Lois des Impondérables* ; comme cette théorisation n'a pas de précédents dans l'Histoire, nos Contemporains et la Postérité considéreront notre Doctrine comme le produit exclusif de notre unique création. Aussi, je jouis par anticipation du fruit de mes travaux, puisque j'attache indélébilement mon nom à la plus haute généralisation, à la plus importante inauguration, qu'il ait été permis à l'Esprit humain d'imaginer et d'innover dans le cours de tous les siècles antérieurs jusqu'à mon époque. Espérons que cette *Doctrine de l'Impondéralisme* aura un puissant retentissement dans l'avenir, et qu'elle poussera bientôt les générations qui nous suivent, à en saisir l'esprit et à en multiplier les applications. Déjà la civilisation actuelle doit ses principaux progrès à la manipulation industrielle et aux offices chimiques et mécaniques des Impondérables. Et la puissance extraordinaire de la vapeur et des locomotives ; et les merveilles de la télégraphie électrique ; et les prodiges de la photographie, qui, dans la représentation imagée de la Nature, laisse bien en arrière les peintres les plus véridiques de la Grèce : tout cela n'indique-t-il pas que le génie entier de la civilisation repose sur les *Impondérables* universels, et que c'est en eux que nous devons chercher les *Lois premières* qui nous organisent, qui nous animent, qui peuvent nous moraliser, nous socialiser, et perfectionner indéfiniment notre nature, notre instruction et notre destinée !....

FIN.

TABLE DES MATIÈRES.

RÉFORME MÉDICALE

DU DIX-NEUVIÈME SIÈCLE

PAR

LA DOCTRINE DES IMPONDÉRABLES.

FIN DE LA TABLE DES MATIÈRES.

ERRATA.

Pages.	Lignes.	Fautes.	Lisez :
50	17	homœopatique	homœopathique.
84	27	c'est	ce sont.
125	27	l'Agent calorificateur	l'Agent locomoteur.
169	1	no 3	no 4.
175	38	ces Réactions	ses Réactions.
176	12	Article 47	Article 49.
181	37	de Calorification	de la Calorification.
199	11	les dégénérescence	les dégénérescences.
202	24	et qui lui fait	et qui lui font.
224	20	galiénique	galéniques.
245	38	surexcite	surexcitent.
266	13	,	:
267	40	,	
270	38	Omission	Après les mots : qu'on emploiera, ajoutez : les Impondérables caloriques, électriques et lumineux des Remèdes, et *etc.*
273	4	rôles sibilants	râles sibilants.
276	21	Cadres pathologiques et thérapeutiques	Cadres pathologique et thérapeutique.
301	2	apyrique	anti-apyrique.
316	32	ou de l'Etat fonctionnel	ou l'Etat fonctionnel.
340	31	mutilagineux	mucilagineux.
357	13	cnrative	curative.
369	27	d'eux-mêmes	d'elles-mêmes.
378	7	de la Méthode complexe	de la Maladie complexe.
397	40	méthaphysique	métaphysique.
398	6	Ostentiblement	ostensiblement.
409	15	, etc., au lieu de : Méthode 5, citée 7 fois	7 fois : Méthode 4.
419	2	Méthodes nos 14 et 16	Méthodes nos 4 et 16.
438	5	erronés	erronés.